医療供給政策の政策過程

地域医療計画の形成・決定・実施過程と政策の変容

中島明彦
著
Nakajima Akihiko

はしがき

　本書は医療供給政策における「地域医療計画」をテーマにした比較政策過程研究である。地域医療計画に関わる政策の形成・決定・実施過程を半世紀以上にわたって追いかけている。本研究のきっかけとなったのは，1985年医療法改正によって導入された地域医療計画による病床規制である。当時筆者は民間病院の経営に携わっており，規制緩和の時代になぜ規制政策なのかと疑問に思った。しかし医療計画の歴史を遡ると，1950年には医療機関整備計画が提案されており，病床規制も既に1962年医療法改正で公的病院の病床規制が行われていた。また1972年には廃案となったものの医療基本法案も存在した。1985年以降も病床規制撤廃要求まであったにもかかわらず，地域医療計画は5回の医療法改正を経てますます精緻化・細分化されてきている。著者は地域医療計画を追いかけて結果的に戦後の医療供給政策の通史を書くことになってしまった。しかしそれは歴史家の視点ではなく，政策に翻弄された病院経営者としての視点であり政策研究者としての視点である。

　1980年代初めに著者らが新しい病院の開設計画を検討していた時期に，民間病院の病床規制政策が浮上した。それまでは病院の新規開設は地域医師会の反対と県の行政指導により困難を極めたもののまだ可能ではあった。しかし今後病床規制が始まると病床過剰地域では病院の新規開設は不可能となると思われた。そこでかなり無理な資金調達を行って1985年4月に新病院の開設にまでこぎ着けた。その後12月に医療法改正案が可決・成立し病床規制が始まることになった。病床規制政策の実施は医療供給市場に大激震をもたらし，新病院の経営もその津波と余波に翻弄され続けることになった。新自由主義的な改革の時代の幕開けであったにもかかわらず，なぜ競争抑制的な規制政策が行われたのだろうかという素朴な疑問から，名古屋大学法学部の社会人向け大学院で医療供給政策の研究を始めることとなる。指導教員であった後房雄教授には，当初ともすれば政策批判に傾こうとする著者を客観的な政策分析へと軌道

iv

修正していただき，現在の政策過程分析や比較政策過程という研究方法につながっている。

　当時，医療政策の研究は医療保険政策に限られており，医療供給政策に関する研究はほとんどなかった。そのため，全く政策領域が異なるにも関わらず両者を区別することなく論じられていた。おそらく著者の研究が医療供給政策に関しては初めての本格的研究だったのではないかと思われる。それまでの研究では，医療政策が変容するのは1980年代の第二臨調・行革を画期とするもので，政策企業家は吉村仁ら保険官僚だとするものだった。しかし著者は，医療供給政策に関しては既に1970年代に，厚生省内で医系技官が台頭し医師会と専門職政策コミュニティを形成することによって政策過程が変容していたことを明らかにすることができた。その根拠となるのは1972年「幻の医療基本法案」の政策過程だった。

　1999年の修士論文提出後から，いずれ医療供給政策の政策過程を分析した研究書を書きたいと念願しながらも，その後のイギリスでの在外研究，国際医療福祉大学への赴任，日本福祉大学への転任，大学院での社会人教育などに追われた。幸い2007年に社会人大学院生向けに医療福祉経営論のテキストを上梓した際に，医療政策に関する論述も一部付け加えることができた。しかしその後も医療供給政策に関する専門書をまとめなければと思いながらも先送りしてきた。殊に65歳を過ぎてからは趣味を優先すると決めたため，スキューバダイビング，スキー・スノーボード，ゴルフ，街道歩きなどによって本書の執筆は遅れてしまった。

　本書は第Ⅰ部と第Ⅱ部で構成されている。第Ⅰ部（第1章〜第3章）は，名古屋大学大学院法学研究科へ1999年に提出した修士論文と2001年『医療経済研究』に投稿した論文がベースとなっている。ただし第1章についてはその後発表された研究論文等も踏まえて加筆修正を行った。第Ⅱ部（第4章〜第6章）は地域医療計画のその後の実施過程と政策の変容を追いかけて分析している。さらに政策過程研究に関する文献レビューを序章として加えた。

　著者は医療経営に関わる実務研究者として，病院経営をよくするためには単

に病院の経営管理を考えるだけでなく，病院経営を取り巻く経営環境をマネジメントする必要があると常々考えてきた。制度や政策をマネジメントする方法すなわち，いつ・どこで・どのようにボタンを押せば望ましい政策を導き出すことができるのかを明らかにしたいと考えた。

　従来医療供給政策のアリーナは医療専門職による政策コミュニティによって主導されてきた。そのことによって日本の医療供給政策は今までのところ大筋では満足のいく成果を挙げてきたと思われる。しかし今後も超高齢化・少子化，財政難，医療技術の進歩などに直面しさらなる変革を求められている。又医療経営も困難を極めている。これらの難関を乗り越えていくためには医療経済・医療政策・医療経営など広範なバックグランドを持つ研究者・実務家が参加する開かれた政策過程になっていくことが必要である。本書がそのきっかけとなってくれればこれに勝る喜びはない。

　本書は著者の2冊目の単著であるが，25年間にわたる医療福祉経営・政策研究の卒業論文でもある。経営学・組織論の師である故西田耕三先生，政治学・行政学の師である後房雄先生の学恩に感謝申し上げる。本書を書き上げることができたのは多くの方々の建設的な批判や指導・協力があったからにほかならない。研究活動に刺激を与えてくれた国際医療福祉大学，日本福祉大学の同僚や大学院生の皆さんに感謝申し上げる。医療費抑制政策の流れに逆らって，新病院の立ち上げとその後の厳しい経営環境をともに戦い抜いてきた職場の仲間たちの協力にも深く感謝する次第である。

　最後に，著者の自由な思索・考究の時間を作ることに協力してくれた妻 由美子と，5人の男子を育てあげ一昨年百三歳の天寿を全うし逝った母 やすに，心からの感謝の気持ちを込めて本書を捧げる。

2016年10月
　　秋の深まりとともに色とりどりの紅葉に囲まれた蓼科星山荘にて
　　　　　　　　　　　　　　　　　　　　　　　中島　明彦

◉目　次◉

はしがき

序章　政策過程分析の方法と課題 ……………………………… 1

1 分析スタンスと構成　*1*
　1-1 本書の分析スタンス　*1*
　1-2 本書の構成　*2*
2 政策過程の分析方法　*3*
　2-1 政策過程研究の動向　*3*
　2-2 パワーアプローチ　*4*
　2-3 政策アプローチ　*14*
　2-4 環境アプローチ　*16*
　2-5 過程アプローチ　*19*
3 産業政策に関する先行研究　*22*
　3-1 産業政策　*22*
　3-2 規制，規制緩和，行政指導　*25*
　3-3 計画行政　*28*
4 新たな分析枠組み　*29*
　4-1 政策過程の構造と段階　*29*
　4-2 医療供給政策の政策過程モデル　*31*

第Ⅰ部 地域医療計画の形成・決定・実施過程

はじめに　42

第1章　医療供給政策における政策過程の特性 ………… 43

1　問題関心　43
　1-1　問題関心　43
　1-2　研究目的と方法　44
2　課題設定　45
　2-1　政策環境の変容　45
　2-2　政策の変容　45
　2-3　政策過程（狭義）の変容　46
　2-4　アクターとアクター間関係の変容　48
3　医療政策に関する先行研究　49
　3-1　医療政策全般　49
　3-2　医療保険政策　51
　3-3　医療供給政策　54
　3-4　医療計画・老人保健福祉計画　57
　3-5　高齢者政策，年金・福祉政策　58
4　医療供給政策の特性　61
　4-1　医療保険政策と医療供給政策の区分　61
　4-2　診療報酬と医療供給政策　63
　4-3　医療供給政策における政策課題の特性　64
　4-4　医療供給政策における政策過程の特性　66
　4-5　医療供給政策における政策アクター　67

第2章　地域医療計画の
　　　形成・決定・実施過程（ケースⅠ・Ⅱ・Ⅲ）⋯⋯⋯⋯⋯⋯ 84

1　1962年医療法改正（公的病床規制）の政策過程（ケースⅠ）　84

　1-1　医療供給政策を取り巻く政治・経済・社会的背景　85

　1-2　1962年医療法改正案の内容　87

　1-3　1962年医療法改正（公的病床規制）の政策過程　90

　1-4　アクターとアクター間関係　94

2　1972年幻の医療基本法案の政策過程（ケースⅡ）　100

　2-1　医療供給政策を取り巻く政治・経済・社会的背景　101

　2-2　1972年医療基本法案の内容と野党の対抗案　103

　2-3　1972年医療基本法案の政策過程　105

　2-4　アクターとアクター間関係　113

3　1985年医療法改正による地域医療計画の政策過程（ケースⅢ）　129

　3-1　医療供給政策を取り巻く政治・経済・社会的背景　129

　3-2　1985年医療法改正案の内容　132

　3-3　1985年医療法改正（地域医療計画による病床規制）の政策過程　134

　3-4　アクターとアクター間関係　149

第3章　政策過程の変容 ⋯⋯⋯⋯⋯⋯⋯⋯⋯⋯⋯⋯⋯⋯⋯⋯⋯ 168

1　アクターとアクター間関係の変容　168

　1-1　先行研究　169

　1-2　アクターの変容　171

　1-3　アクター間関係の変容　173

　1-4　専門職の特性　176

　1-5　対抗としての医療社会化構想　178

2　政策の変容　180

　2-1　3つの政策類型　180

2-2　政策の変容　*183*

2-3　医療供給市場の特性　*188*

2-4　産業保護政策としての地域医療計画　*191*

2-5　計画行政としての地域医療計画　*195*

2-6　地域医療計画は誰のためだったのか　*198*

3　政策過程の変容　*199*

3-1　専門職政策コミュニティ主導の政策過程　*199*

3-2　実験的事業による政策形成モデル　*201*

3-3　医療保険政策主導の政策過程からの脱却　*203*

4　小括　*207*

第 **II** 部

域医療計画の実施過程と政策の変容

はじめに　*214*

第4章　医療施設類型化・機能分化政策の政策過程（ケースⅣ）……………………… 216

1　医療政策を取り巻く政治・経済・社会的背景　*216*

1-1　政治・経済・社会的背景　*216*

1-2　医療計画を取り巻く医療政策の動き　*218*

2　施設類型化・機能分化政策の政策過程（ケースⅣ）　*224*

2-1　第二次医療法改正（1992年）の政策過程　*224*

2-2　第三次医療法改正（1997年）の政策過程　*236*

2-3　第四次医療法改正（2000年）の政策過程　*246*

3　アクターとアクター間関係　*257*

3-1　政府・厚生省　*257*

3-2　医療供給側　*263*

3-3 健保連・政党・その他のアクター　*272*

第5章　医療体系化政策の政策過程（ケースV）……………*288*

1 医療政策を取取り巻く政治・経済・社会的背景　*288*

  1-1 政治・経済・社会的背景　*288*

  1-2 医療計画を取り巻く医療政策の動き　*290*

2 第五次医療法改正案の内容　*304*

  2-1 改正案の概要　*304*

  2-2 国会審議の経過　*306*

3 医療体系化政策の形成・決定・実施過程　*307*

  3-1 類型化・機能分化政策（ケースIV）の実施過程　*307*

  3-2 病床規制（ケースIII）の実施過程　*310*

  3-3 医療体系化政策（ケースV）の形成・決定・実施過程　*317*

  3-4 政権交代と実施過程　*326*

4 アクターとアクター間関係　*331*

  4-1 政府・厚労省　*331*

  4-2 医療供給側　*337*

  4-3 健保連・政党・その他のアクター　*346*

補論　再度の政権交代（自・公連立）と医療供給政策　*352*

第6章　政策の変容……………………………………*368*

1 政策の変容　*368*

  1-1 政策内容の変容　*368*

  1-2 政策類型の変容　*371*

2 アクターとアクター間関係の変容　*376*

  2-1 政府・官邸—官邸主導を目指して　*376*

2-2 厚労省への外圧と抵抗　*377*

2-3 医療供給側―医師会の政治力低下と病院団体の大同団結　*381*

2-4 健保連・政党・その他　*384*

2-5 新たなアクターの登場　*386*

2-6 アクター間関係の変容―医系技官・医師会政策共同体の崩壊　*387*

3 政策過程（狭義）の変容　*393*

3-1 政策形成段階　*394*

3-2 政策決定段階　*396*

3-3 政策実施段階　*397*

3-4 政策企業家　*401*

4 政策環境の変化とその影響　*402*

4-1 社会的事件　*402*

4-2 時代を支配した政治思潮と政権・政治装置　*403*

4-3 関連法案との関係
　　　―健保改正・老健法・介護保険・高齢者医療制度　*405*

4-4 政策形成から決定までの期間　*405*

5 総括　*407*

5-1 総括　*407*

5-2 医療供給政策の政策過程モデルの検証　*420*

5-3 まとめ―本研究で何が明らかになったのか　*421*

5-4 本研究の限界と残された課題　*425*

参考文献　*429*

索引　*441*

序章

政策過程分析の方法と課題

1 分析スタンスと構成

1-1 本書の分析スタンス

　本書の主役は医療供給政策における「地域医療計画」という政策である。医療供給体制における量的・質的整備と適正配置という政策がどのように実現されていくのかという政策過程を追いかけている。地域医療計画に関わる政策の形成・決定・実施・変容の過程を追いかけることで，結果的に戦後の医療供給政策の通史を書き上げることになった。

　著者は医療福祉施設の経営管理に携わった上で医療福祉経営・政策論の研究に転じた実務研究者である。医療福祉経営・政策論はバックグランドとして経営領域以外に政治学・行政学の視点も必要だった。そのため社会人になってから法学部に入り直し，また大学院でも医療政策を研究した。しかしそのスタンスは研究としての理論の確立や検証ではなく，素朴な「なぜ?」を明らかにしたいというものだった。医療福祉経営の立場から，経営環境としての制度や政策を理解した上でどうしたらマネジメントできるかという視点だった[1]。民間中小病院にとっては，医療供給政策を自分たちの望ましい方向へ持っていけるかどうかは切実な問題であり，経営の生き残りをかけた課題であった。

　最近の政治学・行政学の研究では理論・分析枠組み・仮説などを提示し検証するという方法が一般的である。現実の分析や説明の手段としてできるだけ共通の枠組み，モデル，理論を利用して政治現象を実証的に分析し，さらにそれらを発展，修正していくことを目指している[2]。しかし著者の関心は現実世界

で民間中小病院がどうしたら生き残れるかという視点なので，分析枠組みや理論がどんなに切れ味が良いかというような事柄には関心が薄い。また借り物の理論が医療供給政策の政策過程に当てはまるかどうかについても疑問を持っていた。政策の窓モデルも医療供給政策の分析方法としてはしっくりしなかった。

政策研究では，個別の領域へ入り込めば入り込むほど政治過程全体における重要性や位置づけについての「位置感覚」が重要な意味を持ってくる[3]。実務研究者が持つマップや勘，センスなどが必要である。しかも歴史的叙述に傾斜するだけでなく必要な理論分析や検討も不可欠である。そこで実務研究者としての視点や分析枠組みを慎重に用意した上で，地域医療計画に関わる政策が形成・決定・実施され，さらに政策が変容していく過程を追いかけていきたい。

1-2　本書の構成

本書は，序章と第Ⅰ部，第Ⅱ部に分かれている。序章では政策過程分析の先行研究や方法論を検討する。

第Ⅰ部は第1章から第3章までで，地域医療計画が形成・決定・実施される過程を分析する。第1章では医療供給政策の政策過程を分析していくための基本的視座を提供する。第2章では，1985年成立の医療法改正による「地域医療計画」の形成・決定・実施過程（ケースⅢ）を，1962年の医療法改正で成立した公的病床規制（ケースⅠ），1972年廃案となった医療基本法案（ケースⅡ）と比較するために事例の記述を行う。第3章で3つの事例を比較することにより政策過程の変容を明らかにし，なぜ地域医療計画による民間病床規制が決定されたのかという問いに答えようとする。なお，第Ⅰ部は，1999年名古屋大学大学院法学研究科に提出した修士論文をベースに加筆修正したものである。

第Ⅱ部は第4章から第6章までで，地域医療計画の実施過程とその後の政策変容を追いかける。第4章では，ケースⅢの実施過程とその後3回の医療法改

正で行われた医療施設類型化・病床機能分化政策の政策形成・決定・実施過程（ケースⅣ）を記述する。第5章では，ケースⅢ・ケースⅣの実施過程と医療体系化政策の形成・決定・実施過程（ケースⅤ）を記述する。最後に第6章で，ケースⅢ，ケースⅣ，ケースⅤの3つの事例を比較することによって政策変容の要因やプロセスを究明しようとしている。

2　政策過程の分析方法

2-1　政策過程研究の動向

　近年では政策過程に関するテキストや著書も多くなっている。本節ではこれらに依拠しながら，政策過程研究の分析方法を医療政策に引きつけて検討する[4]。

　政策過程を分析する方法は，①パワーアプローチ，②政策アプローチ，③環境アプローチ，④過程アプローチの4つに整理できる。パワーアプローチは政策アクターの政治的影響力から迫る方法で，日本の政策過程研究の流れは，戦後の官僚優位論から始まり政党優位論あるいは多元主義論へと展開した。また多元主義枠を前提として政策ネットワーク論や政策共同体へと展開してきた。これらアクターの影響力を分析するだけでは足りない面もあり，政策類型や政策領域と政策過程の関係を分析する政策アプローチも登場する。一方政策が制度やルール，市場環境，政治・経済などの影響を受けるとする新制度論，政治経済学のアプローチなどもある。ここでは環境アプローチとして整理する。医療福祉経営論では経営環境のマネジメントとして捉えている。なお市場環境に関わる政策は産業政策として第3節で別に取り上げる。一方で政策過程自体に着目し，アジェンダ設定，政策立案，政策決定，政策実施と評価という政策循環を分析する過程アプローチがある。政策決定に関しては意思決定論として限定合理性モデル，ゴミ缶モデル，政策の窓モデルなどが提示されている。その後アジェンダ設定，政策実施・政策評価の段階へとさらに研究は進んできた。

2-2 パワーアプローチ

パワーアプローチとしての政策アクターの分析方法は以下の3つに整理できる。いずれもアクターの政策過程における影響力関係を分析しようとする。

① 権力アプローチ：官僚優位論，政治的官僚，多元主義，政党優位論など

② 個別アクター分析：官僚，利益団体，政党，首相など主要アクターに関する分析

③ アクター間関係：鉄の三角形，イシュー・ネットワーク，政策コミュニティなど

2-2-1 権力アプローチ

官僚優位論は，1950年代に辻清明の官僚制研究から始まる。石田雄，田口富久治なども官僚の立法支配，圧力団体の介入，官僚と自民党との癒着，内閣のリーダーシップの欠如，鉄の三角形などを取り上げた。1980年代に入ると自民党一党優位体制の下で族議員が登場し政党優位論も展開される。

多元主義は，ダール（1961）が，アメリカの地方政治においては支配的な統治者連合が存在せず，政策領域毎に異なる専門家による多元的な決定過程であることを明らかにしたことから始まる[5]。日本でも1970年代以降の経済発展とともに中間層が社会の多数派になると政治が安定し多元主義的政治過程と考えられるようになる。大嶽秀夫（1979）や村松岐夫（1981）らは日本政治にも政策分野やイシューによって多様な影響力関係が見られるとして多元主義モデルを提示した[6]。大嶽は経済界は一枚岩ではなく，財界・業界・個別企業が異なるチャネルで政策過程に接近すると説明した。村松は政策能力を身につけた自民党と官僚制を軸に「パターン化された多元主義」として描き出した。佐藤誠三郎・松崎哲久（1986）は，自民党・官庁混合体によって枠づけられた「仕切られた多元主義」だと主張した[7]。猪口孝・岩井泰信（1987）は，自民党議員を4類型に分けて分析し，野党についても国会の制度や手続きなどを利用して法案の有利な修正を勝ち取っていると説明した[8]。中野実（1992）は

政官が役割分担型の一体性から両者が融合し相互に依存しあう「混合体」的な一体性へと移ってきたとする[9]。その後村松（2006）は，1990年代のアメリカ不況，プラザ合意，金融緩和とバブル発生そして崩壊などが，1990年代後半の政治行政改革を促し政官関係が変容したとする[10]。

2-2-2　個別アクター分析

2-2-2-1　官僚制・技官

村松岐夫（1981）は，従来の官僚イメージとは異なる政治的官僚像を描き出した。自律性を持った官僚が政党，圧力団体，地方政府，世論，市民など多数の政治参加者と相互に複雑に絡み合いながら一つの政策に到達し，政治体系を維持するように機能しているという[11]。また省庁別・局別ネットワーク間の競争が行われ底辺層を動員する最大動員システムだと説明した[12]。

技官について村松（1997）は，法・経・行政系のキャリア組維持のために技官集団に特別の裁量が与えられ，人事権を含めて「自治権」があると説明する[13]。城山英明（1999）は，技官は多くの職種があり，職種によって当該技術のプロフェッショナル団体からの役所集団の自律性の程度が異なるとする。医系技官は自律性が相対的に低く，土木技官の自律性は高いという[14]。

新藤宗幸（2002）は，専門領域の事業は技官がいなくては不可能で，人事も事務官の介入を排除し「技官王国」を確立しているとする。また外部の専門家集団との間に技術者コミュニティとも言うべき関係を築いている。事務官と技官は利害共同体であり，技官は大型事業を行うには事務官の支援を必要とし，事務官は技官が抱えている退職後の再就職先に期待する。建設省，厚生省などで技官集団は縦一系列と呼ばれるほど結束を強めた。しかし，科学技術の進展と高等教育の発展によって，官庁技術者は次第に近代の専門技官のようなエリートではなくなり，行政官に変容したと指摘する[15]。

内山融（2012）は，近年官僚組織内部に技官とは異なる専門家官僚が生まれつつあると指摘する。小泉政権下で官邸主導の新自由主義的改革が進められた結果，経済政策分野で経済専門家の役割を高めたとする[16]。

2-2-2-2　利益団体・圧力団体

村松岐夫・伊藤光利・辻中豊（1986）の広範な調査による実証的研究では，日本の圧力団体を中核となるセクター団体（経済団体，専門職団体等），政策受益団体，価値推進団体の3つに類型化し，圧力政治の構造を説明しようとした[17]。辻中は，行政関係，教育，専門職団体などについて分析し，公的制度と関係しているため政策過程の核心に食い込んでおり，自律性を保ちながら活発に活動しているとする。制度や職業ギルドの枠があるため構成員は境界がはっきりしており，特に医療団体は急拡大した社会保障と密接な関係を持つことから活動が活発だったと説明する[18]。伊藤は，利益団体間の連合と対立関係を分析している。分配志向団体では領域内で連合が制度化され頂上団体とつながっている。専門職団体も協力関係がある。政府与党は分配志向団体の組織化に重要な役割を演じてきた。領域間でも共通利益に関しては協力関係が見られ，また一方で対立関係もある。1980年代に民間大企業労使連合優位の多元主義的モデルに変容したと説明する[19]。村松は，一党優位制の下で利益団体のロビイングの相手が官僚から政党へと変化したとする。保革伯仲状況は自民党の政策を柔軟性のあるものにし，行政内の調整過程が団体間の調整としても機能するため「パターン化された多元主義」と呼んだ。団体は特定の官庁と関連づけられて影響力を発揮し，政策がより分配的な政策や個所付けなどの場合には政治家が影響力を発揮すると説明している[20]。村松らは，団体の影響力について専門職団体は政策実施の成功，阻止，認知影響力などが高いとする。団体指導者と政治家・官僚との相互作用が多い団体が少ない団体より正統的地位を得る。専門職団体は政策推進・阻止の両面で成功実績の多い両方向型である。医療政策については団体の影響力が官僚の影響力に優っている。医療行政遂行のためには医療の専門家である医師会の協力が不可欠である。行政機関からの協議の要請が多く，阻止行動は政府が医師の政治的便益を規制しようとするためであると説明している[21]。

辻中豊（1988）は，利益団体の形成について，行政からの呼びかけで設立された団体が多く，活動資金も公的補助金を得ているとする。1950年代以降

通産省の産業政策の変化が業界団体の形成につながった。ほとんどが官庁のクライアント組織であり、各種審議会は利益団体に政策過程への参加の道を開いたと説明する[22]。団体の要求は補助金や公共投資などの財政支出から個々の業界の行政指導に関する要求、業法や業界規制などあらゆる分野に及ぶ。専門職団体については財政規模が大きく、組織力も強く、政治的ターゲットとしては政党が高く、行政機関との間に緊張があると説明する[23]。行政と団体の関係は政策類型・政策分野によって異なっている。行政機関に従属するもの、行政と一体化したもの、行政の仕事の下請け、行政から自立したり対抗するものまで存在する。専門職団体は補助金、許認可、行政指導などで比率が高く、行政から協議を求められるかどうかが重要であるという[24]。1980年代第二臨調が利益団体政治に変容をもたらした転轍機だったと辻中は説明する。利益団体のターゲットである予算にマイナスシーリングを持ち込み補助金のカットも行われた。臨調最後の段階で福祉医療団体と専門職団体が参加したという[25]。辻中豊（1992）は、専門職団体が戦後の審議会制度の定着によって一挙に政策的影響力を増したとする。専門的知識の正統性がそのリソースである。武見医師会の審議会におけるリーダーシップや、弁護士会の法制改革に対する拒否権もある。専門職団体は自律性が高く排他的な自治独占権を認められていると説明する[26]。

　笠京子（1995）は、政策領域の専門分化と量的拡大が省庁と業界団体の役割に変化もたらしたと指摘する。政策が民間活動を保助促進する領域に拡大し、政策を実質的に担っているのは業界団体・外郭団体・第3セクターなどになった。そこで政策対象者の合意が不可欠となり、業界団体が行政を補佐している。業界団体の機能は、対内的には業界内部の活性化を図る一方、政治と行政の双方に業界の利益代表として働きかける機能を持つ。業界団体は行政指導の業界側窓口となり、最新の業界情報の収集など行政活動を代替し、また審議会や私的諮問機関に参加して新規政策に影響力を行使していると説明する[27]。

　村松岐夫（1998）は1994年の利益団体調査によりその変化を分析している。政党再編や転換期には団体の政党支持は不安定となり活動量も減退し、団体が

8

行政に向かった。また二環構造仮説のうち外縁のイデオロギー過程が消滅したとする[28]。

久米郁男（2006）は，2005年総選挙が派閥政治や族議員の後退と同時に利益団体政治へも大きな変化をもたらしたと指摘する。2000年代に官僚と議員の間では，利益団体との接触や影響力の認知に関して否定的な評価を強めていた。自民党内に旧来的な利益団体の支持を受けない議員が生まれており，利益団体政治の構造変化をもたらした。利益団体自身も影響力が低下していることを認識していたとする[29]。

2-2-2-3　政治家・政党・政府

佐藤誠三郎・松崎哲久（1986）は，自民党と官僚との役割が混合し，利益団体との関係も安定性が高く，自民・官庁混合体によって枠づけられ仕切られた多元主義だと説明した。自民党内の「族」へ権限が移行し，官僚の政治化と政治家のテクノクラート化が進行したとみる。法案審査も人事も制度化され，キャリアパターンが確立した[30]。日医が厚生省に対抗して育成した社労族は最強の族で，他官庁が系列議員を育成したのと異なる。厚生省と医師会の対立は調整役としての社労族に活動の場を提供した。1970年代保革伯仲状況で福祉拡大は厚生省との関係も良好にし野党受けもした。強力になった社労族は医師会にも影響力を増大させ，武見亡き後は医師会も影響力下に置いたという[31]。猪口孝・岩井奉信（1987）は，経済の低成長に伴い官僚が財政的テコを使いにくくなって官庁間の縄張り争いが調整できなくなったのに対し，自民党の長期単独政権が官僚制コントロールのノウハウを蓄積し，党内での人事の制度化，選挙区や業界への利益誘導などで族議員の台頭を促したと説明する。政務調査会が党高政低，党高官低の牽引車である族議員を生み出す育成機関だった。族議員のケーススタディとして社労族四ボスの一人である橋本龍太郎の議員キャリア発達過程を追跡している[32]。

村松岐夫（1987）は，首相のリーダーシップを目的志向型と組織配慮型に大別し，環境がリーダーシップの型を規定するとした[33]。中曽根康弘は目的

志向性が強く，個別の分配・調整政策ではなく包括政策を提示した。官僚制に依存せず諮問委員会やブレーンを巧みに利用しトップダウンのリーダーシップをとった。大蔵省，自民党幹部，産業界リーダーと同盟を作り上げ，官僚制，族議員，野党などの影響力を押さえた。マスコミに登場し国民の支持を調達した。多元主義的政治の中で首相のリーダーシップが発揮されたケースだったと説明する[34]。

　竹中治堅（2006）は，小泉首相の強いリーダーシップは「劇場政治」など独特の政治手法だけでなく，真の理由は1994年選挙制度と政治資金制度の変革によると説明する。その後の行政改革によって，経済財政諮問会議主導による政策過程と内閣支持率が重要となり派閥政治が衰退する。経済財政諮問会議における方針が閣議決定を受け内閣の政策全般を拘束することが明らかになると，各省庁や族議員の関与の仕方も変わって事前調整を行うようになり，骨太方針が予算編成過程の一部として定着したという[35]。内山融（2007）も小泉政権が選挙制度改革や行政改革の影響により，派閥政治を打破し，族議員を排除してトップダウン政治を行うことができたと説明する。中曽根も弱小派閥であったためブレーン政治によるトップダウン的手法をとったが，その経済政策は市場メカニズムを重視するよりも，市場の規制を通じた生産者の保護や財政による再分配に重点を置くものだった。小泉は市場原理の重視と政府介入の抑制を旨とする新自由主義を思想的基盤とし従来の政策に転換を迫った。経済財政諮問会議という新たな制度は「場の変更」をもたらし中心的アリーナとなる。諮問会議はアジェンダ設定の主導権を官僚から取り上げ，大蔵省・厚労省などの政策コミュニティを解放し，政策決定過程を透明化して，首相裁断の場を提供したと説明する。医療制度改革では医師会と厚労族議員の反対を押し切って改革を断行した。マクロ指標による医療費抑制が諮問会議民間議員から提案され，小泉も支持する。結果的にマクロ指標は削除されたものの，医療制度改革，診療報酬マイナス改定も行われた。族議員と官僚に独占されていた政策コミュニティに，諮問会議による新機軸の政策アイデアが提案されたと指摘する[36]。

10

　小林良彰（2012）は，民主党への政権交代が「政権交代神話」や「二大政党制神話」にもかかわらず政治の改革ではなく権力の交代に止まったとする。政権交代も小泉以降の混迷を極めた自民党へ投票したくないという「懲罰投票」の結果だったし，民主党の混迷や公約と当選後の行動の不一致などで政治が信頼を失ったと指摘する[37]。

2-2-3　アクター間関係

2-2-3-1　鉄の三角形・下位政府・政官関係

　ロウイ（1969）はアメリカの利益団体自由主義の弊害として鉄の三角形の存在を指摘した。多元主義にもとづきながらも行政が利益団体，政治家と結びついて三者の強い結合関係を作り自己の存在と発展を図ろうとしていると批判した[38]。鉄の三角形は利益団体・政治家・官庁の3者からなる利益連合であり，関係当事者は親密で安定した同盟関係にある。関係者に高度のコンセンサスが成立しており閉鎖的・排他的かつ自律的である。

　日本の政治はアメリカ型の鉄の三角形とは異なると考えられていた。多元主義を前提として，おもに官僚と政治家・政党が密接な協力関係を保ちながら利益団体の支持を調達し政権を維持してきたとする。いずれの論者も条件付きあるいは日本的多元主義だとした。村松は政治家と官庁を軸とする「パターン化された多元主義」，佐藤・松崎は「自民・官庁混合体に仕切られた多元主義」と呼んだ。また，それぞれのアクター内部も一枚岩ではなく，政策領域や政策課題毎に異なる結合構造を持っていると考えられた。

　宮川公男（2002）は，多元主義社会では政策は利益集団間の相互作用と闘争の産物であり，集団が大規模となればリーダーシップを持ったエリートに支配されるようになって，エリートモデルと多元主義モデルの混合したものになると指摘する。政党・政治家，官僚機構，利益集団の三者は互恵的利益によって結ばれた共生的関係（鉄の三角形）となる。自民党の長期政権下で政策決定プロセスが確立し族議員が生まれ，野党も立法過程で一定の影響力を行使する。官僚機構は政策立案・実施だけでなく決定にも関与し政治家や業界団体へ

の根回しを行う。政策領域ごとに常任委員会，政調会部会，省庁，利益集団による下位政府 sub-government が形成されたとする[39]。

しかし鉄の三角形は政・官・業の関係であり，産業政策以外では政官関係に関する研究がほとんどである。加藤淳子（1997）は，専門性の高い税制改革を取り上げ，一般消費税，売上税，消費税の政策過程を比較することにより政策過程における政官関係を検討している。官僚の政策に対する影響力は政策知識や政策形成能力ではなく，政策情報を与党内のリーダー層議員と共有することにより効果的に影響を及ぼすと指摘した[40]。

村松岐夫（2010）は1990年代に入って政官関係が変化し「政官スクラム型リーダーシップ」が崩壊したとする。1960年代に自民党は閣議決定前に政調会と総務会の承認（与党審査）を行うようになり，1970年代には族議員の役割も大きくなって官僚制へ浸透し，関連団体とも連合関係を強めた[41]。政官関係は冷戦下で体制批判に対抗するため強めで，「追いつき近代化」という国民的合意もあった[42]。1970年以降，官僚制は政治の世界に大きく踏み込んで政治的官僚として活動し，政治家も官僚の政策準備過程や実施過程に介入してくる[43]。しかし1990年代半ば以降，政治主導が叫ばれ政官スクラムが崩壊した。背景には冷戦終了とグローバリゼーション，非自民政権の成立，経済不況と財政リソースの減少などがあった[44]。官僚は中立化志向を示し，許認可や行政指導でも基準の明確化を求め始めた[45]。議員の官僚離れも見られ，政治資金規正法と選挙法改正により党本部への忠誠心が強化された。省庁再編以降，自民党は官僚の影響力を減少させようとし，財政窮迫により公務員制度改革も行おうとした[46]。

2-2-3-2　イシュー・ネットワーク　issue network

ヘクロ（1978）がイシュー・ネットワークについて分析している。特定の政策や争点についてコンセンサスはないものの専門的な知識，関心，情熱と相互依存関係を持つ多数の人間からなっているネットワークである。参加者は流動的かつ不安定であり，当該政策を常時支配しているような特定の利益団体や

連合体は存在しない。アメリカの議会委員会，官僚，利益団体が強力な同盟関係を築く「鉄の三角形」とは異なる。政策の実施が地方政府，第3セクター，公益法人，民間団体などを通じて行われるとその分野で専門家が養成されていく。福祉政策，環境保護などで公共利益団体を中核とするイシュー・ネットワークが見られる。背後に強固で安定した組織基盤を持つグラスルーツ・レベルの運動が控えている。専門的人材の緩やかな集合体であると同時に，大衆レベルの公共利益運動と強固なつながりを持っている。イシュー・ネットワークは公共利益を目的とし，福祉・医療などの圧力団体が自己利益を目的としている点と異なる。ヘクロは，アメリカにおける伝統的な鉄の三角形が崩壊し，より流動的で浸透性のあるイシュー・ネットワークが，多様な参加者や多様な問題・解を包含するようになったと説明している[47]。

　久保文明（1997）は1960年代以降のアメリカ環境保護イシュー・ネットワークの展開を分析している。環境保護団体は安定した政治勢力として定着し，政策能力を備え環境保護庁を拠点として議会スタッフを通じて運動を制度化した。新たな政策案を立案し普及させていく上で，環境保護団体に雇用された専門家や議会・議員スタッフらで構成されるネットワークが決定的な役割を果たした。いくつかの政策領域においては鉄の三角形や下位政府と呼ばれる閉鎖的・自立的な利益同盟がより開放的で流動的な政策決定過程へ移行した。イシュー・ネットワークの特性を，専門家のネットワークと活動家のネットワークからなる二重構造と政治制度との相互連関の中でとらえようとしている[48]。

2-2-3-3　政策コミュニティ　policy community

　リチャードソンとジョーダン（1979，1987）が政策共同体という概念を提示した。イギリスにおいては政策形成過程が，議会政治中心ではなく，政策分野に関わりのある政府アクターと利益集団の交渉を通じて行われていると説明した[49]。イギリスでは下位政府モデルがアメリカほど開放的ではなく，政府機関と利益団体との安定的・閉鎖的関係を描写するために共同体community概念が提示された。政策共同体は政府機関と民間セクターとの制度化された関

係を言い，多元主義の一形態であるが，その前提であるアリーナの開放性に修正を加えることになる。制度や組織が高度に社会化し，福祉国家のサービスが拡大すると，政策が社会アクターに依存するようになる。政策セクターの分立や専門分化により政策過程を理解する上で政策コミュニティを分析することが不可欠となってくる。

　本書は医療供給政策の政策過程を専門職政策コミュニティに着目して分析しようとしている。日本の政治学研究では専門職政策コミュニティに関わる事例研究は，著者の知る限りではない。

2-2-3-4　政策ネットワーク　policy network

　ローズ（1988）は，政策領域ごとに異なる政策ネットワークの類型を示した。イシュー・ネットワークに対して連続軸上で対局にあるのが政策コミュニティである。ネットワークの開放性では政策コミュニティは閉鎖的であり，イシュー・ネットワークは開放的，官僚の関与は政策コミュニティでは関与が深く，イシュー・ネットワークでは関与が浅い。政策コミュニティは，参加者の数は少なく，構成員は固定していて，政策についてのコンセンサスもあり，排他的である。公式・非公式に官僚と日常の接触がある。イシュー・ネットワークは，参加者の数は多く流動的で，共通する政策はなく，排他性もない。官僚との公的なつながりはほとんど無い。専門家ネットワーク professional network は特定専門領域の専門家によって構成され，その利害関係が反映される。メンバーの相互依存度・統合度は高く，独立性が高いと説明している[50]。ローズとマーシュ（1992）はイギリス政府における政策ネットワークを分析した。ネットワークの構造変化をもたらす外的要因として，経済的・市場的要因，イデオロギー的要因，知識的・技術的要因，制度的要因があるという[51]。

　新川敏光（1992）は，ポスト多元主義としての制度論的研究がマクロ分析だったのに対し，ネットワーク論は分析の対象をメゾ・レベルの政策セクターに限定し，アクター間の権力関係の継続性と安定性に主眼を置きつつ政策過程の動態を明らかにしようとすると説明する。しかしネットワーク論の限界とし

14

てネットワーク自体の変容や政策変容との因果関係については明らかにすることは困難であると述べている[52]。

　本書では医療供給政策に関する専門職政策コミュニティが，1970年代に形成され2000年代始めに崩壊したと指摘する。その原因がローズ・マーシュの指摘した要因で説明できるかどうかも吟味したい。またその後の政策過程の主導権を握るのは，ローズのいう専門家ネットワークあるいは著者の提示する新たな「専門政策社会」だと考える。

2-3　政策アプローチ

2-3-1　政策類型

　ロウイ（1979）は，イシューとアリーナの類型論を提示し政策類型によって政治過程が異なると説明した。政策内容を，分配，規制，再分配の3つに分類し，それぞれ独自の対抗軸，参加アクターのタイプ，権力構造など固有の性格を持つ3つのパターンとアリーナで示した。分配政策では企業が単位となり，規制政策では業界団体が単位となり，再分配政策では経済界全体が単位となる。ロウイはアクター分析だけでは不足だとして政策論的アプローチが必要だと主張し，「政策が政治を決定する」と述べた[53]。

　村松岐夫（1981）は，政策過程を2つの同心円で示し，中心に自民党と官僚制の統治者連合からなり既存の価値の権威的な配分を行う「政策過程」と，その外縁に異なる価値体系を持って変革を迫る批判勢力との対抗過程である「イデオロギー過程」があるとした。政策過程は，与党が行政の協力のもとに関係集団の事情を聴取しながら決定するが，批判勢力との緊張と競争が政策に反映されると説明した[54]。

　村松・伊藤・辻中（1986）は，政策類型が時代とともに，第Ⅰ期：基本制度政策（1945～60年），第Ⅱ期：分配政策・規制政策（60年～70年），第Ⅲ期：再分配政策（70年以降）へと変遷したと説明した。第Ⅰ期は防衛・治安から経済政策・労働問題など，第Ⅱ期は道路計画，米価，中小企業金融など，

第Ⅲ期は広く所得段階を縦断した再分配政策が主要なイシューだったとする[55]。山口二郎（1987），高橋秀行（1988）も政策類型と政策過程の関係についてそれぞれ独自の類型化を行って分析している[56]。森脇俊雅（2010）は政策形成過程のパターンをトップダウンとボトムアップというタテの権力関係と多元的政策形成（横断的）で分けて説明している[57]。

2-3-2　政策領域

政策領域と政策過程の関係を分析するアプローチもある。中野実は1985年年金法改正の事例で，年金政策が専門性の高い政策領域であるため官僚が主導的役割を果たす「官僚依存の自民党優位システム」だったとする[58]。医療政策は永田町政治（族議員政治）として例示されているが，医療保険政策では当てはまるが医療供給政策は異なっている。

産業政策と官僚制の関係では多くの研究がある。大嶽秀夫（1986）は，通産省が大蔵省からの予算制約のために，統制スタイルから民間企業に協力しつつ指導する行政スタイルに変更し，産業政策の中に市場志向を貫徹させたとする[59]。サミュエルズ（1987）は政府と産業界の間に相互了承reciprocal consentの関係が存在したと説明した[60]。森田朗（1988）は産業政策の実施過程で産業界の協力が必要だとする[61]。しかし新藤宗幸（1992）は官僚制が行政指導によって業界を丸抱えにする傾向が強く市場の原理が働かないと批判する[62]。村上泰亮（1992）はこの丸抱えシステムが仕切られた競争に基づく経済発展を可能にしたと説明する[63]。伊藤光利（1992）は，戦後産業政策が適度な政府規制と活力ある市場競争の組み合わせによって成功したのに対し，福祉政策では，野党がアイデアを提示し，革新自治体の先取りの後で，保守政権の危機の時期に導入され拡大されたとする。エリートモデルによる戦後の体制関連政策から，高度成長期の多元主義的な分配政策そして低成長時代の分配抑制政策へと変化したと指摘する[64]。久米郁男（1994）は，経済成長が輸出主導の国際的自由主義と敗者を出さないための国内開発路線を両立可能にしたとする。しかし，社会福祉・住宅・都市政策などの増大が均衡財政主義を崩壊させ，

16

「日本版埋め込まれた自由主義」を続けることは国際的批判を招き不可能になると指摘している[65]。建林正彦（1994）は，日本経済の成功は産業政策の形成・実施過程で官民のネットワークを形成し，民間企業間の協力関係を生み出したためだとする。民間企業間のネットワーク形成についても補助金・中小企業減税や融資制度などを使って官僚からの働きかけがあった。行政指導はネットワーク論的解釈では，指導する官僚とそれを受ける業界の間に審議会や天下りなどの制度化された人的ネットワークが存在すると説明する[66]。産業政策に関しては第3節であらためて取り上げる。

西尾勝（1995）も政策領域によって政策形成過程が大きく異なると説明する。金融政策・通産政策などでは関係業界内部の利害調整が必要なため，政策立案の過程に利益集団が参画する。これに対し，文教政策・厚生政策などは主として主管官庁と関係団体から構成される政策コミュニティ内部で完結する。しかも主導権は官庁側にあり，協議する団体はサービス供給団体と専門職の団体であるという[67]。

蘇我謙吾（2006）は，省庁ごとの政策形成過程の相違を分析している。経企庁では他省庁との調整が重要で，政治家や利益集団との調整に苦労することはない。大蔵省は省内局課間調整と政治家との調整がある。厚生省は政治家と関係団体との調整に多くの時間とエネルギーを必要とする[68]。

2-4　環境アプローチ

2-4-1　制度論

1970年代に入って政策過程を取りまく制度的，構造的要因を検討する制度論研究が生まれた[69]。ホール（1986）はイギリスとフランスを比較しながら，なぜイギリス政府が経済停滞を克服できなかったかを分析し，イギリスの市場経済および社会の制度的特徴を明らかにした[70]。制度論は政治的影響力が制度によって左右されるとして，政治的リソースの量，資源を効果的に用いる技術，他の政治アクターとの関係，政治アクターが決定過程のどの段階から参加

できるかなどが影響力を決めるという。新制度論は政策アクターが政策過程に参加する際に制度によって拘束されていることを強調する。マーチ・オルセン（1989）は，ゴミ缶モデルのような決定過程の流動性ではなく，制度が決定過程に固定性を与えるメカニズムを強調した。政治アクターが決定過程のどの段階から参加できるかで影響力が左右される点に着目する。政治アクターの行動が制度によって拘束されることを強調し，政策過程においてはゲームのルールが決められているとする[71]。

　真渕勝（1994）は，1970年代の日本の財政赤字拡大が財政と金融に関する制度に原因があり，財政担当部門が同時に金融担当部門であったためだとする。真渕は，誰が決定に参画できるかというルールと，選択肢の範囲を規定するルールに着目する。大蔵省は自民党からの圧力（歳出増の要求や増税への抵抗）に対抗し得なくなり国債を金融機関に割り当てることによって収拾しようとした。日銀の大蔵省への従属性と大蔵省の金利決定権が金融緩和策につながったと説明する[72]。

　しかし政策が制度に依存するという視点だけでは政策の変容は説明不可能である。そこで制度の変化も捉える必要がある。飯尾潤（1993）は，1980年代の第二臨調・行革の政治過程を分析し，民営化という改革が実現したのは複数の要因が積み重なった結果だったとする。民営化のアジェンダ設定が巧妙で，危機感が共有され改革連合が実現した。アクター間の権力関係の組み替えも成功した。民営化により中曽根が権力を拡大し，社労族だった橋本龍太郎が自民党行財政調査会長として電電改革を取り仕切り，国鉄改革の仕上げ時に運輸大臣も務めた。改革推進の中心人物は権力基盤を強化し，他の勢力を巻き込んで勝ち馬に乗る効果を生み出した。第二臨調が財政危機を切り抜けるために制度の枠組みを崩して総合調整機能を果たした。第二臨調の権力は時代状況・政治状況によって作られたものだったと説明している[73]。

2-4-2　政治・経済・社会などの変化

　中野実（1986）は，経済環境の変化により政策過程が変化したとして，高

度成長期以後に見られる政策過程の変化を説明している。高度成長期以後，自民党は安定成長型政策へ巧みに戦略を切り替え「福祉型社会」へと転換した。中曽根以降で現れる政策過程の変容の特徴を，保守イデオロギーの普及，行財政改革，審議会・諮問機関の急増，大統領型の首相を目指す戦略などだという。背景となる政策環境として，主要なアクター内部の寡頭制化，労働側の自民党との協調，自民党の政策への野党のすり寄りなどをあげている[74]。

その後の政策環境の変化としては，非自民への政権交代（選挙制度改革と政治資金改革），橋本行革（省庁改革），小泉改革（経済財政諮問会議），民主党への政権交代などがある。

秋吉貴雄（2007）は，政策変容の過程を説明するための新たな分析視角として，アクターの行動制約（新制度論，政策ネットワーク），アクターの認識的要因（アイデア，政策コミュニティの形成）と政策学習の3つが必要だとする。1980年代に試みられた改革は規制政策から競争促進型に転換されたように思われるものの，その実態については「再規制」など規制当局の「規制強化」であり，「管理された競争」という形で実質的に競争制限型政策が引き続き行われることになったと指摘する[75]。

村松（2010）は，政策環境の変化として戦後長期に日本を支配した「政官スクラム型リーダーシップ」が1990年代末に崩壊したとする。政官スクラム型リーダーシップとは，自民党と省庁官僚制の間の長期・互酬的な関係で新制度論のいうような制度である。しかし新制度論の主張とは異なり，長期的に存続した制度も，制度の存続に都合の悪い条件が発生しそれらが重なることによって衰退し，やがて崩壊する。1990年代以降自民党の下野，冷戦の終了，グローバル化や経済不況のインパクトなどが政権党・官僚間の亀裂を作り出したと説明する[76]。

政策過程は制度によって制約され，また制度は政治・経済・社会の変化など時代状況によって変化することになる。また政策の窓が開くのも，政治・経済状況の変化，社会的事件などをきっかけにもたらされる。なお医療供給政策は産業政策でもあるため市場環境の変化も視野に入れなければならない。

2-5 過程アプローチ

ラスウェル（1956）は，政策案が形成・決定・実施され，結果がフィードバックされる過程を政策循環と呼び7段階モデルを示した[77]。大森彌（1981）は，政策課題の形成・政策作成・政策決定・政策執行・政策評価の5段階を提示している[78]。岩崎正洋（2012）は，政策過程分析は，政治システムを取り巻く環境から生じたインプットが政治システムを通じてアウトプットにつながり，さらにフィードバックされていく一連の循環過程を分析することだとする[79]。

政策過程論は意思決定論など政策決定論から出発したが，アジェンダ設定や政策立案など前段階へと研究は進み，さらに政策実施・政策評価の分析へと展開した。

2-5-1 政策決定―意思決定モデル

政策案の決定過程は組織論や経営学における意思決定論と重なる。サイモン（1964）は最適解を求める合理的モデルに対し満足解を求める限定合理性モデルを提示した。選択肢の検討が逐次行われ，満足できる選択肢が発見された時点で決定されるとした。要求水準は時間の制約に左右される[80]。ウィルダフスキー（1964）は，予算編成において過去の実績に加算する「漸増主義モデル」を提示した[81]。アリソン（1971）はキューバ危機を取り上げ，外交政策決定に関するきわめて短期の政策過程を分析し，官僚政治モデルとして「組織過程モデル」と「組織内政治モデル」を提示した[82]。アリソンの事例は安全保障政策という特殊な事例だった。

これらに対して意思決定は曖昧で偶然性に左右されるとして決定プロセスを重視するのが「ゴミ缶モデル」や「政策の窓モデル」などである。マーチ・オルセン・コーエン（1972）の「ゴミ缶モデル」では，参加者の「選好」が不確か，参加者の知識や情報も不確か，政策決定への参加も不確かであるという前提状況を「組織化された無秩序」と呼んだ。このような状況における決定は偶然に左右されることになる。政策と課題の結びつきは緩やかで様々な政策が

様々な課題と結びつく可能性があり，参加者の流動性によってさらに偶然性が高まるとする[83]。ゴミ缶モデルは大学など制度化されていない決定システムの事例であり，偶然性を強調している。

　キングダン（1984）は，保健および運輸政策に関するアジェンダ・セッティングの過程を分析し「政策の窓モデル」を提示した。問題の流れ，政策の流れ，政治の流れの3つが合流すると「政策の窓」が開き政策実現の可能性が生まれる。問題の流れでは関係するアクターのフィルターを通して問題として認知される。政策の流れは政策分野ごとに形成される専門的政策コミュニティによって，政策の原始スープの中からあるアイデアがコミュニティのコンセンサスを得る。政策案はそれを支持する政策起業家により支持を広げていく。政治の流れはどの課題をアジェンダ・リストの上位に置くかという参加者の相互作用の過程である。3つの流れの合流をキングダンは「政策の窓の解放」と呼んだ[84]。

　小島廣光（2003）は，NPO法が阪神・淡路大震災の発生からわずか6年で『なぜ』そして『どのように』して立法化されたのかを，野中らの知識創造モデルを改訂した「改訂・政策の窓モデル」を使って組織論的視点から分析している。小島も政策形成過程に着目し能動的な知識創造プロセスとして捉えている[85]。松田憲忠（2012）は政策の窓モデルについて，政策の窓が開く条件が明らかでないとするものの，政策過程におけるアイデアの影響力に着目し，アイデアを生み出す専門家等の存在を明示的にモデルに組み入れたことを評価する。政策専門家にとっては問題の流れや政治の流れとのカップリングできる条件が重要であると指摘する[86]。

2-5-2　アジェンダ設定・政策立案過程

　各省庁毎の政策立案過程の特性に着目する研究もある。マルガリータ・エステベス（1999）は，アジェンダ・セッティングに至る創発・発案段階に各省庁毎の特性があるとする。政策立案プロセスが省毎に異なり，各省庁内にしきたりや独特な言い回しがあるほか官僚組織そのものが省毎に異なっていると説

明する[87]。

　早川純貴（2004）は，過程アプローチで重要なのは前決定過程だとする。アジェンダ設定で政策コミュニティ，利益団体，政策企業家，マスメディアなどが影響力を発揮し，その成り行きがその後の政策の性質を決定づけ，政策案は行政組織の都合で決まるとする[88]。

　田丸大（2004）は政策形成と官僚機能の関係について，中央省庁の官僚制は自律性が高く閉鎖的な組織となっており，省庁官僚組織は関係する政治家や対象者である業界を巻き込んだ政策コミュニティを形成していると説明する。新規政策では予算で調査費をつけ，研究会を組織したり諸外国の事例調査を行う。これをもとに局・課で法案作成，省内審査・調整を行って省議決定し，その後内閣法制局による法令審査，省庁間協議，与党審査を経る。省庁間協議では他の省庁から拒否権を発動されないよう了承を取り付け，事務次官会議は全会一致を慣行としている。与党審査のための族議員対策も行っていると説明する[89]。

2-5-3　政策実施過程

　政策の実施過程に着目するアプローチもある。実施論は政策の実施過程で政策目的が変容していくことに着目する。プレスマンとウィルダフスキー（1973）は，連邦政府での政策決定と地方政府での政策実施の現実とのギャップを明らかにした。政府の補助事業がオークランドでは当初の政策目的とは別の結果を生み出した。実施場面でのギャップは，政策自体の不完全さあるいは実施過程における予想外の出来事などが原因とされた[90]。

　ダンサイアー（1978）は，実施過程におけるトップダウンとボトムアップの2つのモデルを提示した。政策の実施には政策の立案とは異なる独自の環境と条件が存在すると説明する[91]。

　さらにミクロな視点から地方政府の末端で政策が施行される場合にコンフリクトが存在することが指摘されている。リプスキー（1980）は行政サービスの先端にいる裁量権を持った官僚（ストリートレベルの官僚制）がサービス対

象と組織との狭間で悩む姿を描き出している[92]。

　本書で取り上げる医療供給政策も決定は中央政府で行われるが，実施過程は地方政府に委ねられている。各都道府県は地域特性やそれぞれの事情を抱えており，厚労省の期待通りの結果が出るかはどうかは予測できない。規制政策については中央政府には統制方法がなく，なおさら困難である。

3　産業政策に関する先行研究

3-1　産業政策

　医療供給政策は産業政策としての側面があるため，産業政策に関する先行研究も見ておく必要がある。

　小宮隆太郎（1984）が，戦後日本の産業政策を年代別に区分し特徴を整理している。1950年代の産業政策は経済の復興と自立であり，傾斜生産方式，基幹産業の育成，重要物資の低位安定価格による供給，輸出の振興等であった。基幹産業に補助金・低利融資・輸入割り当てなど優遇が行われた。1960年代高度成長期には重化学工業化と産業構造の高度化をタテマエとして，政府の方針に従った産業を育成した。他方政府の保護に依存しない新しい産業が発展しその多くは輸出産業として成功を収めた。1970年代石油危機以降は政策介入を少なくし市場競争を評価するようになるが，知識集約型産業に対して育成しようとした形跡はない。戦後日本の産業当局の一貫した指導理念は「過当競争の防止」だった。しかし経済学的にいう過度の競争[93]とは異なって，業界秩序という価値判断が関与していた。各産業を監督する原局官庁は監督下にある業界が整然たる秩序を保ち混乱が起こらないことを望んだ。過当競争を排除するために「業界再編成」や「企業集約化」が望ましいと考えた。価格下落による倒産や不況に対しては，カルテル，操短，生産調整，投資調整を実施する必要があると主張したという[94]。

　横倉尚（1984）が中小企業政策について説明している。中小企業政策の根

拠は，大企業の市場競争力に対する是正である。大企業の市場支配力に対しては公取法の濫用規制や協同組合など共同事業の組織化がある。1950年代半ばまでは，中小企業を救済する保護的政策が取られた。1950年代半ばから60年代までは，設備近代化・企業の集約化など近代化政策が製造業を中心に展開された。1970年代以降は中小企業の知識集約化と事業転換による産業調整政策が展開された。他方中小企業分野への大企業の参入に対して大規模小売店舗法（大店法）などの競争制限的政策も取られた。中小企業近代化促進法は，業種別のガイドラインを示し，設備近代化に対して金融・税制上の助成を行うものだった[95]。

　小池治（1989）が，通産省の産業政策について説明している。通産省の政策は，「産業育成→高度成長→国際化」という流れの中で，統制政策から競争政策へ転換した。産業界と通産省からなる包括的な政策共同体は次第に緩やかなものへ変化した。産業界の上部組織と通産省の間には緩やかな利益共同体がつくられ，自民党もバックアップする。それに対し，個別領域のレベルでは，業界と通産の原局と族議員がギブ・アンドテイクの共同体を形成しているケースも見られるとする[96]。

　枝根茂（1989）が中小零細企業からなるトラック運送業界における産業政策を分析している。1960年代半ばに過当競争，過剰設備投資，金利負担などから倒産が急増し，中小企業近代化促進法の指定を受け近代化・合理化に取り組んだ。1971年道路運送法改正により許認可行政から政策指導型へ転換した。参入規制に関しては審査基準が運輸省の行政裁量とされており，業界団体の要望に基づく需給調整が行われた。新規参入者に対して事前指導があり，業界団体と行政の承認がなければ新規参入は困難だった。しかしヤマト運輸のようなアウトサイダーが出現し規制緩和を求める。1980年代半ばには規制緩和が財界，運輸省，臨調・行革によって推進されると，業界，原局官庁，審議会，族議員などが規制緩和に抵抗した[97]。

　石原武政（1994）が小売市場問題を分析している。流通政策は1960年頃までは中小小売商の保護政策の時期だった。1956年の第二次百貨店法も百貨店

業の活動を調整することにより中小商業の保護を図るものだった。1959年小売市場を規制するための小売商業調整特別措置法（商調法）が成立した。小売商団体からの小売市場濫設規制の求めに対して，市場開設者と小売商との店舗貸付契約の内容を制限し許可制とするものだった。過当競争制限条項については小売市場間の許容距離基準が定められた。法施行直前に駆け込み開設が行われた。大阪府小売市場連合会は陳情書を提出し，施行前の運用について適正な配慮を求めた。しかし結果的に法は許可市場・違法市場の発生を抑止できなかった。小売市場数は人口増加に比例して増加し，違法市場も増加した。その後スーパーなどの新しい業態の成長が原因で停滞期を迎える[98]。石原は，小売業は地域の生活インフラであり都市機能を強化する振興策に代わって行くべきで，それには街づくりの視点を導入しなければならないと指摘した[99]。

　大山耕輔（1986）が大規模小売店舗法に関する政策過程を分析している。1937年から1973年までは旧百貨店法・新百貨店法による営業許可制度があった。百貨店の出店に反対する小売商団体の圧力を受けて流通近代化政策と商業調整政策が進められた。1973年に大店法が成立する。大店法は5年毎に改正強化され通達行政も頻繁に行われた。大型店団体は政治団体を組織できないのに対し，生活権を主張する小売商団体は利益集団としての組織化が進んでいた。大店法成立後小売商団体は，設備投資をして経営近代化を図るより大型店の出店阻止行動を選び，許可制導入と規制強化を求めた。通産省は利害調整者としての役割を回避し，地元での自主的な解決，通達や審議会によって合意形成を図ろうとした。届け出を行う前に地元商工会議所や担当官庁への出店挨拶，事前説明，自主的な話し合いを指導し，調整のできない限り届け出を受理しないという事前審査付き届け出制だった。通産省に代わって利害調整を行ったのは商工会議所と商業活動調整協議会（商調協）だった。しかし実質的な利害調整は商調協だけでなく，事前説明の段階でも行われ，届け出には協定書が必要だった[100]。商調法や大店法による規制は地域医療計画の実施過程における都道府県の調整手続きと酷似する。

　産業政策におけるトラック運送や小売流通政策などの政策過程は，本書で取

序章　政策過程分析の方法と課題　　25

り上げようとする公的病床規制，地域医療計画による病床規制と驚くほど類似
点がある。業界内の対立や民間自主規制，実施過程では法施行直前の駆け込み
開設や大店法の事前調整などである。また産業政策が市場規制から市場自由
化・国際化へ進む過程で，産業構造改革（近代化・効率化）が進められた。医
療政策研究において産業政策的視点から分析しているものは，著者の知る限り
ではない。

3-2　規制，規制緩和，行政指導

　大森彌（1984）が行政と業界の関連を行政裁量の視点から説明していた。
官僚の裁量は裁量範囲，根拠と基準の不透明さや非一貫性，恣意性や不公平性
などが問題となってきた。行政裁量は施行過程の通達から始まる。行政指導は
行政処分と異なり法律に基づいておらず，法律上の権限も強制力もない。協力
要請・提案であり，受ける側が自主的・自発的に従う。指導に従わない場合に
は便宜供与の拒否，監視や規制の強化がある。民間側が行政指導を要請する場
合には業界団体による自主規制が行われるという[101]。伊藤大一（1984）が行
政規制について述べている。許認可制度は，1978年薬害訴訟判決以降に裁量
権の不行使や不作為も行政責任を問われることとなった。直接型の規制では規
制官庁が第一次的な責任者となる。委託型の規制では組織や団体に委託して実
施しているが，当事者がどのように参加するかが問題となる。助成は法令上の
根拠がなくても実施でき，予算の枠内で多数の申請者から採択する。しかし助
成活動は次第に助成を通して規制するものに変容した。規制行政が主体であ
り，助成はそれを補完するものだとする[102]。
　村松岐夫（1988）が電気通信政策の規制緩和について分析している。1980
年代前半に行われた電気通信政策は「パターン化された多元主義」だったとす
る。与野党間にイデオロギー的な亀裂があり，与党の主導性を前提としつつも
野党も限定的だが影響力を発揮した。自民党族議員や政調会，総務会が決定ア
クターであり全電通が修正工作を働きかけた。電電には技術陣の支配するサブ

システムが存在し，改革に反対した。郵政省若手官僚グループは民営化が政策官庁への脱皮の機会と考えて賛成した。審議会，自民党通信部会，党政調まで決着が付かず，党三役預かりとなる。民営化と自由化の後には公的領域は縮小したが，電気通信事業法に再規制の体系が導入され，公はより強化されたという[103]。

植草益（1991）は，経済的規制が社会的規制を隠れ蓑としていたり，社会的規制が経済的規制に変質している事例があると指摘した。経済的規制としての参入規制，退出規制，投資規制などが行われている。規制は利益集団からの要望以外にも，イシューが社会問題化した場合や，官庁の権力拡張欲求による場合もある。規制者を規制する必要もあるとして，大店法の事例では規制の実質的主体が官庁になかったと指摘している[104]。

新藤宗幸（1993）は1980年代の規制緩和が「管理された市場」の形成だったとする。管理された市場とは官庁と業界という仕切られた空間内での競争と空間相互間の競争を意味している。日本の伝統的な産業政策が規制緩和にもかかわらず維持された。電気通信事業では新規参入をめぐる行政指導の領域を拡張させた。銀行法改正でも店舗進出の事前協議など依然として残った。航空行政では，路線ごとの事業免許，事業計画の許可制などには変更がなかった。規制緩和の進行とは裏腹に政府規制の許認可事項が増加した。市場における競争促進は許認可の拡充に成功した。経済的規制の中に社会的規制を取り込み官僚制による「業界丸抱え」構造を生み出したと指摘する[105]。

伊藤大一（1994）が，政府の経済的規制について分析している。行政指導や通達が守られるのは，指示内容が業界の要望であり官庁が公平な調整者と見なされているからである。しかし，参入規制は産業内の公平性は保たれるが，産業間の利害は衝突し公益に反するような介入が行なわれると指摘する[106]。さらに伊藤（1995）は，公的規制に関する従来の研究は，市場の失敗から公的規制の必要性を，また政府の失敗から規制改革の必要性を論ずるものだったと指摘し，実施過程が行政裁量に任されているという分析が行われていないと批判する。路線バス事業では，申請者間の自主調整を指導する規制的行政指導

が官庁と事業者双方に歓迎された。業界団体が事前協議を取り仕切っている。業界団体は全員加入であり業種ごとに仕切られた市場を形成する。日本の規制研究では，政府と市場に加えて，仕切られた中での官業複合と，官業複合間の業際関係を見ていく必要があるとする[107]。

　村松岐夫（1994，1997）は行政指導について次のように説明する。行政は業界団体の組織化など媒介的な役割を果たす。業界団体を通じて種々のサービスを提供し，また逆に協力を求める関係にある。行政指導は行政と業界をつなぐ重要な導管である。行政が事前に交渉を行いながら受け入れられるようにする過程があったため，民間も行政指導を拒否しなかった。しかし新規参入希望者や業界トップ企業は必ずしも行政指導に満足していない。産業政策を実施するためには業界との密接な情報交換が必要である。しかし法的根拠のない介入の正当性が疑問視され始め，消費者の立場になっていないとの批判も強くなってきたと指摘する[108]。

　大山耕輔（1996）は，行政指導が機能するのは政府と市場の間に既得権をめぐるネットワークが形成されているためだと説明する。逆に既存のシステムを改革しようとするネットワークが形成されると行政指導は機能しなくなる。多くの行政指導は相手の不満をできるだけ減らすような工夫がなされている。産業政策では，業界団体内で調整が付かないと担当官庁の原局が業界内のバランスや多数意見を集約して行政指導をする。業界内の利害対立軸としては大企業vs中小企業，先発企業vs後発企業，既参入企業vs未参入企業などである。大店法の規制緩和を受けて，1ヶ月で前年の2〜3倍にあたる1,600店が出店表明することになったという[109]。

　村松岐夫（1999）は，産業政策を育成行政だったとする。通産省は幼稚産業と先端産業の育成に強い関心を持った。大蔵省も護送船団方式を推進した。行政のパートナーとして業界団体の果たす役割は政策の形成・実施両面で大きい。行政指導は許認可と異なり柔軟性があり，臨機応変の対応ができる。最近では行政手続法で文書によることとされ，また消費者の利益を考えていないとの批判も出ていると説明している[110]。

28

　八代尚宏（2003）は，経済的規制と社会的規制を区別する必要性は，情報の非対称性，社会的セーフティーネット，所得再分配などであるが，社会的規制の衣をまとった経済的規制が数多く存在すると指摘した。第二次行革審で，経済的規制は原則自由に，社会的規制は必要最小限にという「段階論」が明示された。その結果規制緩和に反対する利益集団がそれぞれを擁護する規制が社会的規制であると主張するようになった。現実には経済的規制と社会的規制を厳密に区分するのは困難で，見かけ上は公益性を守るための規制であってもその実態が既存の事業者を保護するための参入規制となっている例が多く，規制は公的補助と結びついていると指摘している[111]。

3-3　計画行政

　日本の産業政策は「追いつき近代化」のための政府の誘導による計画行政という側面があった。西尾勝（1972）は計画行政について以下のように説明している。計画機能は現代国家では普遍的趨勢で大戦時や戦後復興で導入された。その後も各種の経済政策や社会保障政策などが多くの国々で継承され発展した。我が国でも1950年国土総合開発法と北海道開発法が制定され，鳩山内閣の「自立経済6ヶ年計画」，岸内閣の「新長期経済計画」，池田内閣の「国民所得倍増計画」が続いた。1962年には「全国総合開発計画」が策定された。行政学では計画は行政府内または官僚機構内の計画と調整の問題として捉えられる。個別の行政分野の計画作成は専門分化した政策科学研究と技術官僚に委ねられる。計画の実効性に関しても，規制と誘導は多くの場合公共目的という根拠が必要となる。そこで政府計画は当事者から自発的な最大限の協力を調達するために，計画過程へ当事者を参加させる。計画行政は，「誘導計画」と「事業計画」に分けられる。対民間誘導計画では，誘導手段は税財政措置による助成，許認可・監督等の規制権限，行政指導など広い範囲にわたる。官僚から見れば自ら作成した「原案」を基礎に政府与党の要望を加味し，審議会で利害関係団体の了解を取り付けることにより，公共の承認を擬制することができる。業界

側の自主的な判断による行動を期待しているからこそ計画についての了解と確認，遵守したときの効能についての政府の保証が必要であるとしている[112]。

秋月謙吾（1995）は西尾に依拠して計画策定過程の参与性と計画の具体性によって「計画による調整」と「計画の調整」があるとする。事例として「生活大国5ヶ年計画」と「関西国際空港計画」を取り上げる。経済計画の場合には策定者は寄せ集めで，経済企画庁は影響力が弱く，「実質的に意味があるのは『計画』書ではなく，『計画』書を取りまく了解の総体[113]」だった。空港計画では運輸省航空局の権限範囲を越えて影響が広範囲で審議会における長期間にわたる計画策定が地域住民や自治体の姿勢が変化するのを待つために時間稼ぎとして有効だったとする[114]。

4 新たな分析枠組み

4-1 政策過程の構造と段階

4-1-1 政策過程の構造

医療供給政策における政策過程の構造は，①政策環境，②アクターとアクター間関係，③政策案の3層構造で捉えることができる。

政策環境とは，医療供給政策を取りまく政治・経済・社会現象，関連政策の動向，市場の競争状況などである。政策アクターには厚労省官僚，官邸，政党・政治家，利益団体などがいる。厚労省官僚は保険官僚と医系技官に分かれる。利益団体では日本医師会が絶大な影響力を及ぼすが後に病院団体も影響力を増してくる。専門職政策コミュニティが形成され政策推進機能を果たす。政党，保険者団体なども一定の役割の演じている。主役である政策案は，アクターによって選択され決定過程に持ち込まれる。本書では「地域医療計画」が主役である。

医療供給政策は専門政策であるため，供給市場，専門職政策コミュニティ，専門政策案に焦点を当てながら見ていくことになる。

図0-4-1　政策過程の構造

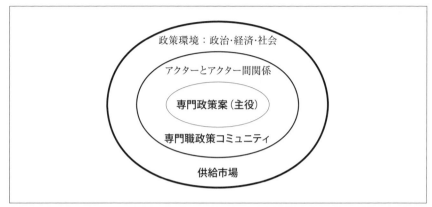

＊太字が重要な要素である。

政策過程の構造を図0-4-1で示した。

4-1-2　政策過程のステージと循環スパイラル

政策過程は一般的には，①課題設定，②政策形成，③政策決定，⑤政策実施，⑤政策評価という一連の段階的過程として記述される。キングダンの「政策の窓」モデルはアジェンダが設定され決定過程に持ち込まれる前決定過程に焦点を当てている。しかし多くの論者も指摘しているように，政策形成後の決定過程や実施過程そしてこれに続く政策評価や政策の変容といった長期的な政策過程の分析には「政策の窓」モデルは適切ではない。医療供給政策の分析では，政策の窓の3つの流れのうち，アジェンダセッティングの流れは政策の外部環境（政策環境）との関連で，政治は決定過程との関連で考えるのが良いと思われる。

決定過程では廃案・審議継続・決定・修正などがある。決定過程に持ち込まれても，国会審議の都合で継続審議や廃案となる政策もある。医療法改正案は常に医療保険政策の政策案と同時に決定過程に持ち込まれ翻弄されている。ただ専門職の関わる政策では専門職政策コミュニティでの合意が得られさえすれ

序章　政策過程分析の方法と課題　*31*

図0-4-2　政策過程のステージと循環スパイラル

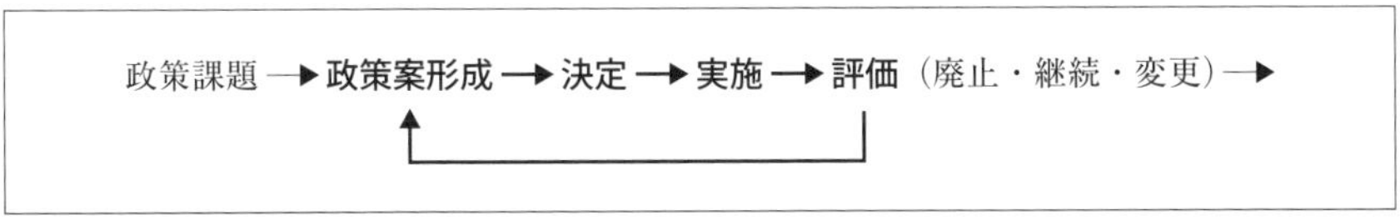

政策課題 ➡ **政策案形成** ➡ **決定** ➡ **実施** ➡ **評価**（廃止・継続・変更）➡

＊太字は狭義の政策過程である。

ば，いずれは決定される。

　また実施過程では地方政府や供給市場の対応によって中央政府の意図と反する結果も生まれる場合がある。医療供給政策の実施過程では，中央政府はもちろん地方政府にも統制能力がほとんど無く地方医師会に依存している。

　評価では，廃止・継続・変更などがあり，さらに次の段階へ進んでいく。評価のステージから次の政策形成に向かうのは単なる循環ではなくスパイラル状に上のレベルへ発展していくイメージである。同時進行で新たな政策課題が浮上し政策案の形成に至る。

　政策過程のステージと循環を図0-4-2で示した。

　図0-4-2における狭義の政策過程とは特定の政策が形成・決定・実施・評価される過程である。広義の政策過程とは，政策の形成・決定・実施・評価というサイクルとその全体像である。そこにはアリーナに登場するアクターと，供給市場，政治・経済・社会現象などの政策環境をも包含している。

4-2　医療供給政策の政策過程モデル

　政策過程の構造及び政策過程のステージと循環を踏まえて，医療供給政策の政策過程は図0-4-3のようなモデルとして描くことができる。

　医療供給政策は，医療供給市場の状況や外部環境である経済・社会の状況そして社会的事件などからアジェンダ化され政策形成過程に持ち込まれる。医療供給市場からの要求や需要側，政府保険者からの要求なども影響する。アジェンダ化にはマスメディアが影響力を持つ。

図0-4-3 医療供給政策の政策過程モデル

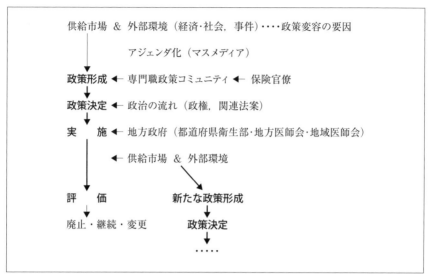

＊太字は狭義の政策過程である。

政策形成過程では，具体的な政策の検討が専門職政策コミュニティ内部で行われ審議会等に持ち込まれ政策案の決定に至る。保険官僚がサポートや誘導を行っている。

政策決定過程では，政権・政党のリーダーシップや同時期に上程される関連法案など政治の流れに翻弄される。しかし専門政策であるためいずれは決定される方向にある。決定過程がトップアリーナに浮上することはなくまた修正されることもない。

政策実施過程では，中央政府は統制が困難で，かつ中央政府の意図と離れて都道府県衛生部，地方医師会，地域医師会などのパワーバランスに左右される。医療供給市場の反応は予測に反する場合もありコントロールは困難である。

政策の実施過程を一定期間経ると政策評価が可能となり，政策の廃止・継続・変更などを検討することになる。また政策の実施過程と新たな政策の形成

過程とはほとんど同時進行でスパイラル状に展開していく。

　本書では前節までの政策過程の分析方法に関わる先行研究を踏まえて，過程アプローチをベースに事例の記述を行った上で，パワーアプローチ，政策アプローチ，環境アプローチも考慮し，さらに産業政策の視点を加味して分析を進めていく。第2章，第4章，第5章で地域医療計画に関わる事例を，①政策環境，②政策案，③政策過程（狭義），④アクターとアクター間関係，という順序で記述する。第3章と第6章は分析部分である。

　実務研究者である著者にとっては，「特定の政策が，なぜ，どのようにして形成・決定・実施されたのか？」という政策過程自体に関心がある。そしてその政策過程のうち，「いつ，どこで，どのように，ボタンを押せば中小病院にとって望ましい政策を導き出すことができるのか？」を明らかにすることこそが課題である。

　さらに第1章で，専門政策である医療政策の政策過程分析の方法について取り上げる。

（注）
1) 拙著『ヘルスケア・マネジメント―医療福祉経営の基本的視座』同友館，2007年，422-423頁。外部環境のマネジメントとして捉えている。
2) 伊藤光利・田中愛治・真渕勝「まえがき」『政治過程論』有斐閣，2000年，i頁。
3) 大嶽秀夫『政策過程』東京大学出版会，1990年，10-60頁。
4) 政策過程研究の動向に関しては以下を参照した。高橋秀行「日本における政策過程研究（上・下）」『季刊行政管理研究』No.45，No.46，1989年。大嶽秀夫『政策過程』東京大学出版会，1990年。中村昭雄『日本政治の政策過程』芦書房，1996年。村松岐夫『現代行政の政治分析　行政学教科書』有斐閣，1999年。飯尾潤「第2部第4章　政治・政策形成クラスタ（1）政策と政策過程」政策分析ネットワーク編『政策学入門―ポリシースクールの挑戦』東洋経済新報社2003年。早川純貴「第7章　日本政治分析の現状と視座」早川純貴・内海麻利・田丸大・大山礼子『政策過程論―「政策科学への招待」』学陽書房，2004年。足立幸男『BAISIC公共政策学　第1巻　公共政策学とは何か』ミネルヴァ書房，2009年。岩崎正洋編著『政策過程の理論分析』三和書籍，2012年。
5) Dahl, R.A., *Who Governs?: Democracy and Power in an American Gity,* 2nd ed., Yale University Press, 2005. (1st ed., 1961.) ロバート.A.ダール，河村望・高橋和宏監訳『統治するのは誰か―アメリカの一都市における民主主義と権力』行人社，2006年（1988年）。

6) 大嶽秀夫『現代日本の政治権力経済権力（増補新版）』三一書房，1996年（1979年）。村松岐夫『戦後日本の官僚制』東洋経済新報社，1981年。

7) 佐藤誠三郎・松崎哲久『自民党政権』中央公論社，1986年，78-104頁。

8) 猪口孝・岩井奉信『族議員の研究―自民党政権を牛耳る主役たち』日本経済新聞社，1987年。

9) 中野実『現代日本の政策過程』東京大学出版会，1992年，15-133頁。

10) 村松岐夫「第1章 戦後政治過程における政策アクターの立体構造」村松岐夫・久米郁男編著『日本政治 変動の30年』東洋経済新報社，2006年，1-22頁。

11) 村松岐夫，前掲書，東洋経済新報社，1981年。

12) 村松岐夫『日本の行政 第5版』中公新書，1997年，69-102頁。

13) 同上，58-60頁。

14) 城山英明「第3章 行政学における中央省庁の意思決定」城山英明・鈴木寛・細野助博編著『中央省庁の政策形成過程―日本官僚制の解剖』中央大学出版部，1999年，65-88頁。

15) 新藤宗幸『技術官僚―その権力と病理』岩波新書，2002年。

16) 内山融「第3章 日英の経済政策形成と専門性の役割―政府エコノミストを中心として」内山融・伊藤武・岡山裕『専門性の政治学―デモクラシーとの相克と和解』ミネルヴァ書房，2012年，55-94頁。

17) 村松岐夫・伊藤光利・辻中豊『戦後日本の圧力団体』東洋経済新報社，1986年。調査対象252のうち専門職団体はn=9，医療関係では日医，日歯，薬剤師会，看護協会の4団体となっている。

18) 辻中豊「第2章 団体の形成―そのサイクル」同上書，1986年，43-103頁。

19) 伊藤光利「第3章 連合と対立―大企業労使体制」同上書，1986年，105-169頁。

20) 村松岐夫「第4章 ロビイング―一党優位性の歩み」同上書，1986年，171-213頁。

21) 村松岐夫・伊藤光利・辻中豊「第5章 影響力の構造」同上書，1986年，215-271頁。

22) 辻中豊『利益集団』東京大学出版会，1988年，50-67頁。

23) 同上，104-124頁。

24) 同上，140-152頁。

25) 同上，154-172頁。

26) 辻中豊「第8章 制度と過程 5-10節」村松岐夫・伊藤光利・辻中豊『日本の政治』有斐閣，1992年，191-229頁。

27) 笠京子「第3章 省庁の外郭団体・業界団体・諮問機関」西尾勝・村松岐夫編『講座行政学第4巻 政策と管理』有斐閣，1995年，77-113頁。

28) 村松岐夫「圧力団体の政治行動―政党か行政か」『レヴァイアサン』臨時増刊，1998年，7-21頁。

29) 久米郁男「第12章 利益団体政治の変容」村松岐夫・久米郁男編著，前掲書，2006年，259-297頁。

30) 佐藤誠三郎・松崎哲久，前掲書，1986年，78-104頁。

31) 同上，153-211頁

序章　政策過程分析の方法と課題　　*35*

32）猪口孝・岩井奉信，前掲書，1987年。

33）組織論におけるコンティンジェンシー理論と重なる。

34）村松岐夫「中曽根政権の政策と政治」『レヴァイアサン』1号，1987年。

35）竹中治堅『首相支配―日本政治の変貌』中央公論社，2006年。

36）内山融『小泉政権―「パトスの首相」はなにを変えたのか』中央公論社，2007年，74-80。

37）小林良彰『政権交代―民主党政権とは何であったのか』中央公論社2012年。

38）Lowi, T.J., *The End of Liberalism: The Second Republic of The United States,* 2nd ed., New York, W.W. Norton, 1979 (1st ed., 1969). セオドア・ロウィ，村松岐夫監訳『自由主義の終焉―現代政府の問題性』木鐸社，1981年。ロウィの批判対象は産業界ではなく社会福祉関係の政策受益団体である。

39）宮川公男『政策科学入門（第2版）』東洋経済新報社，2002年，127-178頁。

40）加藤淳子『税制改革と官僚制』東京大学出版会，1997年。本書は1992年にイエール大学に提出した博士論文をベースにその後の政治状況の変化を踏まえて大幅に加筆修正した邦語版である。

41）村松岐夫『政官スクラム型リーダーシップの崩壊』東洋経済新報社，2010年，21-27頁。

42）同上，6-20頁。

43）同上，45-49頁。

44）同上，27-37頁。

45）同上，71-88頁。

46）同上，115-142頁。

47）Heclo, H., "Issue Networks and the Executive Establishment," in D.C. McCool ed., *Public Policy Theories, Models, and Concepts: An Anthology,* New Jersey, Prentice Hall, 1995. (in *The American Political System*, eds. by A. King, Washington D.C., American Enterprize Institute, 1978.)

48）久保文明『現代アメリカ政治と公共利益―環境保護をめぐる政治過程』東京大学出版会，1997年。

49）Richardson, J.J. and A.G. Jordan, *Governing under Pressure:The policy Process in a Post-Parliamentary Democracy,* Oxford, Martin Robertson, 1979. Jordan, A.G. and J.J. Richardson, *Government and Pressure Groups in Britain,* Oxford, Clarendon Press, 1987.

50）Rhodes, R.A.W., *Beyond Westminster and Whitehall: The Sub-Central Governments of Britain,* London, Routledge, 1992, pp.235-366. (London, Unwin Hyman, 1988)

51）Rhodes, R.A.W. and D. Marsh, "Policy Networks in British Politics: A critique of Existing Approaches", in D. Marsh and R.A.W. Rhodes ed., *Policy Networks in British Government.* Oxford, Clarendon Press, 1992, pp.249-268.

52）新川敏光「政策ネットワーク論の射程」『季刊行政管理研究』No.59，1992年。

53）Lowi, T.J., op.cit., New York, W.W. Norton, 1979 (1st ed., 1969). セオドア・ロウィ，村松岐夫他訳，前掲書，1981年。

54）村松岐夫『戦後日本の官僚制』東洋経済新報社，1981年，286-299頁。村松はその後

1990年代に外環のイデオロギー過程が消滅したと述べる。村松岐夫「圧力団体の政治行動―政党か行政か」『レヴァイアサン』臨時増刊，1998年，7-21頁。

55) 村松岐夫・伊藤光利・辻中豊『戦後日本の圧力団体』東洋経済新報社，1986年273-279頁。

56) 山口二郎『大蔵官僚支配の終焉』岩波書店，1987年。高橋秀行「政策形成と行政」行政管理研究センター調査研究部編『政策研究のフロンティア』行政管理研究センター，1988年。

57) 森脇俊雅『BASIC公共政策学第5巻　政策過程』ミネルヴァ書房，2010年，17-18頁。

58) 中野実『日本の政治力学―誰が政策を決めるのか』NHKブックス日本放送出版協会1995年，22-25頁。

59) 大嶽秀夫『アデナウアーと吉田茂』中央公論社，1986年，255-264頁。

60) Samueles, R.J., *The Business of Japanese State: Energy Markets in Comparative and Historical Perspective,* Cornell University Press, 1987, pp.287-290.

61) 森田朗『許認可行政と官僚制』岩波書店，1988年。

62) 新藤宗幸『行政指導―官庁と業界の間』岩波新書，1992年。

63) 村上泰亮『反古典の経済学　上・下』中央公論社，1992年。

64) 伊藤光利「第6章　政策」村松岐夫・伊藤光利・辻中豊『日本の政治』有斐閣，1992年，88-120頁。

65) 久米郁男「第1章　政治経済環境の変化と行政システム」西尾勝・村松岐夫編『講座行政学第3巻　政策と行政』有斐閣，1994年，1-39頁。

66) 建林正彦「第3章　産業政策と行政」西尾勝・村松岐夫編，同上書，1994年，77-114頁。

67) 西尾勝「第2章　省庁の所掌事務と調査研究企画」西尾勝・村松岐夫編『講座行政学第4巻　政策と管理』有斐閣，1995年，39-76頁。

68) 曽我謙悟「第8章　中央省庁の政策形成スタイル」村松岐夫・久米郁男編著，前掲書，東洋経済新報社，2006年，159-180頁。

69) 制度論に関しては，Krasner, S.D. ed., *International Regimes,* Cornell University Press, 1983. Pierson, P., *Politics in Time: History, Institutions, and Social Analysis,* Princeton University Press, 2004.

70) Hall, P., *Governing the Economy: The Politics of State Intervention in Britain and France,* New York, Oxford University Press, 1986.

71) March, J.G. and J.P. Olsen, *Rediscovering Institutios: The Organizational Basis of Politics,* New York, The Free Press, 1989. 遠田雄志訳『やわらかな制度―あいまい理論からの提言』日刊工業新聞社，1994年。

72) 真渕勝『大蔵省統制の政治経済学』中央公論社，1994年。

73) 飯尾潤『民営化の政治過程―臨調型改革の成果と限界』東京大学出版会，1993年。飯尾の博士論文である。

74) 中野実「序章　高度成長「以後」の政策過程」中野実編著『日本型政策決定の変容』東洋経済新報社，1986年，1-11頁。

序章　政策過程分析の方法と課題　　**37**

75）秋吉貴雄『公共政策の変容と政策科学—日米航空輸送産業における2つの規制改革』有斐閣，2007年。

76）村松岐夫，前掲書，東洋経済新報社，2010年。

77）Lasswell, H. D., *The Decision Process: Seven Categories of Functional Analysis,* University of Maryland Press, 1956.

78）大森彌「政策」『年報政治学　政治学の基礎概念』1981年。

79）岩崎正洋「序章」岩崎正洋編著『政策過程の理論分析』三和書籍，2012年，1-14頁。

80）Saimon, H. A., "On the Concept of Organization Goal", *Administrative Science Quarterly,* Vol.9, 1964, pp1-6. サイモン．H.，松田武彦ほか訳『経営行動』ダイヤモンド社，1965年，323-349頁。

81）Wildavsky, A., *The Politics of The Budgetary Process,* Boston, Little Brown, 3rd ed., 1979. (1st ed., 1964.) A.ウィルダフスキー，小島昭訳『予算編成の政治学』勁草書房，1972年。

82）Allison, G. and P. Zelikow, *Essence of Decision: Explaining the Cuban Missile Crisis,* New York, Longman, 2nd ed., 1999. (Allison, G.T., *Essence of Decision: Explaining the Cuban Missile Crisis,* Boston, Brown and Company, 1971.) アリソン．G.T.，宮里政玄訳『決定の本質』中央公論社，1977年。

83）Cohen, M.D., J.G. March and J.P. Olsen, "Garbage Can Model of Organizational Choice", *Administarative Science Quarterly,* Vol.17, No.1, 1972, pp.1-25. 土屋守章・遠田雄志訳『あいまいマネジメント』日刊工業新聞社，1992年。March J.G. and J.P. Olsen, *Ambiguity and Choice in Organizations,* Bergen, Universitetsfortlaget, 1976. 遠田雄志，アリソンユング抄訳『組織におけるあいまいさと決定』有斐閣，1986年。

84）Kingdon, J.W., *Agendas, Alternatives, and Public Policies.* 2nd ed., New York, Longman, 1995. (1st ed., 1984.)

85）小島廣光『政策形成とNPO法—問題，政策，そして政治』有斐閣，2003年，19-49頁。

86）松田憲忠「第2章　キングダンの政策の窓」岩崎正洋編著，前掲書，三和書籍，2012年，31-46頁。

87）マルガリータ・エステベス「第1章　政治学から見た官僚制」城山英明・鈴木寛・細野助博編著『中央省庁の政策形成過程—日本官僚制の解剖』中央大学出版部，1999年，15-39頁。

88）早川純貴「第1章　前決定過程」早川純貴・内海麻利・田丸大・大山礼子『政策過程論—「政策科学への招待」』学陽書房，2004年，14-61頁。

89）田丸大「第4章　官僚機構と政策形成」早川純貴・内海麻利・田丸大・大山礼子，同上書，131-161頁。

90）Pressman, J.L. and A. Wildavsky, *Implementation: How Great Expectations in Washington are Dashed in Oakland,* 3rd ed., University of California Press, 1984. (1st ed., 1973.)

91）Dunsire, A., *Implementation in a Bureacrasy,* New York, St. Martin's Press, 1978.

92）Lipsky, M., *Street-level Bureaucracy: Dilenmas of Individual in Public Services,* New York, Russell Sage Foundation, 1980. リプスキー，田尾雅夫・北大路信郷訳『行政サービスの

ディレンマ―ストリートレベルの官僚制』木鐸社，1986年。

93）非集中型の競争的産業で共倒れの危険があるようなものを指す。

94）小宮隆太郎「序章」小宮隆太郎・奥野正寛・鈴村興太郎編『日本の産業政策』東京大学出版会，1984年，1-22頁。

95）横倉尚「第19章　中小企業」小宮隆太郎・奥野正寛・鈴村興太郎編，同上書，445-465頁。

96）小池治「第1章　産業政策―通産行政の変容」行政管理研究センター調査研究部編『日本の公共政策』行政管理研究センター，1989年。

97）枝根茂「第2章　物流行政―トラック運送業における許認可と業界―」行政管理研究センター調査研究部編，同上書，1989年。

98）1957年神戸市で主婦の店ダイエーが創業，59年には三宮に本格的スーパー第1号を開店している。

99）石原武政『小売業における調整政策』千倉書房，1994年。

100）大山耕輔「第2章　官僚機構　大型店紛争における通産省・商工会議所の「調整」行動」中野実編著『日本型政策決定の変容』東洋経済新報社，1986年，50-78頁。

101）大森彌「日本官僚制と裁量事象―着目点の整理」『年報行政研究18　日本の行政裁量―構造と機能』1984年。1-24頁。

102）伊藤大一「行政裁量論への予備的考察」『年報行政研究18　日本の行政裁量―構造と機能』1984年，57-87頁。

103）村松岐夫「民営化・規制緩和と再規制の構造―電気通信政策の変化」『レヴァイアサン』2，1988年，118-137頁。

104）植草益『公的規制の経済学』筑摩書房，1991年，3-68頁。

105）新藤宗幸「規制緩和と『管理された市場』の政治行政―新保守主義下の規制緩和をめぐって」『年報行政研究28　新保守主義下の行政』1993年，1-19頁。

106）伊藤大一「政府介入における形態の分化と交錯　経済規制の場合」『年報行政研究29　行政学と行政法学の対話』1994年，46-61頁。

107）伊藤大一「規制行政をめぐる問題状況と規制研究」『季刊行政管理研究』No.70，1995年，3-15頁。

108）村松岐夫『日本の行政』中央公論社，1994年，127-141頁。村松岐夫『日本の行政　第5版』中公新書，1997年，123-157頁。

109）大山耕輔『行政指導の政治経済学』有斐閣，1996年。博士論文がベースとなっている。

110）村松岐夫『現代行政の政治分析　行政学教科書』有斐閣，1999年，215-238頁。

111）八代尚宏『規制改革と「法と経済学」からの提言』有斐閣，2003年，29-47頁。本書は政府の総合規制改革会議の議論で得た知見をまとめたもの。

112）西尾勝『行政学の基礎概念』東京大学出版会，1990年，189-249頁。（「第6章　行政と計画」初出原題「行政と計画―その問題状況の素描」日本行政学会編『年報行政研究第9号　行政計画の理論と実際』勁草書房，1972年。）西尾は行政学の視点なので「行政計画」と呼ぶが，本書では「計画行政」と言い換える。主役は行政ではなく，政策である。

113) 西尾勝「行政と計画—その問題状況の素描」日本行政学会編，前掲誌，1972年。
114) 秋月謙吾「第5章　計画の策定」西尾勝・村松岐夫編，前掲書，有斐閣，1995年，153-190頁。

第 **I** 部

地域医療計画の
形成・決定・実施過程

はじめに

　第Ⅰ部は1999年名古屋大学大学院法学研究科に提出した修士論文及びその後の投稿論文（2001）をベースとしている[1]。但し第1章についてはその後発表された論考等も踏まえて大幅に加筆修正を行った。また第2章の地域医療計画の実施過程についても加筆修正している。

　ここでの著者の問題関心は，1985年医療法改正で公私にわたる病床規制政策がなぜ，どのようにして成立したのかという点にある。当時著者らは民間中小病院の経営に携わっており，病床規制を目前に多くの障害を乗り越えて新病院を開設した。病床規制を目前に控えて駆け込み増床が発生し，病院の開設・増床が加速していた。急激な病床増加は医療専門職の不足を招き，看護師等の人件費も高騰する。そしてその後の医療費抑制政策の下で，病院経営を軌道に乗せるのに多大の労苦と時間を要することになってしまった。当時は第二臨調・行革の時代であり，民営化と規制緩和が叫ばれる中で行われた医療法改正による病床規制だったが，健保法改正ほど世間の関心を集めることはなかった。

　まず第1章で医療供給政策の政策過程に関わる先行研究を整理する。医療供給政策を医療保険政策と区分してその特性を明らかにすることにより，医療供給政策を見ていくための基本的視座を用意する。

　第2章で地域医療計画に関わる3つの事例の政策過程を記述する。まず1962年医療法改正で導入された公的病院の病床規制（ケースⅠ）である。民間病院については自主規制を行うことが前提となっていた。次は1972年医療基本法案（ケースⅡ）である。佐藤政権末期で廃案となってしまう。最後に1985年医療法改正で導入された地域医療計画による病床規制（ケースⅢ）である。

　そして第3章で地域医療計画に関わる3つの事例の比較政策過程分析を行う。特に医療供給政策の政策過程の変容に着目する。これによって，なぜ自由主義的改革の時代に，時代思潮と逆行するような病床規制を含む地域医療計画が形成・決定されたのかを明らかにする。

第**1**章

医療供給政策における
政策過程の特性

1　問題関心

1-1　問題関心

　我が国の医療政策は，世界的に見ても成功していると言われる。その成功の原因としては国民皆保険と言われる医療保障制度，医療機関への自由なアクセスの保障，自由開業医制度と医療供給市場での競争，診療報酬による操作などがあげられる。しかし今までは医療保険政策と診療報酬のみが論ぜられ医療供給政策についての議論は少なかった。1985年医療法改正により導入された地域医療計画は，医療供給政策にとっては画期的なものだった。それは自由開業医制度と医療供給市場での競争という医療供給政策の根幹部分に規制を加えるものであった。地域医療計画は都道府県単位で医療圏を設定し，地域医療計画を策定すること，そして地域医療圏毎の必要病床数の決定と病床過剰地域での病床規制を行うことがその主な内容であった。しかしこのような大きな変革にも関わらず医療関係者以外にはほとんどその内容は知られていなかった。

　本研究は，1985年に成立した医療法改正で実施された「地域医療計画による病床規制」に対する次のような問題関心から始まった。

① 1980年代の第二臨調・行革における規制緩和・民営化といった時代の流れと逆行するような病床規制政策がなぜ行われたのか？

② 地域医療計画という政策はどの様な過程をたどって形成・決定・実施されたのか？

③ 厚生省（保険局・医務局）と日本医師会・病院団体，野党・健保連，自民

44

党などのアクターはどの様な戦略をとり影響力を行使したのか?

1-2　研究目的と方法

　医療政策は医療保険政策と医療供給政策とに分けられるが，従来医療供給体制の変革は医療保険主導であると言われてきた。そのため医療政策に関する政策過程は医療保険政策に追随する政策過程として考えられてきた。しかし医療供給政策については医療の専門性ゆえに医療保険政策とは異なる政策過程があった。医療保険制度の改革については第二臨調の健康保険法抜本改正（1984年）を画期とするのが従来の捉え方となっていた。しかし著者は，医療供給体制に関してはむしろそれ以前の「医療基本法案」廃案（1972年）とその後の実験的事業としての地域医療計画策定作業が重要な意味を持っていたと考える。

　第Ⅰ部で政策過程の変容として新たに主張しようとしているのは，以下の点である。

① 1985年医療法改正は，厚生省医系技官と日本医師会からなる専門職政策コミュニティが政策推進機能を果たし，厚生省保険官僚と自民党が支援体制をとる形で成立した。

② 1985年医療法改正は，産業保護政策，計画行政，医療費抑制（供給量規制）の3つの政策が統合されたため，多くのアクターの連携により成立した。

③ 政策過程の変容を特徴づけるものとして，1972年医療基本法案の立法過程で医系技官・医師会共同体（専門職政策コミュニティ）が成立したこと，廃案後に医系技官による実験的事業の実施という政策形成過程があったことである。

④ 専門職政策コミュニティ形成の背景には，対抗としての野党・健保連の「医療社会化構想」があった。

⑤ 3つの事例の比較政策過程分析の結果は，医療供給政策は従来言われてきたような医療保険主導ではなく，専門職政策コミュニティ主導の自律的な政

策過程だった。

そのための研究方法としては比較政策過程分析という方法をとる。比較政策過程分析のポイントとして，①医療供給政策を取り巻く政策環境，②政策の内容，③政策の形成・決定・実施過程（狭義の政策過程），④アクターとアクター間関係を取り上げる。地域医療計画に関わる3つのケースの比較から，まず政策環境の変容，政策内容の変容，政策過程（狭義）の変容，アクターとアクター関係の変容などを明らかにする。その上で医療供給政策の政策過程（広義）の変容を明らかにする。

2 課題設定

2-1 政策環境の変容

医療供給政策に影響を与える政策環境としては，政治・経済・社会などの時代背景や医療供給市場の状況，社会的事件などがある。55年体制の確立と経済成長，世界的冷戦体制と保革伯仲状況，低成長時代と福祉元年や福祉国家の見直し，臨調・行革の時代などがあげられる。医療供給市場も国民皆保険と高度経済成長に伴い成熟し，競争市場における格差が生まれてくる。救急車たらい回し事件，保険医総辞退，富士見産婦人科事件などもあった。

政策環境の変容が政策過程にどのような影響を与えたのかを，3つのケースの比較から明らかにするのが第一の課題である。

2-2 政策の変容

医療供給体制に関するコントロール政策は厚生省に昔からあったものだが，自由開業制や医療の専門性と医師会の政治的影響力の壁に阻まれ，医療保険改革のようにはなかなか改革が進まなかった。医療供給政策は次の4つの側面を持っている。

第一は医療の公共的側面である。戦前から医療機関の適正配置・計画的整備構想は存在したが実現は困難だった。戦後はとりあえず，がん，救急，無医地区対策など地域に必要とされる医療体制の整備が優先された。1970年代までは個別疾患対策が医療供給政策の中心課題だった。1970年代以降は総合政策的側面，計画行政的側面が必要となり医療計画などの検討が始まった。

第二は医療の産業的側面であり，法人制度，税制，業界規制，公的融資制度，補助金などに関するものである。我が国の医療供給体制は個人開業医から発展した民間の中小規模病院が主体となっているのが特徴である。そこで中小企業保護育成策としての産業政策的側面も重要である。

第三は医療保険財政上の側面であり，需要と供給の管理政策である。受診抑制，供給量規制，そして診療報酬による価格統制などがある。1985年医療法改正では民間病院にも供給量規制（病床規制）が導入された。

第四は科学技術的側面であり，文部省，通産省とも関連する医学，薬学，医療機器，医療技術などに関する研究開発分野の推進である。この分野はもっとも遅れているとの指摘もある[2]。しかし本書でも課題とはしない。

1985年医療法改正による地域医療計画がどのような政策であったのかを，3つのケースの比較から明らかにするのが第二の課題である。

2-3 政策過程（狭義）の変容

戦後の医療供給政策において，地域医療計画という考え方が登場するのは3回あった。

第一回目は敗戦後，医療体制の整備を公的病院を中心に行っていく「医療機関整備計画」として登場した。しかしその後財政難のために政策転換が行われ，民間主体の医療供給政策が展開されていくことになる。1962年医療法改正では公的病院の病床規制が実施され，民間は業界の自主規制によって適正配置を行わせることとした。本書ではケースⅠとして1962年医療法改正を取り上げる。

第二回目は1971年日本医師会の保険医総辞退後の収拾にあたり，医療基本法を制定することが医師会と政府との合意事項となった時である。医療基本法案は佐藤政権末期の状況下で廃案となってしまう。医療基本法案を提案したのは医師会だったが，立法過程と廃案後の政策過程で大きな役割を果たしたのが厚生省の医系技官[3]だった。医療基本法案の立法過程で，医系技官が「一皮むけて」政策官僚に変身したのではないかと著者は考えた。廃案後に医務局は医療基本法案の基本的考え方を予算化し実験的事業として実施し始めた。当時の時代背景として野党の医療社会化構想が大きなインパクトを与え，反射的に医系技官・医師会共同体が形成された。医療の専門職能集団としての医師会の政治目標は医師としてのプロフェッショナル・フリーダム堅持（診療の自由と自由開業医制）であり，福祉国家としてのイギリスの医療国営化モデルの成功は脅威であった。地方から医療計画を立ち上げて中央へ迫るという手法は野党の医療社会化構想（中央統制的）との対抗関係からシンボリックに主張された。ケースIIとして1972年の医療基本法案を取り上げる。

第三回目は第二臨調・行革時の老人保健法制定，健保法・年金法抜本改正の後，1985年に成立した医療法改正である。医療法に地域医療計画に関する規定が設けられ，私的医療機関を含めた病床規制が始まった。しかし第二臨調における医療法改正は，医系技官・医師会共同体が実験的事業として行ってきた地域医療計画の現状追認にすぎなかった。民間に対する病床規制が加えられるが医師会もすでに了承していた。医療供給市場では患者の大病院志向，病院の大規模化，チェーン病院の出現，アメリカの営利病院参入問題などが発生し，従来のような業界自主規制が通用しなくなりつつあった。たとえ中央統制的な側面が入っても規制をかける必要が医師会側にもあった。大嶽秀夫のいう「自由主義的改革の時代」にもかかわらず医療供給体制については，逆に規制強化（病床規制）につながった[4]。ケースIIIとして1985年医療法改正（地域医療計画の導入）を取り上げる。

3つのケースによる比較政策過程分析によって，政策過程がなぜ，そしてどのように変容したのかを明らかにするのが第三の課題である。

2-4 アクターとアクター間関係の変容

医療保険政策をめぐる関係者は，池上直巳・J.C.キャンベルによれば供給側である医師会，保険者としての健保連，調整役としての厚生省，という三者の対立関係として描かれた[5]。しかし医療供給政策については，医療保険の前提条件である医療制度について議論する必要から三者が登場するものの，医療供給政策の専門的領域になると厚生省と日本医師会の二者に限定される。

厚生省内部でも，医療保険政策は保険局の管轄であり，医療供給政策は健康政策局（旧医務局）及び保健医療局の管轄で局長は技官である。保険局の中でも医療課長は診療報酬制度を担当するため技官である。医療専門行政は医師である技官が担当しており，省内では事務官のキャリア，ノンキャリと技官とが重層構造をなし，業務の管轄や人事をめぐって緊張関係にある。

医療供給側は，個人開業医の利益を代表する日本医師会が圧倒的な影響力を持っており，病院団体は日本病院会，全日本病院協会，医療法人協会，精神病院協会，自治体病院協議会，公私病院連盟など分立し統合されていない。その結果，日本医師会は医療に関する専門職能団体として特異な存在となり，また25年間にわたって医師会長の座にあった武見太郎は人格識見ともに突出していた。日医は1960年代までは診療報酬の改定をめぐって厚生省，健保連との間で熾烈な闘いを繰り広げてきたが，経済闘争だけにとどまらず1970年代には医療供給政策全般にわたって政策提言を行うようになっていた。

また3回の医療計画に関わる政策過程には，野党の対抗としての医療社会化構想も登場した。野党の提示した医療社会化というようなイデオロギーが大きなインパクトを与え，反射的に医系技官・医師会共同体に地域医療計画案を提示させたとも言える。医療供給政策のような極めて専門的な分野では自民党・族議員は支援者または調整役としての役割を果たすにとどまっていた。

アクターの変容とアクター間関係の変容がどのように政策過程に影響を及ぼしたのかを，3つのケースの比較から明らかにするのが第四の課題である。

以上4つの課題を踏まえて地域医療計画に関わる政策過程（広義）の変容を

第1章　医療供給政策における政策過程の特性　　*49*

見て行くことにする。

3　医療政策に関する先行研究

医療供給政策の政策過程を分析するために，広範な医療政策に関する先行研究を概観する。従来の医療政策の研究は医療保険政策に偏っており，医療供給政策に関する研究はほとんどなかった。本節ではまず，医療政策全般について取り上げ，その後多くの研究が行われている医療保険政策の文献を概観する。その上で医療供給政策に関する研究を分析し，さらに比較のために老人保健・介護保険・高齢者医療制度，年金福祉政策などの研究についても検討しておく。

3-1　医療政策全般

医療政策全体を俯瞰する著書や研究は少ない。医療保険政策と医療供給政策の双方を視野に入れた研究は困難である。その中で医療供給政策へも言及しているものを取り上げる。

菅谷章（1976，1977）が戦後から1970年代までの医療政策を分析している。国民皆保険制度により医療保障制度（需要の社会化）が実現したにもかかわらず，医療供給の社会化が伴わないために問題が複雑化・拡大化した。その後の病院数の急増と病床規模の拡大は私的病院の増加であり，医療法人制度，税法の優遇，医療金融公庫，公的病床規制が促進要因となった。病院医療は本来国立を中心に整備が行われるべきであるにもかかわらず，民間医療機関に委ねて安上がりな医療政策を行おうとした結果だと批判している[6]。理念的で医療保険政策からの視点だった。

池上直巳・J.C.キャンベル（1996）も医療政策の全体像を説明している。日本の医療制度が世界でも評価されているとした上で，なぜ日本で医療費の抑制が可能となったのかを説明する。その原因として日本の医療制度が国による

強力な統制下にあり，診療報酬による公定価格と政管健保の存在をあげる。制度が維持された要因として，医療への自由なアクセス，診療の自由と出来高払い制度，開業医に有利な制度などでバランスが取れていたと指摘する[7]。笠原英彦（1999）は，我が国の医療行政が歴史的・文化的所産であるとして，戦後から現代までの医療行政の変遷を説明している。日本の医療制度は「統制と自由」という二律背反的な側面を併せ持っている。国民皆保険制度と診療報酬体系が統制の手段だった。一方で患者には医療機関への自由なアクセスが認められ，供給側にも開業の自由や診療の自由が保障されている。厚生省の巧みな利害調整の上に成り立っていたとする[8]。

著者（1999，2001，2007）は，医療制度を医療供給制度と医療保険制度とに区分して分析する必要があること，また診療報酬が架橋となっていると説明した。そして医療政策を医療費抑制政策として捉えその政策過程を分析している[9]。

矢野聡（2009）は，1980年から2006年までの保健医療福祉政策を詳細に描写している。日医武見会長引退後は厚生官僚主導の政策過程となったが，官僚がスキャンダルなどで権威を失墜させると新自由主義的な勢力が主導権を握っていく。経済財政諮問会議が株式会社の参入問題，混合診療解禁などを提案し厚労省は必死の抵抗をする。2002年健保改正で新自由主義的な改革が導入されたと説明する[10]。

島崎謙治（2011）は，医療政策の基本は，医療の質，アクセス，コストの3つのバランスをいかにとるかだとする。医療供給体制に関しては急激な方針変更は不可能であり，しかも定着するまでにタイムラグが生ずる。変革の必然性と方向性に関するコンセンサスが必要だとする。医療基本法案に医療計画という考え方が登場したが，実質的な内容が乏しく（法律としてのコンテンツに欠け），条文には書き込まず地域でコントロールする考えだった。2006年医療制度改革は医療費総額抑制が背景にあり，さらなる類型化・機能の細分化を医療法で行うことは地域医療の実情に合わず賛成できない。医療機関の機能分化や連携が必要だとしても診療報酬による経済誘導により機動的に対応できた。病

第1章　医療供給政策における政策過程の特性　*51*

床規制についても現在では意義も効果も薄れており，新規参入の障壁となっていること，地域特性があり画一的に区分することが困難であるなど弊害も多いと指摘する[11]。

飯間敏弘（2012）は，医療政策の変遷の理由を，少子高齢化・疾病構造の変化・医療の高度化などに起因する国家財政の悪化だとする。医療をめぐる政治状況の変化も影響を与えた。中医協における厚生省と日医との対立と自民党族議員の調整といった関係が，日医の政治力低下により厚生省が優位性を確立し厚生省主導の政策過程となった。2000年代以降は医師供給規制の見直しが行われ，政権交代はさらに日医の影響力低下につながったと説明する[12]。金井利之（2012）は，医療政策は必ずしも政界再編，省庁再編とは関わりなく政策転換あるいは再編を繰り返してきたとして，医療費抑制政策を重視した厚生省はいわば「第二大蔵省」に偏していたと結論づけている[13]。宗前清貞（2012）は，戦後からの自民党と医療政策の変遷を整理し，中小商工業者や農村など後発部門を保護することで安定的支持を調達した点では同じだったと指摘する。医療政策では利害が広範にわたりオールマイティに動員できる政治資源を所有しているアクターはいない。厚生省も政策学習を行って医療費の抑制に関しては時期が熟するのを待っていた。しかし，医療供給コントロールに関しては統制手段も欠如しており不均衡を是正することは困難だと指摘する[14]。

3-2　医療保険政策

医療保険政策に関する研究では，特に1984年健保法改正に関する論考が数多く見られる。従来の医療政策研究では画期は1980年代の第二臨調の時期と見るのが通説だった。医療政策における比較政策過程研究の方法論的示唆を与えるものとして，早川純貴らと加藤淳子の研究がある。

早川純貴・山口祐司・田付晃司（1986）は，医療保険政策における2つの政策過程（1980年と1984年）を比較して，結果が異なった要因としてアクター間関係の変化，法案構造の相違，政策類型の違いなどを指摘している。1980

年健保法改正は3年越しで大幅に修正・可決されたが，1984年改正はほぼ原
案どおり成立した。背景に第二臨調，中曽根首相，自民党族議員などの支持も
あったが，吉村仁ら保険官僚が社会保障政策の自律性を守るために医療費を抑
制しなければならないと考えるようになっていた。1982年には国民医療費適
正化総合対策推進本部を発足させ，臨調路線に適応していった。行財政改革と
いう大きな政治的イシューの下で官僚と族議員の新たな関係が構築されつつ
あったとする[15]。

　加藤淳子（1991）は，第二臨調・行革の時代背景の下での医療保険改革と
年金改革の政策過程の比較を行っている。両政策は給付抑制を伴う社会保障政
策として共通点を持つが，徐々に改革への合意が形成された年金改正と，組織
化された反対を政治的妥協により封じ込める形で成立した健保改正とは政策過
程が大きく異なっていた。年金制度と異なり医療保険制度では医師会が存在し
与野党へ圧力をかける。財政危機回避のため利害調整しやすい年金と異なり健
保では調整が困難だった。合意形成に時間をかけた年金に対し，健保は緊急課
題として短期決戦が功を奏した。政策過程の違いは「制度」によるが，同時代
の大きな政治の流れの下での共通点は説明できないと制度論の限界も指摘し，
政策的アイデアの役割及びアクターの戦略的行動も含めて考察する必要がある
とする[16]。

　早川純貴（1991）は，1984年健保法改正が福祉国家の後退というイデオロ
ギー的問題を含んでいたにもかかわらず，一国会期内で成立したのはなぜかを
政策の窓モデルを使って分析している。1984年健保改正案は第二臨調の戦略
下で生まれたものではなく，かなり以前から厚生省が持っていた戦略だった。
制度変更が成功したのは政治的構造変化と政策案自体の巧妙さや提出の仕方も
重要な要素となっていた。第二臨調をバックに吉村は日医批判のキャンペーン
を展開し，田中派を巻き込んで主導権を握った。野党・労組も右転換しつつ
あった。政策の窓モデルに当てはめると，問題認知の流れでは新保守主義の流
れと厚生官僚の危機感の2つが族議員により統合された。政治の流れでは，野
党と労働界の変化，自民党内の変化，行革への財界支持，日医の政治力低下な

どがあった。これと別に国の雰囲気もあった。政策の窓を開けたのは政策企業家としての中曽根ブレーンや臨調メンバー，厚生省吉村，自民党厚生族のボス，そして中曽根首相だったとする[17]。

大嶽秀夫（1994）も同じ問題関心にもとづき1984年健保法改正について言及している。1984年健保改正の背景には第二臨調・行革という自由主義的改革の潮流があった。厚労省内部でもこの機会に改革派が年金，健保改革に取り組んだ。自由主義的な改革構想が全省的合意を得られたのは，制度を破綻から守るためのやむを得ざる政策手段としてだった。改革によって医師会の影響力排除と厚生省の監督権限強化という省益が図られたことも否定できないと指摘する[18]。

キャンベル（1994）は，日本の医療費をコントロールしているのは診療報酬だと説明する。医療保険政策は健保連，日医，厚生省の対立の歴史だったが，最終的には相互依存関係にある。供給体制に関しては日医の医師会病院構想，社会党の医療社会化構想，厚生省には医療機関整備計画などの案があった。1981年老人保健法成立，1985年医療計画による病床規制などで厚生省が主導権を握る。背景に財政危機，予算シーリング制，厚生省の吉村によるリーダーシップ，日医の弱体化などがあった。日医は戦略転換し，開業医の利益保護を目的に病床規制や老人病院の出来高払い放棄にも同意している。厚生省と日医は相互依存関係で，診療報酬改定は労使交渉の関係と似ていると指摘する[19]。

中村昭雄（1996）は，1984年健保改正の政策過程を，政策課題の形成，政策作成，政策決定の3段階で分析している。政策作成ステージでは官僚主導，政策決定ステージでは与党議員が主導権を持っていた。政策課題の形成ステージにおいてのみ複数の強力なアクターが多元的に存在した。第二臨調，大蔵省も影響力を持ち，族議員は利益調整役として機能したと説明する[20]。

最後に吉原健二[21]・和田勝[22]（1999）の元保険官僚2人による大著『日本医療保険制度史』を取り上げる。医療保険を中心とした厚生行政史であるが診療報酬や医療供給制度にも触れている[23]。健康保険の歴史は赤字との闘いで

54

あると同時に診療報酬をめぐる紛糾の歴史だった[24]。1982年老人保健法は方針転換であり、しかも財政調整の仕組みを導入した[25]。1984年健保改正は日医、労働団体等の反対に遭うが、日経連・財界は第二臨調の答申に沿うものとして評価、新聞論調も肯定的に変わっていた。1985年医療法改正も医療法の性格を施設法から大きく変えるものだったと説明する[26]。

3-3　医療供給政策

　医療供給政策に関する研究は少ない。専門性の高い領域で政治学・行政学の研究者にとっては参入障壁が高いからであろう。我が国の医療政策は医療保険政策で医療供給政策はなかったとの厳しい指摘もある[27]。しかし、そのような政策不在の医療供給市場でなぜ病床規制という大鉈を振るうことが可能になったのか、地域医療計画もまた医療保険主導で行われたのかどうかを問い直してみる必要がある。

　衛藤幹子（1993）は難病対策の事例を取り上げ、患者団体が参加する政策形成過程を分析している[28]。しかし個別疾患対策の政策過程は、疾患の原因解明など疾患毎の特殊な状況や医療科学技術の進歩などの影響が大きく、医療供給政策全体の解明に繋げることは困難である。続いて衛藤（1995）は、1980年代以降の精神保健政策の事例を分析する。厚生省の政策変化は自由主義的改革という政治的潮流の下に位置づけることができるが、年金、健保、福祉、医療という4つの領域ごとに見ると様相が首尾一貫していない。1981年臨調答申を受けて国民医療費適正化総合対策推進本部で精神病床10万床の削減方針を決める。1984年国際人権連盟からの批判があり、宇都宮事件をきっかけに全国精神障害者家族連合会、日本精神神経学会、法曹界、マスメディアなどからも改正要求が出された。反対派は日本精神病院協会で、日医はクールな立場だった。1987年精神衛生法改正は時代背景を利用した厚生官僚主導の政策過程だったと主張する[29]。さらに衛藤（1995）は、1980年代以降厚生官僚は新自由主義的な臨調行革路線に同調すると見せながら政治的流れに巧みに

乗って影響力の拡大を図ろうとしたとする。85年病床規制，92年類型化など医療機関への介入・規制が公然と行われた。民営化や規制緩和，分権化は厚生官僚にとっては業界・専門職の統制手段として用いられたと指摘する[30]。

藤田由紀子（1994，1995）は，医療供給政策に対する診療報酬の統制的役割を中心に考察している。1980年代の医療改革が，費用管理から需要管理，そして供給管理へと実行されたが，行政の統制手段は依然として診療報酬に依存する価格統制だったとする[31]。病床規制など供給管理について触れてはいるが議論の中心は診療報酬であり，医療供給政策の全貌を捉え切れていない。

以下に紹介する西岡晋の研究は本書第I部と重なる部分が多い。著者とほとんど同時期に西岡も医療供給政策の政策過程に着目し，1972年医療基本法案，1985年医療法改正を取り上げ政策の窓モデルを使って比較政策過程分析を行っている。西岡は脱稿後に著者の掲載誌（2001年3月）を見たため批判的検討を行っていないが，その後の論文（西岡2003）で改めて拙著論文の検討も行っている。医療供給政策に正面から取り組む研究者が現れたことは誠に心強いかぎりである。

西岡（2001年8月）は医療供給政策の政策過程を分析するには，政策の窓モデルによって政策自体の展開過程に焦点を当て，さらに政策過程の比較事例分析が必要だとする[32]。

続いて西岡（2001年12月）は，医療基本法案では　問題の流れとして保険医総辞退後の武見会長と厚相との会見における意見一致で政策の窓が解放したとする。政策の流れでは，医務局の医療機関整備計画からの一連の流れ，公衆衛生局の保健計画の流れ，日医の医療基本法案，社会党の医療社会化構想などをあげる。最後に廃案の要因として政治の流れを取り上げる。国の雰囲気も世論もマスメディアも健保改正には関心が高くても医療基本法案には関心もなかった。政治の流れが原因で窓が開いたにもかかわらず合流できなかったと説明する[33]。

さらに西岡（2002）は，1985年医療法改正では，問題の流れとして医療費抑制がアジェンダとして登場し，第二臨調と新自由主義的改革の思潮を背景と

して，富士見産婦人科事件などをきっかけに政策の窓が解放したとする。政策の流れとして厚生省医務局案と公衛局案が合体し一部地方自治体でも地域医療計画が策定されるなど準備が整っていたことに加え，政策案が医療費抑制政策として再定義され，社会党の医療社会化路線もトーンダウンし，医療計画による規制という点では一致していた。成立の要因としての政治の流れでは，日医が官僚統制を嫌いながらも医療産業の排除や病床規制を求めていたこと，自民党社労族の4ボスが日医との調整役を務め，野党も変化していたこと，厚生省内でも医療政策が財政問題として捉えられ病床規制が必要だとの認識から流れが合流する。医療基本法案は政治の流れが阻害要因となって廃案に至ったが，1985年医療法改正では政治の流れも阻害要因とはならなかったとする[34]。

その後西岡（2003）は拙著論文に対して，専門職政策コミュニティの形成が重要な要因だったことには同意するものの，社会党が抵抗政党から現実政党に変化し，医療社会化法案から医療機関の公有化や自由開業制の否定が削除されていたと指摘する。さらに異なる分析アプローチとして「政策レジームモデル」を提示し，1980年代の医療供給政策における供給抑制型政策への転換というレジームの変容が1990年代以降の政策を規定していったとする。専門職コミュニティの形成，労働界の再編と社会党の現実政党化という2つの大きな要素と厚生省の組織再編で医療法改正は実現したと説明している[35]。

また最近では竜聖人（2015）が，1980年代以降の医療供給制度の改革と，1972年医療基本法案廃案から1985年医療法改正までの政策過程を政策学習論の視点から論じている。政策アイデアが形成された後，どのように政策に反映されるのかを分析することによって政策変容のメカニズムを捉えようとしている。拙著論文（2001）に対しては，専門職政策コミュニティの影響を強調しすぎているのではないかと疑問を投げかける[36]。今後も医療供給政策の研究者が増えていくことを期待したい。

3-4 医療計画・老人保健福祉計画

倉田正一・林喜男（1977）は，戦後の地域医療計画に関わる政策を取り上げ分析している。1950年医療機関整備中央審議会の「医療機関整備計画」は，公的医療機関中心の全国的な施設整備構想と病院配置計画を示した。1959年厚生省の「医療機関整備計画案」は，公的病院を中核とした長期計画策定と都市部における病床規制を含んでいた。1960年発足した医療制度調査会は1963年答申で，地域社会を単位として医療需要を測定し整備を行うために地域保健調査会を設置するよう求めた。それまでの医療機関整備計画案とは根本的に異なるもので，下から積み上げて医療施設の配置や体系を考える方法だった。1962年公的病床規制を行う医療法改正が成立する。医療審議会は公的病床規制を行うための区域の設定方法，必要病床数の算定方法などを決め，その後必要病床数に関しては繰り返し答申が行われる。1974年答申では「地域医療計画」を策定するよう要望する。1969年日医の「医療総合対策」は，医師会病院等の普及と医療基本法制定の必要性を強調していた。1972年医療基本法案が国会に提出されるが廃案となる。倉田は本法案は医療計画審議会→都道府県医療審議会→地域医療協議会へと上から下への思想だったと批判している[37]。

大森彌（1991）は，老人保健福祉計画がすべての市町村と都道府県に策定が義務づけられ，二段構えで策定される法定化された行政計画であると説明する。ニーズの把握，サービス整備量の設定，供給体制の組み立てを市町村から積み上げていく方式である。地域社会における社会的資源に関わる達成目標と年次を設定する社会計画であり，一方で医療計画としての側面もあるとする[38]。橋本廸生（1991）は，保険医療政策としての高齢者保険福祉計画について基盤整備的色彩が強いと指摘する。保健医療と福祉サービスの統合が必然となるが，医療の供給主体は民間であり行政による直接的な制御が不可能である。地域の関係者の合意形成が必要でありこの意味で社会計画であるとする[39]。

久塚純一（1992）は，医療計画と老人保健福祉計画とを比較分析している。両計画の関連性が乏しいことの原因は，計画主体が地域医療計画は都道府県で

58

あるが，地方老人保健福祉計画は市町村で広域的な調整ができないことである。両計画ともに「地域から」を実現できるチャンスであったが，地域医療計画は「病床規制」で市町村から見ればトップダウンとなった。その背景には厚生省の具体的なマニュアルや指針があり，都道府県の能力も欠如していた。老人保健福祉計画は制度的にはボトムアップを目指したが，市町村の財政力不足と都道府県の能力不足により，計画は中途半端なボトムアップになると指摘する[40]。

3-5　高齢者政策，年金・福祉政策

　高齢者政策に関わる老人保健法，介護保険法，高齢者医療制度などは，医療保険政策と医療供給政策の両面を包含するので先行研究を見ておく必要がある。また全く異なる領域である年金・福祉についても医療政策との差異を明らかにしておく必要がある。

　新藤宗幸（1996）は福祉政策の特性を整理している。福祉行政は戦前の内務省社会局を基礎とした行政警察の体系が戦後の厚生行政にも残っており，実態は機関委任事務と行政処分（措置）だった。福祉サービスの拡大には保守・革新ともに同調したため厚生省は権限や財源の拡張を図る好機となった。省内では生活保護から年金，施設整備へと重点が移っていく。石油ショック後はばらまき福祉との批判が台頭し，第二臨調による社会保障費抑制と急速な高齢化社会への対応も必要となってくる。介護保険制度導入で社会福祉施設は医療施設と同類となった。厚生省は介護保険の導入に成功すれば新たな権限と財源を確保できると考えていたと指摘する[41]。

　キャンベル（1995）は，1980年代を日本の高齢者政策の転換点だったとする。日本の高齢者対策は1970年代までは意図も不明な慣性型あるいは偶然型だった。1980年代に入って議論が活発化する背景には高齢者問題と医療制度の支配権をめぐる争いがあった。医療保険政策のサブアリーナは鉄の三角形だったが，厚生省は武見日医と対立し機会をねらっていた。老健法が成立したのは厚生官僚の戦略と吉村仁の主導的役割があったからである。その後医療制

度再編に向けてトップダウンの官僚優位型の政策転換が続いた。省内に国民医療費適正化推進対策本部が設置され，退職者医療制度新設，健保法改正案などが提案され1984年成立する。吉村仁・山口新一郎，橋本龍太郎などの政策企業家が政策転換を可能とした。1986年老健法改正による老健施設の展開は医系技官も参加して医療領域で行われ，病院を新しい長期ケア施設へ転換することが目標となる。臨調報告の中で医療に関する部分は厚生官僚によって書かれており，老人医療改革は全く逆の方向だった。3年間で2つの公的医療保険制度と2つの新しい医療施設サービスが開始され，さらに医療に対する規制が厳しくなった。厚生省は組織として政策推進機能を担っていたとする[42]。キャンベルの高齢者政策に関する分析は医療供給政策にも当てはまる部分が多い。しかし著者は1970年代に医療供給政策の政策過程には大きな変化があったと考える。

中野実（1989，1992）は1985年年金法改正を事例として取り上げている。厚生省所管といっても，社会福祉は社会局主管で福祉団体・自民党政調部会・地方自治体などとも関連し，健保・医療分野では日医との関係が強い顧客志向型の分配的な利益政治に巻き込まれるのに対し，年金は中央政府・官僚主導による再分配的で，関与するアクターの影響力関係も異なる。年金政策は健保改正のような政治的イシューとはならず典型的な官僚主導のパターンだったとする[43]。

高橋秀行（1988）は1986年老人保健法改正の政策過程を分析し，「社労族という最強の族に支えられた官僚主導型」だと主張する。政策の準備立案は官僚の手にあり，長期戦略の下で核となる部分はそのままで若干の修正は織り込み済みだった。両者は緊密な相互依存関係にあり，政策過程の局面に応じて主役と脇役との役割交代を行った。1982年老人保健法成立を皮切りに厚生省主導の医療費抑制策が80年代医療政策の基調をなしている。厚生省改革派の吉村仁，幸田正孝・下村健・黒木武弘らが順次保険局長となって抜本改革を目指した。自民党社労族4ボス（小沢辰男，斉藤邦吉，橋本龍太郎，田中正巳）と厚生官僚は緊密な協力・分業関係，相互依存関係を築き上げていた。法案の準

備・立案では官僚が主導権を握り，決定過程での折衝は族議員が主導権を握った。社労族は単なる利益代表から利害調整者としての機能に変身し，関係団体や野党の利害に応じて妥協可能な修正案を作成する能力も身につけていた。田中派の小沢・橋本は日医側に立っていたが，武見退陣後は厚生省側に乗り換えた。中曽根の臨調行革路線に乗り遅れまいとする橋本にとって老健法・健保改正で立役者になることは有力議員への重要なステップだったと説明する[44]。

　タルコット（2001）は1990年代後半の高齢者医療政策を分析して，政治構造が組織化されない高齢者層を保護したと説明した。1999年末に経済4団体が小渕首相に医療制度改革を行うよう要求した。しかし医師会は高齢者を擁護し，政治家も日医の支持に回り，厚生省も選挙を考慮して健保改正の審議を遅らせた。直接利害表明のチャネルを持たない高齢者層が政治的利益を得たのは，制度化された政治と政治家による積極的な介入の結果だった。政治学理論が示唆する利益団体政治とは大きく異なっていると指摘する[45]。

　佐藤満（2014）は，介護保険法，確定拠出年金法，臓器移植法という全く異なる政策を取り上げ，厚労省の政策過程では政策の流れと政治の流れが重要だと主張する。3つの政策過程は1990年代の与党内部の主導権争い，政権交代まで起こる政治の動揺期だったにもかかわらず，政策は政治の影響をあまり受けていなかった。イシュー・ネットワークが主体となって政策形成が進み，政策企業家の存在も重要となる。介護保険法では政治により遅延させられ若干の修正も入れる形となったが，確定拠出金と臓器移植法は政治の流れの影響を受けていない。前者は政治の流れを切り離し官僚制の中での技術的問題解決とすることに成功した。後者はイシュー・ネットワークの中に先鋭な対立があり，政治の流れも形をなしていなかった。介護保険法では，老人保健法を作った吉原健二が次官となって省内に研究グループを作り，研究者・医療福祉事業関係者へとイシュー・ネットワークを拡大させた。法案がアジェンダに乗ると地方関係者も参画し，審議会・公聴会などの制度装置を使いながら政策アイデアを共有するネットワークが形成された。政策企業家は介護保険法では橋本龍太郎・菅直人・丹羽雄哉だったとする[46]。

第1章 医療供給政策における政策過程の特性 **61**

北山俊哉（2011）は高齢者医療制度の成立過程を分析し，市町村が重要な役割を果たしたのは国民健康保険制度の出発時からの実績と能力が関係したと歴史的制度論を主張する。1960年代の革新自治体による老人医療費無料化は1973年に国の施策となり，1982年老人保健法で財政調整が行われ，介護保険制度によって介護支出を医療保険から外し，最後に後期高齢者医療制度によって国保の対象からも外して，運営は市町村から広域連合へと代わっている。公的医療保険制度が市町村をロックインした形で経路依存的発展を遂げたと指摘し，制度転用や制度併設によって制度が発展してきたと説明する[47]。

4　医療供給政策の特性

4-1　医療保険政策と医療供給政策の区分

日本の医療制度が評価されている原因は，国民皆保険制度と診療報酬制度をあげるものが多い。しかし池上直巳（1992）が指摘するように自由開業医制度を根幹とする医療供給体制自身も大きく貢献したと考えられる[48]。本書では医療政策を医療保険政策と医療供給政策に区分して，今まで医療保険主導であったと言われ，あまり着目されることの無かった医療供給政策を見ていこうとする。そこでまず医療保険政策と医療供給政策とを区分して比較することによって相違点を明らかにする。

4-1-1　政策課題と顧客

医療保険政策の基本的課題は国民皆保険制度の安定的運営であるのに対し，医療供給政策では医療体制の整備である。そのための戦略目標は，医療保険政策では医療費の抑制と保険財源の確保であるのに対し，医療供給体制では自由開業医と医療機関への患者の自由なアクセスである。政策内容を類型化すれば，医療保険政策では医療費抑制のために需要抑制，供給規制，価格統制など規制・統制的側面が強いのに対し，医療供給政策では産業保護，計画行政など

が前面に出てくる。

医療行政の顧客については，医療保険政策では保険者と医師会であるのに対し，医療供給政策では医師会が「直接顧客」であり，患者や地域住民は「究極の顧客」と考えられる[49]。

4-1-2　政策過程

政策過程についてみると，医療保険政策では政策形成・決定過程が中心で実施過程では大きな問題はないのに対し，医療供給政策では政策形成・決定過程に加えて政策の実施過程も重要である。政策の専門化に伴い，専門家による政策コミュニティが形成されるが，医療保険政策では保険官僚とそのOB（保険者団体）であるのに対し，医療供給政策では厚生省医系技官と医師会からなる専門職政策コミュニティが特徴づけられる。政策のアリーナも，医療保険政策では健保改正は常にトップアリーナに上がるのに対し，医療供給政策ではサブアリーナで下位政府または専門職政策コミュニティで決定されている。地域医療計画の策定にあたっては実験的事業による政策形成モデルも登場する。医療保険政策は中央で決定されるのに対し，医療供給政策では全国的な基準は設定されても具体的内容は都道府県単位で決定されている。政策過程における対立軸やアクター間関係も医療保険政策と医療供給政策とでは異なる。医療保険政策では医師会・厚生省・健保連の対立的関係と捉えられているが，医療供給政策では厚生省と日医の間に依存，協調・参加などの関係が見られる。

4-1-3　政策アクター

登場するアクターを比較すると，医療保険政策では厚生省，保険者，医師会の三者であるのに対し，医療供給政策では主に厚生省と医師会の二者である。しかし医療供給政策は医療保険政策の前提条件として考えられるため保険者も脇役として政策過程に参加してくる。厚生省内での管轄も，医療保険政策は保険局であるのに対し，医療供給政策は健康政策局（医務局）[50]である。担当者も医療保険政策は保険官僚（事務官）であるのに対し，医療供給政策は医系技

官である。厚生省と医師会の関係は医療をめぐる支配権の争いであり，医療側には病院団体も参加してくる。医療の専門性という視点からは，専門職としての医師の自律性をめぐる争いと解釈できる。

以上をまとめると表1-4-1のように整理できる。

表1-4-1　医療保険政策と医療供給政策の比較

	医療供給政策	医療保険政策
＜政策課題＞		
目　標	医療供給体制の整備	医療保険財政の長期的安定
戦　略	自由開業医制・自由なアクセス	医療費抑制，財源確保
政策類型	産業保護（中小医療機関保護）計画行政	需要抑制・供給規制・価格統制制度間格差是正（公平化）
＜顧　客＞		
直接顧客	医師会	保険者，医師会
究極顧客	患者，地域社会，保険者	被保険者，患者
＜政策過程＞		
アリーナ	サブアリーナ	トップアリーナ
対立軸	医療専門職vs非専門職	保険官僚vs健保連vs日医
中央・地方関係	決定は中央，実施は地方レベル	決定，実施ともに中央政府
政策コミュニティ	医系技官と医師会からなる専門職政策コミュニティ	保険官僚とOB
＜アクター＞		
主　役	医系技官，医師会	厚生省，保険者，医師会
脇　役	自民党，保険官僚，野党，健保連，病院団体	自民党，野党
厚生省内の管轄担当者	健康政策局（医務局）医系技官	保険局保険官僚（事務官）

＊vsは対抗関係を表す。
出典：中島（1999，2001）を一部修正。

4-2　診療報酬と医療供給政策

診療報酬は医療保険が定める制度であるが，医療供給政策と医療保険政策の架橋としての役割を果たしている[51]。診療報酬は，医療費の分配制度であり各医療機関・医療専門職，医療関連産業などにどのように配分するかを診療報

酬点数と薬価によって決めている。分配制度として，①価格統制，②診療統
制，③経済誘導，④医療供給政策のツール，⑤関連産業保護などの機能を持っ
ている。診療報酬は公定価格であり，点数表に記載されていない項目は保険診
療として認められないし，混合診療も禁止されている。出来高払い制度は医療
機関のインセンティブとなって医療供給体制の整備に貢献したし，急性期病院
と老人病院の区分でも重要な機能を果たした。また中小医療機関や医療関連産
業の保護育成という面でも重要だった。

　医療政策の決定過程では多くのアクターが登場し政策段階を経て行くのに対
し，診療報酬の決定過程は中医協に限定されているため簡単で機動的に行え
る。そのため診療報酬によって多くの実験や試行，経済誘導などが先行して行
われ，医療供給政策決定のための「地ならし」をしていた。医療施設の機能分
化，長期入院の是正，病院外来の抑制や過剰診療抑制など医療政策の方向付け
のために重要な役割を担っていた。保険官僚は診療報酬によって医療供給政策
をもコントロールしていたと言われる。しかしコントロールできるのは医療費
全体の増減幅と大きな方向付けだけに限られており，具体的な配分は専門的と
なって専門職政策コミュニティに独占されている。診療報酬を担当する保険局
医療課長は医系技官の登竜門となるポストで，課長補佐にも多くの技官がい
る。2005年当時保険局医療課には課長を筆頭に13人の技官がいた。うち二人
が薬剤師と歯科医師，このメンバーで点数改定を行っている。薬価基準も薬務
局経済課ではなく医療課が決めている[52]。

4-3　医療供給政策における政策課題の特性

　医療供給政策の内容は産業保護政策と医療計画に分けて考えられる。医療費
抑制（供給量規制）は医療保険政策の目標であり，医療供給政策のための必要
条件又は前提条件と考えられる。池上・キャンベル（1996）は医療政策の内
容を類型化し，厚生省の「公衆衛生モデル」，「医療経済主義」，「科学主義」，
「消費者主義」と日医の「プロフェッションとしての自由主義モデル」があっ

たと整理している[53]。彼らは医療供給政策におけるイデオロギーの挑戦を認識していなかったが，1980年代までは常に野党と保険者側から医療社会化構想という対抗案を突きつけられていた。その緊張関係がピークとなった背景には保革伯仲状況があった。医系技官と日医が連携し，地域医療計画という医療供給政策におけるグランドデザインを形成していくことになる。

医療供給政策における産業保護政策は，医療サービスの提供市場が個人開業医を中心とする弱小資本市場であったことから，適切な医療機関の育成という視点で始まる。資本の蓄積に伴い，市場に階層構造が生まれ大規模病院の進出などが始まると，次は業界内の紛争の解決（供給調整）と参入規制が必要になってくる。医療保険政策は診療報酬による誘導などで間接的に市場に関与できても，医療供給政策のように直接的な行政手段を持たなかった。

医療計画は計画行政の医療版であり，国民皆保険となった段階で医療サービスを国民にあまねく提供するためには「計画」が必要となった。しかし自由開業医制と診療の自由に阻まれ，政府が計画的に医療供給体制を整備することは不可能だったし，又その資金もなかった。民間医療機関を計画的に誘導し，足りない部分を公的医療機関で補完するという政策を採らざるを得なかった。保険局も医療保険政策では診療報酬による価格統制という行政手段を持っていたが，自ら医療供給体制の不足部分に直接関与することはできなかった。

大杉覚（1993）は，1980年代の厚生省衛生3局の組織再編を分析し，医療政策は，医療法を「業法」とする一種の産業政策としても把握できると指摘した[54]。著者も，我が国の医療供給市場が，自由開業医制のもとで個人開業医，民間中小規模病院，民間大規模病院，公的病院などの利害が対立する産業構造であるという視点が不可欠と考える。そこで医療供給政策については産業保護政策的側面，医療の専門性・公共性の側面（医療供給計画）と医療保険財政からの制約（医療費抑制）という3点で考えることが必要である。

4-4　医療供給政策における政策過程の特性

　池上・キャンベルは厚生省保険局と医師会との対立軸だけで医療政策に関わる政策過程の整理をしようとした[55]。しかし医療政策を医療供給政策と医療保険政策とに区分することによって政策過程が一層クリアーになる。特に対抗としての医療社会化構想と医系技官・医師会共同体による地域医療計画の策定作業が重要である。

　野党や健保連が主張した医療社会化構想は，厚生省医系技官や医師会にとっては脅威であった。彼らを支援すべき与党は1970年代の保革伯仲状況の下では信頼に足りなかった。そこで医系技官と医師会は，地域医師会が中心となる地域医療計画を実施しようとする。1970年代まで個別医療政策の実施や現業部門の管理を行っていた医系技官が，医療基本法案の立法と廃案過程を契機として政策官僚としての自覚を持ち，実験的事業の実施を始めてしまう。地域医療計画は，戦前からの内務省的な「公衆衛生モデル[56]」とは全く異なり，都道府県医師会が主体となって進めるものだった。医師会側も武見の晩年は医療費問題が中心の開業医の利益擁護的政策から大きく変化していた[57]。

　従来の研究には，このような医師会の変容に対応した医系技官の働きに着目したものはなかった。政策手法としての「実験的事業による政策形成」という視点も重要である。

　池上・キャンベルは医療政策のアリーナを，診療報酬をめぐる保険局医療課と日医担当理事の二者による競技場，中間段階（sub government）の厚生省・族議員・医師会の三者による競技場，トップの競技場の三段階に整理した。そして行革の影響は，老人医療政策をサブアリーナの課題から，財政政策と高齢化社会問題といったトップアリーナの課題に格上げさせたと指摘する[58]。しかし医療政策を医療供給政策と医療保険政策に区分して考えると，医療供給体制に関する課題は医療保険問題の陰に隠れて医系技官と日医（専門職政策コミュニティ）でほとんど決定され，審議会，自民党の医療基本問題調査会など下位政府でも議論らしい議論もなく決定されるという過程だった。医療保険政

第1章 医療供給政策における政策過程の特性　67

策はイデオロギー問題としてトップアリーナへ上がったのに対し，医療供給政策では下位政府又は専門職政策コミュニティで決定が可能なため野党のイデオロギー的な医療社会化構想に対抗することができた。地域医療計画は総合的医療政策であったにもかかわらず，専門性が高いためにトップアリーナに浮上することはなかった。

4-5　医療供給政策における政策アクター

　あらためて医療供給政策に登場するアクターの整理をしておく。池上・キャンベルは，医療供給政策に登場するアクターを主役（厚生省と日本医師会），支援者（大蔵省や保険者，医療団体），観客（野党や一般国民）の三者に整理し，医療体制の統制を目指す厚生省と医師の自律性を確保したい日医との対立関係として描き出している[59]。しかし著者は我が国の医療供給政策の制度変革において，厚生省と日医以外に保険者団体や野党なども一定の役割を果たしたと考える。そこで厚生省，日本医師会，保険者と野党を主要なアクターとし，支援者としての自民党と大蔵省が参加してくるアリーナとして整理する。また厚生省内における医系技官の存在にも着目する。

4-5-1　厚生省

　厚生省は1938年に内務省から社会局と衛生局が移管されて創設された。省内での医療政策に関する所管は，医療供給体制に関するものと医療保険に関するものとに分けられている。医療供給体制の管轄は健政局と保健医療局で局長は医師である技官となっている。医療保険の管轄は保険局で局長は事務官である。健政局の直接の顧客は医師会や病院団体であるのに対し，保険局の顧客は保険者と医師会である。保険局は常に対立する医師会と健保連の調整役を表面的には務めている。

　榎本健太郎・藤原朋子（1999）は，厚生行政が社会保険，社会福祉，公衆衛生，医療に大別され各局の自律性が高いこと，社会保険が年金・医療制度の

枠組みの設計であり現場の需要の積み上げではないこと，本省が制度を所管し実施は都道府県，市町村が機関委任事務として行っているなどの特徴を説明している[60]。

4-5-1-1　医系技官

厚生省の人事構成の特徴としてキャリア，ノンキャリに加えて専門職としての医系技官がいる。技官集団には特別の「自治権」が与えられる[61]。技官人事は官房長ではなく科学技術審議官（技官ポスト）が行っている。技官の最終ポストは健康政策局長，保健医療局長，生活衛生局長の3つであり，科学技術審議官，保険局医療課長がこれに続く位置づけである。戦後厚生省に技官ポストができたのはGHQの占領政策によるものだったと言われるが，医師である行政官僚が育つのには10年以上の年月が必要だった[62]。技官は厚生省に所属する行政官僚でありながら，専門職社会にも所属するという専門職の特性を持つ。

厚生省は，医療保険政策面では他のアクターと複雑な関係にあった。保険財政問題では財政調整，保険一本化をめざす医師会と同調し，健保連と対立していた。保険料率や患者負担の引き上げなどでは健保連・医師会と対立していた。診療規制については医師会と対立し，健保連と同調していた。しかし省内では医系技官は診療の自由（自律性）を志向していた。医療保険政策におけるアクター間の複雑な関係にもかかわらず，医療供給政策に関しては厚生省は医師会との協調関係が不可欠で，窓口となったのは保険官僚である事務官ではなく医系技官だった。

従来の厚生行政に関する研究では，1980年代半ばの第二臨調時における吉村仁の医療保険改革，山口新一郎の年金改革など事務官僚主導の改革が取り上げられ，医系技官による医療供給体制の改革については全く注目されていなかった。

4-5-1-2　医療専門職の特性

医系技官について理解するためには，医療専門職の特性についても押さえて

おく必要がある。医療専門職の特性としては，①自律性，②高度な公式教育に基づく専門性，③仕事へのコミットメント，④準拠集団としての複数の専門職社会の存在などがある[63]。

フリードソン（1970）は，医師が仕事の自律性に加えて，他の医療技術職の技術的教育を統御する自由を持ち専門職支配の構造を確立していると説明した。医師にとっては自律性が重要な意義を持っており，専門家としての呼称と職務権限を独占し，他からの権利要求を排除する。自律性こそが専門職の条件であり，免許制，教育機関，倫理綱領などは自律性を認めさせるための手段だった。医師の自律性は分業体制の中で支配的位置を占めることで支えられている。専門技能の階層性が制度化され官僚制と似ていると指摘する[64]。

進藤雄三（1990）は，医療社会学の視点から医療専門職や医師の特性を整理している。医療社会学では，病気は社会からの逸脱として捉えられ，病人は社会に復帰するため努力をすべき存在であり，医療はそのための社会統制装置とされた[65]。伝統的な医師－患者関係は独立自営の専門職vs依頼人としての患者であった。しかし1970年代からは医療サービスの提供者vs消費者という関係に変化した。医療専門職の自律性は，国家の規制，巨大な医療産業複合体の成長，消費者志向などから挑戦を受けていると指摘した[66]。

広井良典（1992）は，アメリカでは1990年代に医療専門職による専門職支配の構造が変化したと指摘する。アメリカの医療政策は専門家重視の医学研究振興政策だった。NIH，議会，利益団体間のコンセンサスがあり，鉄の三角形・下位政府モデルだった。国民皆保険制度が存在せずAMA，民間医療保険団体，企業団体ともに公的医療保険制度導入や公的規制の強化に反対し，医師の診療上の自律性を尊重するというコンセンサスが存在した。しかし患者団体から科学者コミュニティ主導の医学研究の優先順位決定に対する異議申し立てがなされる。マネジドケア組織からの合理化要求も専門家の自律性に対する挑戦だったと説明する[67]。天野拓（2006）も広井に依拠して，1990年代以降アメリカの医療政策が「専門家重視政策」から転換したとする。アメリカの医療政策過程の変容を，1960年からの利益団体政治の変容と，1990年代以降の専

70

門家の自律性に対する挑戦という2段階のプロセスとして捉えて説明する[68]。

新川敏光（2005）は，政府とアクターが政策共同体を構築し，専門家は専門知識を権力資源として共同体のフロンティアに位置していると説明する。医療政策では医療専門職の協力が不可欠であり，専門職の影響力が制度化されている。医療政策は閉鎖的で政策共同体の典型として描かれることが多かったとする[69]。

4-5-1-3　医系技官と厚生省組織

新藤宗幸（2002）はHIV薬害事件を事例に厚生省組織の病理を指摘した。医系技官の序列は，健政局長−保健医療局長−大気保全局長（環境庁）−生活衛生局長−科学技術審議官−大臣官房政策課長−健政局計画課長−保険局医療課長−保健医療局結核難病感染症課長という順位で，HIVを担当する生物製剤課長のランクは高くない。生物製剤課には課長の下に医系技官1人，薬剤技官2人，事務官の課長補佐1人が置かれた。血液事業や研究開発の担当は医系技官だけだった。医系技官は新たな免疫不全症の発生を認知すると他の部局の関与を排除する一方で，自分達に専門的知識が欠けていたためエイズ研究班の下に血液製剤小委員会を設けた。薬務局長は事務官，局次長級の審議官は薬剤師で医系技官に指示を与えることはなかった。血液製剤メーカーは8社のみで業界首位のミドリ十字には社長以下役員に薬務局長OBらを送り込んでいたと批判する[70]。西川伸一（2002）も医系技官の専門性の限界について述べている。医系技官も，専門分野以外の事案に対しては他の専門家に判断を仰ぐ必要がある。しかも外部の専門家が大学の先輩などの場合にはその判断に反対できない。薬害エイズの責任が医系技官一人に押しつけられ，元薬務局長以下事務官は責任を問われなかったことに医系技官は猛反発したとする[71]。しかし医系技官一人に不作為責任が問われたことにより，その後は医系技官の判断に対して事務官や省組織が異議を唱えることは一層困難になったとの見方もできる。

藤田由紀子（2008）は，医系技官には専門性のキャリアを積む機会がない

と指摘した。プロフェッションに関する議論では自律性が強調されるが，自律性のための組織資源は，人数，ポスト，組織内ライン，キャリアパターンなどである。建設省の土木技官と比較すると厚生省の医系技官は人数も少なく，流動性も高い。局長ポストなども限られている。政策の立案や局内の総合調整などは事務官が中心となる。医系技官の人事システムには医師としてのキャリア向上を図る制度はない。行政官としてのキャリアが長くなるほど専門性には疎くなる。医系技官は組織からの資源を得られないことに加え，人事システムも専門能力の向上に寄与するものとなっていない。プロフェッショナル・ネットワークの利益擁護機能に関しても，医系技官は日本医学会や日医では主要な立場を得たり専門性に基づく資源を得ることは困難である。土木技官のキャリアパターンが行政官としての能力・専門技術の強化ともに可能であるのとは異なっていると説明する[72]。

　宗前清貞（2009）は，医療供給政策では専門性の政策過程を基本としつつ，専門家に対する不信感と信任の両義性および委託の政治過程であると結論づけている。医療のような閉じた政策共同体的決定構造では，基本的コンセンサスはあるものの，選択肢については専門家内部でも議論の余地があり，決定過程での議論はテクニカルになる。専門性という参入障壁があってもおかしくないはずだが，審議会や中医協では公益委員や保険者代表など専門家でない者も参加する。行政組織が社会の側の代表を審議会などで取り込んで，専門職コミュニティだけによるものではない民主的な政策過程であるかのように見せていると指摘する[73]。さらに宗前（2012）は，医療の専門性とは多面的であり境界も明らかでないとして，医療をめぐる専門性の政治過程とは，個々の専門性を価値づけるメタ専門性の過程であったとする[74]。

　藤田由紀子（2012）は，政府や厚労省の政治的危機の際に政治的正統性を補完するために専門性が利用されやすく，薬害の再発防止を目的とする政治場面では専門性が阻害されたと指摘する。1996年薬害エイズ事件では，薬務局関係の組織改革や審査センターの設置，人員増員などが正当化された。2007年前後の年金記録漏れや薬害肝炎事件で，自民党社会保障制度調査会に薬事政

策のあり方検討会が設置され組織改革に関する報告書が出された。内容は医薬品庁を分離し，社保庁解体で削減される職員の受け皿となるよう増員するとなっていた。正統性の危機には，組織の拡充を可能とする改革の大義名分として専門性が利用されやすいと指摘している[75]。

4-5-2　医療供給側

4-5-2-1　日本医師会

医療供給側を代表するのは日本医師会である。戦前の大日本医師会[76]は占領軍によって解散させられ，1947年占領政策の一環として新たに日本医師会が再出発した。

田口富久治・十枝内良憲（1959）が1950年代の日本医師会を分析している。日医は「官庁と親類づきあいする」ことにより目的を達成しようとする他の圧力団体と異なり，運動資金と医系議員を持つことによって強大な政治的影響力を持つ。その背景には医療保険制度の進展に伴い医師の階層分化と経済的収入の低下，社会的地位の低下が進んでおり，医療社会化が行われれば医師のプロレタリア化につながるという危機感があった。医師の社会的地位の低落が医療保障制度によるものだとして最大の敵は保険官僚だった。医療機関の大規模化，医療の高度化などが要求をさらに先鋭化させた。圧力活動は反官僚的に展開され，与党に働きかけ修正に持ち込み，あるいは国会審議で社会党議員にも根回しを行い質問による修正や付帯意見を付けさせたという[77]。厚生省は革新勢力の主張に同調することにより権限や財源の拡張を図ってきたとの逆説的な見方もある[78]。日医の武見会長は保険官僚を赤色官僚と呼んではばからなかった。その後時代を経て医師会は政策内容によっては厚生省との対立関係だけでなく依存，協調，参加などの多様な関係を構築するが，田口らが指摘したように医師の社会的地位の低下を危惧する政治姿勢と政治行動は一貫して変わっていない。

村松岐夫ら（1986）も，1980年代の圧力団体研究で，医師会は厚生省との対立関係だけでなく多様な活動を行う団体に変容してきていると説明する。医

第1章 医療供給政策における政策過程の特性　　**73**

師会は政策推進のみならず政策阻止の実績でも強い「両方向型」の専門家団体の典型である。医師会は専門的能力を持つ団体であり，医療行政遂行のためには医師会の協力が不可欠である為きわめて重要な戦略的地位を占めている。しかも彼らの利益は政治・行政のレベルで決定され，経済団体のように政府・行政から自立ができる可能性がないと指摘する[79]。

　高橋秀行（1986）も，日本医師会を官僚機構に寄生する一般的な圧力団体のイメージと大きく異なり，厚生省と対立する存在であり，また団体として政策立案能力まで備えていたとする。しかし低成長期に入り医療費抑制政策が展開され，武見の退陣もあって状況が一変した。厚生官僚が自民党首脳・社労族実力者の支持や消極的是認を盾に，医師会を押し切るパターンが定着し，医師会は従来の獲得型から自己防衛型に変わった。1983年健保抜本改正で医師会は絶対反対を決議するが，結果的に法案の修正を求めるしかなかった。圧力団体としての日医は自己防衛型に様変わりしたと指摘する[80]。高橋は医療保険政策だけを見ているため厚生省と医師会の対立関係だけを指摘するが，医療供給政策に関しては医師会と医系技官が政策共同体を確立しつつあった。1985年医療法改正では保険官僚も後援者となっている。

　医療供給政策を開業医を中心とする中小企業保護政策と見れば，主管官庁と業界団体である日本医師会との異なる一面が見えてくる。新藤宗幸（1992）によれば業界団体はエージェントであると説明する。もっと進んでエージェントと行政機関との間で定期的協議がもたれ，業界団体が行政機関の「片割れ機関」となっている場合もある。指示や勧告が両者一体となって取り決められ「共同作品」となっているとする[81]。しかし，医療供給政策に関しては，健政局も日医も医療専門職としての共通の基盤に立っている点は一般の業界とは若干異なっている。

　鴇田忠彦（1995）は『日医ニュース』の25年間の分析から日本医師会の行動を説明する。医療政策のうち需要政策と価格政策については，昭和40年代中期と50年代中期にピークがあり，供給政策については昭和40年代中期から50年代にかけてピークがあった。組織活動についてはロビー活動が断然多かっ

74

たが，政策立案活動が昭和40年代に定着したという[82]。鴇田の分析からは，著者が研究課題としている医療供給政策に関する政策過程の変容が，医師会側では昭和40年代中期（1970年頃）を画期とすることがうかがえる。医師会は1970年代に入り医療供給政策の政策過程に積極的に参加し始めたと考えられる。

　キャンベル（1994）は1980年代における医師会の戦略転換を指摘している。老健法や医療費抑制政策を受け入れ，開業医の地位を守る防衛的戦略となった。1985年の病床規制についても，表面的には反対していたが，中小民間病院の救済のために協力していた。医療政策の鍵を握るのは開業医であったため，日医は医療供給側の秩序維持が不可欠であった。厚生省と医師会の関係は激しい対立と相互依存の関係だったという[83]。キャンベルは医療保険政策と医療供給政策との区分，医療供給政策の類型化を行わずに医師会の変容を論じている。しかし著者は，医療保険政策では対立関係，医療体制整備では協調関係，産業保護政策では依存関係など政策類型別に検討する必要があると考える。しかも医療供給政策に関しては，医師会が変容するのは1970年代からだった。

　従来の研究では，医療政策を医療保険政策と医療供給政策とに区分して分析しなかったために，医師会と他のアクターとの複雑な関係を描き切れていない。医療保険政策では医師会には健保連や野党の主張と重なる部分もあった。保険料率引き上げ，患者負担引き上げなどは受診抑制につながるため反対だった。保険財政については常に財政調整，保険制度の一本化を主張し，厚生省と同調し健保連と対立していた。一方で医療供給政策では医師会は消費者の代弁者として行動することもあった。その理由は医療経済学が言うように医師が消費者の代理人だからである。医療サービスへの患者の自由なアクセス，医師の責任による自由な診療などは厚生省保険局や健保連とも対立し，専門職としての自律性（プロフェッショナルフリーダム）を主張した。医療供給政策においては医系技官や都道府県衛生部と協調関係が必要だった。

　武見体制後は日医の政治的パワーの衰えが指摘されているがその原因は，保

第1章　医療供給政策における政策過程の特性　　75

険医総辞退後の世論の医師会たたき，医師の儲け過ぎと医師優遇税制に対する反感，開業医の高齢化や組織率の低下などの理由が上げられる。保険財政の逼迫も大きな原因となり，利益団体として会員への利益誘導が困難になってしまったことも大きい。しかし一方で，地方では医師会が都道府県の地域医療計画など政策過程へ主体的に参加することにより政治的影響力をむしろ強化させていた。

4-5-2-2　その他の医療供給側団体

　医療供給側にはその他の団体として，医学会，病院団体，歯科医師・薬剤師・看護婦などの医療専門職団体がある。医学に関する学会は，全て日本医師会の傘下にある日本医学会に所属している。従って医師会と異なる意見を述べることはない。歯科医師と薬剤師はそれぞれ歯科医師会，薬剤師会を組織し中医協などにも参加している。両者と医師会とは三師会と称し対厚生省対策では，多くの場合まとまっていた。しかし医薬分業問題で薬剤師会と，専門看護師制度や准看廃止問題で日本看護協会との対立はあった。

　病院団体としては，多くの団体が分立し，互いの利害対立もあってまとまることができなかった。医療供給市場には国立・都道府県立・市町村立などの公立病院，日赤・済生会などの公益法人によるもの，大学病院，健保組合や国保組合によるもの，株式会社によるもの，医療法人，社会福祉法人，個人など多様な経営主体が存在する。厚生省の監督権限が及ばない法人が数多く存在した。しかもそれぞれに補助金，税制や許認可制度などで格差があり互いに反目しあっている。多様な経営主体とその利害対立が病院団体の統合を妨げていた。病院団体としては，公私の病院が含まれる日本病院会，私的病院のみの全日本病院協会，全国自治体病院協議会，日本精神病院協会，医療法人協会などがある。しかし医師会は病院団体が統合されて大きな政治勢力となるのは望まなかったし，また厚生官僚にとっても医師会を医療側の代表としておいたほうが便利と考えていたふしもある。医療供給市場の成熟化に伴い病院が医療供給の主体となっても，医療側を代表するのは日医だと日本医師会は主張してい

た。全日本病院協会は日本病院協会に対抗するために医師会傘下の中小民間病院により設立されたもので、その後両者は、合同の機運があったがそのたびに日医の圧力により失敗している。病院団体は医療供給政策や診療報酬制度については医師会と利害が対立する場面も多かった。対立の原因は診療報酬の配分と、医療供給体制のイニシアティブをどちらが握るかという争いであった。医療供給側における個人開業医と病院の対立関係、病院団体相互の対立関係という視点も医療供給政策を見ていくためには重要である。しかし医療費抑制政策に対しては医療関係団体は日医と協力して反対活動を展開した。

4-5-3　保険者と野党

医療政策で医療供給側と対抗関係にあった保険者と野党を無視することはできない。保険者側には健保連・国保連合会と厚生省（保険局と社会保険庁）がいる。健保連は民間大企業労組と日経連からなっており、労組と経営者団体が協力して医療供給側と対峙している。厚生省は国保の補助金と政管健保への繰り入れを行っており医療費の支払側でもある[84]。野党では社会党が自治労の支援を受けており公立病院の拡大を主張していた。民社党も健保連に所属する大企業労組の支援を受けていた。野党と健保連の間には、武見医師会の保険医総辞退後に、医療供給体制の基本的部分を公的病院で担うべきといういわゆる「医療社会化構想」で大連合が成立した。

池上・キャンベル（1996）は野党を観客と位置づけている。老人医療の無料化以外は野党が考えた医療政策を自民党政府が取り上げたことはなかった。野党は政府に反射的に反対するだけで、建設的な代替案を提出したり、大きな政策目標を積極的に主張するような意気込みもなかったとする[85]。しかし、1970年代における野党の対抗としての医療社会化構想は、医系技官・医師会共同体を構築させる弾みとなり、1980年代には保険官僚や自民党も巻き込んで地域医療計画の推進に役立った。

保険者である国保中央会、健保連（日経連と同盟）などは医療保険政策では厚生省の支援者としての役割もあった。国保や健保連の主要ポストは厚生省の

第1章 医療供給政策における政策過程の特性 77

天下り官僚で占められていた。医療保険政策においては健保連は厚生省が仲裁役なので，厚生省の主張を代弁する役割も果たしているし，診療側に対する規制については厚生省と同調した。キャンベル（1994）も同様の指摘をしている。支払側である日本の保険財源システムは多元的であり，労働組合，日経連，健保連，社会保険庁，地方自治体，大蔵省などが関与し，財政調整，国庫の負担割合などの対立点はあるが医療費を押さえ込もうとする点では一致している。診療報酬の引き上げを最小限に押さえ込むこと，診療内容の統制などについては厚生省とも同調していると指摘する[86]。一方で保険者は，保険料率引き上げ，患者負担増には反対の立場をとり，医師会と同調し，厚生省と対立していた。財政調整では国保は賛成だが，健保連は反対で厚生省や医師会と対立した。

4-5-4 自民党

医療供給政策における自民党の影響力は野党の医療社会化構想ほどのインパクトはなかった。しかし1969年の自民党鈴木調査会[87]がまとめた「国民医療政策大綱」は自民党なりの医療供給政策の基本方針だったし，医療基本問題調査会は野党のグランドデザインとは異なる具体的な医療供給政策を提案していた。

村松岐夫（1986）は，日本の政治過程においては一党優位体制の下で圧力団体は政党に媒介力を与える多元主義的な政治過程とみる[88]。団体は活発に官僚に働きかけ，政策化していく。しかし政策化が進行する過程では，与党の役割が大きくなり，次第に官僚制の影響力を凌駕するようになる。野党がかなりの競争力を持って自民党と張り合うため，自民党はいつも緊張下におかれ，柔軟性のある政策対応を強いられ，それが政権維持に幸いしたと説明する[89]。しかし医療政策については，自民党は常に日医の後援者でしかなかった。保革伯仲状況下での野党の医療社会化構想は自民党にとっても脅威だった。

高橋秀行（1988）によれば，医療政策の決定過程において族議員と官僚は緊密な協力・分業関係にあるとする。準備立案の段階では官僚が主導権を握る

のに対し，決定に至る表裏の折衝では主導権は族議員に移る。だが立案の段階
でも官僚は族議員に充分根回ししてその了承を得なければならないし，一方で
族議員は官僚の意向を受けて関係団体や野党との折衝に当たり，原案の生命線
を堅持しながら修正案をまとめる。官僚と族議員は相互依存関係にあるとい
う[90]。しかし医療供給政策では，族議員や保険官僚は支援者でしかあり得な
かった。医療専門職である医系技官・医師会からなる専門職政策コミュニティ
が主役であり全てを決定していた。

　池上・キャンベル（1996）は，自民党には医療供給政策について一貫した
方針はなかったと指摘する。国民皆保険の実現の時に左派への対抗上前面で行
動したが，それ以外は仲裁者としての役割を果たしていた。日本の保守派は医
療に対しては福祉に見せたような警戒感がなかった。アメリカの保守派のよう
に，「医療の社会化」は自由主義の基盤を揺るがし神聖な医師・患者関係を損
なうという立場とは異なっていた。医師政治連盟，医系議員の存在などからも
自民党にとって医療政策は農業や小売業などと同様な位置を占めていたと指摘
する[91]。キャンベルは自民党に医療供給政策がなかったと言うが，アメリカ
にはそもそも医療供給政策などというものさえ無かった。アメリカでは医療
サービスの供給体制も医療保険制度も自由な医師・患者関係と自由な市場競争
に委ねており国家の制度自体が欠落していた。しかし自民党も1970年代には，
医師会との対話を深めて自民党なりの医療供給政策である「国民医療政策大
綱」を用意できるまでになっていた。

(注)
1) 拙著「医療供給政策における政策過程の変容―厚生技官の台頭」名古屋大学大学院法学
　研究科修士論文，1999年。同上『高度専門人養成コース教育年報1998年度』名古屋大
　学大学院法学研究科，1999年，101-106頁。「医療供給政策における政策過程の変容―
　厚生技官の台頭と政策コミュニティの形成」『医療経済研究』Vol. 9，2001年。なお第
　Ⅰ部では，部局名や役職名は1999年当時のままにしている。
2) 広井良典『アメリカの医療政策と日本』勁草書房，1992年，31-94頁。
3) 厚生省では医師の資格を持つ技官を医系技官と呼んでいる。他に薬剤師，看護師などの
　資格を持つ技官が採用されている。

第1章　医療供給政策における政策過程の特性　　79

4) 大嶽秀夫『自由主義的改革の時代』中央公論社，1994年。大嶽も医療供給政策に関しては自由主義的改革ではなかったとする（157頁）。

5) 池上直巳・J.Cキャンベル『日本の医療』中央公論社，1996年。

6) 菅谷章『日本医制度史』原書房，1976年。同『日本医療政策史』日本評論社，1977年。厚生省病院管理研究所に所属していた。

7) 池上直巳・J.C.キャンベル，前掲書，1996年。

8) 笠原英彦『日本の医療行政—その歴史と課題』慶應義塾大学出版会1999年。

9) 拙著，前掲論文，1999年，2001年。拙著『ヘルスケア・マネジメント—医療福祉経営の基本的視座』（第二版）同友館，2009年，277-428頁（初版2007年）。

10) 矢野聡『保健医療福祉政策の変容—官僚と新政策集団をめぐる攻防』ミネルヴァ書房，2009年。

11) 島崎謙治『日本の医療　制度と政策』東京大学出版会，2011年，357-391頁。島崎は1978年厚生省入省，保険局保険課長，社会保障・人口問題研究所副所長などを経て政策研究大学院大学教授。

12) 飯間敏弘「第12章　医療政策—医療費抑制政策の推進とその内容」森田朗・金井利之編著『政策変容と制度設計—政界・省庁再編前後の行政』ミネルヴァ書房，2012年，326-352頁。

13) 金井利之「終章　政策再編への制度設計」森田朗・金井利之編著，同上書，ミネルヴァ書房，2012年，353-369頁。

14) 宗前清貞「自民党政権下における医療政策—保守政党の社会政策と利益団体」『年報政治学 2012-1 自民党と政権交代』日本政治学会，2012年，114-137頁。本論文は字数制限のためか充分に論じ切れていないのが誠に残念である。

15) 早川純貴・山口裕司・田付晃司「21世紀の医療保険は展望できたか—健康保険法改正をめぐる政治過程」『阪大法学』140，1986年，185-233頁。84年改正については，高橋秀行「日本医師会の政治行動と意思決定」中野実偏著『日本型政策決定の変容』東洋経済社，1986年も参照。

16) 加藤淳子「政策決定過程研究の理論と実証—公的年金改革と医療保険制度改革のケースをめぐって」『レヴァイアサン』8号，木鐸社，1991年。1986年修士論文に基づいている。しかし両者はもともと政策領域が全く異なる。

17) 早川純貴「福祉国家をめぐる政治過程—84年健康保険法改正過程の事例研究」『法学論集　駒澤大学』第43号，『政治学論集　駒澤大学』第33号，1991年。

18) 大嶽秀夫『自由主義的改革の時代—1980年代前期の日本の政治』中央公論社1994年，143-161頁。健康保険法改正の事例を，加藤淳子（東大修論・未公刊，要約1991），高橋秀行（1986），早川純貴・山口祐司・田付晃司（1986），田付晃司（阪大修論・未公刊），早川純貴（1991）らの先行研究を踏まえて論じている。しかし一方で，田付論文に依拠して1985年医療法改正に関しては自由主義的改革ではなかったとも注記している（注39，356頁）。

19) ジョン.C.キャンベル，増山幹高（高木安雄訳）「日本における診療報酬政策の展開」『季刊・社会保障研究』Vol.29，No.4，1994年。

20) 中村昭雄『日本政治の政策過程』芦書房，1996年，117-146頁。

21) 1955年東大法学部卒，厚生省入省，児童家庭局長，年金局長，社会保険庁長官，次官を経て退官，厚生年金基金理事長。

22) 1969年東大法学部卒，厚生省入省，薬務局経済課長，保険局企画課長，大臣官房総務課長，審議官を経て退官，国際医療福祉大学教授。

23) 吉原健二・和田勝『日本医療保険制度史』東洋経済新報社，1999年。保険官僚としての視点であり，武見日医会長は官僚に対する不信感が強く開業医の利益と特権を守るための理不尽な要求が厚生省を困らせたこと（158頁），同様に健保組合にも組合エゴととられても仕方ない面もあった（195頁）と述べる。

24) 同上，237-260頁。診療報酬の上げ幅のみで分配的側面については触れていない。医系技官任せだったと思われる。吉村は診療報酬の内容まで詳しかった。

25) 同上，289-315頁。

26) 同上，377-386頁。地域医療計画については突然浮上したかのような記述となっている。

27) 広井良典『医療の経済学』日本経済新聞社，1994年，158-159頁。しかし広井も供給政策についての論考はない。

28) 衛藤幹子『医療の政策過程と受益者』信山社出版，1993年。本書は修論がベースになっている。

29) 衛藤幹子「80年代以降の保健医療政策の変化をめぐる考察―87年精神医療改革を素材として」『年報　行政学研究』30，1995年，84-106頁。

30) 衛藤幹子「福祉国家の『縮小・再編』と厚生行政」『レヴァイアサン』17，1995年，91-114頁。

31) 藤田由紀子『昭和50年代以降の医療政策の変容』東大都市行政研究会，1995年。本論文は修論である。同「昭和50年代以降の医療政策における行政の管理手法」『季刊・社会保障研究』Vol.30，No.3，1994年。

32) 西岡晋「医療政策過程分析の枠組み」『早稲田政治公法研究』67号，2001年8月，57-87頁。

33) 西岡晋「医療基本法案の政策過程」『早稲田政治公法研究』68号，2001年12月，191-222頁。

34) 西岡晋「第一次医療法改正の政策過程（1）（2）」『早稲田政治公法研究』70，2002年，183-217頁。同，71，2002年，61-94頁。

35) 西岡晋「医療供給制度改革の政策レジーム分析―供給抑制型政策への転換をめぐって」『公共政策研究』2003年，148-158頁。

36) 竜聖人「1980年代以降の医療供給制度改革の展開―政策学習論の視座から」『年報政治学2015―Ⅰ　政治理論と実証研究の対話』木鐸社，2015年。同「第1次医療法改正の政策過程―政策学習の視点から」『筑波法政』64，2015年，139-162頁。

37) 倉田正一・林喜男『地域医療計画』篠原出版，1977年，10-33頁。医療基本法案に関しての批判は23頁。しかし倉田の批判には疑問を感ずる。当時の関係者の発言からはボトムアップの計画だった。

38) 大森彌「行政計画としての高齢者保健福祉」『地域開発』日本地域開発センター，1991

年，8-11頁。

39) 橋本廸生「保健医療の側面からの高齢者保健福祉計画の課題」同上誌，1991年，17-22頁。

40) 久塚純一「『地域医療計画』と『地方老人保健福祉計画』―トップダウンとボトムアップの錯綜―」『週刊社会保障』No.1690<'92.5.25>，1992年。

41) 新藤宗幸『福祉行政と官僚制』岩波書店，1996年。

42) Cambell, J.C., *How Policies Change: The Japanese Government and the Aging Society*, Princeton University Press, 1992. ジョン.C.キャンベル，三浦文夫・坂田周一監訳『日本政府と高齢化社会―政策転換の理論と検証』中央法規，1995年。政策推進機能は原著ではpolicy sponsorあるいはsponsorshipとなっている。

43) 中野実「我が国福祉政策形成の政治過程―主に昭和60年公的年金制度改正を事例として」『1988年度　年報政治学・転換期の福祉国家と政治学』岩波書店，1989年。中野実『現代日本の政策過程』東京大学出版会，1992年，15-133頁。

44) 高橋秀行「医療政策の形成をめぐる政治家・官僚・圧力団体―1986年老人保健法改正を事例として」『明治大学大学院紀要　政治経済学編』第25集（3）1988年。

45) ポール・デビッド・タルコット「圧力グループと日本の医療政策（1995～2000）」『季刊・社会保障研究』Vol.37 No.1，2001年，29-43頁。タルコットは「弱者が勝利する理由―戦後日本の医療政策」によりハーバードで博士号を取得している。介護保険の政策過程が官僚に支配されている様子については，日医総研『介護保険導入の政策形成過程』日医総研，1997年を参照。

46) 佐藤満『厚生労働省の政策過程分析』慈学社，2014年。ロウイ（2009）に依拠して政策が政治を作ると主張する。

47) 北山俊哉『福祉国家の制度的発展と地方政府―国民健康保険の政治学』有斐閣，2011年。

48) 池上直巳『医療の政策選択』勁草書房，1992年，55-62頁。

49) 顧客の分類については，大杉覚「医療行政の再編と健康政策局の組織対応」『社会環境と行政 Ⅲ』行政管理研究センター，1993年，52-73頁。

50) 1984年組織変更により医務局から健政局に，2001年1月から医政局となっている。

51) 診療報酬の機能について詳しくは，拙著，前掲書（第二版）2009年，329-370頁（初版2007年）。

52) 水野肇，前掲書，2005年，89-101頁。

53) 池上・キャンベル，前掲書，1996年，29-41頁。

54) 大杉覚「第4章　医療行政の再編と健康政策局の組織対応」『社会環境と行政 Ⅲ』行政管理研究センター，1993年。

55) 池上・キャンベル，前掲書，1996年，4-20頁。

56) 同上書，29-41頁。

57) 鴇田忠彦「第9章　日本医師会の行動」鴇田忠彦編『日本の医療経済』東洋経済新報社，1995年，160-165頁。

58) 池上・キャンベル，前掲書，1996年，20-28頁。

59）同上，1996年，4-20頁。
60）榎本健太郎・藤原朋子「第7章　厚生省の政策形成過程」城山英明・鈴木寛・細野助博編著『中央省庁の政策形成過程―日本官僚制の解剖』中央大学出版部，1999年，179-196頁。
61）村松岐夫『日本の行政―活動型官僚制の変貌』中央公論社，1994年，59-60頁。
62）水野肇「厚生官僚の実力と無力」『文芸春秋』1970年3月号。
63）医療専門職の特性に関しては，拙著，前掲書，2007年，111-168頁。
64）Freidson, E., *Professional Dominance: The Social Structure of Medical Care,* New York, Atherton Press, 1970. エリオット・フリードソン，進藤雄三・宝月誠訳『医療と専門家支配』恒星社厚生閣，1992年。
65）パーソンズに依拠している。Parsons, T., *Social Structure and Personality,* The Free Press, 1964, pp.325-344 (1951). 竹田良三監訳『社会構造とパーソナリティ』新泉社，1985年，429-450頁。
66）進藤雄三『医療の社会学』世界思想社，1990年。
67）広井良典『アメリカの医療政策と日本―科学・文化・経済のインターフェイス』勁草書房，1992年。
68）天野拓『現代アメリカの医療政策と専門家集団』慶應義塾大学出版会，2006年。
69）新川敏光『日本型福祉レジームの発展と変容』ミネルヴァ書房，2005年。しかしそのような事例研究は著者の知る限り多くはない。
70）新藤宗幸『技術官僚―その権力と病理』岩波新書，2002年，123-166頁。
71）西川伸一『官僚技官』五月書房，2002年。
72）藤田由紀子『公務員制度と専門性―技術系行政官の日英比較』専修大学出版局，2008年。医系技官に関する部分は博論がベースになっている。
73）宗前清貞「第5章　医療政策における専門知の形成と機能」久米郁男編『専門知と政治』早稲田大学出版部，2009年，149-176頁。
74）宗前清貞「自民党政権下における医療政策―保守政党の社会政策と利益団体」『年報政治学 2012-1 自民党と政権交代』日本政治学会，2012年。
75）藤田由紀子「第6章　医薬品行政における専門性と政治過程―合意形成が困難な行政領域での役割」内山融・伊藤武・岡山裕『専門性の政治学―デモクラシーとの相克と和解』ミネルヴァ書房，2012年，173-206頁。
76）1906年内務省令医師会規則で郡市医師会・道府県医師会が規定され，1922年医師会令で日本医師会が規定され1923年設立された。
77）田口富久治・十枝内良憲「圧力団体としての医師会」『中央公論』1959年4月号，246-268頁。
78）新藤宗幸『福祉行政と官僚制』岩波書店，1996年，57-68頁。
79）村松岐夫・伊藤光利・辻中豊「第5章　影響力の構造」『戦後日本の圧力団体』東洋経済新報社，1986年，215-271頁。
80）高橋秀行「8章　圧力団体　日本医師会の政治行動と意思決定」中野実編著『日本型政策決定の変容』東洋経済新報社，1986年，237-266頁。

第1章　医療供給政策における政策過程の特性　　*83*

81）新藤宗幸『行政指導』岩波書店，1992年，105-115頁。

82）鴇田忠彦，前掲，『日本の医療経済』東洋経済新報社，1995年，160-165頁。

83）ジョン.C.キャンベル「日本における診療報酬の展開」『季刊社会保障研究』29-4，1994年。

84）1993年度で総医療費約30兆円のうち9兆7千億円を政府が負担している。『医療白書』財団法人医療経済研究機構，1997年。

85）池上・キャンベル，前掲書，1996年，16頁。

86）ジョン.C.キャンベル，前掲論文，1994年。

87）鈴木善幸は1965年厚相に就任し日医との対話を進め，1967年に医療基本問題調査会会長に就任していた。

88）村松岐夫「第4章　ロビイング」村松岐夫・伊藤光利・辻中豊，前掲書，1986年，183-184頁。

89）同上，209頁。

90）高橋秀行「医療政策の形成をめぐる政治家・官僚・圧力団体」『明治大学大学院紀要』25-3，1988年。

91）池上・キャンベル，前掲書，1996年，12-14頁。

第**2**章

地域医療計画の形成・決定・実施過程（ケースⅠ・Ⅱ・Ⅲ）

　この章では地域医療計画に関わる以下の3つの事例についてその政策過程を記述する。3つの政策過程を比較して，政策過程の変容を明らかにすることが目的である。

① 1962年医療法改正による公的病床規制（ケースⅠ）

② 1972年幻の医療基本法案（ケースⅡ）

③ 1985年医療法改正による地域医療計画（ケースⅢ）

　以下の記述は主に，『社会保険旬報』『日医雑誌』『厚生省50年史』『日本医師会創立記念誌―戦後50年の歩み』『日本病院会30年史』『健保連50年の歩み』『戦後医療の50年[1]』などを参考にした。

1　1962年医療法改正（公的病床規制）の政策過程（ケースⅠ）

　この節では国民皆保険制度の実施を控えて医療供給体制の整備計画が議論され，1962年に医療法改正（公的病院の病床規制）が形成・決定・実施される政策過程を見ていく。医療供給体制を民間主体で整備していくこと，そのためには民間の不足部分を公的病院が補完し，過剰地域では民間を圧迫しないように公的病院に規制をかけることとなった。民間病院については医師会による自主規制を前提としていた。地域医療計画を策定せよという注目すべき医療制度調査会の答申もこの時期に行われている。

1-1　医療供給政策を取り巻く政治・経済・社会的背景

　1950年代は戦後の東西冷戦構造が確立していく時期だった。ドイツ，朝鮮半島，ベトナムなどが分断され，中国大陸にも社会主義国家が誕生していた。1949年NATOが成立，1954年朝鮮戦争が勃発し，1955年ワルシャワ条約機構も作られる。1961年にベルリンの壁が築かれ，1962年にはキューバ危機，1965年にはアメリカがベトナム戦争に直接介入していく。軍拡と経済競争の時代でもあった。

　国内では，敗戦後の混乱と復興期を経て，1955年保守合同とその後の55年体制の確立期であった。自民党1党と1/2政党と言われた社会党による政治過程となる。60年安保後には社会党が分裂し民社党が生まれる。イデオロギーから経済的利益を重視する社会へと転換していく。日本経済は池田内閣の「所得倍増計画」を契機として高度成長期へ向けてのスタートを切った。当時の政治課題は社会保障の充実と福祉国家の追求にあった。自民党は政策として「福祉社会の建設」を掲げ，社会福祉制度の充実，国民健康保険の充実，国民年金制度の創設などをあげていた。1956年4月の総選挙では自民，社会両党の公約に国民年金，国民皆保険と無医村の解消があげられ与野党共通のイシューとなってくる。

　自民党の政策の柱である，日米安保と国民皆年金を主張したのが賀屋興宣（主計局出身）だった。一方皆保険に熱心だった灘尾弘吉（旧内務省OB）は娘婿が国民健康保険課長だった。厚生省は当初年金だけだったものを健康保険も含めて皆年金・皆保険とする方向へ転換し，賀屋と灘尾の2人が皆年金・皆保険を実現させた[2]。以後自民党は社会保障の先取りをすることによって国民の支持を調達し長期政権を維持する。厚生省はこれにより肥大化していく。厚生省の主流派は社会局から保険局へと移っていく。

　国民皆保険の前提には，国民が安心していつでもどこでも医療サービスを受けられるという医療供給体制の担保が必要とされた。無医地区の解消，病院の適正配置，都市の医療機関の集中是正など医療機関整備の問題が浮上してく

る。当時の医療供給体制について零細な開業医が近代的医業経営についていけなくなっていること，医療の中心的役割が病院に移行していることなどが指摘されている[3]。しかし医療供給市場は自由開業医制に守られているため，医療施設の適正配置を行っていくには何らかの行政手段が必要だった。しかも国民皆保険制度を1961年から実施するためには，医療供給体制の整備拡充が急務とされていた。

　敗戦後に，医療体制の整備を公的医療機関を中心に行っていくという方針は，財政資金の不足から，医療法人制度の創設（1950年），医師優遇税制（1951年）[4]，医療金融公庫の創設（1960年）などのインフラ整備をしたうえで民間に委ねる方向に転換されていく。都市部への医療機関の集中に対し，公的病床は法で規制し，私的医療機関については地域医師会の調整に委ねることとなった。私的病床は医師会の自主規制で調整を行うといういわゆる「業界自主規制」が始まる。1960年7月に医療金融公庫が発足したが，融資の実行にあたっては地域医師会の了承を条件とすることが決められていた。

　当時の論調は「皆保険は医療の機会を保障するものであるが医療の国家統制であってはならない。皆保険を達成するためには法的規制はやむを得ない。医療面においても自由開業，自由医療の幅が保険医療という形で統制されてくることも保険形式による皆保険が進められてゆく限りやむを得ない。」というものだった[5]。

　この頃医薬分業問題を契機として厚生省と日医は険悪な状態になっていた。1958年9月には臨時税制委員懇談会が医師税制の28%課税措置の廃止論を打ち出している。1959年頃から病院ストライキが多発する。医療労働者の低賃金が指摘される一方で，病院経営側も赤字と主張し，病院団体として診療報酬アップの要求を始める。中医協への委員推薦をめぐって厚生省，医師会，病院団体，健保連の対立が始まり，甲・乙2表，職権告示問題など診療報酬をめぐる対立の時代へ入ってくる。

　国民皆保険体制が確立した1961年は，日本経済の成長期の始まりであり，その後医療機関の急増や施設の整備，医学の進歩とも相まって国民医療費も逐

第2章　地域医療計画の形成・決定・実施過程（ケースⅠ・Ⅱ・Ⅲ）　　*87*

次増加を続けていく。

1966年3月自治省は自治体病院の財政を立て直すため病院の独立採算制を打ち出し，厚生省は反対したが地方公営企業法が改正された。1967年頃より先進諸国では，イギリスの国営医療下では医師になかなかかかれないという診療待ち問題，フランスの償還率引き下げ問題など苦難の状況が伝えられ始めている[6]。

1966年医務局予算を見ると，公的医療機関の整備はがんブームに乗ってがんセンターの予算が一般病床整備の予算を食ってしまっていた[7]。医療供給政策における優先順位はがん，救急医療，僻地対策の順だった。

医療供給体制の社会化要求の必然性について佐口卓（1985）は次のように説明している。1959年の医療保障委員会の最終答申は，国民皆保険に一歩でも近づくことが急務として，医療機関の整備の状況が到底一元化を許さないという現実的判断から，医療制度の改革を断念した上で皆保険の促進を求めた。皆保険の出発が何ら医療制度の変更なしに進められ，言ってみれば上からの医療社会化だった[8]。佐口は医療保険制度が社会化されたのに対し医療供給制度が最初から矛盾を内包していたとして，その後は，政府による医療保険の抜本改革への取り組みも，政管健保の赤字累積への対応策に目を奪われ，かつ漸進的に健保改正を通じて改革を実現するという態度をとったために思い切った改革のないままに歳月を送ることになったと指摘する[9]。

1-2　1962年医療法改正案の内容

1-2-1　医療法改正前史

医療法の前身を簡単にたどっておく。明治7年に「医制」が制定され，自由開業医制とともに病院の開設については許可制にする旨の規定がおかれた。その後各府県に病院取締規則，診療所取締規則などが制定されている。1940年に医薬制度調査会答申「医療制度改善方策」が出された。医療機関の都市集中によって過剰競争状態に陥っているとして自由開業医制の下で医業統制を行う

こととする。第一は医師会の意見を聞いて厚生大臣は医師過剰地域での新規開
業を制限して分布の適正をはかる。第二に無医地区への公的医療機関の設置を
はかる。以上に加えて医療費制度の合理化，医療内容の向上，医師会組織など
について述べられていた[10]。1942年には国民医療法が制定された。病院と診
療所の区別を明確化し，医療機関の分布の不均衡を是正するために医師が診療
所を開設する場合にも許可を要すること，戦時体制下の国民医療の確保を目的
として日本医療団に関する規定などがおかれた[11]。これにより自由開業制に
国家統制が加えられ，戦時の総動員体制が固まっていく。しかし佐口卓はこの
時期の統制も自由開業医制に対する真っ向からの否定ではなかったとしてい
る[12]。厚生省の機構は，1938年同省創設から敗戦に至るまでは内務官僚主導
の下で戦時体制下の国策遂行のために組織が形成された。

　敗戦後GHQのPHW（Public Health and Welfare Section）の局長に任命さ
れたクロフォード・F・サムス大佐は軍医だった。1945年10月大幅な組織改
編が行われる。サムスは科学技術が行政に浸透していないのに驚き，科学技術
を根幹とする衛生行政を行わなければならないとして衛生局長勝俣稔をはじめ
とする技官達と検討する。その結果衛生3局の設置と局長に技官を当てること
が省内の事務官の反対を押し切って決まった。戦前では考えられない人事だっ
たという。しかし人事の流れは戦前から戦後へ隔絶することなく続いた。地方
衛生行政組織も衛生警察業務は都道府県衛生部，保健所に移管された[13]。

　敗戦後の医療供給体制を整備するため，まず1948年医療法が制定され公的
医療機関整備の方向が示された。衛生行政も敗戦直後の占領軍のためのものか
ら国民を対象とするものに，感染症対策から総合的なものに変化していく。厚
生省の医療制度審議会から「医療機関の整備改善方策」が出され，公的医療機
関を中心とする医療供給体制の整備が基本方針とされた[14]。医療法では，病
院の人員設備基準を定め，公的医療機関を法的に明確化し，財政的援助を行う
ことも明らかにした[15]。1950年には医療機関整備中央審議会が「医療機関整
備計画」を，1951年には医療機関審議会が「基幹病院整備計画要綱」を相次い
で発表し，病院を中心とする全国的な医療機関整備計画を推進しようとした[16]。

1950年には医療法人制度導入のための医療法改正が行われた。民間病院の開設者に法人格を与え経営主体の継続性と安定性を測る目的であった。しかし法人格取得の条件は3人以上の医師が勤務する病院または診療所とされており，個人病院が法人格を取得するには困難があった[17]。医療法人は公益を目的とするものではないものの，営利を目的としてはならないと定められ民法上は「中間法人」として位置づけられた。

杉山章子（1995）は，戦後の医療政策における戦前からの連続性すなわち自由開業医制と結びついた低医療費政策がとられ，初期の医療政策の中で示された医療の公共性の発展を阻害したと指摘する[18]。

1-2-2　医療法改正案の内容─公的病床規制

1962年医療法改正は，それまでの公的病院中心の医療供給体制の整備から一転して民間病院中心の整備へと方針転換したものだった。都市部への医療機関の集中防止が目的で，公的病院については法で規制し，民間については医師会を通じて自主的に規制を行うという前提だった。当初は公立・民間ともに規制し，公立病院中心の医療供給体制を整備していく構想だったが，国も自治体も財源難で民間主体の整備へと転換せざるを得なかった。改正の内容は，公的病院の定義と，病床過剰地域における公的病院の新設・増床を制限するものであった。自由開業医制のもとでは医師や病院の地域偏在が解消せず，都市部ではいたずらに自治体による過剰な投資が行われ，一方で無医地区が存在するなどという状態を解消する必要が叫ばれていた。自由開業医制の下で民間病院を中心に医療供給体制を整備していくために，公的病院の民業への圧迫を防止する意図もあった。その内容は以下のようなものだった[19]。

1 国，三公社，労働福祉事業団の病院開設計画については厚生大臣の意見を聞くこと。

2 公的，共済組合，健保組合，国保組合等の病院開設は県知事の計画認定が必要で，基準に適合しないときは都道府県知事は許可を与えないことができる。

90

3　都道府県に医療機関整備審議会をおく。

4　医療機関整備に関する基準は厚生大臣が医療審議会の意見を聞いて定めることとし，各地域別の人口対比必要病床数を定める。

　規制の対象は国，三公社五現業，公的医療機関，社会保険病院等で私的医療機関については触れていなかった。病院の開設，変更許可にあたっては，施設の構造設備・人員が第21条乃至23条の規定に基づく省令に適合するときは許可を与えなければならないが，公的病院については当該地域の必要病床数を超える場合には許可を与えないことができる。都道府県知事は，許可を与えない処分をするときはあらかじめ医療機関整備審議会の意見を聞かなければならないとされた。医療不足地域の体制整備と都市部の病床過剰地域における公的病院の新設・増床を規制することが目的で，私的医療機関については関係団体を通じて自主的に規制を行うという合意が成立していた。公的病院の規制だけではなく民間病院の規制も当然に考えられていた。低利の制度融資である医療金融公庫も貸付にあたっては地域医師会の同意を条件としていたし，都道府県も開設許可にあたっては医師会の了承を前提条件とすることになっていた。医師会にはそれだけの政治的影響力もあり，医師会の反対を押し切って開業する医療機関も見られなかった。しかも医療金融公庫の融資が得られないと病院の開設は困難な時代だった。

1-3　1962年医療法改正（公的病床規制）の政策過程

1-3-1　公的病床規制の形成・決定過程

　1955年の厚生省「社会保障委員会（7人委員会）」最終答申は国民皆保険が必要だと述べる。1956年社会保障制度審議会も同様の「医療保障制度に関する勧告」を行った。1959年から厚生省に設置された「医療保障委員会（5人委員会）」で，「地域医療計画」の検討が始まった。一連の審議会，委員会では「国民すべてに対し治療給付及び予防給付を受ける機会が均等に与えられるよう国家ないし社会の責任において給付の提供方法について措置を講じていくこ

と」すなわち「医療の社会化」が必要であるとしていた[20]。

　医療保障委員会の最終報告は，国民皆保険の実現，家庭医（定数制と登録制）と病院の機能分担などを提案したものであった。地域に必要な医療機関を整備すると同時に，無医地区の解消や都市部への医療機関の集中を抑制することも目的だった。具体的には以下のような内容だった[21]。

① 国民皆保険の普及や公的医療機関の比重の増大など医療の社会化が客観的な趨勢となってきている。

② 医療保障は単に経済的保障のみではなく，疾病の予防と治療，国民の健康の維持向上を図ることを目的としている。医療保障の全体系を構想する必要がある。

③ 保険医療費，公衆衛生のあり方などについて長期計画の策定が必要であり，長期計画には医師中心でなく患者中心とすること，医療機関の整備充実，専門医制度，公的資本による病院の整備，病院地区の設定等が必要である。

④ 医療の機会均等の確保のためには無医地区の解消，都市集中の排除，公的医療機関の整備と配置の適正化の推進には規制と助成が必要である。

⑤ 家庭医と専門医制度，病院と診療所など医療の機能分化をはかる。公的機関の性格と任務を明確にすることが重要で，公的資本による病院の整備が今後増大し，地区の中心的存在になるべきだ。

⑥ 長期計画的施策として医療機関の区分を医育機関及び基幹病院，一般病院，診療所の三つに区分し，基幹病院は公的機関とし資金も公費で賄い，外来は抑制する。

⑦ 医療制度調査会を設置し，国民のための医療保障長期計画を決定することを望む。

　しかし多くの社会保障学者の主張にも関わらず，厚生省は自由開業医制の下で民間主体の整備を行うことが現実的と考え，1959年2月に医療法改正案を社会保障制度審議会に諮問する。社会保障制度審議会では，医療機関整備の全体計画が欠如していること，医療制度調査会との関係などの検討が不充分であることなどの意見が出された。健保連・国保中央会の委員からは私的医療機関

の適正配置も考えること，新設の医療制度調査会で根本的に検討すべきだとの反対意見が，医師会側委員からは公的医療機関は無医地区のみに規制すべきだとの主張があった[22]。これを受けて3月厚生省は医療法改正案を国会に提出する。国民皆保険に備えて医療供給体制の整備を急ぐ必要があったにもかかわらず，1960年廃案となってしまう。医療制度調査会は日医と厚生省の対立で委員が決まらないため開けなかったが，1960年2月に医療金融公庫設置を条件に日医の協力を得て4月からやっと動き出す。

1961年12月医療制度調査会の中間報告が出された。その内容は，無医地区対策，看護職員の確保，私的医療施設に対する融資，オープンシステムなどを早急に実施することなどであった[23]。1962年2月に同調査会医療施設部会の部会長報告で，医療施設の適正配置につき一部大都市において医療需要と関係なく設置されるものが見受けられるとして，私的医療施設についても今後なお十分検討する必要があるが，さしあたり公的施設について適正配置が行われるよう措置を考えるべきであるとした[24]。

1962年3月に社会党が医療法改正案を提案，4月には自民党案も出る。公的病床規制は日医が以前から要求していたものであったが，自民党は臨時医療報酬調査会法案の提出を審議入りの交換条件として提案したため日医が拒否した[25]。公的病床を規制する医療法改正は社会党が提案を強行したため，自民党も方針を変更し議員提出となった。自民党小澤辰男議員は「医療機関の適正処置のため，まず需要が満たされている地区に公的病床を増やさないこととする。私的医療機関の規制は必ずしも必要でない。」としてこれを提案した[26]。

8月社会保障制度審議会の「社会保障制度の総合調整に関する基本方策についての答申及び社会保障の推進に関する勧告」では，はっきりと医療国営という考え方を否定し現行開業医制度の長所を認め，その前提の下において，全国民が医療機関を容易に利用し得るようにすると提言した[27]。これを受けて9月に前国会で社会党・自民党から別々に議員提案され継続審議となっていた医療法改正案が両党の折衷案となり成立した。

これにより，占領期以降の医療供給の根幹部分を公的制度で行うという政策

が，民間主体で公的病院は補完機能を果たすという方向へ大きく転換することとなった。

1-3-2 公的病床規制の実施過程

1962年医療法改正（公的病床規制）以後，民間病院については業界自主規制が行われることとなり，官僚が行政指導で支援した。病院開設の許可にあたって医師会の同意を必要とする慣行が制度化される。医師会の了解のない病院開設許可申請は受け付けない，棚ざらしする，内容不備で返す，審議会で質問が出て先送りされるなどの法的根拠のない「供給調整」が行われた。医療金融公庫の融資申請にも医師会の同意が不可欠の条件として求められた。一方で不足部分は公的整備で補完することとなっていたが，財政的制約からなかなか進まなかった。医療過疎地域における整備と不採算医療は以後延々と行政課題として継続されることになった。

1963年4月に医療制度調査会の地域医療計画策定を求める最終答申が以下のような内容で行われた[28]。

① 医療施設の配置と体系の適正化は，地域の実情と住民の医療需要に応じた分析を基に，その積み重ねによって実施すること。そのため「地域保健調査会」を設置する。

② 地方公共団体等の開設する医療施設の整備をはかる。

③ 公的資本による医療施設は開放型とする。

④ 厚生省所管の医療施設の運営は地方公共団体等に移管し，運営と監督を分離する。

⑤ 地方公共団体等の施設，日赤，済生会等公益的団体の施設に国は財政援助を行う。

9月には診療報酬の地域差が撤廃された[29]。これにより厚生省は日医の協力を取り付け，10月には医師会の委員が決まらずに開けなかった医療審議会がやっと再開した。医療審議会では，医療法改正で定めた病床過剰地域を決めるための地域の選定，病床数の算定を行い，1964年2月に答申が行われた[30]。

1966年末までの2年間の基準数値を設定したもので，以後2年ごとに厚生省は医療審議会へ公的医療機関の病床規制に関する必要病床数についての諮問を行い，数値の適用期間を毎回延長していく。必要病床数の見直しの度に公的病院や健保連からは強硬な廃止要求が出された。公的病床規制の2年毎の見直しは1979年2月の医療審議会答申まで続く。

この後日本の医療供給体制は発展期に入り，厚生省，日医，健保連の政治的争点は診療報酬の上げ幅の問題にシフトしていく。

1-4 アクターとアクター間関係

1-4-1 厚生省

政府の経済6ヶ年計画に対応して，厚生省でも1956年から始まる社会保障5ヶ年計画が策定された。初年度として，医療機関の計画的整備（医療の普及していない地区の整備と特殊医療機関，結核・精神など），国民皆保険，国民年金の実施などが打ち出された。1956年に大臣官房企画室に医療保障委員会（5人委員会）が設置される。厚生省は国民健康保険法改正案を国会に提出する。しかし1956年4月の衆議院解散で廃案になってしまう。1957年には堀木厚相による甲・乙2表問題などで厚生省と医師会とは激しく対立することになる。1959年4月には厚生省設置法が改正され，年金局の設置，国民年金審議会，医療制度調査会などの設置が決まるが，医療制度調査会は日医の反対でなかなか発足せず，中医協も日医委員の欠席で開けない状況だった。

1959年9月に厚生省は1960年度予算要求にあたり1965年を目標とする以下の「医療機関整備計画案」を策定した[31]。

（1）病院整備計画

① 地方公共団体が設置する公的医療機関を中心として整備をはかる。

② 病床整備目標は38万床（現在12万床）とする。

③ 医療機関の県庁所在地への偏在を規制する。規制にあたって，地域は保健所管轄区域とし，人口30万以上の都市では人口1万あたり55床，10万以上

では50床，その他の市町村では35床とする。

④ 都道府県を整備の単位とし，都道府県立病院を中心とする公的医療機関を主体に整備する。病院網を都道府県中央病院（300床以上の総合病院かつ医育機関である公的病院），地方病院（3ないし4の保健所の管轄区域である地方診療圏に200床以上の総合病院である公的医療機関），地区病院（各保険所区域に100床程度の公的医療機関）に整理する。

(2) 診療所整備計画

① 従来通り私的医療機関を中心に整備し，無医地区には公的診療所を設置する。

② 整備目標を人口2千人あたり1診療所とする。

(3) 財政的措置として公的医療機関には国庫補助等，私的医療機関には長期低利の特殊金融機関を設置する。

しかしその後厚生省は，医療供給体制の社会化が必要と主張する審議会と対立していくことになる。医療供給政策の課題は公衆衛生・個別医療政策で，結核・伝染病対策，母子保健対策などが成功を収め，重点はがん・救急医療・僻地対策などに移っていく。

1964年12月厚生省は，医務局にオープン病院研究会を設置し，問題点の整理と助成措置の検討を行っている。1965年1月神田厚相は医療費緊急是正9.5％の職権告示を行った。これにより厚生省は，今度は支払い側と対立関係に入り，支払い側7団体の結束が強まる。6月に後任の鈴木善幸厚相は，中医協会長に東畑精一を任命し医師会との対立を収拾すべく動き出す。1967年11月に厚生省は「医療保険制度改革試案」を自民党医療基本問題調査会に提出した。

厚生省組織は，1962年5月に厚生省設置法が改正され社会保険庁が設置される。1964年1月に梅本純正[32]が官房長に就任する。吉村仁は1953年に入省し，1959年5月に大臣官房企画室[33]，1962年4月三重県民生部厚生課長に出向し，1964年8月には厚生省の補助金を得て『三重県保健福祉計画』を策定している。1965年医務局長に就任した若松栄一[34]は当時の医務局行政を次

96

のように語っている[35]。

「医務局は元来政策的なものがやりにくいところ，医療保険とつながる問題が多く，残った問題といえば医療施設や医療関係者の身分の問題で新機軸や新しい施策の展開が難しい，その反面雑事が多い。国の医療行政についての家政婦的な仕事である。医療が医療保険に引きづられているのは確かだが皆保険の今日，保険財政の赤字を無視するわけにはいかない。病院にしたって皆零細企業に近い。大企業育成じゃなくて中小企業対策なんだから簡単にはいかない。」率直に医務局の役割を，医療保険の下請けと中小企業保護政策であると述べている。

1967年9月には保険局長に梅本純正が就任し，後任の官房長には戸沢政方[36]がなる。また医務局次長に就任した北川力夫は「医政面と現業面（国立病院等）とを分離すべきだ」と語っている[37]。1968年吉村は社会保険庁船員保険課長に最年少（当時36才）で就任している。

厚生省の課題は戦後の医療体制整備と国民皆保険を控えての準備期を過ぎると，医療費の急増問題に直面する。厚生省，保険者，医師会の三つ巴の闘争が始まることになった。この時期に後の医療政策に重要な役割を果たす保険官僚達が配置されている。医務局はまだ保険局の下請け的存在であったことが若松の発言からもうかがえる。

1-4-2　医師会と病院団体

1957年4月，武見太郎[38]が日本医師会長に就任する。武見は1982年3月まで25年間医師会長の座に君臨することになる。4月27には「暁の団交」が行われ厚生省は武見医師会の下に屈服することになってしまう[39]。医療保障委員会答申に対して日医は，医療の社会化を医療の国営ないし公営化をめざすものだとして，新たに設置される医療制度調査会が7人委員会・5人委員会などの答申を受けて医療公営化に向けての検討を行うことには反対する。武見の役人嫌いの原点は，1952年社会保障制度審議会の勧告書を厚生省出身の事務局長が省にとって都合の悪い部分を勝手に削ったという事件からだったという[40]。

武見は常に「医療国営化」を懸念し，専門職の自律性を主張した。

1961年に国民皆保険が実施されるが，日医はこれに抗議して全国一斉休診（2月19日，日曜日）を行っている。その後医療制度調査会には医師会委員8人を送り込んで包括医療，地域性などを重視した地域医療計画を策定するために「地域保健調査会」を設置すべきと医師会寄りの答申をさせている。1964年8月に日医は厚生省の「厚生行政の課題」を批判して，医療機関の整備については包括的医療の立場に立って医療制度調査会の勧告の線で体系的な整備を地域社会を中心にして開発すべきであると主張する。日医の1966年度事業計画を見ると医療制度の近代化について，「医療制度調査会答申の尊重と実現」，地域社会を基本とする医療体制の確立，地域保健調査会の設置，臨床検査センター・医師会病院の推進，病院オープン化の検討などがあげられていた[41]。

厚生省と日医の対立に加えて，1957年9月には堀木厚相が診療報酬に甲・乙2表を諮問することにより日本病院協会と日医との対立も始まる。日本病院協会は，甲表は物と技術を分離して病院の組織と機能を尊重したものであるとして賛成し，健保連，国保団体中央会，日本薬剤師協会，日経連の4団体とともに新点数の即時告示を要求した。武見会長が中医協神崎三益委員（日本病院協会副会長）の辞任を求めたことから，日医と日病との対立が深刻化した。近畿・東海数県の病院協会は日医と対立する日病執行部に反対意見を表明した[42]。1962年2月には日病が分裂し，日医の後押しで私的病院が中心の全日本病院協会が設立された。さらに4月には全国自治体病院協議会が設立され病院団体は完全な分裂状態となってしまう。1959年から病院争議が多発し，病院団体は賃上げのための診療報酬の引き上げを要求し始めていた。1964年日病と全自病が主催した医療費緊急是正促進懇談会において，全国公私病院連盟を設立し，政治面（医療費に関する動き）を委ねることとなった。7月には公私病院連盟の設立総会が開かれ，医療費30％の値上げ，中医協への病院団体の参加を決議している。1966年4月日病は「医療制度並びに診療報酬体系改革案」を発表し，診療報酬を家庭医（人頭払い制），病院へは医師技術料（Doctor

98

Fee）と病院経営費（Hospital Fee）とに分離すること，差額徴収（自由診療）を認めること，病院等の固定設備費は公費負担及び非課税寄付金によることなど医師会とは全く違う主張をするようになる。

　日医は武見体制が確立し，日医と厚生省保険局との対立軸も確定する。武見の政治手法は，厚生官僚を抜きにして武見の個人的政治人脈を通じての自民党，政府とのトップ交渉が中心だった。医療体制も順次整備され個人開業医と病院団体の対立が発生してくる。しかも病院団体は診療報酬に関する意見の対立から分裂してしまい，結果的に医療供給側は日本医師会が代表することが制度的に確立した。

　しかし医療供給政策については，医療金融公庫の設立，医療法改正による公的病床規制（民間については医師会の自主調整が前提となっている）など医療保険制度のような全面対立関係ではなく，業界と官僚の依存関係が成立したと言える。厚生省側も医療金融公庫，制限診療の撤廃，診療報酬の地域差の撤廃など医師会や武見体制の確立を支援する政策を行っている。医療制度調査会答申は，医師会と厚生省の協調により戦後の公的病院中心の医療供給体制から一転して医師会主導の医療供給計画を実施しようとする目論見だった。

1-4-3　社会党，健保連

　健保連は厚生省の医療機関整備計画案のような公的病院主体の医療体制を要求し，1961年8月に以下のような中間報告を出した[43]。
① 今後の医療機関整備は公的医療機関を主体とする。
② 医療の機会均等，設備投資のムダ，医療機関の競合を排除し経営の安定を期するために公私を含めて医療機関の配置・規模・機能などについて何らかの規制を行う。
③ 病院地区といった区域を設定し基幹的中央病院，地方病院，地区病院，診療所の区分と系列化を行う。
④ 病院と診療所の機能分化をはかる。
⑤ 病院の設備内容基準を見直すこと。

⑥ 公的医療機関には公的資金投入，独立採算についても再検討をする。

⑦ 公的医療機関を中心に助成措置を講ずる。

　社会党も医療社会化をめざし，1962年1月に「社会保障政策大綱」を発表し，医療法改正案の提出へと動き出した。医療制度については以下の内容だった[44]。

① 医療機関の適正な配置と整備をはかる。公的医療機関を軸として全国主要都市に適正に配置する。国は必要な援助をする。

② 私的医療機関の配置は関係団体を通じて自主的に規制せしめる。例えば医師会自身による自主的な開業医の乱立防止をはかる。

③ 公的病院は入院を主体とし私的医療機関（開業医）と役割分担する。

④ 看護婦その他の医療労働者の待遇改善，医師の処遇改善などをはかる。

　社会党は3月にこれをもとに医療法改正案を国会に提出した。改正案の趣旨は無医地区や医療機関の不足する地域がある反面，医療機関に対する需要がすでに十分満たされている地域に医療機関の新増設が行われる現状を規制して医療機関の乱立を防止しようとするものだった[45]。医療保障充実，医療労働者の待遇改善などの多くのなすべき問題があるが，とりあえず医療機関の配置を計画的に行う必要があるとした。公的医療機関の開設・増床については当該地域の必要病床数を超えるときは許可を与えないことができる，三公社その他事業団の病院開設増床については計画を厚生大臣に通知しなければならないなどの内容で先の厚生省案とほぼ同じだった。社会党は国民皆保険の実施を控えて医療供給体制の整備を急ぐ必要があったためと，医療供給体制の社会化は現実的には財源からも不可能であることは自覚しており，民間主体で自主規制を行わせながら整備するしかないとして医療法改正提案につながった。

　健保連や社会党の主張は，当時の社会保障学者や審議会，厚生省とも多くの点で共通しており，厚生省の主張を代弁していた部分もあった。

1-4-4　自民党

日医の武見会長は吉田茂と縁戚関係だったことから，厚生省と交渉が決裂す

るとそれまでの自民党医系議員に頼る手法を改め，直接自民党のトップと交渉する過程に持ち込んだ。佐藤をはじめとする吉田学校出身者は武見に取り込まれていた。大野伴睦も医師会の強力な支援者だった。神田厚相は大野派だった。1958年選挙で武見は日医の政治団体である日本医師連盟を使って，医系議員排除に出た。医療金融公庫法は大野に武見が直談判して佐藤蔵相に認めさせたという[46]。自民党6役と厚相とで最終決着をはかる場面が多くなっていた。この時期の政策過程については，官僚と医系議員が排除され，政策決定過程が「自民党—医系議員—日医」から「自民党—日医」に変化したという[47]。

　1962年4月に自民党は臨時医療報酬調査会法案（病院協会を参加させる案）を医療法改正案と抱き合わせで成立させようとする。これに対し日医は医療法改正には賛成だが医療報酬調査会法案には反対した。自民党の医療法改正案の内容も厚生省案とほぼ同じであった。同法案は継続審議となって次の国会では社会党の提案に乗って議員立法に持ち込まれることになる。

　この頃の自民党は選挙が近くなると医師会寄り（支援者の役割）にシフトしたものの，基本的には厚生省と医師会との調整者としての役割を果たしていた。

2　1972年幻の医療基本法案の政策過程（ケースⅡ）

　この節では1972年に提案された「幻の医療基本法案」の立法過程と，「廃案後の地域医療計画の実施過程」を見ていく。日本医師会による保険医総辞退の収拾にあたり，政府と医師会は医療基本法を制定することで合意し，政策決定過程に入るが佐藤内閣の退陣により医療保険抜本改革法案とともに廃案となってしまう。この頃から厚生省内の医系技官グループが医師会と連携し医療制度調査会答申に基づく地域医療計画の考え方を政策に反映させるべく政策官僚へと変身していったと著者は考える。

2-1 医療供給政策を取り巻く政治・経済・社会的背景

　世界的な冷戦体制膠着の下で，1960年代後半から70年初頭にかけて先進国ではケインズ型福祉国家や社会民主主義の政治体制が確立していた。ジョンソン政権の偉大な社会建設，西ドイツのブラント政権の改革など知識人や労働組合の力に支えられた福祉拡充の時代だった。オイルショック後も低成長下の経済危機打開のために70年代半ば過ぎまで革新勢力に妥協しこれを取り込む体制が続いた。国家が産業政策にも関与することで福祉制度を維持しようとした。

　我が国でも高度成長期を迎えて世界市場へ進出し始める。しかし，1970年代に入るとそれまでの経済的利益中心の高度成長の歪みが噴出する。各地で発生する公害問題の根本的解決を迫られるようになり，1971年には環境庁が設置される。政治的背景には保革伯仲状況の出現と革新自治体の増加があった。都市部を中心に革新自治体が増加し，1969年に東京都知事，1971年には大阪府知事が革新系に代わり，保革伯仲状況が出現する。政権は11年続いた佐藤政権から田中，三木へと移っていく。1973年革新自治体の福祉政策に突き上げられて田中内閣は，老人医療費無料化，被扶養者の給付率7割，5万円年金と物価スライド制などの目玉的改正を行った。

　1973年は福祉元年と言われ多くの改革が行われたが，秋のオイルショックから一転して厳しい財政状況へと向かうことになった。高度成長から低成長時代へと日本経済も急転換する。国民皆保険の実施以降，医療需要の顕在化，人口構成の高齢化の進展，医療技術の進歩などの諸要因が相まって政管健保の財政状況は急速に悪化していた。国鉄，米と並んで3K赤字と呼ばれるようになるが，高度成長期と税収増，加えて社会保障関係費の比率がまだ低かったことなどで問題化しなかった。これらの1973年を起点とした社会保障の充実について横山和彦（1988）も，高齢化，消費者物価の上昇などあったもののこの時期には高度成長の成果である財政能力がまだあったと説明する[48]。

　1975年頃から福祉見直し論が台頭し始め，革新自治体の「バラマキ福祉」

が非難の対象となってくる。1973年から1979年まで福祉元年の基調を守り続けた背景には1974年7月参議院選挙，1976年12月衆議院選挙など衆参両院で保革伯仲の本格化があったためもある。保革伯仲状況は1980年6月のダブル選挙まで続くことになり，1980年予算編成でようやく基本方針の転換が行われた。

　医療制度では，1960年代後半から医療供給体制の立ち遅れが指摘され始める。診断機器，治療機器の急速な進歩は医療費の増加に影響を与え始めた。人工腎臓の普及も医療費を増加させた。1968年には厚生省の医療保険抜本改革試案，健保特例法，薬価基準引き下げ，新点数実施，インターン制度廃止などが相次いで提案されている。

　健保連は，厚生省の医療保険抜本改正案は自民党鈴木調査会と日医の話し合いから生まれたもので日医案そのものであり，財政対策の前に医療制度や診療報酬体系の是正など基本問題の方が先と主張していた[49]。健保連や野党からは医療保険改革の前に医療制度改革が前提という意見が強くなりつつあった。この頃医療側からも新全国総合開発計画に刺激されて，都道府県単位より広域にわたる医療計画が必要との論調もみられた[50]。

　一方で社会やマスメディアの医師会叩きも激しくなっていた。1974年10月税制調査会は医師優遇税制廃止を答申するが，1975年1月自民党は見送りを決定する。3月に社会党の堀昌雄[51]が医師優遇税制廃止と引き替えに一人医療法人制度を日医に提案するが，日医は反対を表明する。社会・公明両党は，優遇税制改正案を提出し否決される。武見と渡辺美智雄厚相は医師税制問題で対立することになる。1978年には医師優遇税制も廃止に追い込まれる。

　救急医療の立ち遅れから，「救急車たらい回し訴訟」が問題になっており，総評は救急医療国民会議を結成，自治体病院設立要求を出してくる。このため政府は，救急体制の整備に国をあげて取り組むこととなった[52]。1977年4月社会党は救急医療整備法案を発表[53]，日医は旧軍隊の軍医配置体制だと批判した[54]。9月に自民党医療基本問題調査会に橋本龍太郎副会長（衆議院社労委員長）が私案提出，その中で「自治体病院の半数強が救急医療を行っていな

い。」と指摘し，医療供給体制については公私の役割を明確化し自由医療体制を堅持する方針を打ち出す[55]。

1977年9月文部省の1978年度予算概算要求で，福井，山梨，香川に医大創設要求が盛り込まれ「一県一医大構想」が実現へ向かうことになる。この後1980年代に医師急増問題へとつながっていく。

2-2　1972年医療基本法案の内容と野党の対抗案

2-2-1　医療基本法案の内容

1972年5月26日国会に提出された医療基本法案は前文，第1章総則，第2章医療計画等，第3章医療計画審議会等の全10条からなる医療供給政策に関する基本方針を定めた簡単なものだった。その主な内容は以下の通りである[56]。

1　医療政策の目標は，医学医術の進歩発展，医療従事者の養成確保，医療施設の整備等に必要な施策を講ずることにより，医療の普及向上，国民福祉の増進に資することである。国及び地方公共団体には必要な施策を行う責務がある。

2　厚生大臣は，医療計画審議会の意見を聞いて医療計画を定める。医療計画審議会は委員7人以内で構成する。

3　知事は，都道府県医療計画審議会の意見を聞いて都道府県医療計画を定める。

4　都道府県医療計画においては，必要に応じ区分する地域ごとに実施すべき医療施策について計画を定める。

5　都道府県医療計画審議会の組織・運営に関し必要な事項は都道府県条例で定める。

6　都道府県は地域ごとに地域医療協議会を設置する。地域医療協議会の組織及び運営については都道府県の条例で定める。

　法案自体は簡単なものだったが，その背景には国の医療計画，都道府県医療計画，地域医療計画の策定と実施を誰がどのように行うのかをめぐって，関係

団体の医療の支配権をめぐる争いを生み出すことになった。審議会，協議会の委員については明示はないものの医療専門家であることが前提であり，保険者や野党の排除は勿論，病院団体の排除も予定されていた。地域医師会中心の医療計画策定が目的だった。

2-2-2　野党3党の医療保障基本法案の内容

　1972年5月15日に社会，公明，民社の3野党は共同提案で医療保障基本法案を国会に提出した。その内容は社会党が発表していた医療保障基本法要綱第2次草案に公明党，民社党の意見を採り入れたものだった。法案は全8章38条からなるものだったが医療供給政策に関する主な内容は以下の通りだった[57]。

1　全ての国民は，憲法の精神に基づき等しく適切な医療を受けることが保障される。

2　国及び地方公共団体は，医療保障に関する施策を総合的かつ計画的に策定し実施する責務を有する。

3　政府は，医療保障施策の遂行に必要な財源を優先的に確保しなければならない。

4　住民の健康管理を担当する健康管理医を置く。

5　病院，診療所の機能を明確にし病院の外来は紹介制，診療所は入院を取り扱わない。

6　医療機関の体系的整備は，主として公共医療機関により行う。

7　地域基幹病院を人口20万を単位とする地域ごとに設置する。

8　公共医療機関の施設及び運営に関する経費は国及び地方公共団体が責任を負う。

9　医療施策の推進のために中央医療委員会（7人），都道府県に地方医療委員会（7人），保健所単位に健康管理委員会（20人）を設置する。地方医療委員会の委員は公選による。健康管理委員会の過半数は住民を代表する委員とする。

　野党3党の合意により，対抗としての「医療社会化法案」が初めて形成され

た。健康管理医制度，委員の公選制，過半数を住民代表にすることなどは，日医をして「医療の人民管理」だと反発させることになる。その背景には保革伯仲状況があり，野党や健保連には医療制度の改革を医療専門家に任せないで社会民主的に行えるかもしれないという期待と実現可能性も見えていた。

2-3　1972年医療基本法案の政策過程

2-3-1　医療基本法案の形成と廃案に至る過程─専門職政策コミュニティの形成

医療基本法案の立法過程で医系技官が「一皮むけて」政策官僚として変身するとともに，医系技官と医師会からなる専門職政策共同体（専門職政策コミュニティ）が成立する過程をたどる。立法過程で，第一次，第二次，第三次と試案が順次医師会寄りに修正され中央統制的な部分が削除されていく。医系技官・医師会共同体がこの過程を通じて形成されていった。松尾政雄[58]医務局長が積極的に武見医師会と根回しを行ったこと，後任の滝沢正医務局長が廃案後も都道府県での地域医療計画策定を指示したことに着目する。

1969年9月医療審議会は医療機関整備部会で今後の運営方針について，包括医療の観点から広域圏構想のマスタープランを作ること，公的医療機関の性格・役割を検討することの2点を決め，そのための小委員会設置を決定した[59]。10月厚生省は，社会保険審議会に関連制度が無視されているとの委員の批判に応えて「医療保険に関連する制度について」の資料を提出した。その内容は以下の通りだった[60]。

① 包括的，一体的な保健衛生サービスの体制を確立する。

② 病院と診療所の連携をはかり，開放型医療施設を拡充する。

③ 公的医療機関は先駆高度及び不採算医療，医療従事者の養成訓練などを行う。

④ 病床不足地区の病床整備，無医地区の解消，老朽病院の改築整備などを進める。

⑤ 医療行政体制を刷新する。

1970年2月医療審議会の小委員会が，医療法の公的病床規制は機能的な配慮が無く不合理で，地域保健計画を作成する必要があり，医療法の改正が必要だとの検討結果を医療機関整備部会に報告している[61]。

1970年10月社会保険審議会は「医療保険の前提問題についての意見書」をまとめる。医療供給体制については以下のようだった[62]。

① 医療機関の機能分化，適正配置，医療機関相互の連携強化等総合的かつ体系的な整備を行う。具体化にあたっては公費の投入，地域的計画の確立が必要である。

② 公的医療機関は私的医療機関との連携のもとに公的本来の使命を果たす。独立採算制を排除する。

1971年7月保険医総辞退の収拾時に，医療基本法の必要性を武見が提案し政府との合意事項となった。

1971年9月社会保障制度審議会は「医療保険制度改革について」を答申，その中で医療制度について，「皆保険体制に入るとき医療制度の質的転換をすべきであった。皆保険になっても自由開業制は変わらず，結果的に公私の医療機関の分担区分は著しく歪められてしまった。」として以下の内容があった[63]。

① 共通の前提となる医療需給予測が必要である。

② 医師の養成のための国庫補助を行うべきである。

③ 公的医療機関の再編整備（計画的投資）と，私的医療機関にも漸次公的な規制を加える必要がある。

④ 病院・診療所の機能分化を行うべきである。

社会保障制度審議会は公的病院の拡充強化を打ち出し厚生省と対立することになる。9月には社会保険審議会も答申を出し地域医療計画が必要と同様の指摘をした[64]。

厚生省の医療基本法案は，1970年医療保険の抜本改正にあわせて用意されたものだったが，目的は医療供給体制の総合的・計画的な整備をはかることであった。しかし諮問を受けた社会保障制度審議会，社会保険審議会はともに，医療の機会均等の原則に基づき医療機関の機能に応じた配置を行おうとすれ

ば，公的医療機関のみの病床規制から公私を問わぬ配置規制，自由開業医制への何らかの制約を行わざるを得ないとして反対した。医療供給側からも，医療国営化であるとして反対意見が出される。

1972年に入ると医療基本法案の立法過程が始まり，医系技官達により法案内容が医師会寄りに修正されていく過程を見ることができる。

(1) 1972年1月，医療基本法案要綱（第一次事務局試案）[65]
• 国は国民医療審議会の意見を聞いて国民医療基本計画を策定する。
• 国の計画に基づき知事は都道府県医療審議会の意見を聞いて都道府県医療計画を策定する。
• 知事は医療計画策定に当たり，あらかじめ厚生大臣に協議する。
• 国立医療機関を中心に整備を行う。
• 地域医療協議会は都道府県医療計画の策定につき意見を述べ実施につき協議する。
• 地域医療協議会の委員は医療関係団体等の意見を聞いて，医師その他の学識経験者等のうちから知事が任命する。

日医は医療基本法案について官僚統制の押しつけと反対声明[66]，全自病は開業医中心で自治体病院無視と反対声明を行う[67]。

(2) 1972年2月，自民党医療基本問題調査会の意見に基づき第二次案が提出される。修正された内容は以下のようだった[68]。
• 「国民医療計画」を「医療基本計画」に修正する。
• 「国の計画に基づき」を削除する。
• 「国立その他の公的医療施設の役割を明確にする」に修正

自民党の医療基本問題調査会（鈴木善幸会長）は，第二次案を関係団体に送付し意見を求めた。関係団体の意見を要約すると以下の通りだった[69]。

＜日　医＞：官僚統制の意図のもとに上からの押しつけであり，本来あるべき地域医療からの積み上げではない。厚生行政については国から地方への権限委譲と公私の機能分担を明確にしなければならない。

＜日　病＞：地域計画が出発点となり，都道府県の医療体系の計画が優先して

国はその調整を行うべき。審議会・協議会の委員の構成員は常に高い次元に立て。医療については医療の基本が保険に優先するべきである。

<全日病>：官僚統制，国営医療を避け民業優先の建前を維持しながらその足らざるところを官公が補完する体制にすべきである。

<全自病>：公的病院は公費により積極的に計画的整備を行う。医療施設の体系的整備にあたっては都道府県，市（人口20万以上），広域市町村を地域単位とする。地方公共団体が地域中核病院，へき地医療施設，救急医療施設，リハビリテーション施設，老人医療施設等を設立し運営する。医療計画審議会の委員は少人数とし関係団体の利益を代表するものは除くべきである。

<健保連>：医療の需要と供給の側の体制がアンバランスであり，医療受給の機会均等は国の責任として義務づける。自由開業医制を再検討し，公的医療機関を主体に整備していくことを規定すべきである。医療の場における医師の主体性は尊重するが，医療の本質が利害関係者によって阻害されないように医療に関する諸機構については医療を需要する国民の参加を原則とすべきである。

(3) 1972年3月，引き続き関係者の意見を聞いて修正された第二次案[70]

• 前文に理念を追加し，医療従事者を医師・歯科医師その他の医療従事者と明示した。

• 国立・公的施設の明示をやめ「各種医療施設の機能を明確にする」に修正した。

• 「都道府県知事はあらかじめ厚生大臣に協議する」を「厚生大臣は必要に応じ知事に技術的な助言・勧告をすることができる」に修正した。

1972年4月社会保険審議会は財政調整を含む医療保険抜本改正を是認する答申をした。健保連は臨時総会で財政調整反対の決議を行う。

(4) 1972年4月，医療基本法案として社保審へ諮問された第四次案[71]

• 「厚生大臣の助言・勧告」を削除した。

社会保障制度審議会は，公私を問わぬ配置規制（自由開業制の規制）が必要であり，医療計画を審議する中央・地方医療審議会，地域医療協議会の関係が明らかでないこと，委員には利害関係のない公正な者を選任すべきであると指摘した[72]。

(5) 1972年5月，国会に提出された第五次案[73]

• 医療計画審議会の委員は7人以内とする。

• 前文中の医療担当者「医師及び歯科医師並びに薬剤師，看護婦その他の医療従事者」を「医師及び歯科医師が中心になって医療を行う」に修正した。

•「地域医療協議会の組織・運営は都道府県の条例で定める」に修正した。

　このように医療基本法案の立法過程で，厚生省事務局試案は，医系技官により，中央統制的な部分が削除され，地域医師会が中心となる政策に変更されていく。

　野党3党も「医療保障基本法案」を共同提案して，医療機関については病院と診療所の機能分担の明確化と体系的整備を行い，公共医療機関主導を打ち出した。公共医療機関の独立採算制を原則否定すべきと主張した。その内容は日医をして「医療の社会化」と言わしめるものだった。

　1972年5月全国医務主管課長会議で松尾医務局長は，「医療基本法案は医療転換期にあたり，医療制度を保険制度から解き放ち医療制度自身の問題として組み直すもの」であり，地域医療協議会の構成は学識経験者以外に実務家が必要であると説明した[74]。技官グループの自立・政策官僚化と医師会との連携を宣言したものだった。1972年6月佐藤政権末期のどさくさで，医療基本法案は健保，国鉄運賃値上げ両法案とともに廃案になってしまう。

　医療基本法案の立法過程で，厚生省事務局試案[75]が医系技官により順次医師会寄りに修正され，中央統制的な部分が削除されていく。医系技官が「一皮むけて」政策官僚へと変身し，医系技官と医師会からなる専門職政策コミュニティが成立する過程が読みとれる。

2-3-2　廃案後の地域医療計画の実施過程—実験的事業による政策形成

　廃案後も後任の滝沢正[76]医務局長は，都道府県での地域医療計画策定を指示する。立法過程と「廃案後の地域医療計画の実施過程」で医系技官・医師会共同体がますます強化されていったと著者は考える。ここで医系技官グループは「実験的事業による政策形成」という新たな行政手法を取り入れる。

　1972年8月医務局長に滝沢が就任し，医療基本法は地域医療計画法として再検討したいと発言する[77]。8月30日に塩見俊二厚相と医療関係3局長（滝沢医務局長ほか2名）が，日医武見会長と医療基本法の今後について話し合うという注目すべき懇談が行われる。ムードはよかったと加倉井俊一[78]公衆衛生局長が語っている[79]。この日の懇談は武見が，保険問題は抜きにして双方の幹部が「医療の基本問題」について話し合いを持とうと厚生省に申し入れ実現した。懇談は今後も続けていくことが合意された。

　1972年11月社会保険指導者講習会で滝沢医務局長が講演し次のように述べた[80]。「医療基本法の考え方は不可欠であるが『中央から地方へ』ではなく，『地方の地域医療計画が積み上げられていく手法』で行う。国は地方のやりやすいように財政・金融・税制に配慮する。今後は医師会などと充分協議して法案は白紙に戻して再検討する。」

　続いて1972年12月の医療審議会でも滝沢は，医療基本法案を再提出したいと述べる。1973年2月3度目の健保法改正案提出，7月には野党から健保法改正案の対案として医療社会化を目指す「医療保障基本法案」が再提案される。1974年3月戸沢政方次官は就任記者会見で，「医療基本法案は健保法抜本改正のいわば後押しのために提出したもので，お粗末なのでご破算にする」と冷淡だった[81]。保険官僚と医系技官グループの溝がはっきりと現れた発言だった。

　1974年4月全国医務主管課長会議で滝沢医務局長は次のように発言した[82]。「医療計画については，野党法案（医療の社会化）には根本的に一致できない。医療基本法を提出しなくても地域医療圏ごとの具体的な医療計画を決めていく。本年度予算に地域保健医療計画策定費660万円を計上する。5県のモデルで地域医療計画を策定し，その後全県で実施する。」野党の医療社会化構想と

対決すべく地域医療計画の必要性を強調している。戸沢次官との意見の相違も明らかである。

　5月に厚生省は，前年に行った全国の無医地区調査の結果を公表している[83]。この頃沢内村・湯田町の地域包括医療開発計画が報告されている[84]。8月には厚生省内の「地域保健医療計画策定委員会」が岩手，埼玉，新潟，和歌山，島根の5県で医療圏域設定の検討を行った報告書を発表している[85]。12月に医療審議会が地域医療計画の推進を要望したのに対し，滝沢は精力的に取り組むと発言した[86]。1975年1月に全国民生・衛生部長会議で，滝沢は地域医療計画を推進すると説明し[87]，5月の全国医務主管課長会議でも個々の地域の医療のニーズを積み上げて計画を策定すると説明した[88]。6月に医務局は3月現在の地域医療計画推進状況の報告を求め公表した[89]。

　このようにして，医療に計画概念を導入する案は，医療基本法案に盛り込まれた内容の一部が医務局の実験的事業として公式指示により，今や既定事実として定着し始めることになった。この間の滝沢の地域医療計画に関する言動は今までの医系技官の殻を破るものであった[90]。7月に滝沢は退官し，後任に石丸隆治が就任する。石丸は医務局長の私的諮問機関として「地域医療計画検討会」を設置する。その後毎年，全国医務主管課長会議で医療計画策定を急げと指示するが，予算も伴わず，僻地医療対策，救急医療対策などに追われ作業は進まなかった。1977年5月全国医務主管課長会議で医務局総務課長は地域医療計画の推進にふれ，「国としては，『地域医療計画検討会』の結論を待って必要な技術的助言をする。」と説明した[91]。

　1978年1月全国医務主管部長会議で佐分利輝彦[92]医務局長は，地域における保健医療計画にふれ各都道府県においてその策定推進が遅れがちであり，救急医療などを手始めに実情に応じた計画の確立をお願いすると発言した[93]。4月全国医務主管課長会議で佐分利医務局長は，予防からリハビリまでの地域保健医療計画の策定を急げと指示し，「毎年2万床ずつ病床が増加している」と警告した[94]。病院の病床が急増し，問題となりつつあった。

　1978年5月の同盟主催のパネルディスカッションで，吉村保険局審議官は

医師会弓倉常任理事の主張した地域医療計画の必要性についてコメントして，「地域医療計画の意味は分かるが，具体的にわかるような構想を示し議論を進めれば医療制度改革に役立つ。」とハッパをかける[95]。1979年1月の社会保険旬報座談会で佐分利医務局長と吉村審議官は次のように語っている[96]。

　佐分利「医療計画は現在17県で作成されている。公的病院は病床規制を撤廃しろと言っているがもうそんな時代ではなく，むしろ私的病床を規制すべきと考えている。」

　吉村「医療計画のモデル地区を選んで具体的にやってみることが必要であり，それには金を出したらいい。救急医療で成功したようにこの手法でやってみたらいいのではないか。実験モデル地区を指定して‥‥」とけしかけている。

　これら一連の吉村の発言は，以前の戸沢発言とは180度方向転換し，保険局改革派の代表と言われた吉村が，技官グループの地域医療計画をバックアップすることを表明したものだった。その背景には保険局改革派が医療費抑制のためには供給量規制が必要との医療経済学の理論を支持していたためと思われる。1979年1月全国衛生部長会議で佐分利医務局長は地域医療の連携強化・機能分担をめざす地域医療計画が最も重要と説明した[97]。

　1979年2月には医療審議会が公的病床規制について注目すべき答申をした[98]。

① 病床数は欧米並みに充足したので，今後は病床規制の見直し期限（2年）はなくす。

② 地域格差を是正し，全国一律人口1万人当たり70床を目標とする。

③ 公私を含めた病床規制を行う。

　佐分利医務局長は，「民間病院の病床規制については，薬局の適正配置がすでに憲法違反で敗訴している前例があるので，『公共の福祉』を打ち出してよほど理論武装しないと法制局も渋る。」と方法論についての発言をするようになる[99]。厚生省は医療法改正案の準備に入っていた。5月の全国医務主管課長会議で佐分利医務局長は地域医療計画の策定が不可欠と重ねて説明した[100]。

これら医系技官の一連の動きに対応して日医も，この年の4月に日本医学会総会のシンポジウムで「地域医療計画」を取り上げている[101]。10月の社会保険旬報インタビューで佐分利医務局長は，「私的医療機関の病床規制は憲法違反との見解（法制局）もあり困難であるが，保険医療機関に指定しないという方法もある。」と規制の実効性について踏み込んだ発言をしている[102]。

1980年1月全国衛生部長会議，5月の全国医務主管課長会議で，後任の田中明夫[103] 医務局長は次のような指示を出した[104]。「医療の量的確保は欧米並みになったが医療機関の適正配置は法的には困難であり，地域医療推進費を統合拡充するので地域医療計画策定を進めてほしい。各都道府県では，関係行政機関・医療関係団体などからなる協議会を，都道府県レベルまたは概ね広域市町村レベルを単位とする医療圏毎に設置して，計画の策定・実施体制の整備を行ってほしい。」

厚生省の地域医療計画の指示が佐分利医務局長，田中医務局長あたりから再び強く打ち出されるようになったのは，医療供給体制が欧米並みになったという事実と，医療費抑制のための病床規制を念頭に置いた吉村らの保険局改革派と呼ばれる保険官僚からのバックアップがあったからだと著者は考える。吉村らは実験的事業という政策形成の手法を進めることが政策実現の早道と医系技官達をけしかけた。

2-4　アクターとアクター間関係

2-4-1　日本医師会─武見体制

1968年4月，日医の医事法制委員会は2年かけて「医療基本法案」の第一草案を作成していた。その骨子は以下の通りだった[105]。

① 医療は医学の社会的適用であり，医学が社会的に適用される全分野を包含する。

② 医療はあらゆる分野を包括する包括医療として，地域社会を場として実施される。

③ 医療の主体である医師の自由と独立性を保障する。

④ 総理府に国民医療審議会を設置し，国は医療の包括性・地域社会性の原則に立脚し基本計画を策定する。都道府県に地域医療審議会を置く。

⑤ 開放型病院の導入，専門病院制度の確立などを図る。

⑥ 医療保険は地域保険へ統合する。

この頃新しい都市圏における医療体系について理事会で議論され，大都市近郊のニュータウンにおける医療体系について，「日医として検討する必要があり，無計画に放置することはできない。」と結論づけている[106]。武見は1968年10月の全日本病院管理学会における特別講演「地域医療における病院の体系化」で，地域医療として二重投資を避けるために医師会病院及び臨床検査センターを推進すべきこと，地域の健康計画に基づいて地域病院が整備されるべきであると主張した[107]。

1960年代厚生省の基幹病院整備計画に対し，日医は開業医を主体とする病院のオープン・システム化によって対抗した。医師会病院，臨床検査センター構想である。1953年〜1961年に栃木県で5病院が作られ全国へ広がっていく[108]。

厚生省の「医療保険制度改革要綱試案」について日医は次のような批判を行っている[109]。自民党医療基本問題調査会の「国民医療対策大綱」は，日医との対話によって作られたものであるが，鈴木調査会のとりまとめが官僚によって模様替えされてしまった。制度改革は今までは政党が官僚案を鵜呑みにしていたが，今回は鈴木調査会（医療基本問題調査会）で真剣に勉強した。これをもとに厚生省が再度検討したものであるが，勤労者保険制度は従来の組合健保制度であり，老齢保険制度も現行制度で可能である。保険制度を変えるには医療制度も変えなければならない。今回の制度は保険主義の下で官僚統制をねらったもので，審議会も専門家が少なすぎるなどと批判した。

1969年4月自民党の「医療保険抜本改革案」に対し，日医は保険者団体温存の改悪案と反対を声明した。12月には医療総合対策特別委員会からの答申を受けて「医療総合対策に関する意見」を発表している。医療供給政策については以下の通りだった[110]。

① 医師団，専門学者，住民，行政機関等の代表者からなる地域保健調査会の設定と医師団の積極的集団活動（検査センターや医師会病院）が重要である。

② 医療の主体は医師と患者の人間関係である。

③ 既存の諸制度の改革とそれらを統括する医療基本法の制定が必要である。

④ 医療に関する国家の基本的計画が打ち出されなければならない。

⑤ 医療施設の配置及び整備は地域の特性に基づいて決定されなければならない。

⑥ 公的医療施設は地域の私的医療施設の機能を補完する方向に整備すべきである。

⑦ 医療施設の整備計画を策定するために地域保健調査会が必要である。

⑧ 地域保健調査会の運営にあたって，地域医師会は常に主体性を維持し専門団体としての意見が反映するように務める。

　日医は家庭医制度と，医師会病院を中心とする包括医療体制を構想し始めていた。

　1970年3月には東京都と都医師会との都立病院整備計画をめぐる対立が表面化した[111]。1959年に東京都と都医師会との間に都立病院はこれ以上大きくしないとの協定があったにもかかわらず，東京都が1969年10月に都立病院整備計画を決定したためであった。

　1971年2月中医協へ厚生省がまとめた「診療報酬体系の適正化について（審議用メモ）」が提出されると，日医は中医協委員の辞任と厚生行政非協力を声明し，24審議会から委員全員を引き揚げてしまう。

　社会党の「医療基本法要綱草案」に対しては日医は次のように反論を加えている[112]。社会党の要綱草案は医療社会化への道である。国立病院中心の医療体系，開業医には予防的健康管理を担当させ固定報酬とすること，保健薬の供給公社などの内容は社会党の最終的な医療社会化ビジョンではなく，そこへ行く段階としての現在可能な案である[113]。医療と医師の「人民管理」であると反対した。社会党は医療共同化案を主張しており，医師会の反応は過剰反応

だったかもしれない。しかし当時の世界的な冷戦体制の膠着と我が国の保革伯
仲状況からすると当然の反応でもあった。

　都道府県医師会長協議会で武見は次のように発言する[114]。「医務局と医師
会との間には大きなトラブルはなく，保険局医療課が入ってきてからトラブル
ができた。保険局医療課が医療の全部を支配していることに問題がある[115]。
鈴木調査会は今までのは全て反故にして新しく考え直すと言った。新しい地域
医療の概念が必要であり，地方医師会も自治体との対話を進めて中央統制では
いけないという理解を得てほしい。」武見が地方医師会の地域医療計画への主
体的な参加を示唆していることは注目される。

　ついに1971年7月には日医が保険医総辞退を決行する。その結果は全自病，
公私病院連盟は参加せず，愛知，岡山，島根は決行を延期したものの，多くの
医師会員が指令に従った。当時の厚生省関係者は次のように分析する。「当時
武見会長は，総辞退をやらなければ会員の不満が解消できないと考えており，
審議用メモは単なるきっかけだったのではないか。医師会も患者数が激減した
のと優遇税制が適用にならないため非常な痛手となり1ヶ月で切り上げざるを
得なかった。[116]」医療課長として武見と渡り合った松浦十四郎，館林宣夫ら
は武見を「欲張り村の村長」の代表でカムフラージュのために論理を前に出し
ていたと見る。武見本人も医師会員の1/3は欲張り村の村長でどうしようもな
いと自覚的だった。ストで組織を引き締めたかったというのが本音だったとい
う[117]。保険医総辞退の期間中は公的病院に患者が押しかけることになり，逆
に市立病院の建設要請などにつながっていく。開業医では患者5割減，病院外
来3割増などという分析もあった。保険医総辞退の収拾時に武見と斉藤厚相，
佐藤首相とで医療基本法が必要との合意が成立する。

　1971年8月には，将来の医療要請に応えうる地域医療体制下における医療
施設分類を検討していた日医の「病院分類に関する委員会」が答申をまとめて
いる。その内容は包括医療を前提とした機能要素からの分類，地域医療計画の
立場からの類型化（急性短期，慢性長期，看護主体）であった[118]。1972年1
月には地域医療検討会が答申をまとめている。内容は「包括医療概念

（comprehensive medical care）」すなわち健康の増進，予防，リハビリなど全てを含む体系と地域医療概念，その前提として医師が医療の主体であること，地域の医療計画などが必要である。そのためには医療基本法を制定し，地域のニーズの把握，健康情報の収集分析などから地域保健計画を樹立すべきであると提言している。地域医療システムについても，現実に地域医療のシステム化を試行している群馬県医師会，宮城県医師会，秋田県医師会，岩手県西和賀地域保健調査会などの実例に照らして都道府県，郡市，市町村の3段階での地域医療システムが実際的である。診療所・病院等の機能の整理と病院分類をすべきであるとの具体的な提言内容であった[119]。

その後の「医療基本法案要綱」についての日医内での検討経過が，『日本医師会雑誌』の理事会記録に詳細に掲載されている[120]。経過説明が熊谷副会長から以下のように行われていた。

1972年1月の第一次案は「医療計画法」に過ぎなかったので，基本理念が不明確であり，地域医療が上からの押しつけとなるという問題点を指摘した。2月には医療基本法案要綱検討委員会で検討した。これに手を加えて第二次案，第三次案では前文で包括医療が謳われた。4月12日の日医の医療基本法案要綱検討委員会に厚生省松尾医務局長，横田次長，木暮課長に来てもらって委員と常任理事全員，会長を加えて医師会側の考えを説明した。日医と厚生省で合同検討会を進めている途中で，厚生省は4月21日第五次案を社会保障制度審議会へ諮問案として提出した。同審議会の答申は，医療供給体制の改革のため従来の施策の転換として自由開業医制への何らかの制約が必要というものだった。審議会が提出を急いだのと野党が「これがなければ健保法の審議に応じないと圧力をかけた。」ことによりまだ未完成なものが出てしまった[121]。厚生省が国会に提出した医療基本法案は第六次案で，医療における「医師の主体性」については明言せず医療の担い手という表現で逃げた。国の医療計画を決めるという方向である。

理事会は医療基本法が必要という点については一致していた。立法過程で，日医と厚生省医務局とは充分な打ち合わせを行っていたことがわかる。

野党案については，「厚生省の元の案の流れが基本にある。国家統制による医療という色彩が濃厚で，官製の地域医療だ。」と批判している[122]。

　医療基本法案廃案後に医療基本問題についてのフリーディスカッションが理事会で2回行われている[123]。これを踏まえて日医の要請で執行部と厚生省幹部との話し合いが8月30日に開かれ医療の基本問題でフリートーキングを行い，相互の意思の疎通を図った。ポイントは医師の需給計画，包括医療体制などであった。今後は毎月一回の懇談をすることが決まった。日医は1974年地域医療・医療施設委員会で検討し，地域医療計画を包括的医療提供システムと位置づけ医師が主体性を持って医療協議会に参加する意見書をまとめている。その後医系技官の実験的事業としての地域医療計画策定に地方医師会が積極的に参加していく。

　ここでもう一つの医療供給側のアクターである病院団体を見ておく。1968年8月に公的病院協議会（日赤，済生会，全自病など，代表は神崎三益）は病床規制撤廃を園田厚相に要望した。地域医療の中核は公的病院を適正規模に整備することによってのみ可能と主張した[124]。

　全自病は自民党「国民医療対策大綱」に対し，以下のように批判している[125]。
① 開業医を中心とする現在の医療制度の推進にすぎない。
② 地域中核病院等は地方公共団体の責任のもとに医療整備を行うべきである。
③ 医療を受ける地域住民の意思を尊重すべきである。

　1970年10月全自病は「医療保険制度の抜本改正にあたっての前提問題について」と題する見解を発表し，公的病院を地域中核病院として拡充強化すべきこと（公費導入，病床規制の撤廃，診療報酬体系の改善などにより），地域医療体制の整備計画は医師団体の独断によることなく地域住民の意思を尊重して国・地方公共団体の責任のもとに行うべきことなどを提案する[126]。公的病院は規制の撤廃を要求していた。しかし規制に触れなくても公的病院で増床計画があれば医師会の圧力で立ち消えになるのが現実だった。

　日病は，自民党「国民医療対策大綱」に対する意見の中で，病院等の固定設備は公費負担あるいは非課税寄付金によること，医療機関の整備費，看護婦・

技術者の養成に公費を注ぐことなどを提言した[127]。

1972年の保険医総辞退を前に日病は次のような声明を発表した。「日病は近代的医療の担い手として医療制度及び体系を真剣に考究しているものであるが，この期を逸せず官民一体となり国民各層の代表，殊に医療側代表はこれを従来のごとく日医が独占すべきものでなく，各医療団体の代表をもって構成した民主的な会議において十分な意を尽くして討議し国民的自覚の下に理想的な制度及び体系を確立することを念ずる。」国民医療を守る態度を堅持して保険診療は辞退すべからざるものと会員に伝えた。全日病は日医の指令に全面的支持を表明したが，多くの全日病会員は日医除名を覚悟で総辞退指令を見送った。保険医総辞退問題は日病，全日病の合同運動に対する大きな契機となった[128]。

保険医総辞退後に，日病と全日病の合同機運が芽生える。日本病院協会より離れて日医の経済闘争に参加していた全日病は，年月の経過と共に日医べったりでは病院の経済的立場は改善されないとする空気が全日病会員中にも台頭してきた。日病会員中にも病院の利益を守るためには病院協会は一つになって自らを守らなければならないという機運が芽生えてきたという[129]。そこでまず病院協会連絡会が発足した。

医療基本法案要綱に対して，日病は全般的には賛成であるが細部の点について以下のような批判をしている[130]。

① 医療の組織体系にはRegionalizationすなわち地域計画が出発点となる。都道府県の医療体系計画が優先して，国はその調整に任ずるという体系が望ましい。

② 医療施設に対する財政的措置として公的・私的を問わず公費を注ぐこと。

③ 審議会の委員等は常に高い次元に立って施策の諮問に応えなければならない。

④ 医療と社会保障は本来別個のものであるから基本法に特に掲げる必要はない。

⑤ 医療については医療の基本が保険に優先する。医療は保険の召使いではない。

120

1973年病院協会の合同準備が進むが，11月の全日本病院管理学会で武見医師会長の祝辞中で日病との合同に反対の意見が述べられ，全日病会員の中に動揺を与えた[131]。1974年10月に日本病院協会と全日本病院協会が合同し，「日本病院会」が設立される。日医は入会を阻止すると理事会で決定し，全日病は一部の会員が残って存続することになってしまう。

医療基本法案と野党の医療社会化構想に対する医療供給側の意見の相違は明白だった。日医は野党の医療社会化構想に対して，医師会病院を中心とする包括医療体制を構想し始めていた。日医の保険医総辞退を契機に，病院団体の合同機運が芽生え，個人開業医vs病院という対立軸もはっきりしてくる。しかし病院団体は分立し医療基本法案に対しても意見の一致を見ることができなかった。医療供給市場では患者の大病院志向に応えて病院の大規模化やチェーン病院の進出などが始まり，業界自主規制だけでは統制不能になりつつあった。医師会内部で大規模病院の出現や「一県一医大構想」から将来の医師急増に対する個人開業医の不安も大きくなっていた。

1970年12月厚生省保険局は病院の不正請求が大口化し，前年の5倍になったと発表した。医師会への揺さぶりは保険局からの不正請求の摘発や監査強化，大蔵省からの脱税摘発や高額所得者番付発表などによっても行われていた。1973年からの老人医療費無料化は医療費の高騰を促し，病院も大規模化へ加速していく。1978年暮れ頃よりマスメディアはチェーン病院として全国展開を図る「徳州会病院ブーム」に沸いた。

2-4-2　厚生省―医系技官の台頭

1960年代後半の医務局の重点施策は，救急医療センターの整備，がん対策，へき地対策であった。1965年に厚生省は次官を委員長とする医療保険基本問題対策委員会を設置し，1967年11月に「医療保険制度改革試案」を発表する。医療制度に関しても，無医地区，地域による整備の差，医療需要の変化，予防・リハビリ領域の立ち遅れなどの問題があるとして，制度の整備近代化を図ることが必要だとしている[132]。

第2章　地域医療計画の形成・決定・実施過程（ケースⅠ・Ⅱ・Ⅲ）　*121*

　1967年の医務局の重点施策も救急医療センターの整備，がん対策，へき地対策の順となっていた[133]。1968年5月の全国医務主管課長会議で若松医務局長は，救急病院の告示申し出の推進を強調し，「公的病院の病床規制の適用は1968年12月までなので検討中だが，整備計画にあたっては医療機関整備審議会を活用して無用の紛糾を避ける計画の円滑な推進をお願いしたい。」と説明している[134]。公的病院の新設・増床が各地で紛糾していた模様がうかがえる。

　1968年6月医務局長に就任した松尾政雄は次のように語っている[135]。「病床規制は公私ともに行われている。民間については医療金融公庫の融資の縛りがある。医療制度についてはいろいろ言われているけれども，地域的には一つの社会的な実験を行ってそこにどういう問題があるかをツメてみる試みがあってもいいのではないか。地域との充分な話し合いがあって本気になってやってみないとそういった試みはできないが。」ここで松尾は「実験的な試み」という政策形成手法にふれている。

　1969年9月に松尾医務局長が，社会保険指導者講習会で「これからの医療問題」について講演している。要旨は以下の通りだった[136]。

① 医療保険制度の改革は医療制度の改善が前提と言われるが問題をはっきりすべきで，受診の機会均等問題は無医地区の解消と医療機関の適正配置である。

② 包括医療（comprehensive medicine）の実現は地域医療の体系化であり，地域住民のニーズに添って地域ごとに具体的に詰めていき制度ができあがる。

③ 公的医療機関は他の施設との関係を充分考慮して，地域全体における位置づけという大原則を作ってから考えるべきである。

　1969年4月の全国医務主管課長会議で，松尾医務局長は病院・病床ともに増加しているが，地域格差が依然としてあり解消されていないと無計画な増床を批判し，新しい医療対策が必要であると強調した[137]。

　この頃医療行政のあり方についての指摘が多く見られるようになる。いずれも政策不在の医療行政を指摘し，計画・指導行政へ転換せよとの論調であっ

た[138]。1970年9月に公衆衛生局長に就任した滝沢正も，厚生省の機構を変えるべきと語る[139]。

1971年7月の保険医総辞退を受け，斉藤昇[140]が厚生大臣に就任し，武見との会談[141]で医療基本法制定で合意する。しかし，1972年医療基本法案は健保法案と共に廃案に，老人福祉法改正案（老人医療費無料化）だけは成立する。

医療基本法案の政策形成過程で厚生省の医系技官グループと医師会は協調して医療専門職主導の政策過程を作りだそうとした。5回にわたる法案修正過程で医務局技官が「一皮むけて」政策官僚として変身を遂げ，医師会も政策過程に主体的にコミットする姿勢に変わってくる。しかも医療保険は中央で決定するが，医療供給体制はボトムアップで地域で行政と医師会とが協議しながら進めるという合意ができあがった。医療基本法案廃案後は，事務次官発言とは反対に滝沢医務局長の指示により「地域医療計画の実施過程」が始まった。医系技官からの保険官僚主導の政策過程に対する異議申し立てであった。その背景には戦後入省した医系技官が，行政官僚としての手腕を磨き医療政策担当者として自信を持つようになっていたことがあげられる[142]。1976年には厚相の私的諮問機関として医療問題専門家会議（議長は武見）が発足し，厚生省と日医との対決関係は変化してくる。医療供給政策に関する専門職政策コミュニティが形成されつつあった。

1970年代は医療供給政策も，がん，救急医療，へき地対策といった個別医療政策から総合計画行政へと変容を遂げてくる。しかも自民党と日医・医系技官グループの連合が成立し野党や健保連の医療社会化構想という対抗案に対峙する医療供給体制のグランドデザインを構築することになった。

1975年8月厚相の私的諮問機関である社会保障長期計画懇談会は「今後の社会保障のあり方」について提言した[143]。高福祉・高負担の考え方であった。医療に関する内容は，広域市町村圏を単位とする保健医療圏を設け，地域性に応じた地域保健医療計画を策定する。これにより健康増進対策，高度専門医療対策，へき地医療対策，救急・休日夜間医療対策等予防治療からリハビリテー

ションまでの包括的サービスを進めるとしていた。

この頃の保険官僚の動きを追うと，1970年6月梅本純正は社会保険庁長官に，戸沢政方は保険局長になった。医療基本法案廃案時（健保法改正案も廃案）の次官は梅本純正，保険局国保課長は吉村仁であった。その後梅本次官は新設の環境庁次官へ転出する。吉村は1975年7月大臣官房総務課長，1977年8月審議官（医療保険担当），1980年5月官房長へとキャリアアップしていく。梅本・吉村ラインは第二臨調・行革でも登場することになる。

2-4-3　野党・健保連─対抗としての医療社会化構想

健保連は，公的医療機関の整備は国庫負担とすべきと主張していた。1966年5月には「医療保険制度に関する基本的考え方」をまとめ鈴木厚相に提出した。医療供給体制に関しては以下の内容だった[144]。
① 医療保障については社会保険方式の推進，職域保険は労使の自治管理方式にする。
② 医療保険よりも，公的医療機関の整備など「医療」に対する国庫負担をせよ。しかしこのことは医療国営化を指向する主旨ではない。
③ 公的医療機関の役割を明確化し，相互の競争を排除する。
④ 医師技術料の改善，病院と診療所の支払い体系を別にすべきである。

健保連の構想について当時の社会保障学者からは，自由開業医制度という基本的問題に踏み込んでいないという批判もあった[145]。

1968年7月健保連は日医の医療保険統合案に反対して，以下の理由を挙げた[146]。
① 労使の自主的な健康推進体制を破壊する。
② 統合は医療費の増大をもたらす。被保険者の共同体意識が薄れ，経営責任も曖昧になる。事業主の協力も得られなくなる。
③ 官僚機構の拡大をもたらし，医療の国営化につながる。
④ 国家財政依存や給付水準の低下にもつながる。

保険医総辞退は国民に大きな衝撃を与え社会不安まで招いたが，医師会の

ターゲットは健保連と健保組合だった。健保連がテレビ放映を全国ネットで始めたのは保険医総辞退直後の1971年10月からで，医療や医療保険の問題を国民の立場に立って考えていくためだった。新聞は「健保連が医師会に宣戦布告，テレビ番組で医療告発，健保解体論に巻き返し」などと報じた[147]。

『健保連の50年の歩み』によれば，健保財政が小康状態を保つことができたのは1958年から1961年までで，国民皆保険により情勢が一変したという。政管健保は1962年から赤字財政に転じ，63年までは積立金の取り崩しで対応できたが，以後は累積赤字が1964年173億円，1965年668億円，1966年1,000億円，1967年1,099億円，1968年1,187億円と異常な勢いで増大する一方になった。組合健保も財政事情が悪化し，政管健保より保険料率の高い組合が1965年には76%にも達した。厚生省の「総合調整に関する試案」，自民党の「国民医療対策大綱」もそうした情勢を背景にしての提案だった。しかし，厚生省試案も自民党の医療対策大綱も，頻発し継続的に発生する医療の混乱や保険財政の立て直しに不可欠な医療供給体制や，診療報酬体系など本質的な問題にほとんどふれていなかった。特に後者は日医の主張や意見がもとになって，医療を受ける側の意見が無視されていると健保連は批判した[148]。

医療保険の財政破綻は抜本改革を緊急に必要としていた。健保組合の赤字も年々増加し，1973年度150組合，1974年度279組合，1975年度364組合に増え，1976年度には全組合の半数が赤字と推計されていた。健保財政の破綻は抜本改革を必要としており，保険医総辞退は健保連を先鋭化させ，対抗手段として「テレビ放映」，「医療費通知・不正請求告発運動」などを打ち出した。日医は繰り返し健保組合解消論と地域保険への一本化を主張，病院団体も経営悪化を訴え医療費改定を要望した[149]。

1876健保連会長に就任した岩越忠恕は，医療保険改革のためには健保組合を構成する事業主と被保険者の理解と支援が必要と考え，経済四団体及び各労働団体と頻繁に交渉の場を持ち大連合を形成しようとした[150]。

1978年11月から健保連は「医療費通知・不正請求告発運動」を打ち出す。医療費通知・不正請求告発運動に対し日医の反対が予想され，厚生省も保険局

長名で文書により自粛を求めた。しかしその後医療費通知運動は政管健保でも行われるようになって，厚生省の医療費適正化対策にも重点施策として盛り込まれる[151]。

1967年11月民社党は医療保険制度抜本改正に対する基本的方針を固め，「抜本改正要綱」として発表した。医療供給体制については以下の内容だった[152]。

① 病院と診療所の役割分化を明確にする。

② 家庭医と専門医を区別する。

③ 公的病院は営利・独立採算制を廃し，地方公共団体病院，日赤，国立病院などを統合して「病院公社」とし，地方における医療提供の中核的存在とする。

④ 公的病院の建設整備についても国庫負担とする。

民社党は，医療供給体制については，病院と診療所の役割分化，家庭医と専門医の区分，公的病院の独立採算性の廃止と「病院公社」の設立などを主張していた。

1968年1月社会党は党大会で「社会保障政策大綱」を決めた。医療供給政策については以下のような内容だった[153]。

① 国立，公的病院を中心に適正な医療機関の配置を行う。

② 不足地域，無医地区には公的医療機関で充足させる。

③ 教育病院，公的病院は独立採算制を廃止する。

④ 看護婦養成は公費で行う。

⑤ 保険医療，医療制度などに関し基本的かつ総合的なあり方を規定した「国民総合保健法」を制定し，5ヶ年計画によって医療保障を推進する。

1968年4月労働者福祉中央協議会（総評，同盟，中立労連，新産別の労働4団体）は，厚生省の「医療保険抜本改革案」に対する意見をまとめ，「医療保障制度抜本改善対策第一次案」として発表した。以下のような内容だった[154]。

① 医療は必要とする国民全てに対して，国の責任で無料で提供されるべきである。

② 医療の社会化と公費医療の拡大・充実を通じて医療制度，医療保険改革を

具体化する。

③ 公的医療機関の増加整備，適正配置をはかり，独立採算制を排除する。

④ 公的医療機関の役割を明確化し，病院と診療所の機能区分をはかる。

⑤ 一定の基準のもとに必要な病床規制措置を執るべきである。

⑥ 医療保険は地域と職域の2本建てとする。

　厚生省の「医療保険抜本改革案」に対する各党の意見は概ね次のようだった[155]。

<社会党>：医療の社会化ではなく共同化が必要である。公的医療機関を重視
　　　　　し，製薬会社は国営にする。供給面の社会化が必要であり，供給
　　　　　面をコントロールすれば需要面もよくなる。そのためには開業医
　　　　　の規制が必要である。

<民社党>：公的病院中心に「医療公社」として運営する。

<公明党>：医療保険は統合すべきである。医療は社会化すべきで国公立病院
　　　　　中心にして，開業医は統合していくべきだ。

　1971年4月社会党は，以下のような「医療基本法案」を提案する[156]。

① 国営によらない医療社会化，予防中心の健康管理システムをめざす。

② 治療，薬中心から予防と健康増進に力点を置いた医療体系とする。

③ 公的病院の病床規制の撤廃と，国公立病院を中心とする病院体系の整備を
　はかり，独立採算制は廃止する。

④ 予防的健康管理を行うため開業医に固定報酬制を導入し，病院と診療所の
　機能分化をはかる。

⑤ 医療担当者の養成と確保を国の責任で行う。

⑥ 中央，都道府県に医療委員会を置き医療計画を策定実施する。都道府県委
　員会は県民の投票により選出する。

　保険医総辞退は社会の医療に対する考え方を変化させた。野党や健保連の医
療社会化構想が一層訴求力を持ってくる。1972年5月野党3党は「医療保障基
本法案」を共同提案，1973年7月にも再度提案する。公共医療機関により体
系的整備を行い，地域基幹病院は原則として公共医療機関とする。公共医療機

関の独立採算原則を否定し，国，地方公共団体の財政的責任を明らかにすると
いうものだった。

では当時の医療社会化構想が，医師会の反対するような医療国有化への第一
歩と社会党は考えていたのだろうか。社会党が1969年7月に発表した「医療
問題に関するわが党の態度」では，「医療制度の機構・運営の民主化と医療供
給体制の公共化」としている[157]。

社会党の大原亨社会保障委員長は，おおよそ次のように答えている[158]。「個
人開業医を国有財産とすることはできない。機能分化させ規制していくよりほ
かない。公共性を持たせていくということである。医者については共同化であ
る。個人の所有や営業は認める。公的医療機関を重視し，そこの医者の待遇を
良くしていく。製薬会社は国営の方向に持っていけばいい。社会化を放棄した
スウェーデン社会党の現政権でも医薬品の国営化を行っている。保険は社会化
されたが供給面は社会化されていない。だから開業医にも規制をしていかなけ
ればならない。規制というのは物と技術の分離，登録制，それに外来中心に軽
度の患者を診る開業医を固定報酬とすることなどである。生産手段を国営にす
ることではないので共同化です。」

社会党の医療社会化構想は，開業医を国有化することは財源的に不可能であ
ると認識しており，医療社会化ではなく「医療共同化」としていた。しかし開
業医を健康管理医として固定報酬とすることや製薬会社は国有化すべきなどと
いう主張が含まれていた。

2-4-4　自民党

1965年自民党に医療基本問題調査会が発足した。1969年4月「国民医療対
策大綱」を発表する。元厚相の鈴木善幸[159]による調査会が1967年から医師
会と詰めてきたものだった。主な内容は以下のようなものだった[160]。

① 国民の健康管理体制を確立する。地域・職域毎に健康管理計画を樹立する。
地域にあっては地域医師会と連携協力の下に包括的健康管理体制を樹立し，
職域にあっては予防，業務上の疾病も含めた総合的医療管理体制を充実す

る。

② 医療制度を整備近代化する。医療関係者の養成確保と処遇改善，開放型病院の積極的導入を行う。公的医療機関は高度先駆的医療，医療関係者の養成訓練，公衆衛生・予防活動，無医地区の医療などを担当する。特殊疾病のための医療機関（母子医療，成人病，救急医療，精神医療など）の整備を行う。医療機関の整備は年次計画をもって整備充実を図る。重複投資を避け効率を確保するために地域的に適正配置をはかり，1985年末までに160万床の整備を目標とする。へき地医療は公的医療機関，医師会病院などを中心に推進する。医薬分業を5年以内に実施する。

③ 医療と福祉の総合的推進を図る

④ 医療行政体制の刷新を図る。各省庁に分散している各種医療保険は一元化する。医療保険行政，国立医療施設の現業運営等により歪められがちであった医療行政のあり方につき抜本的再検討をする。

日医と自民党で政策立案が行われ，政策過程から官僚がはずされるという新たな政策過程が出現した。利益団体の意向を汲んで官僚が調整を行い自民党が国会を通すという過程とは異なっている。日医と厚生省の関係はかつては厚生省主導だったがこの頃は逆転し，日医が反共と反官僚色を鮮明にする自民党と組んで主導権を握っていた。自民党は常に日本医師会の味方で，厚生省と医師会の抗争が長期化し決着が付かない場合に医師会寄りの調整に乗り出すという役割だった。橋本龍太郎も吉村回想録の中で「吉村仁が国保課長，橋本が政務次官となった頃からのつきあいで，よき喧嘩友達だった。2人の一番食い違う点は医療保険制度をめぐってで，医療担当者に喜んでもらおうと考える私と，この点に厳しい目を向ける仁さんとはややもすると医療問題では激しい論争になった」と語っている[161]。1971年の保険医総辞退の収拾にあたり佐藤と武見の会談が行われ医療基本法の制定で合意した。

この頃より自民党内には族議員が台頭し始めており，医療政策においても，野党や厚生官僚と対峙して医師会と協調しながら政策形成過程へ「支援者」として参入してきた。1977年9月に自民党医療基本問題調査会に橋本龍太郎副

会長が私案を提出し，自由医療体制を堅持する方針を明確に打ち出す[162]。次世代を担う社労族として，田中派の小沢辰男（厚生省OB），橋本龍太郎などが力を蓄えつつあった。田中派は積極的に族議員を育てていた。

水野（2005）は当時の厚生大臣の地位について説明している。池田内閣で初の女性大臣として中山マサが厚相に任命されたが，当時の厚相は伴食大臣といわれ地位は高くなかった。大臣の初任ポストと見なされていた。その後鈴木善幸，橋本龍太郎，小泉純一郎が首相となって重要な位置づけとなり，厚生大臣は総理への登竜門だと考えられるようになった。大臣となるにも族議員として相当の勉強が必要になったと述べている[163]。

3 1985年医療法改正による地域医療計画の政策過程(ケースⅢ)

この節では第二臨調・行革の大きなうねりの中で老人保健法の成立，医療保険・年金の抜本改正が行われ，続いて医療法改正により地域医療計画が導入される政策過程を見ていく。医系技官，都道府県，日医と都道府県医師会によって推進されてきた実験的事業としての地域医療計画が，保険官僚から医療費抑制のための供給量規制の手段として支援を得られるようになる。産業保護政策，計画行政，医療費抑制という3つの政策が統合され医療法改正につながったと著者は考える。地域医療計画自体はすでに実験的に行われてきた事業（前節のケースⅡ）が医療法改正によって追認されたにすぎなかった。しかし実施過程では参入規制と供給量規制という規制政策が前面に出過ぎてしまい，「駆け込み増床」が多発する。

3-1 医療供給政策を取り巻く政治・経済・社会的背景

1979年にはサッチャーが，1980年にはレーガンが登場する。いずれも小さな国家，強い国家といったイデオロギーを共有していた。1980年代は新保守主義の世界的潮流が支配した時代だった。先進資本主義国ではケインズ主義的

財政金融政策がもはや機能しなくなり，失業率・インフレ率が上昇し税収は急落，社会支出が増大していた。1970年代後半からは新自由主義的改革が必要とされるようになる。

1979年総選挙では大平首相が一般消費導入に意欲を示したことで敗北する。翌年衆参同時選挙公示後に大平が死去し自民党が大勝する。鈴木政権では行財政改革のための臨時行政調査会（第二臨調）が発足し，1982年に「増税無き財政再建」を次の中曽根首相に答申して解散する。鈴木と中曽根の掲げた行財政改革がこの後の政治シンボルとなっていく。田中派の支持を得た中曽根が後継首相となって，1987年まで5年の長期政権となる。中曽根は第二臨調・行革をバックに自らの政治路線を推し進めた。1984年専売公社・電電公社の民営化，1986年1月には国鉄民営化法案も成立する。保革伯仲状況から，一転して自民党が都市中間層の支持を拡大し保守復調の兆しが出てくる。オイルショックを技術力で克服した日本経済は再び自信を取り戻していた。福祉国家の見直しというテーマの下に，受益者負担，規制緩和と民営化などが提唱され，「日本型福祉社会」という新たなモデルも提示された。このような我が国の経済的自由主義の復権の背景には，経済界の自信以外に，革新自治体の後追いで進められた福祉政策が高齢化社会を控え財政危機を認識させるようになったこと，大量の赤字国債の存在などもあった。

1980年代の厚生行政については，健康保険法，年金法などの抜本改正に関して多くの先行研究が見られる。

大嶽秀夫（1994，1997）はこの時代を自由主義的改革の時代と捉え，厚生官僚達が第二臨調・行革をチャンスとみて以前からの政策案を決定過程へ乗せようと積極的にイニシアティブを取ったとする。第二臨調第一部会長であった梅本や吉村保険局長らは積極的にマスメディアを利用して，患者の自己負担導入は消費者のコスト意識による医療費抑制であり国家統制とは逆の方向だと，福祉切り捨ての批判を回避することに成功した。政府vs被保険者（国民）ではなく，国民の利益を守る政府vs医師の私的利益を守る医師会という対立軸に転換できた。厚生省はマイナスシーリング予算のもとで，健保の抜本改革に

取り組まなければ新規事業もできない状況になっていた。健保改正では国家統制的ではなく患者自身のコスト意識による抑制に力点が置かれており，自由主義的改革と言える。しかし医療費増加は医療供給市場における自由競争の結果であり，国民のニーズの充足でもあって，臨調が対抗した社会民主主義的な理念の結果ではなかった。患者の立場を代弁していた医師会は臨調により防衛的な立場に追い込まれることになったという[164]。大嶽（1997）は医療保険改革については単に政策手段としてであって，社会民主的制度を破綻から守るための制度の転換であったという。1980年代初期には病院の経営危機が顕在化していたにもかかわらず新事態の重大性を認識していなかった。ネオリベラル的な処方箋である市場原理の導入だけでは対応しきれない問題を抱えていたと指摘する[165]。

キャンベル（1995）は，医療政策では行革の自由主義的イデオロギーは重要な役割を果たしておらず，規制緩和や民営化は医療費削減のため可能なものが部分的に行われただけであったとする。アメリカでも医療における多くの改革は制度の官僚化に向かう傾向があったと指摘する[166]。中野実（1992）も年金法改正について，第二臨調による行財政改革の一環として過度に強調することは問題があるとする。厚生官僚には人口高齢化と公的年金との致命的な関わり，抜本改革の必要性は相当以前から深く自覚されており，それ故財政難は，年金法改正を正当化する一つの主要な根拠となり促進的要因にはなったものの，政治的イシュー化の程度は実質的に低かった。年金は利益政治のメカニズムや論理に引きづられる程度が低く，専門性が高いため官僚の力量が発揮されるなどの特徴がある。官僚主導の政策分野であり自由主義的改革とは異なる政策過程だったと指摘する[167]。

この時期には医療供給政策のうち，医師育成政策も大きな変革期を迎えていた。厚生省は1970年に初めて医師の需給に関して検討し，必要な医師数の目標を人口10万人に対して150人と設定し，これを達成するための計画を打ち出していた。医科大学や医学部の定員を6,000に増員し1985年までに達成しようとするものであった。一方これと平行して1973年に策定された政府の経

済社会基本計画は，医科大学のない県を皆無にしようという「無医大県解消構想」を打ち出し，医科大学や大学医学部の定員は8,360人まで増えた。この結果目標は1983年には達成され，逆に将来の医師過剰への危惧さえ生まれることになった。

3-2　1985年医療法改正案の内容

　1985年医療法改正によって導入された地域医療計画は，それまでにない画期的な改正といわれた。以下その概要を簡単にまとめておく。1985年医療法改正の内容には3本の柱があると言われた。その第一は地域医療計画の導入であり，第二は一人医療法人制度の導入，第三は医療法人の監督強化である。もともと医療法改正の契機となったのは，富士見産婦人科事件で，医療法人の監督強化が必要との世論からであった。この期に前回，医療基本法案として提案され，廃案後も実験的事業として実施されてきた地域医療計画を医療費抑制と参入規制を理由として再度浮上させたものであった。一人医療法人制度は医師優遇税制廃止後の引き替え条件として，個人開業医の法人格取得を容易にさせる目的で医師会との取引で生まれたものである。しかし新らたに導入された民間病院を含めた参入規制については，憲法上の制約（開業の自由）から医療法上では「知事が勧告できる」にとどまった。

　地域医療計画の内容は以下のようなものだった[168]。

1　都道府県が医療計画を定める。

2　医療計画においては医療圏の設定，病院の必要病床数に関する事項を定める。

3　医療圏の設定及び必要病床数に関する標準は，医療審議会の意見を聞いて厚生省令で定める。

4　医療計画においては，病院の機能を考慮した整備目標，僻地の医療及び救急医療の確保，病院・診療所・薬局等の相互の機能連携，医療従事者の確保その他医療を提供する体制の確保に関し必要な事項を定めることができ

る。

5 計画策定にあたっては，公衆衛生，薬事，社会福祉その他医療と密接な関連を有する施設との連携をはかる。

6 厚生大臣は，計画作成上重要な事項について必要な助言をする（ガイドライン）。

7 都道府県における作成手続き
- 診療または調剤に関する学識経験者団体の意見を聞いて医療計画案を作成
- 計画案について市町村長の意見聴取
- 都道府県医療審議会への諮問，答申
- 計画の決定
- 計画内容の公示，厚生大臣への報告
- 5年ごとの計画の見直し

8 国及び地方公共団体は医療計画の達成を推進するため病院等の不足地域の病院の整備その他必要な措置を講ずる。

9 都道府県知事は医療計画達成のために必要な場合には，病院を開設しようとする開設者等に都道府県医療審議会の意見を聞いて開設，増床，病床の種別変更に関し勧告することができる。

　医療計画の内容のうち，医療圏区域の設定と必要病床数は必要的記載事項とされ，それ以外は任意的記載事項とされた。医療圏は一次，二次，三次の各医療圏に分けられ，一次医療圏はおおむね市町村を単位とするもので日常的外来医療を対象とするもの，二次医療圏は広域市町村を単位とし一般的入院医療を対象とするもの，三次医療圏は都道府県を単位とするもので高度特殊な医療を対象とするものとされた。

　必要病床数の基準を超える医療圏では，医療機関の新増設・病床種別の変更等に規制を加えることとなったが，これには，憲法上の問題もあり知事の勧告ができるにとどまった。厚生省は実効性を持たせるために医療金融公庫の融資にからませて規制する方向を考えていた。「病床規制については，医療審議会を通じて地域のコンセンサスを得た上での勧告とすれば実効性がある。官僚統

134

制の強化という批判もあるが知事は審議会の意見を充分聞いて計画を策定する
いわばボトムアップの考え方で，地域医療のシステム化と医療の包括化（予
防・健康・治療・リハビリテーション）が今後の課題[169]」とされた。

　地域医療計画には医療供給政策としては2つの意義がある。第一に計画行政
としての意義，第二には中小医療機関の保護という産業政策としての意義であ
る。またその背後に医療費抑制のための供給量規制という医療保険政策として
の目的もあった。

3-3　1985年医療法改正（地域医療計画による病床規制）の政策過程

3-3-1　1985医療法改正の政策形成・決定過程

　1980年9月富士見産婦人科事件により齋藤厚相が辞任し，後任の園田厚相
は就任記者会見で医療法改正（医療法人の監督強化）を言明する[170]。厚生省
は園田厚相の指示で田中医務局長を委員長に「医療に関する国民の信頼を回復
する検討委員会」を発足させる[171]。10月に社会党は健保改正よりも医療制度
の改革を先にせよと申し入れている[172]。

　1981年2月厚生省は医療法改正をめざして動き出す。医療法改正のきっか
けは医療法人の監督強化だったが，1979年の医療審議会答申をもとに地域医
療計画による公私の病床規制を行うことに狙いが代わっていた。日医も反対で
はなく批判という立場で，地域医療計画の必要性は認めており，「医療計画委
員会」を急遽発足させている。1981年2月全国衛生主管部長会議で田中医務
局長は医療供給体制の整備のために医療法改正を行うと説明する[173]。田中医
務局長は先の実態調査では地域医療計画を策定している都道府県は6カ所[174]
に過ぎず計画策定を望むと述べた。2月に厚生省は，老人保健法案を自民党の
関係4部会へ提示した。3月厚生省は医療法改正案要綱を発表し，社会保障制
度審議会で老人保健法案と並行審議にはいる[175]。

　日病，全日病は，官僚統制的で，私的病院の規制は民業への圧迫となり，法
人規制は法的問題があるため慎重にと反対声明を発表する[176]。日医は医療計

画は必要だが策定は医師の手によること，行政はそれを支援すべきで，官僚による医療統制計画には反対で，医師会病院こそこれからの医療計画の中心に据えるべきと批判する[177]。

4月社会保障制度審議会は，策定の際の留意事項をつけたものの，大筋賛成と原案通り答申した[178]。しかし日医はこの時点では「官僚統制の強化だ」と強く反対し，自民党に法案提出を断念するよう働きかけた。その原因は診療報酬改定問題だった。山本医務局次長は「春には日医と厚生省で合同検討会を作って医療法改正を煮詰めていくというところまで来ていたが，6月医療費改定で立ち消えになってしまい残念，武見さんが路線を敷いた医師会病院は一つの方向だった。」と語っている[179]。日医の反対のため自民党の社会部会が法案要綱を預かる形で，店晒しされることとなった[180]。7月には臨時行政調査会の第一次答申に医療費適正化が盛り込まれる。11月に老人保健法案は継続審議となる。

1982年1月全国衛生主管部長会議で大谷藤郎[181] 医務局長は，今国会に医療法改正案を再提出，併せて各県が地域医療計画と策定する場合のガイドラインを作成すると説明した[182]。「地域医療計画は，単に医療に対する官僚統制ではなく，地域の医療機関の役割を明らかにし，できるだけ話し合いで機能の連携をはかるのが基本方針である。すでに地域医療計画を推進している地域を参考にガイドラインを示すが，医療法改正の有無に関わらず計画策定を進めてほしい，そのための予算も確保してある。」5月の全国医務主管課長会議で医務局総務課長は，次のように説明し地域医療計画が既定事実であることを強調した[183]。「医療法改正案は提出できるかどうかは不明である。地域医療計画の推進は医療法改正として理解されているが，医療行政上すでに進めていることであり，法改正とは別にガイドラインを示すことが必要である。改正案が提出できないからといって足踏みする必要はない。内部作業としてガイドラインを進めている。」

1982年7月臨時行政調査会が「行政改革に関する基本答申」をまとめ鈴木首相に提出する。第一部会では医療について次のような内容の報告をしてい

た[184]。

① 医療費の適正化を図ること。医療費総額抑制が必要である。

② 医療保険制度の合理化を図る。

③ 医療供給体制の体系的整備を行うため地域医療計画を策定する。

④ 地域医療計画の策定による総合的効率的な体制整備を計画的に進め，その中で公私医療機関の位置づけの明確化，特に国公立医療機関は高度先駆的医療や地域医療計画の中核的施設としての機能の明確化を基本に整理合理化を行う。

⑤ 高額医療機器の共同利用，開放型病院の促進，過剰を招かないような合理的な医師の養成計画を樹立する。

1982年8月老人保健法案が可決されると，社会党は医療法改正案をまとめ国会に提出した[185]。

1983年3月厚生省の妥協案として「一人医療法人制度」が浮上し，花岡医師会も軟化する。審議会を省略して国会での修正を行うこととして閣議決定・法案提出した。「医療法改正案の国会提出にあたって厚生省は，開業医一人でも設立できる『一人医療法人制度』を付け加えることで医師会と妥協をはかった。このような基本的部分の修正は改めて社会保障制度審議会に諮問しなければならないが，自民党はその手続きを省くために国会審議の中で修正する方針を示し，日医も国会提出を了承した[186]。」しかし5月26日会期切れで継続審議となり，医療保険改革に目を奪われ審議らしい審議もないまま秋の解散で廃案となってしまう。関係団体は総論反対（官僚統制強化），各論賛成（参入規制）であった。全自病，公的病院団体などは依然として公的病床規制撤廃を要望していた[187]。

1984年2月健保法改正案がいよいよ国会へ提出される。改正案の内容は全てに痛みを伴う内容で，個別項目を見ればそれぞれ反対も賛成もあり，その間を厚生省がうまくすり抜けて原案通り通した，よく考えられた案だという評価がされている[188]。続いて年金法改正案と医療法改正案も国会へ提出される。健保法改正は中曽根内閣の首をかけるまでになってしまい自民党田中派の強力

第2章　地域医療計画の形成・決定・実施過程（ケースⅠ・Ⅱ・Ⅲ）　*137*

な支持により，8月健保法改正が成立する。吉村は次官に昇格し，記者会見で健保の次は医療改革だと宣言する[189]。

　1985年4月年金法改正が成立する。9月に日医羽田会長は東北医連総会で講演し，「官僚統制の排除という条件は一応通ったので次の国会では医療法改正案が成立する方向で対処する。」と明言する[190]。「官僚統制の排除という条件」が何だったのかは，竹中浩治[191]健政局長が社会保険指導者講習会，社会福祉医療事業団の病院経営セミナーなどの講演で明らかにしている[192]。「日医も最近はチェーンホスピタルがあちこちに進出し，アメリカでは特に株式会社経営の病院が非常な勢いで増えていることを重視していたため，地域医療計画に同意した。改正医療法では，官僚統制と医師会が心配するので，医療計画を作る際に都道府県知事は医師会の意見を『聞くものとする』というのが原案だったが，『聞かなければならない[193]』と改めた。」成立の鍵は日医が大規模チェーン病院や外資の進出に対抗するために地域医療計画による病床規制を必要としていたためだった。

　秋の国会での社労委案件は医療法改正案一本のみで，11月20日衆院社労委で「一人医療法人制度」の修正を加えて12月3日可決，参院で12月20日可決成立した。このように決定過程だけを見ると「ゴミ缶モデル」の典型のように見える。しかし政策形成過程は戦後の医療機関整備計画，医療制度調査会の地域医療計画，医療基本法案と実験的事業による政策形成を経ての長い過程であった。竹中健康政策局長は国会審議で「医療政策の量から質への転換である。」と説明した。

3-3-2　地域医療計画の実施過程

3-3-2-1　実施過程のアリーナ

　地域医療計画の実施過程においては，地域医療計画策定と施行を担当する都道府県の役割や地方医師会の動きも重要なので見ておく必要がある。1985年医療法改正による病床規制の実施過程は，地方政府で大きな混乱を招くことになった。

医療政策のうち医療保険政策は政策の形成・決定から実施まで主に中央政府主導で行われるのに対し，医療供給政策の実施過程は地方政府が主体性を持って行う点が大きく異なっている。厚生省と都道府県衛生部との温度差や，地方医師会・地域医師会内部の調整能力の差などが見えてくる。中央政府では武見以降は医師会のパワー低下が指摘されるにもかかわらず，地方政府では医師会の影響力がますます強化されてくる。地方政府において県医師会・地域医師会の影響力がもともと強かったのは，医療供給政策の実施過程で，予防接種や健診など医師会の協力がないと不可能だったからである。しかも地方自治体の首長とは選挙支援を通じパイプが形成されており，議会も医師会と正面から対立することは避けようとした。地域医療計画の実施後は都道府県医療協議会，医療圏協議会へ参加・協力することによって地方医師会・地域医師会のパワーはさらに強化された。

「病床規制数値」に関する医師会の考え方について，1986年3月に発表された愛知県医師会の『高齢化社会に向けての地域包括医療計画』では，「必要病床数は地域医療体制整備のための目標数値で，病床規制のための数値ではない。」と明記されている[194]。愛知県も，県医師会の検討を基に1987年8月に『愛知県地域医療計画（必要的記載事項)』を策定している。その第3節で，地域保健医療計画の性格について県医師会と同じスタンスが表明される。「本県における医療体制の整備目標を定めることにより，県下の医療機関及び関係施設が今後進めていく施設整備等に当たっての指針となる性格を持つ[195]」となっていた。しかしこのような理想にもかかわらず，現実には地域医師会の業界自主規制が法的根拠を持つことと，行政指導による規制の強化を恐れ医療供給市場では「駆け込み増床」というべき現象が生まれる。

病床規制の実施過程では，都道府県担当部が厚生省の指導，地域医師会の反対，地域の医療ニーズ，新規参入者などの狭間で振り回されることになった。医療法では施設や人員などの基準を満たす病院の開設申請に対して都道府県知事は「許可しなければならない」と定められていた。厚生省の事前規制の指導に対して，都道府県衛生部は規制をかけることに困惑していたと思われる。都

道府県の実施レベル（メゾ・レベル）における専門職能団体としての医師会は絶対優位な立場にあり，しかも都道府県衛生部は地域医師会と協力関係にあった。担当者レベルでは，成長意欲のある優良な病院と医師会との調整に苦しむことになった。不足地域では自治体の誘致決議も行われるハメになる。都道府県医師会内部では地域医師会のエゴで調整が困難な事例もあった。末端の地域医師会は内部に強硬な反対者がいると何事も決定できない組織だった。

愛知県では1983年名古屋記念病院の開設許可申請に対して名古屋市天白区医師会が反対運動を展開する。名古屋市全体としては過剰地区だったが，人口急増地区である名古屋市天白区には公的病院も大規模急性期病院もなかった。しかも当初は原則紹介外来制でがんや免疫疾患を中心とする病院の開設計画だった。県・市医師会は天白区医師会の強硬姿勢を止めることができず問題が泥沼化した。県衛生部は医師会の調整能力に期待したが不可能で，やむなく慎重に手続きを踏んで1985年4月開設許可に至った。愛知県ではほかに3つの民間病院が地域医師会の反対に遭ったものの開設許可に至っている[196]。

1987年湘南鎌倉病院の事例では，鎌倉市の誘致決議にもかかわらず神奈川県の医療計画は病床過剰となっていた。市医師会は徳洲会と協調する姿勢は全く無く話し合いにも応じなかった。厚生省も好ましくないと県を指導する。県は国の指導，医師会と地域の実情との狭間で悩んだ末に開設許可を与えざるを得なかった[197]。しかしその後各地で起きた徳洲会の病院開設では，地域医師会の反対に配慮した行政の対応が行政訴訟の対象となってしまう。

東京都では医療計画が遅れて1989年2月中旬公示予定であったのに対し，1988年11月社会福祉法人三井記念病院（447床）が多摩ニュータウンへの新築移転増床（1,500床）計画を発表し，12月多摩市議会が誘致決議をする。東京都医師会は反対する。その理由は，都保健医療計画との整合性がないこと，都の多摩南部地域病院（300床）の建設が決定していること，一病院で巨大な病床を独占するのは地域の計画的整備が混乱するなどだった。医療計画公示前の東京都の行政指導の法的効力が問題になったが，結果的に三井記念病院は進出を断念した[198]。

このような問題が各地で起きており，厚生省は都道府県に医療計画の公示を急がせ，また許可申請をしないように行政指導を要請する。都道府県は駆け込み増床のために医療計画の公示を早める必要があり，任意的記載事項を後回しにせざるを得なかった。計画行政的側面は放棄され，病床規制のみが強調されてしまった。地方では都道府県医師会・市町村医師会が影響力を行使し，都道府県担当部はともすれば医師会寄りの調整をせざるを得ない状況におかれていた。

岩崎栄は，地域医療計画について，「上からの二次・三次医療計画でなく，下からの一次医療すなわち開業医も含めた地域の医療体制，ネットワーク作りをサポートする医療計画となるかどうかの実施過程が重要である。ボトムアップとなるかどうかはひとえに都道府県と医師会との話し合いによって決まってくる。」と指摘した[199]。しかし実施過程における行政と医師会との協調・参加関係は地域エゴという新たな問題を引き起こすことになる。

3-3-2-2 地域医療計画の策定・公示

1986年8月厚生省は，標準省令・ガイドライン試案作成，医療審議会諮問などを済ませ，健政局長から都道府県知事あてに医療計画についての通知を送付した。具体的実施を2年後と予定していた。ガイドライン（策定指針）は，各都道府県が医療計画を策定する際の作業マニュアルで，内容は一般的留意事項と，医療計画の内容（必要的記載事項として医療圏の設定と必要病床数，任意的記載事項として病院の整備目標，へき地・救急医療体制，機能連携，医療従事者の確保など）となっていた。参考資料として10道府県の医療計画をあげていた[200]。地域医療計画のガイドラインを審議する医療審議会委員28人の中に，全日病会長，精神病院協会長，医法協会長，日病常任理事，自治体病院協会長など病院関係者が多数入っていた。四病団は都道府県医療審議会の委員構成についても病院代表を明記するよう求めていたが，「医師会のほか公・私立の病院または医療法人の経営に携わっているものを加えるよう配慮すること」との文言を通知案に入れることに成功していた[201]。

第2章　地域医療計画の形成・決定・実施過程（ケースI・II・III）　*141*

　9月から各都道府県で医療計画の策定作業が始まった。竹中健政局長は，1987年度末までに8〜9割の県でやってもらいたいと述べる。駆け込み増床を法律上規制するのは難しく行政指導で対応するしかないが，保険局も保険医療機関に指定しない方向で検討していると語った[202]。

　1987年1月全国民生・衛生両部長会議で竹中健政局長は，駆け込み増床の申請に対して厳しく対処するよう指示する。33県が1987年度中に作成完了予定だった[203]。5月医療審議会で地域医療計画の作成状況が報告された。神奈川，兵庫で公示済み，広島，岡山，新潟，鹿児島が6月実施予定となっていた。全国健康政策主管課長会議で竹中健政局長は，駆け込み申請に対し危機感を抱き医療計画の策定を急げと指示する。さらに入山計画課長は，任意的記載事項は簡略化するか後日追加でも構わないので早急に計画を作成せよとまで指示した[204]。日医も危機感を持っており，医療計画の策定を急ぎ，駆け込みや営利目的の病院を排除する方針を打ち出していた[205]。7月の医療審議会で都道府県の状況が報告された。87年度で7割程度の都道府県で実施，残りほとんどが88年度にでき，89年度以降は2県のみと報告された。日医内の医療審議会報告でも，開設許可病床の急増や千葉県での私立医大大量進出が問題になっていた。埼玉では5万床も申請が出て全てストップさせていた[206]。健保連も8月に医療計画の早急な作成と駆け込み申請に対する措置を知事と医療審議会・地域医療計画協議会委員に働きかけるよう都道府県連合会長あてに要請した[207]。9月の医療計画策定状況は策定済み8県，87年度中作成28府県，88年度中9道県，89年度中1県，90年度中東京都となった。公示前の駆け込みにあわてて作成を急いでおり，特に医師会サイドの協力ぶりが目立った[208]。東京都医師会も翌年10月には医療計画告示にこぎ着ける予定を明らかにしていた。

　1988年1月医療計画の策定状況は，作成済み32，1988年度14，1989年度1の予定となった。全国衛生・民生両部長会議で仲村健政局長は，医療計画の早急な策定を求め，公示前の駆け込み申請に関して厳正に対処するよう指示した[209]。

　策定された地域医療計画の内容でも問題が発生していた。多くの県で中心的

都市を含む地域で過剰となり周辺地域が不足している。地域ブロックごとの入院受療率の格差があるため，医師数・病床数とも多い徳島県は不足地域となり，逆に病床数の少ない埼玉県が過剰となっていた。東京都では，地域特性として都心部に大学病院・ナショナルセンターが集中し他県からの受療が多く，老人病院が多摩に偏在するなど2次医療圏が適合していなかった。大阪府では，大阪市を独立した医療圏としたが，他の3医療圏の母体的存在で多層複合医療圏となる。新潟県では13圏域のうち10圏域で不足していた。宮崎県では，県全体で病床数は過剰で宮崎市は18％の超過だったが，診療所の病床数も一般病院の28％もあるという。地域毎に特性があり，かなりの問題をはらんでいた[210]。

1989年2月全国衛生・民生両部長会議で仲村健政局長は，地域医療計画が44の道府県で作成済みで今年度中に全て完了予定だと説明し，今後は任意的記載事項を決めていない県は急げと指示した[211]。4月に医療審議会が一年ぶりに開かれ，地域医療計画の作成状況が報告された。3月までに東京，富山，岐阜，香川，沖縄で公示され，計画策定は全て完了した。しかし任意的記載事項は大阪，福岡など9府県が未完成で，全国345の医療圏にも規模の格差があった[212]。

結果的に地域医療計画は病床規制が前面に出過ぎてしまい駆け込み増床という過剰反応を引き起こした。さらに計画策定を早めたために病床規制のみが先行するという悪循環だった。全医療圏が過剰となっているのは神奈川，大阪，宮崎，逆に全てが不足なのは山形，滋賀，奈良，徳島，香川，大分の6県で地域偏在を示していた。全国で2番目に病床の多い香川で過剰医療圏がゼロとなっており，トップの高知も4医療圏のうち2つが過剰となっているだけだった。全国で最も病床の少ない埼玉では9医療圏のうち7が過剰とされ，2番目に少ない神奈川は8医療圏が全て過剰とされていた。必要病床数の算定・線引きが高度な政治的判断で生まれたとの批判も出ることになった。又各県の計画内容が驚くほど似ており上意下達の行政ではないかとの批判もあった[213]。

10月全国自治体病院学会で「地域医療計画とこれからの医療」と題するシ

ンポジウムが行われ各地の状況や課題が報告された。長崎県からは離島特有の問題，兵庫県からは過剰地域での開設許可の問題，北海道からは駆け込み増床と地域偏在・看護婦不足問題などが報告された。健政局松田計画課長は，医療圏の規模にばらつきがあること，病床過剰・不足に常識的な見方との乖離があることなど医療計画の見直しが必要だと述べている[214]。

1990年12月に雑誌『病院』が医療計画の見直しについての特集を組んでいる[215]。1989年度末現在で4府県で任意的記載事項が未完成だった。二次医療圏の規模に格差があり，また過剰病床数は14万床となっていた。医療計画の今後の方向として1990年度から二次医療圏ごとに「地域保健医療計画」を作成すること，また5年後の見直しに備えて必要病床数算定の標準についても検討されていた[216]。座談会で，圏域設定の段階で利害が絡みギャップが生まれたこと，ブロック別受療率は現状追認という面があり円滑に進めるために必要だったなどの意見が出ている[217]。

3-3-2-3 「駆け込み増床」

地域医療計画による病床規制は自由開業医制にとっては脅威とも言えるもので，医療供給市場の混乱を招くことになってしまう。病床規制の立法過程で既に病院の新設・増床の動きが加速していたが，各都道府県で医療計画が策定・公示される実施過程でもさらに増床が続き，また大規模病院の進出に対して各地の医師会でトラブルが発生することになった。医療法による病床規制が話題となった1981年以降増床のテンポが速まっていた一方で病院・診療所の倒産も多発していた[218]。

1986年6月厚生省は健政局総務課長名で「医療計画公示前における病院開設等の許可申請の取り扱い等について」を通知し，厳正に対処するよう指示する。内容は，①許可を与える際には計画の熟度等を見ること，②開設許可後6ヶ月以上業務を開始しないときは許可を取り消すこと，③定款・寄付行為変更に当たっては法人の資産要件の充足を厳密に確認することなどだった。日医の要請もあって厚生省も無視できなくなっていた[219]。幸田次官は就任後初の

記者会見で「病床過剰地区では保険医療機関の指定をしないことも考えてもよい」と踏み込んだ発言をする[220]。しかし6月通知だけでは効果がなかったために，厚生省はあわてて3課長名の通知を追加することになる。

11月健政局総務課長・計画課長・指導課長名の通知で，医療計画公示前における病院開設等の許可申請の取り扱いについて，①当面許可申請の自粛又は取り下げを指導すること，②計画段階において都道府県に対し事前協議を行うよう医療機関に周知徹底をはかること，③構造設備及び人員が法の要件に適合するか厳しく精査することなどを指示した。なお毎月増床の申請病床数及び許可病床数を健政局総務課まで報告するよう求めていた[221]。中部医連総会で竹中健政局長は駆け込み増床のさらなる規制が必要と説明した。前年の1.46倍もの駆け込み増床があり，すでに前年分を超えた県が25県，3倍以上となっているところも5県となっていた。日医の理解と協力が不可欠だとし，11月通知に続く次の通知も考えていると述べた。中部各県の駆け込み増床の状況は，愛知2,851床，富山627床，石川1,810床，福井300床，三重300床，岐阜・静岡はゼロとなっていた。中部7県で合計5,888床（約4%）の増床が行われたことになる[222]。

日医でも駆け込み増床について危機感を募らせていた。医療審議会の結果を踏まえ知事が勧告した場合に行政訴訟で負ける可能性もあった。議論は医療計画の公示を急げという方向へ向かった[223]。

あまりにも病床規制が前面に出てしまったこと，医療供給サイドの行動パターンを厚生省が理解していなかったこと，病床規制をするなら代わりの選択肢を用意すべきであったが老健施設は依然として不透明だったためもあった。また県の対応もまちまちで，病床規制をねらうなら医療法改正などしなくても，医師・看護婦の配置基準を厳しくチェックすれば病床を20〜30%を減らせるとの批判もあった[224]。

1987年2月には保険局医療課長通知で，保険医療機関の指定については衛生部と充分な連携をとって審査するよう求めていた[225]。日医も都道府県医療審議会の会長に県医師会長を当て調整しようと考えていた[226]。5月医療審議

会で湘南鎌倉病院の事例が取り上げられた。健政局総務課長は「国・県として
も強力な指導を行ったが許可せざるを得なかった。国としては遺憾であり好ま
しくない」と答えている[227]。全国健康政策主管課長会議で，竹中健政局長は
「駆け込み申請」がこのまま推移すれば医療計画作成の趣旨自体がなくなると
強い危機感を表明する。厚生省としても事態の沈静化のためにできる手段を講
じたい」と述べる[228]。

　6月幸田次官は会見で保険医の指定拒否を早急に行いたいと述べた[229]。7月
の自治体病院長・幹部職員セミナーで下村保険局長は，保険医療機関の指定は
本質的には契約なので都道府県に裁量があると解釈しているとして，病床過剰
がこれだけ問題になってくる情勢では過剰地域での駆け込み増床を認めないと
明言する[230]。8月健保連も各都道府県連合会長に，地域医療計画の早期作成，
駆け込みの自粛・取り下げ，保険医療機関の指定拒否などを各都道府県知事・
関係部局に働きかけるよう要請している。これまで保険局との関係しか持たな
かったが老人保健部，健康政策局などとも連携を図る方針だった[231]。日医内
でも，保険局の保険医療機関指定拒否を日医としても了承する方向に向かう。
知事の勧告後の保険医療機関指定拒否については「両刃の剣」だったが，日医
としては保険局長に指定拒否の方針を明確にさせようとの結論に至った。
1987年8月に日医は兵庫県で開いた移動理事会で，現在の駆け込み増床の申
請状況では地域医療計画策定後も増床をはかろうとする医療機関が出ることが
予想されるので，厚生省が検討している保険医療機関指定拒否の方針を日医と
しても推進することを決定している[232]。

　9月保険局は日医の同意が得られたのを契機に，保険局医療課長名で保険指
定拒否を全国に通知した。地域医療計画で定める必要病床数を超える病床につ
いて，知事の勧告を無視して開設し保険医療機関としての申請が行われた場合
には，健康保険法第43条の3第2項の「著しく不適当と認めるもの」に該当す
るものとして地方社会保険医療協議会に指定拒否の諮問を行う。勧告を無視し
た増床に対しても増床部分は保険指定を拒否する。通知の内容は，①自粛・繰
り延べ要請を行う，②保険医療機関の指定に際し地方社会保険医療協議会で充

分な審査を行う，③医療従事者の確保に関し保険医の確認・看護婦数の調査など厳正に行うというものだった[233]。

1988年1月全国衛生・民生両部長会議で谷医療課長は，知事の勧告を無視した増床については本省と連絡を密にし厳正な対応するよう要請した。逐一厚生省へ報告を求めていた[234]。1987年度医療施設調査・病院報告では，駆け込み増床の結果は病床数3.2％の増加，病院の大型化と患者の大病院志向が一段と進んでいることが明らかになっていた。東京都では三井記念病院の移転新築問題が起きていた。

4月に雑誌『病院』が地域医療計画に関する特集を組んでいる[235]。埼玉県では駆け込み申請が急増し（16,000床，8年分相当），都市部への偏在や看護婦の確保困難などの問題が生じた。対応策として事前協議制を導入し，必要的記載事項（医療圏と必要病床数のみ）を1年早めて告示した。北海道では札幌圏が過剰地域となるため狂乱とも言える増床ラッシュで7,500床が増加した。その結果看護婦の引き抜き合戦となってしまったという[236]。

1988年医療施設調査・病院報告では地域医療計画公示前の駆け込み増床の結果，病院数は初めて1万を超え，病院病床数は3.2％増加していた。その結果病床利用率は低下し，また病院の大規模化と診療所の無床化も明らかになった。

1989年4月全国健康政策主管課長会議で健政局総務課長は，日本全体で8万床の病床が余っており，完了後も医療機関の開設の問題は残っているので前年の局長通知通りの厳正な取り扱いを要請した。病院開設許可に関して各地で事件が起きており，厚生省は迅速に情報提供するよう指示する。計画課長は，345医療圏のうち142医療圏が病床過剰となっていること，知事による勧告の事例は兵庫・大阪・高知の5病院でいずれも勧告を受け入れ申請を取り下げたと説明した[237]。

11月に雑誌『病院』が民間病院の地域医療計画への対応を特集しているが，各地で混乱が起きていることがうかがえる。一方で民間病院経営者からは，過剰地域では病院の新規開設が不可能となり医療機能の効率的運用が不可能と

なっているとの意見も出ている[238]。

地域医療計画は1988年度中に全ての都道府県で完了した。

1989年の医療施設調査・病院報告では病院・病床数とも増加しているが増加率は前年を下回り病床規制の効果が出はじめ，また病院の大型化が進行していた。

1990年11月社会保険指導者講習会で，長谷川健政局長は，1985年から1987年にかけて病床数が急増したが，一方で病床不足地域もあり，大都市周辺部で病床が不足していると説明した。医療課長は，1989年から病床規制の効果が現れており，規模別では特に300床以上の病院が増えていると述べた[239]。1990年医療施設調査・病院報告で，病床数の増加率は1953年に調査開始以来最低の0.9%となり，地域医療計画に伴う駆け込み増床は沈静化した。非過剰医療圏で一般病床が6.73%増加し，過剰医療圏では0.04%減少となった。

病床規制が実施される前後の病床数の推移を表2-3-1，表2-3-2で示した[240]。

表2-3-1　病院数・病床数等の推移（1）

	1980 (S55)	1981 (S56)	1982 (S57)	1983 (S58)	1984 (S59)	1985 (S60)
病院数	9,055	9,224	9,403	9,515	9,574	9,608
病床数（千床）	1,319	1,362 (+43)	1,402 (+40)	1,440 (+38)	1,467 (+27)	1,495 (+28)
一般病床数	895	942 (+47)	983 (+41)	1,023 (+40)	1,050 (+27)	1,080 (+30)
（指数）	100	105.2 (+5.2)	109.8 (+4.6)	114.3 (+4.5)	117.3 (+3.0)	120.7 (3.4)
（/10万人）	765.0	799.1	828.5	856.4	873.4	892.7
病床利用率　％ （一般病床）	83.3 81.4	83.5 81.5	84.2 82.0	84.6 82.2	85.6 83.3	85.8 83.7
平均在院日数 （一般病床）	55.9 38.3	56.4 39.2	56.1 39.6	55.1 39.2	54.6 39.4	54.2 39.4
従事者数（千人）	986	1,030	1,073	1,111	1,150	1,183
医師数（千人） （/100床）	136 10.3	144 10.6	152 10.9	162 11.2	169 11.5	176 11.8
看護婦数（千人） （/100床）	212 16.0	227 16.6	240 17.1	253 17.5	268 18.2	282 18.9

*S59より調査日を12/31から10/1に変更している。（　　）内は対前年増加数

表2-3-2 病院数・病床数等の推移 (2)

	1986 (S61)	1987 (S62)	1988 (S63)	1989 (H1)	1990 (H2)	1991 (H3)
病院数	9,699	9,841	10,034	10,081	10,096	10,066
病床数 (千床)	1,534 (+39)	1,582 (+48)	1,634 (+52)	1,662 (+28)	1,677 (+15)	1,686 (+9)
一般病床数	1,118 (+38)	1,162 (+44)	1,212 (+50)	1,240 (+28)	1,254 (+14)	1,262 (+8)
(指数)	124.9 (+4.2)	129.8 (+4.9)	135.4 (+5.6)	138.5 (+3.1)	140.1 (+1.6)	141.0 (+0.9)
(/10万人)	918.6	950.8	987.5	1,005.9	1,014.4	1,017.5
病床利用率 % (一般病床)	85.7 83.8	85.1 83.8	84.1 82.3	83.8 82.0	83.6 81.9	83.6 81.9
平均在院日数 (一般病床)	54.0 39.7	52.9 39.3	52.1 39.0	51.4 38.7	50.5 38.1	37.2 37.2
従事者数 (千人)	1,229	1,216	1,266	1,297	1,327	1,352
医師数 (千人) (/100床)	184 12.0	135* 8.5	141 8.6	145 8.7	148 8.8	151 8.9
看護婦数 (千人) (/100床)	297 19.4	313 19.8	328 20.1	341 20.5	353 21.0	364 21.6

*S62から非常勤医師は通常の勤務時間に換算 (常勤換算) している。(　)内は対前年増加数

　結果的に地域医療計画による病床規制が原因となって，1980年から1985年までの5年間で17万床増加しており，1985年から6年間でさらに20万床増加した。総計37万床も増加したことになる。過去にも医療政策が原因となって起きた病床の急増として，国民皆保険導入後の50万床，老人医療費無料化後の特例許可病床30万床があったと言われているが，いずれも医療供給体制の充実のために必要なものだった。しかし病床規制による増床は厚生省にとっては想定外だった。厚生省は医療政策で民間規制をかけるのは初めてで，このような大量の駆け込み増床が行われるとはほとんど予測していなかった[241]。OECD各国でも病床規制が行われていたが日本のような駆け込み増床は報告されていない。日本でだけ駆け込み増床が行われたのは，多くの民間病院が医師の個人経営から出発して病院となったものが多く，民間病院経営者に企業家マインドがあったためであろう。

　駆け込み増床の一方で病院の倒産が多発したことが報告されている。1979

年までは年間10件台だったのが，1980年42件，1981年34件，1982年51件，1983年54件，1984年68件，1985年55件だった[242]。

　医療供給政策における病床規制は政策の失敗（市場介入の失敗）だったのではないかと著者は考える。なぜなら既に病院の経営状況が厳しく，増床の伸びは止まっていたのに規制をかけることにより「寝た子を起こして」しまった。その後は過剰地域での病床はなかなか減らずに既得権化し，5年ごとの計画見直し時期には人口移動に伴い逆に不足地域が増えていく。医師会の末端の支部内部では公正な需給調整よりも地域エゴによる既得権保護が現実となっていた。

3-4　アクターとアクター間関係

3-4-1　厚生省─技官に対する保険官僚の支援

　1981年第二臨調の発足に際し，吉村官房長は臨調の第一部会長に梅本純正[243]を担ぎ出し健保財政の赤字解消をねらった。梅本は第二臨調専門委員に吉村官房長に担ぎ出された経過を次のように語っている。「吉村官房長から，厚生・環境と次官を2つやり，内閣主席参事官，内閣官房副長官も務めた人は臨調にどうしても必要で，内閣の最高のところからの指令でもあり，国家のためには社業を少々犠牲にしてもらわねば困ると武田薬品会長を説得した。会長も監督官庁の官房長からの申し出を断れなかった。むしろ本人は臨調の場を活用して抜本的改革を推進しようという意図があったのではないか。[244]」

　1982年8月高齢化社会への対応策としての老人保健法が成立し，医療保険政策の転換がいよいよスタートする。臨調路線のバックアップもさることながら，厚生省「革新派」（反武見派）グループがこの期に医師会との力関係を逆転しようとしていたという[245]。

　佐口卓（1985）はこの頃厚生省に高齢化社会を見据えた新しい政策「保健医療政策」が生まれつつあったという。老人保健法は，従来の老人福祉法に基づく健康診査と医療費支給制度を，別建ての老人保健法という制度の創設を通

じて一体化し，保健と医療の一貫したサービス体系を確立する総合政策だった。また市町村という地域で保険・福祉・保健という三者がいかに連携され総合的な組織化が進められるかという新しい課題を生み出したという[246]。キャンベルも老人保健法について総合的な政策（医療費抑制も組み込まれた）だったと同様の指摘をしている[247]。

1982年9月吉村が老人保健法を成立させ保険局長に就任し，10月には厚生省内に「国民医療費適正化総合対策推進本部」が設置され，需要・供給の両サイドから総合的に適正化に取り組むことになる。この年の厚生白書（1981年度版）は副題に「高齢化社会を支える社会保障をめざして」を掲げ，医療費適正化問題と年金を重点的に取り上げている。吉村は雑誌にいわゆる「医療費亡国論」を投稿し，その中で医療費需給過剰に対しては過剰部分の見直しと是正が必要で，供給面について医療法の改正で対応すべきと述べた[248]。

1983年8月厚生省は1984年度予算概算要求で医療保険の大改革案を提示し，吉村保険局長は医療費を6千億円削減したいとして次のように説明している。「今後の医療費，国民所得，国庫負担の三者の関係を考えると，保険料の引き上げか，患者負担か，医療費抑制かの選択肢しかない。国庫負担増と保険料引き上げはやれない。従って患者負担増と医療費抑制しかない。[249]」今までの予算編成をめぐる対立の図式であった，＜厚生省＋自民党＞vs大蔵省の関係は，今や＜厚生＋大蔵省＞vs自民党の綱引きとなった。一方で地域医療計画推進経費として8,500万円もの金額が計上されている。「医療費抑制政策としての地域医療計画」に対する，保険局や大蔵省の支援体制が感じられる。吉村は大蔵省主計局の若手ともパイプを作っていた[250]。

1984年3月の医療費改定は実質2.3%の引き下げになった。中医協が花岡医師会の「対話と協調」路線のおかげで委員の引き上げなどがなかったので，行政ベースで進んだためである。1984年4月には医療保険抜本改正案の不可欠の問題として厚生省は「今後の医療政策の基本的方向—21世紀を目指して（厚生省試案)」を公表する。生涯を通じての健康づくり，医療費の適正化，地域医療供給体制として医療圏の設定，医療施設間のネットワーク化，病院のオー

プン化と医療機器の共同利用などを盛り込んでいた[251]。1984年5月厚生省は「将来の医師需給に関する検討委員会」を発足させている[252]。

この頃の厚生省の人事と組織の動きを追うと，吉村仁は，官房長のあと1982年9月保険局長，1984年8月次官就任を経て，1986年10月退官する。吉村が社会保険庁長官を経ていないのは，1983年の異動時に大改正を予定していたので年金・保険局幹部は異動できなかったためである。医務局長には1981年12月大谷藤郎，1983年8月吉崎正義，このとき衛生3局の再編が行われ医務局は健康政策局となる。1985年8月健政局長に竹中浩治が就任する。

水野肇は保険局長となったばかりの吉村に呼ばれ，肝臓がんとわかってからもう10年になると告白されたという。「あと3年何とか生かしてもらい医療改革をしたい。」吉村は入省間もなく保険局医療課に配属され当時の医療課長館林宣夫から点数表をたたき込まれた。吉村は事務官で点数表のわかる数少ないキャリアだった。吉村は自己負担2割にしないと保険財政がもたないと田中首相に直談判する。吉村が保険局審議官をしていた頃から武見との関係が悪化する。武見には意図的なところもあった。吉村が官房長になると武見は厚生省に対する批判を強め渡辺美智雄厚相とも対立する。武見が亡くなると厚生省内は主戦派（事務官）と慎重派（技官）に分かれたという[253]。

1983年3月の臨調最終答申の中には，厚生省の再編・合理化として，保険と医療の総合化と政策機能の強化を図るため公衆衛生局と医務局とを横断的に再編し，医療金融公庫は廃止することなどが盛り込まれていた。1984年7月厚生省は機構改革で医務・公衆衛生局を健康政策・保健医療局に再編成した。保健医療政策の総合的推進，医療政策機能の強化が目的で，健康政策局には計画課がおかれ地域保健医療計画を主管することになった。地域医療計画を実験的事業として実施してきた医系技官の努力が評価され，医療供給政策を担当する政策部局が誕生した。医系技官が政策官僚として認知された結果である。厚生省内では，医療費抑制が最重要課題となっており，全省あげて，地域医療計画の実現に向けて体制がとられた。

伊藤大一（1994）は，行革審最終答申の政策過程を分析して，80年代の年

金・医療保険制度改革で重要な役割を果たした真の立役者は，当時の大蔵省厚生担当主計官小村武だったとしている。小村がその信念に基づき，説得力を駆使して当時の吉村保険局長，山口年金局長に働きかけたという。小村は現行の予算システムが想定する公式の役割分担を超えて行動していたとする[254]。しかし，小村が主計官としての役割分担を超えて行動したとの事実は文献からは明らかにできなかった。また例え大蔵省のバックアップがあったとしても，政策を牽引するのは原局である。ただし大蔵省も保険官僚の強力な支援者とはなっていた。

3-4-2　医師会―武見の退陣

医師会では医療供給市場の成熟と競争の激化により，開業医としての存続の不安や危機感が増大していた。第一に「1県1医大構想」により医師が急増していた。第二に病院の高機能化，専門化，大規模化と患者の大病院指向が顕著になっていた。医療法人徳洲会などのチェーン病院が全国各地で病院開設をめぐり医師会とトラブルを起こしていた。第三に営利企業の参入問題，外資の参入問題（アメリカの病院経営会社）なども起きていた。

1979年10月には公正取引委員会が千葉市・豊橋市医師会に立ち入り検査を行い，不当な開業制限をしないよう勧告をしている。1980年2月には和歌山市，今治市にも立入検査が行われた。医師会による業界自主規制は，開業調整（交通整理）から参入規制（既得権擁護）になってしまっていた。厚生省は自由開業医制の原則があるために，公取の行動には直接何もコメントすることはできなかった[255]。もはや何らかの法的根拠に基づく強制力がないと医師会だけでは調整不能だった。業界自主規制の限界が見え始め，「行政の産業保護政策（参入規制）」が緊急に必要となってくる。

1981年2月の日病病院学会で医師会病院の建設や医療計画は医師会の手で行うべきとの議論が行われている[256]。

1982年4月に25年間続いた日医武見体制が終焉する。武見の終生親友だった和田博雄（社会党副委員長）は「武見は理論はあるが，政策がない」と言っ

たという。最後は保険の一元化を主張するがどういう手順でやるかと聞いても
それを考えるのは厚生省だと言うだけだった。武見は中野徹雄（1951年入省）
をひいきして，吉村仁（1953年入省）につらく当たった。これに対し厚生大
臣だった渡辺美智雄が俺が守ってやると言ったという[257]。

　武見路線に反対し，協調と対話を打ち出す花岡堅而[258]が日医会長となる。
花岡は医療保険制度について「保険ファンドを確立するためには，まず入るを
多くして出るを少なくする。大型の医療機関や乱獲密漁によって出ていくもの
を防いだほうがよほど差引勘定は合う」との考えを述べた[259]。医師会内部で
も大病院の進出によりパイが食われてしまうことが相当危機感を持って認識さ
れていた。1983年3月現在の医師会病院は51病院，このうち開放型病院は39
カ所であった[260]。

　1983年8月に厚生省が1984年度の予算概算要求で健保改正を打ち出すと，
医師会は「国民医療破壊阻止全国医師大会」を開き反対運動を行う。1984年4
月花岡は1期のみで，強硬路線を主張する羽田春兎[261]が日医会長に選出され
る。1983年度の医療費改定が引き下げに終わったために花岡の協調路線は医
師会員の支持を得ることができなかった。健保改正は成立するが，医療法改正
は継続審議となる。花岡時代は開かれた医師会を掲げ官僚とのつきあいも軟化
する。審議会での医師会委員の意見が聞かれなくなる。厚生省内にはこの機に
攻め込め（吉村）と言うのと自重すべき（松浦十四郎）という二派があったと
いう。花岡就任時に老人保健法案は国会で可決寸前だった。武見ががんに倒れ
て以来1年の空白がありその間に進展していた。社保審は日医から1人しか委
員は出ていなかった。吉村は1982年10月に総合対策推進本部を設置し臨調答
申に沿った医療費抑制策の検討を進める。日医の融和策につけ込んだ形だっ
た。武見の引退，吉村の保険局長，老健法成立，医療保険改革と同時期だっ
た[262]。

　日医は，医療法改正案は官僚統制につながると以下のような反対表明をして
いる[263]。

① 官僚統制型は排除しなければならない。

② 医療圏設定は種々の困難があり，なお検討を要する。

③ 公的医療機関優先の考え方を排除し，公的病床規制は存続すべきである。同時に公的医療機関はその使命を果たせ。

④ 医療産業の参入には厳重な規制が必要である。医療法人以外の法人による医療機関の開設は禁止すべきである。

日医以外にも歯科医師会，保険医団体連合会なども見解を発表したがその共通点は，自由開業医制を堅持し官僚統制型の地域医療計画を排除すべきであること（総論反対），医療産業による医療機関の開設については厳重な規制を行え（各論賛成）であった。医師会も従来の自主的な開業規制が独禁法上問題があるため身動きがとれなくなっており基本的には規制に賛成だった。「『放任型自由開業医制』から『計画型自由開業医制』への転換[264]」であった。

医療供給市場では病床数，医師数は欧米並みとなったと言われ，量的な充足がなされるとともに一転して今度は総量規制が必要と主張されるようになった。1970年代から医科大学の増設により，1980年代には医学部の入学定員が約4千人から8千人へと倍増した。医療費全体のパイが押さえられた上，医師過剰時代を迎えて日医は一層開業医重視へ傾かざるを得なかった。その結果1985年の地域医療計画による病床規制容認へとつながった。公的病床規制だけではなく，私的病院も含めた総量規制を行う「業法」を作ることが，市場への参入規制を維持するための根拠として必要だった。医師会の対応は政策変更が不可避として条件闘争へと変化していく。医系技官が推進する地域医療計画に対して，都道府県レベルでの医師会の積極的参加も始まっていた。

高橋秀行（1986）も次のように日医の戦術変化を説明する。政策のイニシアティブを握っているのは保険局の革新派グループ，自民党も財政難の中で厚生省支持，社労族議員が調整役になっており法案成立は避けられない情勢となりつつあった。そのため医師会としては可能な限りの修正を求めるしかないと考えたという[265]。

愛知県医師会でも，1980年から独自に地域医療計画を策定し始めていた。1980年11月に愛知県医師会が発表した『愛知県における保健・医療・福祉の

システム化計画』では，望ましい医療圏として「8医療圏」の設定を提案している。中谷知事，島田衛生部長の巻頭言もあり県も協力的だったことがうかがわれる。続いて1983年6月には『愛知県地域包括医療基本計画』を発表し，同じく8医療圏を設定している。その中で中村医師会長は「われわれが官僚主導型を嫌うならば，自ら率先して地域医療計画の策定に参加しなければならない。」と述べている[266]。県側も「県の医療計画の指針としたい。」と鈴木知事，小久保衛生部長が巻頭言で述べている。なおⅦ章は県衛生部の執筆によるもので，県の助成金に感謝するとの織田理事の「あとがき」も見られる[267]。都道府県レベルにおける医師会と行政の協調体制と医師会の積極姿勢がうかがわれる。1984年4月に東京都の新医師会長に選任された松永努は抱負として大都市の地域医療計画を作ることをあげている[268]。

　1985年4月，日医は新年度事業計画に地域医療計画の策定を取り上げている[269]。1985年医療法改正後，都道府県医師会は医師会主導で地域医療計画策定を積極的に進めようとする。1986年3月愛知県医師会の『高齢化社会に向けての地域包括医療計画』が発表され，その後愛知県の地域医療計画は県医師会の検討したものをたたき台に行われている。医療圏域設定などの内容もほとんど同じだった。

　武見の引退により，日医と厚生省の政治的位置関係は逆転することになり，日医の政治力も衰えていくと指摘するものが多い。しかし著者は医療供給政策に関しては武見時代末期から日医が戦略を変更し，政策官僚に変身した医系技官と組んで，対決型から政策参加型に変わったと考える。1981年6月の医療費改定以後の武見の言動は厚生省内にかなりの武見ファンを作っていた[270]。武見の言動はがんの手術後変化したという評価が多い。

　老人保健法について日本医師会は，それまでの厚生省の政策が医療構造そのものに手を着けるのではなく，診療報酬を含めた医療保険にまずインパクトを与えその波及効果で医療供給体制を徐々に変えていくというこれまでの手法と変わらず，老人保健制度，特例許可老人病院，許可外老人病院などの診療報酬制度による類型化という保険主導型の医療行政だったと批判した。しかし医療

法改正には日医の意見が大幅に採り入れられたと評価している[271]。

一方病院団体の活動を見ると，日病は，民間病院が市場競争激化から経営危機に直面しており，参入規制（病床規制）を望んでいた。医療法人の監督強化と一人医療法人制度についても賛成だった[272]。1982年に日病，全日病，医法協，日精協の4団体は，四病院団体連絡協議会（四病団）を発足させ協調行動をとるようになっていた。全国自治体病院協議会は依然として公的病床規制の撤廃を要求していた。公的病院は公的病院病床規制撤廃期成協議会を結成し以下のような要求をしている[273]。

① 公的病床規制を撤廃すること。

② 医療計画策定にあたり医師会，歯科医師会，薬剤師会のみの意見を聞くのは適当でない。公的病院団体，医療を受ける立場にあるものの意見も聞くべきである。

③ 医師の地域偏在の是正対策を行うべきこと。

しかし当時は，公立病院の非効率やサービスの悪さがマスメディアのターゲットとなっており，公的病床規制撤廃（公的サービスの拡大）という要求は，第二臨調・行革の大きな流れの中でもはや国民の支持調達は不可能だった。

3-4-3　自民党―中曽根政権と第二臨調

1982年4月自民党は，医療法改正について社会部会・医療基本問題調査会で，関係団体の了承を得ていないとして再度見送りを決める。戸沢政方部会長はおおよそ次のように語った。「昨年から何も進展しておらずコンセンサスが得られればということで保留となった。厚生省の地域医療計画は県単位で，計画に具体性も理念もない。広域化を考えて行くべきだ。医療法人協会の了承もない[274]。」厚生次官から政界に転出した戸沢は社労族議員となっていたが，医務局の推進する地域医療計画については批判的で吉村らの姿勢と対照的なのがわかる。

1982年11月中曽根政権が発足する。中曽根は田中派の支持を得て臨調行革

第2章　地域医療計画の形成・決定・実施過程（ケースⅠ・Ⅱ・Ⅲ）　*157*

路線を進めようとする。1983年12月の総選挙では自民党大敗，三年半ぶりに
与野党伯仲状況が再現してしまう。医療改革について自民党は，総選挙後に政
調会社会部会が窓口となって「厚生省原案にこだわらず，各方面の意見を聞い
て最善の方途を講ずる」ことを公約していたが，社会部会長の戸沢は落選，と
りまとめ役がいなくなってしまった[275]。

　1984年6月健保改正について自民党は修正案を提示し，本人2割負担の実施
時期を明示せず，当面は1割負担とすることで合意成立に至る。この時期の党
内では田中派が，健保法改正案を中曽根内閣の再選のための剣が峰と位置づけ
総動員体制をとっていた。田中を説得したのは吉村だったという。この時期の
自民党，派閥，族議員と官僚との政策過程については，医療保険改革に関する
多くの分析が行われているが医療供給政策については見られない。医療法改正
については，健保法改正，年金法改正のあとで最後に，厚生省の根回し通り
「一人医療法人制度」創設を国会修正で入れることが合意されていたため，特
に議論もなく1985年12月成立する。医療法改正については，既に医師会の同
意も取り付けてあり対照的にスムーズだった。また族議員の活躍が指摘されて
いるが，医療供給政策については専門職政策コミュニティにより政策形成が行
われ，社労族議員は応援団として決定過程に関わるだけだった。

3-4-4　野党・健保連

　当時の健保連は，1982年成立した老健法の老人医療費に対する拠出金負担
が健保組合の運営を直撃しており，続いて健保法改正でも財政調整問題が浮上
するという非常事態だった。医療法改正についてまでは手が回らなかった。勿
論医療費抑制のための病床規制については基本的に賛成だった。しかし健保連
は医療費抑制には賛成だが，医療社会化構想からは離れてしまっていた。

　1983年3月提出された医療法改正案については，「武見が医療の官僚統制だ
と反対して国会提出まで至らなかった医療法改正案が国会審議の場へ出され
た。診療圏や病床規制を含む地域医療計画の策定と医療法人に対する監督強化
を内容とする医療法改正は健保連が早くから強く求めてきた施策であった。」

として歓迎している[276]。「改正医療法により都道府県知事が定める医療計画は，単に医療圏を設定し必要病床数の枠を設定するというだけではなかった。住民が求めている保健医療サービスのための医療供給体制全般にわたる青写真だった。医療供給側が勝手な一人歩きを始めている状況を考えれば医療圏や病床数の設定を除いた部分に，どれだけの指導性と拘束力があるかはわからないが，行政としての青写真が示されるようになることは大きな前進であった。」と評価している[277]。健保連は日経連と大企業労組（同盟）からなっており，臨調路線に賛成し，官公労や社会党と対立するようになっていた。

1982年8月社会党は，医療法改正案をまとめ国会に提出した。その内容は以下の通りだった[278]。

① 国は医療計画を策定する。

② 国の医療計画に基づき都道府県知事は都道府県に医療計画を策定する。

③ 公的医療機関のうちから地域中核病院を指定し国が補助する。

④ 公的病床規制は廃止する。

⑤ 医療法人の監督を強化する。

地域中核病院の指定と公的病床規制の廃止以外は厚生省原案と変わらず，医療計画の統制的色彩が濃厚だった。社会党の医療法改正案は従来の医療社会化構想の焼き直しでしかなかった。公的医療機関を地域中核病院として補助を行うような医療体制については第二臨調をバックにした政治情勢や世論の前に国民の支持調達は不可能だった。

1984年4月民社党は医療改革案を出すが，医療供給政策では「臨調の基本答申を遵守」し，医療関連施設の計画的配置と医師数の抑制を取り上げていた[279]。民社党も，社会党とは一線を画す方針だった。

社会主義的勢力は分断され，政策連合はもはや不可能だった。健保連も，民社党も社会党からは離れていた。

（注）

1）有岡二郎『戦後医療の50年─医療保険制度の舞台裏』日本医事新報社，1997年。

2）水野肇『誰も書かなかった厚生省』草思社，2005年，49-60頁。

3）1956年度厚生科学研究「国民の医療費負担能力に関する研究」藤林敬三ほか。

4）吉田邸での池田蔵相と武見の夕食の席で決まったという。武見は当時無役だった。当初は閣議了解による国税庁長官通達だったが，1954年に特別措置が法制化された。有岡二郎，前掲書，1997年，55-61頁。財政難で診療報酬引き上げが困難だったための緊急避難的対策だった。

5）『社会保険旬報』No.532，1956.7.15，5頁。

6）同上，No.892，1968.4.1，4-7頁。

7）同上，No.817，1966.3.1，21-25頁。

8）佐口卓「第5章　日本の医療保険と医療制度」東京大学社会科学研究所編『福祉国家5　日本の経済と福祉』東京大学出版会，1985年，262頁。

9）佐口卓，同上，239-248頁。

10）『厚生省50年史』中央法規出版社，1988年，350-351頁。

11）同上，423-425頁。

12）佐口卓，前掲書，1985年，261頁。

13）杉山章子『占領期の医療改革』勁草書房，1995年，41-104頁。

14）『厚生省50年史』中央法規出版社，1988年，676-677頁。

15）同上，677-679頁。

16）同上，685頁。

17）ある程度の規模と継続性を担保するための条件として必要とされた。

18）杉山章子，前掲書，1995年，105-207頁。

19）『社会保険旬報』No.692，1962.9.11，18頁。

20）佐口卓，前掲書，1985年，261-264頁。

21）『社会保険旬報』No.569，1959.4.11，11-21頁。

22）同上，No.565，1959.3.1，16頁。

23）同上，No.667，1962.1.1，32-34頁。

24）同上，No.677，1962.4.11，18-19頁。

25）『日本医師会創立記念誌―戦後50年の歩み』日本医師会，1997年，82-83頁。

26）『日本病院会30年史』日本病院会，1984年，85頁。

27）佐口卓，前掲書，1985年，246頁。

28）『社会保険旬報』No.713，1963.4.11，8-16頁。同，No.714，1963.4.21，8-15頁。

29）武見医師会の強い要求で実現したもので地方を約5％アップして大都市と同じ一律点数（一物一価）とした。これにより武見は地方医師会を味方に付け医師会内での基盤を固めることができた。

30）『社会保険旬報』No.746，1964.3.11，28頁。

31）同上No.586，1959.10.1，16頁。

32）1942年東大法学部卒，内務省へ，海軍主計大尉，戦後厚生省へ，橋本竜伍秘書官，児童局企画課長，内閣官房総務課長，厚生省引揚援護局長を経て現職。

33）医療制度調査会が置かれており，地域医療計画の必要性を答申している。

34）1938年新潟大医学部卒，1948年厚生省入省，児童局母子衛生課長，公衆衛生局結核予防課長，医務局国立病院課長，公衆衛生局長を経て現職。

35）就任記者会見での発言。『社会保険旬報』No.804，1965.10.21，11頁。

36）1944年東大法学部卒，保険局船舶課長，庶務課長，社会保険庁官房総務課長，大臣官房会計課長，環境衛生担当審議官，医務局次長を経て現職。

37）『社会保険旬報』No.881，1967.12.11，18頁。医務局次長は医師会との折衝に当たる役である。

38）1930年慶大医学部卒。妻が牧野伸顕の孫にあたり，吉田茂とは縁戚関係だった。銀座で診療所（自由診療）を開業し，大物政治家の診療にもあたったため，自民党に独自の人脈を作り上げることに成功した。

39）4月30日健保法の政省令告示を前に，厚生省から小山保険局長，小澤辰男健保課長らが医師会館に呼びつけられ厚生省原案を徹夜で医師会寄りに修正させられた。

40）水野肇『誰も書かなかった日本医師会』草思社，2003年。

41）『社会保険旬報』No.821，1966.4.11，15-16頁。

42）『日本病院会30年史』51頁。

43）『社会保険旬報』No.654，1961.8.21，18-19頁。

44）同上，No.669，1962.1.21，17-18頁。

45）同上，No.678，1962.4.21，13頁。

46）有岡二郎，前掲書，1997年，171頁。

47）田口富久治・十枝内良憲「圧力団体としての医師会」『中央公論』1959年4月号，266頁。有岡二郎，前掲書，1997年，146-151頁。

48）横山和彦「『福祉元年』以後の社会保障」東京大学社会科学研究所編『転換期の福祉国家（下）』東京大学出版会，1988年。

49）『社会保険旬報』No.919，1969.1.1，「抜本改正論議をめぐって（座談会）」。

50）倉田正一「70年代の病院—病院立地問題」同上，No.955，1970.1.1，34頁。

51）社会党政審会長（衆議院），医師。

52）『社会保険旬報』No.1208，1977.3.1，17頁。

53）同上，No.1213，1977.4.21，23頁。

54）同上，No.1214，1977.5.1，19頁。

55）同上，No.1228，1977.9.21，30-31頁。

56）同上，No.1043，1972.6.11，36-37頁。

57）同上，No.1043，1972.6.11，31-35頁。

58）1941年慶大医学部卒で武見の後輩，陸軍軍医中尉を経て，1953年厚生省入省。児童局母子衛生課長，保険局医療課長，統計調査部長，環境衛生局長を経て現職。

59）『社会保険旬報』No.944，1969.9.11，32頁。

60）同上，No.948，1969.10.21，32-39頁。

61）同上，No.962，1970.3.11，31頁。

62）同上，No.986，1970.11.11，10-12頁。

63）同上，No.1017，1971.9.21，8-15頁。

第2章　地域医療計画の形成・決定・実施過程（ケースⅠ・Ⅱ・Ⅲ）　*161*

64）同上，No.1020，1971.10.21，10-15頁。

65）同上，No.1030-31，1972.2.1-2.11，25-27頁。

66）同上，No.1032，1972.2.21，22頁。

67）同上，No.1033，1972.3.1，33頁。

68）同上，No.1035，1972.3.21，36-37頁。

69）同上，No.1035，1972.3.21，37-40頁。同，No.1036，1972.4.1，34-37頁。

70）同上，No.1037，1972.4.11，41-42頁。

71）同上，No.1040，1972.5.11，35-36頁。

72）同上，No.1041，1972.5.21，16頁。

73）同上，No.1043，1972.6.11，36-37頁。

74）同上，No.1041，1972.5.21，17頁。

75）第一次案はおそらく事務官僚が作成したものだったと考えられる。

76）1944年東北大医学部卒，母子衛生課長，医務局国立病院課長，統計調査部長，公衆衛生局長を経て現職。

77）『社会保険旬報』No.1051・52，1972.9.11，13-16頁。

78）1946年慶大医学部卒で武見の後輩，国立療養所課長，科学技術審議官，統計調査部長を経て現職。

79）『社会保険旬報』No.1051・52，1972.9.11，20頁。

80）同上，No.1060，1972.12.1，8-9頁。

81）同上，No.1105，1974.3.11，11頁。

82）同上，No.1110，1974.5.11，14-15頁

83）同上，No.1111，1974.6.1，31-34頁。

84）同上，No.1121，1974.9.11，4-9頁。同，No.1122，1974.9.21，8-11頁。

85）同上，No.1132，1975.1.1，58頁。同，No.1133，1975.1.11，27-30頁。同，No.1134，1975.1.21，27-34頁。

86）同上，No.1131，1974.12.21，16頁。

87）同上，No.1136，1975.2.1，18-19頁。

88）同上，No.1146，1975.6.1，12頁。

89）同上，No.1146，1975.6.1，35-38頁。

90）筆者の知る厚生官僚の感想である。

91）『社会保険旬報』No.1216，1977.5.21，12-13頁。

92）1946年東大医学部卒，1949年厚生省入省，精神衛生課長，統計情報部長，公衆衛生局長を経て現職。高校で吉村の先輩だった。

93）『社会保険旬報』No.1242，1978.2.11，5頁。

94）同上，No.1250，1989.5.1，15頁。

95）同上，No.1253，1978.6.1，13頁。

96）同上，No.1274，1979.1.1，21-32頁。

97）同上，No.1277，1979.2.1，12-13頁。

98）同上，No.1279，1979.2.21，18頁，26頁。日医委員は決議内容がわかっていたため立

162

場上欠席した。

99）同上，No.1279，1979.2.21，18頁。

100）同上，No.1286，1979.5.1，10頁。

101）同上，No.1287，1979.5.11，8-10頁。

102）同上，No.1301，1979.10.1，9頁。

103）1949年東大医学部卒，1951年入省，WHO，保険局医療課長，統計情報部長，公衆衛生局長を経て現職。

104）『社会保険旬報』No.1313，1980.2.1，24-25頁。同，No.1322，1980.5.1，10頁。

105）『日本医師会雑誌』第59巻7号，1968.4.1，1000-1004頁。

106）同上，59巻12号，1968.6.15，1615-1617頁。

107）同上，61巻4号，1969.2.15，526-532頁。医師会病院，医師会臨床検査センターの設立構想は1950年にすでに打ち出されており，1953年には栃木県下都賀郡医師会病院が誕生していた。1968年までの医師会病院の開設は40以上になっていた。

108）野村拓『日本医師会』勁草書房，1976年，125-150頁。しかし経営赤字で次第に下火となる。日医武見会長の先鋒を担いでいた栃木県医師会だったが，武見の気が変わり，栃木県には獨協医大と自治医大が開設された。看護師不足も深刻になってしまう。

109）『日本医師会雑誌』第62巻6号，1969.9.15，577-581頁。

110）同上，62巻12号，1969.12.15，1281-1293頁。

111）『社会保険旬報』No.962，1970.3.11，8-17頁。

112）『日本医師会雑誌』第65巻3号，1971.4.15，1096-1097頁。

113）2段階論だと警戒していた。

114）『日本医師会雑誌』66巻3号，1971.8.1，326-327頁。

115）当時保険局医療課長だった松浦十四郎には医師会に楯突こうというような意図は全くなく，キツネにつままれた感じがしたという。武見の方におさまりがつかない事情があったのではないかという。有岡二郎，前掲書，1997年，284-285頁。

116）松浦十四郎へのインタビュー，『週刊社会保障』No.2000，1998.7，26 27頁。

117）水野肇，前掲書，2003年，53-85頁。

118）『日本医師会雑誌』第66巻7号，1971.10.1，801-805頁。1998年厚生省「21世紀の入院医療のあり方に関する検討会報告書」の内容とほぼ同じである。

119）同上，67巻3号，1972.2.1，293-302頁。

120）同上，67巻4号，67巻6号，67巻9号（1972年）の理事会記録から。

121）同上，67巻11号，1972.6.1，1485-1486頁。

122）同上，70巻5号，1973.9.1，555-561頁。

123）同上，68巻5号，558-566頁。同，68巻5号，676-680頁。

124）『社会保険旬報』No.905，1968.8.11，21頁。

125）同上，No.938，1969.7.1，21-23頁。

126）同上，No.983，1970.10.11，21頁。

127）『日本病院会30年史』，155-157頁。

128）同上，178-179頁。

第2章　地域医療計画の形成・決定・実施過程（ケースⅠ・Ⅱ・Ⅲ）　*163*

129）同上。

130）『社会保険旬報』No.1035，1972.3.21，40頁。

131）『日本病院会30年史』，199頁。

132）『社会保険旬報』No.880，1967.12.1，13-17頁。

133）同上，No.862，1967.6.1，28-29頁。

134）同上，No.897，1968.5.21，22-23頁。

135）同上，No.903，1968.7.21，4-7頁。

136）同上，No.947，1969.10.11，14頁。

137）同上，No.930，1969.4.21，29頁。

138）水野肇「厚生官僚の実力と無力」『文芸春秋』1970年4月号。伊田四郎「行政における
　　医学と法律」『社会保険旬報』No.964，1970.4.1。大原治「医療行政考」『社会保険旬報』
　　No.971，1970.6.11。岩本文史（岩本はペンネームで執筆者は多田宏，石倉寛治）「転機
　　にたつ厚生行政」『社会保険旬報』No.961〜969，1970.3.1〜1970.5.21。

139）『社会保険旬報』No.985，1970.11.1，13頁。

140）三重県選出，参議院議員，厚相は2度目である。武見とも東畑精一を通じて知己であっ
　　た。

141）当初武見と斉藤厚相で4回会談が行われ（テレビでの公開討論も含まれた），最後に首
　　相官邸で佐藤首相も入れて手打ちとなった。有岡二郎，前掲書，1997年，293-296頁。

142）水野肇，前掲論文，1970年。

143）『社会保険旬報』No.1154，1975.8.21，34-36頁。

144）同上，No.827，1966.6.11，18-25頁。

145）小山路男「医療保険改正の基本構想」同上，No.828，1966.6.21，5-7頁。小山は後に
　　社保審会長となる。

146）『社会保険旬報』No.901，1968.7.1，23-24頁。

147）『健保連50年の歩み』1993年，89-90頁。

148）同上，45-47頁。

149）同上，107頁。

150）同上，93頁

151）同上，242-259頁。

152）民社党の「医療保険抜本改正要綱」。同上，No.879，1967.11.21，18頁。

153）『社会保険旬報』No.887，1968.2.11，24-25頁。

154）同上，No.896，1968.5.11，20-21頁。

155）同上，No.934，1969.6.1，19-29頁。

156）同上，No.1002，1971.4.21，33-37頁。

157）同上，No.938，1969.7.11，27-29頁。

158）同上，No.934，1969.6.1，21-24頁。

159）岩手県出身，宏池会。郵政大臣，官房長官，厚生大臣を務め，その後党総務会長，首
　　相となっている。第二臨調・行革を発足させた。

160）『社会保険旬報』No.930，1969.4.21，16-20頁。

161）追悼集刊行会編『吉村仁さん』ぎょうせい，1988年，256-259頁。

162）『社会保険旬報』No.1228，1977.9.21，30-31頁。自民党が医師会の支援者であった背景には，自治労（社会党系），医労連（共産党系）対策があった。

163）水野肇，前掲書，2005年，9-19頁。なお鈴木は水産族，小泉は大蔵族だった。

164）大嶽秀夫『自由主義的改革の時代』中央公論社，1994年，143-161頁。同『行革の発想』TBSブリタニカ，1997年，259-269頁。

165）大嶽秀夫，前掲書，1997年，268頁。

166）ジョン.C.キャンベル『日本政府と高齢化社会』中央法規出版，1995年，444頁。

167）中野実『現代日本の政策過程』東京大学出版会，1992年，15-82頁。

168）『社会保険旬報』No.1426，1983.4.1，30-32頁。

169）同上，No.1427，1983.4.11，9-14頁。

170）同上，No.1337，1980.10.1，20頁。

171）同上，No.1338，1980.10.11，20頁。

172）同上，21頁。

173）同上，No.1349，1981.2.1，12-13頁。

174）6県とは北海道，岩手，秋田，福島，島根，広島であったが，都道府県医師会が行ったものはもっとあった。

175）『社会保険旬報』No.1354，1981.3.21，42頁。

176）同上，No.1355，1981.4.1，26頁。

177）同上，No.1356，1981.4.11，16-20頁。

178）同上，No.1357，1981.4.21，18頁。

179）同上，No.1391，1982.4.11，15頁。

180）『日本医師会創立記念誌—戦後50年の歩み』日本医師会、1997年，164頁。

181）1952年京大医学部卒，1959年厚生省入省，検疫課長，薬務，医務，公衆衛生の課長を経て科学技術審議官，環境衛生局長を経て現職。

182）『社会保険旬報』No.1384，1982.2.1，22-23頁。

183）同上，No.1396，1982.6.1，18頁。

184）同上，No.1397，1982.6.11，25-26頁。

185）同上，No.1404，1982.8.21，26頁。

186）『日本医師会創立記念誌—戦後50年の歩み』，前掲書，173頁。

187）『社会保険旬報』No.1426，1983.4.1，32頁。

188）同上，No.1460，1984.3.1，6頁。

189）同上，No.1481，1984.10.1，12頁。

190）同上，No.1519，1985.10.11，42頁。

191）1954年東大医学部卒，1957年厚生省入省，社会局老人保健課長，保険局医療課長，科学技術審議官，生活衛生局長を経て現職。

192）『社会保険旬報』No.1525，1985.12.11，10-12頁。同No.1547，1986.7.11，8-13頁。さらに日医のプラスになるものとして一人医療法人制度の創設，複数県にまたがる医療法人の監督を厚生大臣がすることと改めたと説明している。また日医雑誌にも交渉経過

の記述がある。1985.12.3常任理事会議事録『日本医師会雑誌』第95巻第7号，1986.3.15，
1134-1135頁。

193）医療法第30条の2第9項。

194）『高齢化社会に向けての地域包括医療計画』愛知県医師会，1986年，12頁。

195）『愛知県地域保健医療計画』愛知県，1989年，7頁。

196）しかし地域医師会は開設後20年以上も医師会入会を認めなかった。

197）『社会保険旬報』No.1578，1987.5.21，6-16頁。

198）同上，No.1641，1989.2.1，4頁。

199）同上，No.1527，1986.1.1，23頁。

200）北海道（1980/3），岩手（1981/3），秋田（1973/3），福島（1978/1），神奈川（1985/3），
山梨（1985/3），京都（1984/11），島根（1979/4），広島（1978/2），愛媛（1985/7）

201）全日病定期総会での沢副会長の報告にある。『社会保険旬報』No.1544，1986.6.11，
23頁。

202）1987年度末までに医療計画を作成・公示する県は26県の予定だった。『社会保険旬報』
No.1553，1986.9.11，14頁。

203）同上，No.1567，1987.2.1，13-15頁。作業が早められていた。

204）同上，No.1579，1987.6.1，18-20頁。

205）中国・四国医師会連合総会で羽田会長の講演の中で。同上，No.1581，1987.6.21，
15-16頁。1987.6.30常任理事会議事録『日本医師会雑誌』第98巻第12号，1987.12.1，
1923-1924頁。

206）1987.7.21理事会議事録，同上，第99巻第1号，1988.1.1，142-143頁。

207）『社会保険旬報』No.1589，1987.9.1，5頁。

208）同上，No.1591，1987.9.21，41頁。

209）同上，No.1604，1988.2.1，11-18頁。

210）大道久「地域医療計画策定の進行状況と問題点」『病院』47巻第4号，1988年4月，
303-308頁。太田浩右ほか，同，320-325頁。

211）『社会保険旬報』No.1642，1989.2.11，18-24頁。

212）同上，No.1649，1989.4.21，3頁。

213）同上，No.1651，1989.5.11，6-11頁。同，No.1651，1989.5.11，3頁。

214）同上，No.1670，1989.11.11，11-13頁。

215）「特集　今，医療計画は―見直しをどうする」『病院』49巻13号，1990年12月，
1234-1271頁。

216）厚生省健康政策局計画課「医療計画―その後」，同上，49巻13号，1990年12月，
1234-1239頁。

217）「座談会　医療計画策定の趣旨は生かされているのか」，同上，49巻13号，1990年12
月，1240-1248頁。参加者は大道久，小林秀資健政局計画課長，時崎謙多摩川総合病院
長，岩崎榮らだった。

218）『社会保険旬報』No.1532，1986.2.21，3頁。

219）同上，No.1545，1986.6.21，5頁。1986.7.15常任理事会議事録『日本医師会雑誌』第

95巻第11号，1986.11.15，1738頁。

220) 『社会保険旬報』No.1547，1986.7.11，7頁。

221) 同上，No.1560，1986.11.21，36頁。

222) 同上，No.1561，1986.12.1，6-7頁，21頁。

223) 1986.11.4常任理事会議事録『日本医師会雑誌』第97巻第6号，1987.3.15，1710-
    1716頁。

224) 「視点　スタートでつまずく地域医療計画」『社会保険旬報』No.1561，1986.12.1，3
    頁。

225) 同上，No.1579，1987.6.1，18-20頁。

226) 1987.3.3常任理事会議事録『日本医師会雑誌』第98巻第1号，1987.7.1，144-149頁。

227) 『社会保険旬報』No.1578，1987.5.21，6-16頁。

228) 同上，No.1579，1987.6.1，18-20頁。

229) 同上，No.1583，1987.7.11，6-11頁。

230) 同上，No.1584，1987.7.21，18-21頁。

231) 同上，No.1589，1987.9.1，5頁。

232) 1987.8.11常任理事会議事録『日本医師会雑誌』第99巻第3号，1988.2.1，495-499頁。
    『社会保険旬報』No.1590，1987.9.11，5頁。

233) 『社会保険旬報』No.1591，1987.9.21，28頁。

234) 同上，No.1604，1988.2.1，12頁。

235) 特集　地域医療計画と病院『病院』47巻第4号，1988年4月，299-335頁。

236) 太田浩右，岩本光存欣，安藤三郎，黒岩卓夫，竹内三郎「地域医療計画をどう見るか」，
    同上，47巻第4号，1988年4月，320-325頁。

237) 『社会保険旬報』No.1650，1989.5.1，10-14頁。

238) 竹内実，石田貞治，手束昭胤「地域医療計画―民間病院の対応」『病院』48巻12号，
    1989年11月，1126-1129頁。

239) 『社会保険旬報』No.1710，1990.12.11，6-13頁。

240) 厚生省の医療施設調査・病院報告から作成した。

241) 筆者の知る複数の厚生官僚の感想である。

242) 『社会保険旬報』No.1570，1987.3.1，34-35頁。

243) 厚生次官，環境次官，内閣官房副長官を経て，武田薬品社長となっていた。

244) 『吉村仁さん』，1988年，121-124頁。

245) 高橋秀行「日本医師会の政治行動と意思決定」中野実編『日本型政策決定の変容』東
    洋経済新報社，1986年，247頁。

246) 佐口卓，前掲書，1985年，271-287頁。

247) キャンベル，前掲書，1995年，417-428頁。

248) 吉村仁「医療費をめぐる情勢と対応に関する私の考え方」『社会保険旬報』No.1424，
    1983.3.11，12-14頁。

249) 『社会保険旬報』No.1441，1983/9/1，6頁。

250) 大蔵省主計局の杉井孝が吉村と協力関係にあった。『吉村仁さん』1988年，348-350

第2章　地域医療計画の形成・決定・実施過程（ケースⅠ・Ⅱ・Ⅲ）　*167*

頁。

251）『社会保険旬報』No.1466，1984.5.1，8-12頁。

252）同上，No.1469，1984.6.1，6-10頁。

253）水野肇，前掲書，2005年，103-114頁。

254）伊藤大一「行革審最終答申の評価」『季刊・行政研究』No.65，1994年，4-14頁。
1993年3月経済企画庁官房長（当時）小村武とのインタビュー。小村武「社会保障予算」
『ファイナンス』18巻12号，1983年，7-18頁。

255）『社会保険旬報』No.1339，1980.10.21，4-7頁。

256）同上，No.1351，1981.2.21，22-23頁。

257）水野肇，前掲書，2003年，87-110頁。

258）1936年新潟大医学部卒，長野県医師会長。

259）『日本医師会創立記念誌―戦後50年の歩み』前掲，169頁。

260）『社会保険旬報』No.1426，1983.4.1，26頁。

261）1939年北大医学部卒，東京都医師会会長

262）水野肇，前掲書，2003年，139-150頁。

263）『社会保険旬報』No.1426，1983.4.1，32頁。

264）同上，No.1426，1983.4.1，4頁。

265）高橋秀行，前掲，1986年，257頁。

266）『愛知県地域包括医療基本計画』愛知県医師会1983年，1頁。

267）同上。

268）『社会保険旬報』No.1470，1984.6.11，16頁。

269）同上，No.1501，1985.4.11，26-34頁。

270）武見が「自分は金持ち村の村長にはなりたくない」と言ったというのは有名。

271）『日本医師会創立記念誌―戦後50年の歩み』前掲，187頁。

272）『日本病院会30年史』前掲，281-294頁。

273）『社会保険旬報』No.1426，1983.4.1，32頁。

274）同上，No.1390，1982.4.1，21頁。

275）同上，No.1453，1984.1.1，3頁。

276）『健保連50年の歩み』9頁。

277）同上，582頁。

278）『社会保険旬報』No.1404，1982.8.21，26頁。

279）同上，No.1465，1984.4.21，30頁。

第**3**章

政策過程の変容

　前章で地域医療計画に関わる政策過程として3つの事例を取り上げた。いずれも地域医療計画という政策を内容に含むものであったがその結果は，ケースⅠでは病床規制の一部が決定され，ケースⅡでは医療基本法案は廃案となったものの都道府県で実験的に地域医療計画が策定されはじめ，ケースⅢでは地域医療計画の導入に加えて医療費抑制のために民間も含めた病床規制が導入された。3つの地域医療計画に関わる政策過程を比較することにより政策過程の変容についてさらに掘り下げる。

1　アクターとアクター間関係の変容

　まず3つの政策過程の比較から，アクターの変容とアクター間関係の変容を明らかにする。厚生省内では医系技官が台頭し，保険官僚に対抗して医療政策の主導権を握ろうとした。医療供給側では，市場の成長・成熟に伴い医療機関の階層分化が進行し，個人開業医や中小病院を主体とする医師会，民間大病院，公的・公立病院などの内部対立が生まれた。ケースⅡで医系技官・医師会共同体（専門職政策コミュニティ）による政策過程が出現する。野党3党と健保連は，ケースⅡでは医療社会化構想で連合し医系技官・医師会共同体に対抗した。しかしケースⅢに至ると自由主義的改革の流れの中で対抗勢力は分断され大きな力とはなれなかった。

1-1 先行研究

1980年代の医療政策におけるアクターとアクター間関係に関する先行研究をあらためて詳細に見ておく。

キャンベル（1995）は1980年代の医療改革は高齢者問題と医療制度の支配権をめぐる厚生省と日医の闘いの新しい段階だったとする。厚生省は医療保険の課題を高齢化問題として拡大させ一般アリーナに持ち込むことに成功した。短期間に政策転換が行われた要因は厚生官僚のイニシアティブ，チャンスを活用する技能と熱意などに帰する。医療保険改革において政策推進機能を果たしたのは保険局改革派だったと指摘する[1]。高橋秀行（1989）は医療保険政策について政策環境とアクター間関係という二つの視点から分析している。オイルショック後低成長期に入り財政危機と高齢化が問題となって，厚生省は大蔵省の福祉縮小路線に取り込まれ医療費抑制，一部負担導入へと舵を切る。改革の主導権を握ろうと厚生省内にも改革派が退職者医療制度・老人保健制度創設などへ動く。大蔵・厚生省連合は国民レベルの合意を取り付けるために第二臨調を利用する。臨調は財界主導ではあったが，個別施策については官僚・OBが審議をリードした。厚生省は臨調答申をテコに財界の「抱え込み」に成功し，健保連も押さえ込む。日医は，武見以後は低成長時代の医療政策の立案能力に欠け，政治力が低下して，官僚（＋族議員）主導の政治過程に変化した。政策決定権力は厚生省・大蔵省・自民党社労族のトライアングルに集中化され日医や健保連は中核から周辺に，野党や労組はさらにその外延に追いやられたとする[2]。キャンベルも高橋も医療保険政策におけるアクター間関係を分析している。しかし，医療供給政策においては，政策推進機能を果たしたのは医系技官・医師会からなる専門職政策コミュニティであり（ケースⅡとケースⅢ），保険局改革派もそれを支援していた（ケースⅢ）。

大杉覚（1993）は，厚生省の衛生3局の組織再編と医療法改正による地域医療計画の導入の意味を以下のように説明する。臨調行革が進展し行政資源の制約が強化される中で，現業官庁を中心に「政策官庁」への脱皮が論じられた。

衛生3局の再編にあたっては，医務局所管の国立病院等の現業や公衆衛生局所管の疾病予防や個別疾患対策を分離し，健康政策局は供給体制のコントロールにしぼって政策立案を専管する「政策官庁」に純化した。さらに医療法改正によって導入された地域医療計画により政策対象者の範囲拡大と計画行政的側面を担当することとなった。地域医療計画策定に当たっては，地域医師会との調整が法律に盛り込まれた。地域医師会にとっては，計画作成過程での位置づけが明瞭にされないと，かつて公立病院をめぐって頻発した自治体との対立状況を今度は医療計画で再燃させることになりかねなかった。また技術的にも医師会の協力がなければ国からのトップダウン式の病床規制は可能でも，地域の実情が反映されない計画となってしまう。医療の持つ公共性と専門性を考慮した場合，医療サービスの需要は「直接の顧客」である医療サービス供給側の需要に転換され，「行政機関と医療専門家内部組織による中間的融合処理機構」によって処理される。医療計画は病床規制など単なる規制政策の域を超え，任意的記載事項で医療供給体制のシステム化をねらっていたと説明する[3]。

　大杉の言う「行政機関と医療専門家内部組織による中間的な融合処理機構」とは著者がケースⅡで特徴づけた医系技官・医師会共同体（専門職政策コミュニティ）である。また医療計画の第一の特性として，地域医師会との連携を法律上も義務づけたことを指摘している。医系技官・医師会共同体の目標が，医療供給政策において専門職としての医師の自律性を確保することだと考える著者の主張とも一致する。衛生3局の再編は，医療基本法案以来の長い過程を経て成立した医療法改正に対する技官達への論功行賞だったと著者は考える。竹中浩治も，吉村仁が技官に対してエールを送り衛生3局の組織改編では無理を受け入れてくれたと述べている[4]。技官達も政策官僚への変身を志向していたし，保険官僚からも支持を得られるようになっていた。

1-2 アクターの変容

1-2-1 厚生省―医系技官の台頭

厚生省では医系技官の台頭に着目する必要がある。ケースⅡの立法過程で医系技官が政策官僚として自立し,「専門職としての共通目標・アイデンティティ」を基盤として医系技官・医師会共同体を構築した。ケースⅢでは従来の保険官僚と医系技官との緊張関係が変化し, 技官グループに対する吉村ら保険局改革派のバックアップが見られ, 省内の一丸となった体制がうかがわれる。ケースⅢではすでに多くの指摘があるように保険局には大蔵省もバックアップをしていた。

厚生省内で医系技官が浮上してくるのは戦後の占領政策においてである。当時の経過を杉山章子 (1995) は次のように説明している。戦前は厚生省の主流は内務官僚で, 技官はいわゆる技術屋として縁の下の力持ち役を担わされ主要ポストから排除されていた。GHQの公衆衛生福祉局長クロフォード・F・サムス大佐は, もともと軍医で戦後の混乱期の医療政策を実施するに当たって, 科学技術を根幹とする衛生行政を行わなければならないとして, 衛生局長だった勝俣稔 (医師) と相談し厚生省の行政機構改革を行った上, 衛生3局 (公衆保健局, 医務局, 予防局) の局長を技官とした。サムスは専門家を重視するアメリカの考え方に基づいて, 交渉相手に事務官ではなく技官を選んだ。この局長人事は厚生省内の事務官から激しい反対にあったがサムスと勝俣は強行した。戦後の衛生行政で多くの技官が重要なポストについたことは戦前では考えられないことだった。占領軍の強い指導がなければ不可能だったと杉山は指摘する[5]。

しかし, 厚生省内で医師である行政官が育つにはその後まだ時間が必要だった。水野肇 (1970) は1960年代の医系技官の実態について述べている。省内に60人程度の医系技官がいる。省内に3局長, 1部長, 14の課長ポスト, 他省庁に1局長, 1審議官, 8の課長ポストがあり, さらに全国で35の都道府県衛生部長, 5大市の衛生局長, 6県の衛生部次長が医系技官で占められている。

戦後厚生省で医系技官が行政官として育つまでに10年以上の歳月が必要だった。厚生省に入ってくる技官には，臨床に進めば高収入なのに公務員の安月給に甘んじてでもやろうという意気があるという。若手の医系技官達も真剣で，地方自治行政からの盛り上がりを受け止め，住民の健康を守らねばならないとして若手グループの会が結成されたと水野は紹介している[6]。

1970年代に入ると松尾，滝沢ら医務局トップは医療供給政策を医療保険政策の下請けから脱却させようと志向し始めた。ケースⅡで，医療基本法案の立法過程と，廃案後の「実験的事業としての地域医療計画の策定作業」は医系技官の台頭を証明するものであった。医師会と医系技官が連携して，医療基本法案廃案後にモデル事業として地域医療計画を実施し始める過程は，まさに医系技官の政策官僚化であり技官の台頭を感じさせるものであった。ケースⅢで衛生3局の組織再編により健政局が生まれたことは，医系技官の政策官僚化が省内で認知されたものだった。医療供給政策を前面に打ち出せるようになったのは技官達の実力が認められた結果であった。

一方で事務官と技官の対立が厚生行政を著しく歪めているとの指摘もある。エイズ問題の省内処理でも技官と事務官の対立がクローズアップされたという。医療行政の補助的役割に甘んじてきた一部の事務官僚の中には技術官僚の追い落としをはかる勢力もあるという[7]。しかし，ケースⅢでは保険官僚が医系技官の医療計画推進を支援するなど協力的な場面を見ることができる。

1-2-2　医療供給側の変化

医療供給側では，医師会と病院団体，特に自治体病院が対立していた。医療側のイニシアティブを誰が握るかで激しい闘争を繰り返してきた。医師会は自由開業医制の堅持，医療専門職としてのプロフェッショナル・フリーダムを目標に，開業医や民間中小病院の保護政策を主張した。医師会主導の産業政策的側面に着目することができる。しかし医療供給市場の成長・成熟に伴い供給側は階層分化が一層進行する。病院団体は常に日医によって分断され主導権をとることはできなかった。ケースⅡの武見時代の中期には，医師会は外部にブ

レーンを抱え医療基本法，地域包括医療体制などの政策提案を行えるように
なっていた。地方医師会にもリーダーやテクノクラートが育ち始めていた。こ
の頃から医師会の変容が見られるようになり，厚生官僚主導の医療費抑制政策
に表面的には反対しながらも，業界の既得権の保護と地方における政治的発言
力の強化をねらって地域医療計画に主体的に参加してくる。医師会の政治的パ
ワーは，武見体制終了後は地方レベルでますます強化されてきた。地域におけ
る専門職団体として地域医療計画策定に参加して主導権を握ることになった。
老人保健福祉計画の策定は医師会の福祉分野への政治的影響力拡大につながっ
た。

　自治体病院は，ケースⅡで保革伯仲状況を背景に公的病院中心の医療供給体
制をめざすが，ケースⅢの第二臨調・行革の時代背景では後退を余儀なくされ
た。自治体病院は地域における医療ニーズに応えることもなく，しかも独立採
算が不可能で多くの補助金がつぎ込まれていた。

1-3　アクター間関係の変容

　次にアクター間関係の変容や，その中で政策企業家は誰だったかを検討す
る。

　ケースⅠでは，厚生官僚と医師会が対立し野党と自民党がそれぞれを代弁す
る調整役だった。病床の適正配置問題を前に，自由開業医制を守ろうとする医
師会と官僚は対立し，政党がその調整役を果たした。しかし公的病床規制だけ
が実施されたことにより，病院団体の分裂が始まり，医師会自身も官僚依存の
体質を持つことになる。

　ケースⅡでは，野党・健保連が保革伯仲状況を背景として対抗勢力に成長す
る。野党勢力の医療社会化構想は，当時の滝沢医務局長の発言にも見られたよ
うに反射的に医系技官と医師会の協調関係を生み出した。野党の医療社会化構
想に対峙できる医療供給政策のグランドデザインが不可欠となってくる。医療
供給政策については，アクター間関係は対立から連携（医系技官・医師会共同

体）の時代へと変化する。医療基本法案の立法化にあたり法案が第一次案から順次修正されていく過程は，医系技官と医師会からなる専門職政策コミュニティが成立する過程そのものだった。しかし医師会と保険官僚とは対立関係が続いていた。

ケースⅢになると，この医系技官・医師会共同体に第二臨調をバックにした保険局改革派が支援体制に入る。医系技官は衛生3局の組織改編により政策官僚としての位置づけを確保し，医師会は医療計画策定過程での主体性を確保した。保険局は健政局の計画行政を支援することにより病床規制による医療費のキャップをはめること（総量規制）に成功した。都道府県医師会は地域医療計画の政策過程へ参加する権利を得るとともに，業界内の需給調整や行政指導を強力にするための法的根拠を獲得した。政策実施段階では地域医師会がますます強力になっていく。

医系技官・医師会からなる政策コミュニティが成立したのは専門的・科学技術的政策としての特性であろう。専門分野においては技術官僚と専門職能団体からなる政策コミュニティが政策を決定する。専門技術行政の分野では政策推進役は「政党か官僚か」ではなく，技官と専門職能団体である。ケースⅢの地域医療計画は，医系技官と医師会の主体的参加により実施されてきた実験的事業（ケースⅡ）が追認されたにすぎない。

医師会と厚生省の関係の変容は，ケースⅠの対立の時代から，ケースⅡの医務局と医師会の連携関係へと変化した。ケースⅢは，既存関係に対する保険局の追認だった。田口富久治ら（1959）の指摘した利益団体としての「医師会の自律性」という特色は，公的病床規制，医療基本法案，地域医療計画の過程で順次失われていく。しかも地域医療計画以降は官僚の政策に対して防衛戦略となってしまう。この原因は市場の成熟度や競争状況，団体の政治的影響力，そして田口の指摘した医師の社会的地位の低下などが進行したからであろう。

医療保険政策はキャンベルが言うように保険者，医師会，厚生省の三者関係であるのに対し，医療供給政策は医師会と技官が主役であるが，野党もこの時期重要な役割を果たした。そして保険局（プラス大蔵省）からの圧力もフォ

ローの風となった。

対抗勢力としての野党・健保連の関係は，ケースⅡでは野党3党と健保連が医療社会化構想で連合を形成した。しかし，ケースⅢになると野党の連合はならず，健保連も医療社会化構想からは離れてしまった。

以上からアクター間関係を整理すると図3-1-1のようになる。

図3-1-1　アクター間関係の変容

ケースⅠ	社会党 → 厚生省 vs 医師会 ← 自民党
ケースⅡ	自民党 → <医系技官・医師会共同体> vs 野党3党＋健保連
ケースⅢ	自民党＋大蔵省＋保険官僚＋健保連＋民社・公明党＋マスコミ ↓ <医系技官・医師会共同体> vs 社会党

→は支援者，＋は協力関係，vsは対抗関係を表している。太字は主役である。
ケースⅡで医系技官と医師会からなる政策コミュニティが形成された。< >は共同体を表す。ケースⅢでは対抗勢力の分断により，主役の座は専門職政策コミュニティが独占することになった。
出典：中島（1999, 2001）を一部修正。

ケースⅡで，野党・健保連の医療社会化構想に対抗すべく医系技官が政策官僚として目覚め，競争市場の圧力が生まれつつあった医師会と連携体制に入る。医療基本法廃案後も保革伯仲状況という政治的背景の下で，野党に対抗するため医系技官主導の実験的事業が始まる。ケースⅢでは，医系技官・医師会共同体を保険官僚・大蔵省・自民党・健保連・民社党・公明党・マスコミなどの大連合がバックアップすることとなる。

佐高は大蔵省に強制されねじ伏せられる厚生省のイメージを描き出している[8]。しかし著者は，吉村らが大蔵省の支配下に入らずに予算の配分権の自由度を確保するために医療保険の抜本改正に躍起になっていたと考える。しかも医療費抑制をしようとする厚生省を大蔵省が支援している。同様に医系技官達も，専門職としての自律性を保険局や大蔵省から確保しようと行動していた。

1-4 専門職の特性

　なぜ医系技官と医師会からなる専門職政策コミュニティが形成されたのかという疑問には，医療社会学や組織論の研究がヒントを与えてくれる。

　一般に専門職は所属組織と専門職社会という2つの集団に帰属することになり[9]，準拠集団としては所属組織より専門職社会を優先させる傾向がある[10]。自律性と倫理基準を備えた専門職という共通基盤の上に，医系技官と医師会からなる専門職政策コミュニティが成立した。専門職である医師は，「自律性の確保」を最大の目標にしており[11]，医師会の行動特性である官僚統制への反発の理由や排他性が説明できる。

　医師の特性について，医療社会学は「専門職としての医師モデル」を提示する。専門職に共通する中核的要素は「自律性」である[12]。医師が専門職としての自律性を確保できる要素としては，専門的訓練に対する統制力，専門職の内的規制メカニズム，医業独占の法的権利，他の医療専門職を支配していることなどが上げられる。進藤雄三（1990）は，医師の専門職としての自律性に対する挑戦として，国家による医療費の規制や巨大な企業複合体の成長，消費者志向などが現れているという[13]。医療社会学における医師・患者関係や専門職としての医師の自律性という視点は，医療供給政策の対象者を見ていくための視点としてきわめて重要である。医師会の主張してきた「自由開業医制の堅持」と「プロフェッショナル・フリーダム」はまさに自律性の要求であった。

　組織論研究からは「専門職の組織特性」が提示されている。専門職は複数の組織に所属する。医師であれば勤務する病院，学会，大学医局などである。同様のことは官庁における技官の組織行動にも共通する。厚生省における医系技官は，省に所属するとともに専門職として専門職能組織や学会にも所属している[14]。

　田尾雅夫（1991）は，専門職は組織との関係ではコスモポリタンであり，専門的知識や技術に深くコミットしてそれに強い自負や自信を持っている人た

ちで，組織の目標や価値よりも自らの職業に由来する価値や倫理を重んじるという。そこで職業人モデルと組織人モデルの対立が発生する。職業人モデルの仕事の枠組みは専門的知識技術の体系であり，目的はクライアントの福利であり，評価・統制は同僚によるものである。組織人モデルでは仕事の枠組みは統制のための基準や規範であり，目的は自己あるいは組織の目標であり，ヒエラルキーによる統制が用いられるという[15]。専門職の集団である医師会が，組織人モデルの典型である官僚制といかに行動規範や目標が異なるかが明らかとなる。一方で，自立した専門職が医師会という集団を形成し，診療報酬をめぐって厚生省との対立関係が制度化すると，キャンベルら（1994）が指摘するように労使交渉に似てくる[16]。

　さらに「非専門職組織における専門職」の研究が，医系技官の特性を明らかにしている[17]。太田肇（1993）によれば専門職が組織との関係において重視する要因は，自己の専門的能力の向上などの高次欲求の充足，高次欲求充足の条件となる要因，低次欲求の充足手段となる要因の3つであるという。専門職はこれらの要因を，自己の帰属する専門職社会と所属組織において獲得し，欲求を充足しようとしている。専門職は，専門職社会において高次欲求の充足につながる要因を期待し，そのために最大限の貢献を行う。これに対し専門職社会における評価，地位，名誉という形の報酬が与えられる。「最適基準」の原則による交換関係だという。一方所属組織との交換関係は「満足基準」の原則による。専門職が所属組織に期待する要因は一定の水準で充足されることであり，その獲得に必要かつ充分な程度にだけ貢献する。そこで非専門職組織においては「組織の目的」と「プロフェッショナル個人の目的」は基本的に一致しないという[18]。

　医系技官の目標は，厚生省内で医療政策の主体となること，すなわち医療供給政策が医療保険の下請から脱却し医療供給政策を自ら策定することである。その背景には，公衆衛生や医療政策のプロフェッションをめざす技官の組織特性があった。衛生3局の再編による健康政策局の誕生はその意味でも論功行賞だった。

医療社会学や組織論からの，専門職の特性や専門職と組織に関する研究蓄積
は，医師会の政治行動，厚生省における医系技官の特性や専門職政策コミュニ
ティ形成の理由などを理解する上で重要な視座を提供してくれる。

1-5 対抗としての医療社会化構想

ケースⅡで医系技官・医師会共同体が成立するには，野党・健保連の「対抗
としての医療社会化構想」の存在が影響を与えた。保険医総辞退は，野党3党
や健保連に，自由開業医制に規制を加え公的医療機関中心の医療供給政策を行
うことの必要性を痛感させた。野党の対抗構想は，冷戦体制の膠着と保革伯仲
状況の下で医師会にとっては脅威であり，反射的に医系技官・医師会共同体を
結成させることにつながった。医系技官・医師会共同体が成立する要因となっ
たのは医師会や技官達の共通の目標，現状認識と戦略などだったが，促進要因
となったのは野党・健保連の医療社会化構想だった。特に地域医療計画の策定
手法，すなわち「地方から中央へ積み上げていく」という考え方は野党の国家
統制的な方法へのネガとしてシンボリックに主張された。

医療社会化という考え方は，ケースⅠの国民皆保険を実施するにあたってま
ず議論が起こっている。イギリスのような国営化[19]は不可能にしても医療供
給体制のコントロールが必要なこと，中核となる医療施設は公的施設とするこ
となどが主張された。社会保障7人委員会，医療保障5人委員会などの答申を
始め，多くの社会保障研究者も，医療需要が医療保険として社会化されること
に伴い，医療供給も公的医療機関を中心に計画的な整備をすべきと考えた。し
かしこの考え方は当時の国や自治体が財政難のため不可能であり，医師会の反
対もあって民間主体の整備へと実現可能な政策へ方向転換した。しかしその
後，医療保険財政の逼迫や医療供給体制が社会問題化する度に医療社会化を要
求する勢力からは批判を受けることとなる。

保険医総辞退以降は，野党や健保連の医療社会化構想に対峙する何らかの医
療計画（グランドデザイン）が必要となって，専門職政策コミュニティの形成

と新たな政策立案に向かわせることになる。医療基本法案の立法過程で，厚生省の第一次案が順次医師会寄りに修正されていく過程は野党の医療統制・公営化政策への反射の過程でもあった。廃案後に就任した滝沢医務局長は，全国医務主管課長会議で野党の社会化構想に与することはできないと公言した。そして医療社会化にならないように下からの積み上げ方式の地域医療計画を各県で推進するよう指示を出した。日医も医療社会化構想に危機感を覚え，医師会主導の地域医療計画策定に向けて走り始める。それまでの対立的姿勢から政策過程への積極的参加という医師会の変容までも引き出した。

ケースⅢでは，医療社会化構想は公営企業に対する不信や規制緩和・民営化の流れの中で大きな力とはならなかった。社会党の医療社会化構想は依然として国家統制的・公的医療機関中心政策のままだった。健保連や民社党も社会党の路線からは離れてしまっていた。しかもこの時期には，それまでの社会保障研究者とは違う主張をする新たな医療経済学が台頭し，第二臨調・行革の思潮をリードするというフォローの風もあった。

医療社会化構想に対する経済学からの反論として，小椋正立（1990）は自由競争の観点から教育と医療を比較して医療政策を次のように評価している。日本の医療供給政策は自由参入の原則が確保され，また政府も医師や医療機関の供給を増やすことには熱心であった。しかも高い所得を約束された医師という職業への競争は厳しく，きわめて質の高い労働力が参入し続けた。全ての国民が平均的に質の高い医療を受けられるという点からは，これまでの医療政策は成功であった。もし政府が，公共部門で医療を供給する政策を追求してくれば，我が国の医療機関はおそらく今の公立・国立学校のような姿になったと指摘する[20]。しかし小椋の指摘した市場における自由競争も，1985年医療法改正により導入された地域医療計画（病床規制）で方向転換していく。

2 政策の変容

　この節では，医療供給政策におけるアクターとアクター間関係の変容が政策内容の変容にどのように関わってきたのかに着目する。まず医療供給政策を3つに類型化したうえで，なぜそのような政策が登場したのか，アクターはそれぞれどのように関与したのかを検討する。

2-1　3つの政策類型

　ここでは地域医療計画を，（A）産業保護政策，（B）計画行政，（C）医療費抑制という3つの政策類型に整理して考えてみる。本研究で取り上げた3つのケースは，全てが医療計画を目標としながら結果の異なるケースとなった。政策目標を類型化すると次の3つが析出できる。

　（A）産業保護政策としての参入規制（中小医療機関の保護）

　（B）計画行政としての包括的医療計画（公衆衛生的政策）

　（C）医療費抑制政策（供給量規制）

　産業保護政策としては，自由開業医制と患者の自由な医療機関へのアクセスといった競争市場での圧力が，中小医療機関を主体とする日医に対して公的病床規制，医療法人制度，優遇税制，医療金融公庫の低利融資など中小企業保護政策を必要とさせた。1985年改正では，医療費抑制のために供給量規制が必要であるという新しい医療経済学の理論が導入され，植草益（1991）のいう「社会的規制を隠れ蓑にした，経済的規制としての参入規制[21]」が実施された。産業政策における規制研究は医療供給政策にも当てはまり，特に商調法規制[22]や大店法規制[23]は，地域医療計画における病床規制と酷似している。地域医療計画による病床規制は中小医療機関保護を主たる目的とするものだった。

　計画行政としての視点からは，西尾勝の指摘した問題点[24]が地域医療計画にも当てはまる。計画行政は「政治を行政に委ねること（土俵の変更）」を意味し，医療供給政策では医系技官と医師会からなる専門職政策コミュニティに

「丸投げ」されてしまった。計画行政には公共目的に寄与するという根拠が必要だが，医療体制の整備に加えて医療保険財源の長期的安定という医療保険政策の目標が利用され，参入規制の根拠となった。

医療費抑制政策としての視点では，従来からあった診療報酬による医療費のコントロールという手法が一層強化され，それに加えて需要規制[25]と「供給量規制（病床規制）」が導入されることになった。

以下では，3つの政策類型と3つのケースの関係について検討する。

（A）産業保護政策（中小医療機関の保護）

中小医療機関の保護を目的とする産業政策は，戦後民間主体に医療供給体制を整備する方針に転換した時点から最重要課題となった。医師会の要望に基づいて行われる。

ケースⅠでは，民間事業保護のために公私の区分と公的病床規制が行われた。参入規制の対象は公的病院で，民間については医師会の自主的調整が可能であった。行政は，病院の開設許可申請の条件として医師会との調整をするよう行政指導で支援していた。医療金融公庫の審査も業界調整を前提としていた。医療供給政策の顧客は民間医療機関（病院も含めて）であった。

ケースⅡでは，病院の大規模化やチェーン病院の進出に対する開業医の危機感から，医師会は医療基本法の成立をめざすが結果的に廃案となってしまう。その後市場競争は一層激化し，医師会の調整能力も限界となり，参入規制を行うには何らかの法的強制力や根拠が必要となった。規制の対象は民間病院がターゲットとなった。医療供給政策の顧客は，民間医療機関が階層分化して開業医と中小医療機関に絞られ，大規模民間病院が排除されることになる。業界は民民規制を補完する行政の対応を求めるようになる。

ケースⅢではこの現状を踏まえて，医師会は病院の増加を止めるためには，供給量規制を受け入れることもやむを得ないと考えるようになっていた。参入規制は知事による勧告という医療法上の規定に加えて，保険局の協力により医療保険政策としての保険医療機関指定拒否という「伝家の宝刀」まで持ち出してしまった。

(B) 計画行政（地域医療の計画的整備）

地域医療計画は厚生省に戦前からあった公衆衛生の手法であった。他の政策分野の経済開発計画や総合開発計画などに対応して，保健医療計画を定め計画的な医療供給体制の整備を行うというのは厚生官僚の目標であった。

ケースⅠでは，審議会レベルでは国全体の計画的整備が要請されたにもかかわらず，全体統制・官僚統制のイメージと重なり合って医師会の反対にあい，野党も戦時統制の復活を恐れ反対したため失敗する。

ケースⅡでは，計画行政が前面へ出てくる。これは医系技官・医師会共同体が野党・健保連の医療社会化構想に対抗する医療供給計画を必要としていたからである。計画策定も，野党の国家統制的・官僚統制的イメージの政策に対抗して，地域から中央へ積み上げていく方法に変更した。さらに廃案後は医系技官・医師会共同体は実験的事業として医療計画策定を始めてしまう。

ケースⅢでは，病床規制が前面に出てしまい，逆に駆け込み増床のような事態を招いてしまうが，計画行政的側面は任意的記載事項として各都道府県における医療供給体制が計画的に行えるように組み込まれた。都道府県では医療圏毎に計画的な整備が行えるような政策となっていた。この手法はこのあと高齢者に対する保健福祉計画にも応用されることになる。医系技官が医師会に加えて保険官僚の支援を得て社会党案と対峙することになった。健政局は医療供給政策を主管する政策担当部局として認知された。

(C) 医療費抑制政策（供給量規制）

医療費抑制政策は保険官僚が担当する医療保険政策の目標であり，大蔵省や健保連の支援もあった。健保連は，医療費抑制策の中でも医療供給側の規制には賛成するが，患者や被保険者の負担増加には反対した。3つのケースの中では，ケースⅢに初めて登場する政策である。それまでは藤田由紀子（1995）やキャンベル（1994）が指摘するように，健康保険法や診療報酬制度を使っての抑制政策が中心であった。ケースⅢでは，それまでの社会保障学者以外に新しく登場した医療経済学の研究者も動員され，第二臨調という政治装置までも用意されていた。医療費抑制政策に関しては保険官僚の誘導により，財政状

況の逼迫と迫りくる高齢化社会を見据えた議論が展開され，キャンベルの指摘するように議論はトップアリーナへ移っていった。

しかし医療費抑制政策と異なり，計画行政や産業保護政策は専門行政分野として専門職政策コミュニティ内部あるいは下位政府で議論されトップアリーナへ持ち出されることはなかった。

以上の政策類型とアクターとの関係を表3-2-1に整理した。

表3-2-1　政策類型とアクター間関係

政策類型	目　的	厚生省と医師会の関係
（A）産業保護政策	開 業 医 保 護	医師会が行政に依存する関係
（B）計画行政	医療体制整備	対立 → 協調・参加関係
（C）医療費抑制政策	供 給 量 規 制	対立 → 医師会の抵抗と妥協

（A）は医師会のニーズ，（B）は医系技官の目標，（C）は保険官僚の目標である。
→は関係の変化を表している。
出典：中島（1999，2001）を一部修正。

産業保護政策では医師会が行政に依存する関係であり，計画行政では対立関係から協調・参加関係に変化した。医療費抑制政策では医師会と保険官僚との対立関係が，政治的・経済的背景の下に医系技官をパイプ役として抵抗と妥協の関係に変化した。このように政策類型によって日医と厚生省との関係は異なる側面を見せる。田口らの分析した利益団体としての医師会の自律性という特徴や，キャンベルの指摘した相互共存関係以外の異なる様相を明らかにすることができた。医療供給政策の政策過程では，これらの「政策類型とアクター間関係」をどのようにコントロールするかが課題であった。

2-2　政策の変容

2-2-1　政策の変容

各ケースを振り返って政策内容の変化を分析する。

ケースⅠ 公的病床規制と民間自主規制

　占領期の公的医療機関による供給体制整備から民間主体の供給体制へと大きく転換したもので，民間医療機関の発展を促進するために医療法人制度，医療金融公庫，医師優遇税制などのインフラ整備も行われた。国民皆保険の実施に伴い，全国あまねく医療が受けられるようにアクセスを保障することが要求されていたが，政策のねらいは都市部に集中する医療機関の過当競争を防止し，一方で医療過疎地域に公的医療機関を整備することだった。公的医療機関は医療法により規制することができたが，民間は自由開業医制の原則から医師会の自主規制（業界自主規制）にゆだねることとした。

　ケースⅠの政策の中心は民間医療機関を守るための産業保護政策だった。法案は医師会，社会党，自民党の合意により成立した。以降は国民皆保険制度と経済成長により医療供給体制も順次整備されていくことになる。但し不採算医療（がん，僻地，救急，特殊疾患など）が民間では供給されにくいため社会問題化し，医務局の政策の中心はこれらの補完医療政策を実施することだった。この後医療供給市場の成長・成熟に伴い医療機関の階層分化が発生してくる。

ケースⅡ 医療基本法案

　自由開業医制度や診療報酬が出来高払い制度であることが，僻地・救急対策の立ち遅れや医療費増加につながっているとして，野党・健保連は医療保険制度改革とともに医療体制が社会問題化する毎に医療社会化構想を主張した。保険医総辞退は世論の批判の的となり医療社会化構想が強力に浮上してくる。保革伯仲などの政治状況もあり医療社会化が実現するかもしれないという不安は反射的に医系技官・医師会共同体を構築させることになった。専門職である医師にとっては，「専門職としての自律性」と「プロフェッショナル・フリーダム」を守るために，自分たちが主体となって，野党の医療社会化構想に対抗できる医療供給計画（グランドデザイン）を必要とした。しかも全体統制・官僚統制的とならないように地域から中央へ積み上げていく構造だった。医療行政の内容も個別医療政策（補完的医療や特殊疾患対策）から包括的医療政策（地域医療供給計画）へと大きく変容する。

医療供給市場では，診療所から出発した民間医療機関は国民皆保険による需要の伸び，高度成長期と老人医療無料化などで，大病院，中小病院，診療所へと階層分化を進行させた。医療機関それぞれの規模や機能によって政策ニーズが異なり，個人開業医から大病院までの政策統合は困難になってくる。規模が拡大した病院は企業的組織に変化し成長拡大を目標とするようになる。各地で病院の大規模化やチェーン病院の進出に対する地元医師会とのトラブルも発生し，業界自主規制の限界が見え始める。医師会にとっては産業保護規制（参入規制）の一層の強化も必要となってくる。ケースⅡの政策の中心は産業保護規制に加えて計画行政（地域医療供給計画）であった。本法案は野党連合と真っ向から対立し，保険官僚からの支持もなく，政権交代期のどさくさで廃案となってしまう。

ケースⅢ 地域医療計画による病床規制

　第二臨調・行革という時代背景のもとで，地域医療計画の導入と医療法人の監督強化を目的とする医療法改正案が出された。地域医療計画の内容は，必要的記載事項として医療圏の設定と必要病床数の算定，任意的記載事項として医療圏毎の医療供給計画となっていた。地域医療計画で定められる病床過剰地域では，病院の新設・増床は知事が中止や計画変更を勧告できることとなる。厚生省医系技官達が医療基本法廃案以来，都道府県に指示し実験的事業として進めてきた地域医療計画が追認されることになった。医療計画の策定は医療行政にとって計画行政概念が認知されることになった。

　医療供給市場では，患者の大病院志向，病院の大規模化，チェーン病院の進出，営利企業の参入問題，外資の参入問題などで今までの業界自主規制では統制が不可能になっていた。業界自主規制も医師会による調整から地域エゴによる参入規制まで発生し，加えて公正取引委員会の指導もあって完全に行き詰まっていた。しかも市場競争の激化と医療費抑制圧力は中小医療機関に生存の危機を感じさせるようになった。参入規制を有効にするために何らかの法的根拠や行政手段などが医師会にとっても必要不可欠だった。

　医療保険改革は第二臨調・行革の中心課題であったため，健保抜本改正がす

でに成立していたが，医療保険制度の前提条件としての医療供給体制についても医療費抑制の視点から政策変更が保険局としても必要だった。医系技官達も目標とする医療計画を実施するためには保険財政からの保障が必要であり，医師会も業界の既得権保護のためには参入規制が必要だった。ケースⅢでは，産業保護政策，計画行政に加えて医療費抑制政策としての供給量規制も前面に出てくることとなった。産業保護政策，計画行政，医療費抑制政策の三者が統合された政策だった。

この3つの政策類型と地域医療計画に関わる3つの政策過程との関係を表3-2-2に整理した。

表3-2-2　政策の変容

	（A）産業保護政策	（B）計画行政	（C）医療費抑制
ケースⅠ	参入規制（公的病床規制と民間自主規制）	個別・補完的政策[1]	診療報酬による統制
ケースⅡ（廃案に）	参入規制（公的病床規制と民間自主規制）	包括的医療計画[2]	診療報酬による統制
ケースⅢ	参入規制（私的病床も含めた法的規制[3]）	包括的医療計画	診療報酬による統制受診抑制供給量規制

[1] 包括的政策が，日本医師会の参加を得て医療制度調査会の答申として出されたが政策案にまでは成熟しなかった。
[2] 医師会の参加を得て実験的事業として実施された。
[3] 知事の勧告以外に，保険医療機関指定拒否という医療保険政策の行政手段も利用された。
太字部分が政策の中心で，ケースⅢは政策の統合性も高かった。
出典：中島（1999，2001）を一部修正。

ケースⅠでは産業保護政策（公的病床規制）が中心で，民間については業界自主規制に委ねられた。ケースⅡではそれまでの病床規制に加えて計画行政も政策課題となり，医療基本法案廃案後に地域医療計画はモデル事業という手法を使いながら実施過程に入ってしまう。ケースⅢでは産業政策，計画行政に加えて新たな医療費抑制政策も加わった「統合作品」であった。地域医療計画は，医師会の積極的参加も得て実験的事業により政策案として洗練されるとと

もに，医療費抑制を目的とする保険官僚や健保連の支持も調達した。政策としての完成度，統合性，各アクターの支持調達などが成功の原因であった。

2-2-2　1985年医療法改正の政策内容

　ケースⅢは，3つの政策類型が統合されたものとなっており，それらの政策推進主体や内容は以下のように整理できる。

（A）産業保護政策（参入規制）：開業医を基盤とする医師会が政策推進主体

　基本的には自由開業医制のため，地域医師会が自主規制を行うという合意ができていた。しかし医師会の自主調整は機能不全に陥り，公取の指摘もあって私的病院にも何らかの強制手段による規制が必要となってくる。日医は，1985年医療法改正で地域医療計画の策定を医師会主導で行うことにより調整能力の維持を狙った。しかし憲法違反の虞もあり，1985年改正では県知事が中止を勧告できるにとどまった。

（B）医療の包括的整備計画（計画行政）：医系技官が政策推進主体，医師会も
　　協力

　医系技官が，従来の特殊疾病対策，僻地医療，救急医療などの個別的医療供給体制の整備から，地域における包括的医療体制の構築という大きな政策を目指して政策官僚へと脱皮してくる。地域の医師会も主体的に参加することになる。厚生省内の組織再編も行われ，医務局は健康政策局となり，国立病院などの現業部門を保健医療局へ移管して，新たに計画課を設置するなど政策部局化した。

（C）医療費抑制政策（供給量規制）：保険局が政策推進主体

　医療供給体制の改革は常に医療保険改革を担保するためのものとして位置づけられてきた。そのため健保法の抜本改正時には必ず争点化し，常に健保法改正案の審議の流れに翻弄された。ケースⅠの公的病床規制は，1961年の国民皆保険達成へ向けての医療体制の整備に絡んで行われた。ケースⅡは，1972年健保法抜本改正案を「あと押しするためのもの」であった。しかし，ケースⅢの地域医療計画は，1984年健保法抜本改正（財政調整，本人2割負担）の

ためではあったが，従来とは明らかに内容が異なり包括的医療計画に医療費抑制のための供給量規制も取り入れたものだった。計画手法を取り入れた供給量規制はその後老人保健法でも取り入れられた。

（A），（B）は従来出されていた政策案であり，（C）は臨調行革を背景に明確化された政策案であった。1985年改正の内容が規制強化であったのは，もともと厚生省や日医が決定の機会を待っていた政策だったからである。1980年代の自由主義的改革の思潮や時代背景は（C）の政策に決定機会を提供し促進機能を果たした。

2-3　医療供給市場の特性

地域医療計画の導入がなぜこのように困難を極めたのかを考えるには，医療供給市場の特性を見ておく必要がある。我が国の医療供給政策の特徴は，自由開業医制と国民皆保険制度がその前提になっていた。医療供給市場の変化を概括しておく。

2-3-1　自由開業医制度と医療供給市場

池上・キャンベル（1996）は，医師の行動パターンを理解するにはまず自由開業医制度について考える必要があると指摘する。自由開業医制は江戸時代中期に形成された。法制度としては1874年（明治7年）文部省医務局の定めた「医制76ヶ条」に始まる。欧米と異なり，同業者のギルド的な組織により参入を制限しようとする考えは乏しかった。明治以降自由開業医制度の下に医師が診療所を開業し，大半の病院は診療所が発展することにより誕生してきた。そのため病院と診療所の間には連続性が存在し，両者の機能分化を困難にしている。しかも大学間の序列，大学医局の支配的地位，専門医団体の結束が弱いことなどが結果として開業医の勢力を強めていると説明する[26]。

鴇田忠彦（1995）は，日本の医療サービス供給市場の特性を次のようにまとめている。医療サービスの供給市場は混合経済であり，公・私の医療機関の

拮抗関係が存在する。公私の関係は補完的かつ競合的でもあり，特に都市部では競合的である。競争的市場構造は私的医療機関に競争的な市場行動を強いる。政府が市場に介入し価格規制などをすれば利害関係者によるレントシーキングが発生し圧力団体の格好の活躍の場を提供する。私的医療機関は公的機関の存在によってむしろクリームスキミング効果による利益を得ている。都市部では超過需要を充足すること，伝染病などの採算の合わない分野，過疎地域のカバーなどが公的に補完されていると説明する[27]。

知野哲朗（1995）は医療機関の行動の特徴について次のように説明する。公私の病床増加率の推移で違いをみると，私的病院が疾病構造の変化にも相対的に敏感に対応している。高度医療サービスや医学教育・研究などの機能は公的機関が担っている。公的機関に比べて私的機関は経済的採算性を考慮して速やかに行動する結果，医療機関の構造的特徴には公的機関の併存に伴う競合関係が存在すると同時に，政策的な機能分担の結果としてではなく，私的機関の行動結果として補完的関係が存在しているという[28]。

自由開業医制のもとで発展した我が国の医療供給市場では，多くの医療機関が市場競争の中で個人開業医から病院へと発展し，地域に密着して需要に対応する供給体制を整えてきた[29]。結果として公的機関は補完的機能と高度先進的機能を担ってきたのである。医療供給市場の発展を考えるとき自由開業医制がいかに重要な要素であったかがわかる。そのため医師会も自由開業医制の根幹に踏み込むような政策には常に徹底した反対行動をとってきた。

2-3-2　医療保険制度と医療供給市場

医療供給政策においては，医療保険制度の抜本改革が医療供給体制の改革を引き出してきたと言われている。

医療供給市場への政府の介入方法では，供給抑制，需要抑制と価格抑制の3つがある[30]。我が国では患者は自由に医療機関へアクセスできる。そこで需要抑制と価格抑制は医療保険制度における患者の自己負担の引き上げと診療報酬制点数の操作によって行われる。一方で医療供給体制に関する規制は，我が

国では民間医療が主体となっており，自由開業医制と，医師のプロフェッショ
ナルフリーダムという大きな壁が存在していたために政府の思うような改革が
簡単にはできなかった。そのため医療供給体制に関する制度改革は常に後手に
回って，財源難に悩む医療保険制度改革の都度，それを担保するものとして浮
上することになった。

　我が国の医療保険制度が公的保障制度であること，すなわち「社会化」が行
われているのに対し，医療供給体制は混合経済体制[31]であることから，制度
間の対立関係が医療保険制度の財源問題を媒介として常にアジェンダとして登
場してくる。日本の医療は非常に優れていると評価されているが，医療供給側
の果たしてきた責任も無視できない[32]。高騰していると信じられている医療
費は，むしろ世界的には低い水準にあることで逆に注目されている。1970年
代日本においてもアメリカと同じように医療費が高騰したが，1980年代に実
施された一連の政策的対応によって医療費の伸びを抑制することができたと考
えられている[33]。

2-3-3　医療供給市場の変化と介入政策

　医療供給市場の成長も一般産業の競争市場と同様の経過をたどってきた。そ
のため市場への介入政策も戦後日本の産業政策と類似点が多かった。小宮隆太
郎（1984）は，戦後日本の産業政策が基幹産業の育成と過当競争の防止だっ
たが，政府の保護方針の対象とならなかった輸出産業や知識集約型産業も成長
したと指摘した[34]。横倉尚（1984）は，中小企業政策が保護政策から設備近
代化・企業の集約化など近代化政策に変化し，一方で大企業の参入規制も行わ
れたと説明した[35]。

　池上・キャンベル（1996）は医療供給市場の変化として次の5つををあげ
た。第一は病院医療の増加である。主に私的病院を中心に増加したのは医療金
融公庫の低利融資によるものである。私的部門が増大することは，政府が目指
した官を主体とした「公衆衛生モデル」にそぐわなかったが金利差を負担する
だけで，供給量の確保という当面の政策目標を達成することができた。第二は

老人医療の拡大である。病院の多くが単価の低い療養型施設として機能することは，病床数が増えても医療費に与える影響はそれほど大きくなかった。第三は医療費抑制策によって公私格差が拡大したことである。公立病院には一般会計からの繰り入れがあり，設備投資，人材確保面で有利だった。第四は私的病院におけるチェーン病院の増加である。企業家精神を持った医師による病院の展開である。第五は開業医の地盤沈下である。その原因としては勤務医の増加，開業医の高齢化，患者の大病院志向などがあげられる[36]。これらの医療供給市場の変化は日医にも重大な影響を及ぼし，方針転換を迫られた。1985年医療法改正では地域医療計画の施行に伴う病床規制を容認することになった。従来のパイの拡大から既得権の保護へ方向転換したことを意味する。各都道府県における地域医療計画を策定する委員会には地域医師会の代表が加わっており，多くの場合は医師会長自ら委員長となっている[37]。病床規制は医療に対するこれまでの前提を大きく揺るがした。大学医局を頂点とするピラミッド型構造は，医師の絶対数不足と病院増や規模拡大という前提の上に成り立っていた。

　本書で取り上げた3つのケースにおける医療供給市場と政府の介入政策の変化をたどってみる。ケースⅠでの規制対象は公的病院に対する規制であり，目標は民間中小病院の保護育成であった。ケースⅡでは病床規制については政策変化はなかった。しかし，医療供給市場の成長・成熟に伴い民間医療機関の階層分化が進んでくる。老人医療費無料化や患者の大病院志向がこれに拍車をかけた。ケースⅢでは市場介入に公的規制の必要な理論的根拠が提供された。すなわち医療費抑制である。供給量規制が導入され医師数の抑制や病床規制が実施された。

2-4　産業保護政策としての地域医療計画

　ここでは今までの経済学，政治学からの規制政策，規制行政に関する先行研究を踏まえて，産業保護政策としての規制が医療供給政策にも当てはまること

192

を確認する。

大森彌（1984）は，行政指導は法律上の強制力は無いが，指導に従わない場合には便宜供与の拒否，監視や規制の強化があると説明した。民間側が行政指導を要請する場合には業界団体による自主規制が行われるとする[38]。村松（1994，1997）も，行政指導をミクロの産業政策としてとらえ，業界シェアーの現状凍結が原則となっているためトップ企業や新規参入者は不満を持つと指摘した[39]。大森や村松の指摘した行政指導の性格は，地域医療計画による病床規制が実施される以前の開設許可制度にそのまま当てはまる。病院の開設や増床は，地域医師会の了承を取り付けた上で都道府県が許可することが慣行化していた。医師会側は，官庁に対しては地元医師会の了解も得ずに開設許可すれば以後の医療行政に協力しないと警告し，病院開設者に向かっては強行すれば医師会入会を認めないと脅した。病院の大規模化，チェーン病院の進出など時代の変化はこのような行政指導による開業規制を不可能としつつあった。しかも公正取引委員会が各地の医師会の不当な開業規制を指摘した。何らかの法に基づく規制を行政側も医師会側も必要とする状況が生まれつつあった。行政によるミクロ的手段に頼る産業政策ではもはや対応不可能となっていた。

植草益（1991）は，経済的規制が社会的規制を隠れ蓑としていたり，社会的規制が経済的規制に変質している事例があると指摘した。規制者を規制する必要もあるとして，大店法の事例では規制の実質的主体が官庁ではなかったと批判した[40]。医療サービスに関する規制は市場の失敗の理由のうち公共財，自然独占，情報偏在などに該当し，何らかの規制が必要性なことは明らかである。しかもサービスの対象者が社会的弱者であり保護のための規制も必要である。しかし地域医療計画における病床規制では，都道府県医療審議会が医師会主導によって運営されるときには特に監視が必要であろう。戦後日本の流通産業の近代化・合理化政策と中小企業保護目的の産業育成政策との矛盾は，医療供給政策にもそのまま当てはまると著者は考える。

大山幸輔（1986）の大店法に関する研究からも，大店法と病床規制の類似

性を確認できる[41]。病床規制の主体が医療審議会であり，商調協と同じ業界内部の者から構成されている。地域医師会の了解がないと都道府県が申請書類を受け取らないという慣行は大店法の事前審査と全く同じである。大山の下位政府分析を医療に当てはめると，医療供給政策における下位政府は医系技官と医師会となる。自民党は医師会の支援者であり，第二臨調では保険官僚も支援者にされてしまった。大店法と同じように病院団体は分立化され政治的影響力はなかった。病床規制の実施後は，地域医師会は都道府県医療審議会の会長ポストを確保し行政機関の性格まで持つに至った。大山の描き出した，基準のはっきりしない調整をしなければならない通産省の弱い官僚のイメージは，都道府県衛生部にそっくりであった。行政としては根拠のない「事前審査付許可申請」を強制したり「紛争」に巻き込まれるよりも法による規制の追認を求めていたと考えられる。枝根茂（1989）のトラック運送業界の事例，石原武政（1994）の小売市場問題の事例も同じだった[42]。

　三輪芳明（1997）は需給調整の類型として参入規制，投資抑制，価格抑制の3つを挙げている[43]。医療では価格については診療報酬制度で定められた統制価格となっており最初からコントロールされていた。参入規制（新規開設）と投資抑制（増床）については，都道府県が地域医師会の同意書を許認可の条件にしていたことから，業界が民民規制を行っていたと言える。三輪は規制に関する情報が消費者に提供されなかったことで，医者・弁護士・薬剤師・新聞・放送などでは規制の見直し・緩和の要求も表面化しなかったと指摘した[44]。規制は縦割りの業法的世界の秩序維持のためであり，その原因は官僚側ではなくむしろ業界側にあった。

　伊藤大一（1995）の分析からは「結果としての規制」という示唆を得た[45]。すでに業界で規制が慣行化され制度化されたものを規制として取り上げる行政手法は，地域医療計画の政策過程そのものである。開業する場合は医師会へ入会するのが前提とされ，「仕切られた市場制度」は万全だった。地域医療計画と地域医療審議会の制度化はまさに結果としての規制だった。

　新藤宗幸（1993，1996）の指摘した，行政指導による「業界丸抱え」構造

が政策弾力性を喪失させる事例は地域医療計画の病床規制にも見られる[46]。地域医療計画による病床規制は新規参入者を排除できたが、過剰地域では病床が一向に減らず、病床の転換が進まないため、病院の高齢社会への対応を遅らせてしまった。規制があることによって市場から退出すれば、新規参入ができなくなってしまうために老人病院への転換や減床、廃止などを躊躇させることになった。

一般産業の規制研究が、特殊と思われがちな医療供給政策でもほとんど当てはまることがわかる。医療政策における規制研究も1990年代後半から行われるようになった。

井手秀樹（1997）は厚生行政における薬事法の例をあげて規制の矛盾を説明した。規制緩和は、消費者の保健衛生上の被害が生じるおそれがあること、医薬品販売店が乱立し、経営困難になる薬局・薬店が出てくることなどを懸念する反対意見があった。規制の目的に過当競争防止があるとすれば、まさに国民の生命、健康に対する危険の防止という社会的規制が、薬局経営の保護という経済的規制に変質していると指摘する[47]。

植草（1997）も、医療では社会的規制を目的としながら多様な経済的規制が実施されてきたため、サービスの効率と質の向上を目指した規制改革が必要だと主張する[48]。

西村周三（1997）は医療経済学の立場から規制政策の必要性について次のように説明する。医療に対する規制の根拠については情報の非対称性と、弱者としての患者の存在がある。病院については参入規制が行われ、株式会社など営利企業の参入規制もある。資本調達の困難性が営利追求にもつながるとも考えられると西村は公設民営化論を主張する[49]。しかし西村の説明には質に関する規制が最も重要であると言いながら、競争市場における機会の平等が質の向上や価格抑制効果を持つという視点はない。

八代尚宏（2003）も、社会的規制の衣をまとった経済的規制が数多く存在すると指摘した。社会的規制には公益目的のための営業制限、安全確保のための検査・検定制度、専門的サービスの質を確保するための資格制度などがあっ

た。しかし現実には既存の事業者を保護するための参入規制となっている。医療においても医療費の増加を防ぐために医師数や病床数を抑制するという生産調整が実施されている。病床規制は供給過剰で共倒れを防ぐための参入規制であり，医療機関の新陳代謝を損ねる仕組みとなってしまったとする[50]。

郡司篤晃（1998）は病床規制について危惧を表明している。最も重要な変数は病床であり，病床投資が増加すれば法によって定められた基準どおり医療従事者も増加せざるを得ないし，ほかの設備関係の投資も増加する。医療費の地域差は病床数の差でほとんど説明されている。地域医療計画による病床規制で短期的にはかえって病床は増加してしまった。また既存の病床を既得権として新規参入を阻止し，さらに医療費を抑制したので，今後は病床の陳腐化が進行すると指摘する。1990年以降の病床数は減少傾向になったが，この要因は医療費全体の抑制で追いつめられたことや，民間の中小病院の開設者の世代交代期と重なったためである。過度の投資意欲を刺激することがない状況になれば，見直しが必要だと指摘した[51]。

2-5　計画行政としての地域医療計画

2-5-1　計画行政の問題点

西尾勝（1990）の指摘した行政計画の特色[52]を地域医療計画に当てはめてみると，ほとんどそのまま当てはまる。行政計画は新たな行政の制御手段を生むというが，地域医療計画では新たな行政指導の制御手段として，過剰地域での病院の新設や増床に対して中止を勧告できることとなった。勧告に従わない場合は保険医療機関の指定を行わないという健康保険法の拡大解釈を局長通知として出した。その後徳州会病院の行政訴訟に対し鹿児島県が敗訴したため，医師会側の要望もあり，1998年6月には国民健康保険法等の改正により局長通知を法制化した。西尾は行政計画は政策決定を官僚機構に委ねることであり，「政策過程の土俵の変更」を意味するという[53]。地域医療計画では，計画策定をする医療審議会へ医療関係者を入れなければならないとされ，地方医師

会が結果的に地域医療計画策定の主導権を握ることになった。業界への丸投げであり，地域医師会は新規参入には反対であるため地域エゴに走りやすい。しかも西尾の言うように業界の官僚への依存を強化することになった[54]。政党が計画行政により官僚機構への依存をますます強めているとの指摘もあった。しかし政党が調整力を放棄したのか，あるいは官僚が行政指導権限を求めて拡大したのかというよりも，むしろ医師会側が政策過程に参加することにより主導権を握ろうとしたと著者は考える。しかも医療計画の場合では，国は必要病床数の算定基準を示すのみで，全てを都道府県へ丸投げしてしまい，政党のチェック機能など全くなかった。地域医療計画の手法は老人保健福祉計画にも応用されるなど，計画行政が医療政策分野で増加している。西尾は計画行政が説得力を持つためには有限な資源の管理，有限な資源の利用配分，制御手段情報の収集など「公共の目的に寄与するという論証が必要」と指摘した[55]。医療供給政策では，有限な資源は医療保険財源である。医療保険財源の有限性のために，必要病床数を定め新規参入や増床を排除できることになった。

　郡司篤晃（1991）は，医療計画では，必要記載事項と任意的記載事項があったが，必要記載事項については抑制的と説明している。必要病床数の算定に関しては規制数値か目標数値かという議論もあったが，不足地域では整備のための目標数値として促進的であるし，過剰地域では規制的であった。地域医療計画の見直しによって必要病床数が変動するのは地域の人口動態にかかっている。過剰地域は人口の減少が著しい大都市部に多いため，ますます抑制的になり，不足地域は大都市近郊の住宅地を含む医療圏であるため，ますます促進的になる[56]。郡司の指摘するように任意的記載事項の部分に促進的な意味の計画行政が存在するにしても，現在不足する部分（促進が必要な部分）というのは市場にとっては何らインセンティブがない。郡司の促進的というのは公的医療機関による整備の促進ととれる。郡司が指摘したように促進的である任意的記載事項についても，計画行政により自治体は補助金や予算獲得の期待があろうが，民間にとって促進的となるためには公的融資制度や補助金などのインセンティブが必要である。郡司は医療計画には統合機能があると指摘し，西尾の

いう行政計画ではなく「社会計画」あるいは「共同目標」であると説明した。その理由は医療サービスが行政サービスではなく民間が提供しているからである。しかし西尾のいう行政計画には対民間誘導計画も含まれており，行政が計画主体であっても供給主体になる計画ではない。しかも行政が計画主体といっても，審議会に丸投げされるのであれば実質的には審議会が計画主体である。西尾の「行政計画」という名称が，行政が計画主体となり行政がサービスを提供するかのような印象を与えるための誤解であろう。著者は「計画行政」と言い換えて，地域医療計画を「包括的な医療供給体制の整備計画を地域の医療供給主体が策定し実施すること」と定義し直しておく。業界主導の計画行政では，計画主体は行政ではなく計画策定に参加するアクターであるし，しかも医療供給サービスの提供主体も民間である。この定義なら郡司の言う「社会計画」または「共同目標」とも矛盾しないだろう。しかし「社会計画」の名の下に経済的規制が行われることには注意が必要である。地域医療計画の策定主体は都道府県医療審議会，医療圏毎の医療審議会であり，参加者の中では地域医師会の代表がその主導権を握り，多くの県では医師会長が審議会長を兼ねている。

　必要病床数の算定は医療費抑制（供給量規制）が背景にはあったが，産業保護政策としての参入規制を行う行政指導の法律的根拠も提供することができた。しかも必要病床数は算定基準が国から示され都道府県における裁量の余地はほとんどなかった。医療圏の設定だけが都道府県医療審議会で策定できるものだったというのが現実である。

　地域医療計画は，医療供給体制の整備目標（計画行政）としての側面，産業保護政策としての参入規制の側面と医療保険政策としての医療費抑制のための供給量規制という3つの側面を持っていた。産業保護政策としてみれば，地域医師会主導による業界参入規制が法的にも根拠を持つことになった。都道府県知事には計画の変更，中止などを勧告できるという新たな行政指導の権限が生まれた。地域医療計画の政策としての3つの側面のうち，医療供給市場にとって一番重要だったのは産業保護政策あるいは医療費抑制のための病床規制だっ

た。そのため今後新規参入が制限されることが明らかとなると民間病院の駆け込み増床が始まった。

2-6　地域医療計画は誰のためだったのか

　では地域医療計画は，誰のための規制だったのか？　植草の規制の分類からは，開業医保護のための参入規制（産業保護政策）は経済的規制と分類され，医療保険政策としての供給量規制は社会的規制とされるだろう。社会的規制としての供給量規制は医療保険財政の収支改善と長期安定化だった。しかし医療保険財政のために総量規制のキャップをはめることはできたが，駆け込みが発生してしまった。規制をしなくても，すでに経営困難なため新規参入は減っていたにもかかわらず，かえって病床の急増と，その後の過剰地域での市場退出をためらわせることになってしまった。価格統制で充分だったはずなのに「寝た子を起こして」しまったことになる。医療費抑制政策としては完全な失敗だった。

　真の目的は弱者（開業医）の保護，すなわち産業保護政策だったと著者は考える。多くの研究者が一般産業での規制について指摘したように，医療費抑制という目的（社会的規制）は手段としての隠れ蓑に使われただけで，現実は開業医や中小病院の保護政策（経済的規制）だった。医療供給市場における，医療の高度化に伴う患者の大病院志向，病院の大規模化，チェーン病院の進出などが，弱小資本の中小医療機関に対して生存の危機を感じさせていたことが医師会をして地域医療計画にコミットさせた直接の原因だったろう。白川一郎（1996）は，規制というのは平和的手段による新旧勢力地図の塗り替えであり，新規参入者と既存業者との勢力争いだと説明する[57]。郵政事業などは審判とプレイヤーがグルになっているようなものだからこうしたプレーヤーと勝負しても勝てるわけがないと指摘した[58]が，これは地域医療計画における地域医療審議会も同じだった。地域医療計画による病床規制は，一般産業での業界保護政策である参入規制や生産調整と何ら変わりがなかった。医師会は医

療法改正が確実になると，積極的に都道府県での地域医療計画策定に主体的参加を始めるとともに，都道府県医療審議会で影響力を行使することに専心した。結果は各地で末端医師会の地域エゴから新たな規制強化（保険医療機関指定拒否）を必要とするようになる。

計画行政的視点（医系技官の目標）からは病床規制は次のような見方もできる。戦前から存在した医療提供体制の地域偏在の問題は自由開業医制の原則に阻まれ解決の方法がなかった。しかも国民皆保険制度の発足，診療報酬の地域格差の是正などはますます医療制度を構造的問題にしてしまった。計画行政的視点からも市場への介入政策が必要だった。しかし参入規制は自由開業医制の大原則に対する挑戦であり法的にも困難だった。社会的規制としての医療費抑制のための供給量規制はすばらしいアイデアであり，第二臨調の医療保険改革への時代思潮は医系技官にとってもまたとないチャンスであった。

医師会が必要とした業界規制と医系技官たちの計画行政という目標とが合致し，医療保険財政の安定という社会的規制を隠れ蓑に政策が決定されたといえよう。医療費抑制政策としては供給量規制は満足できる結果とならず，さらなる医療費抑制が行われていくことになる。結局地域医療計画は，医系技官・医師会からなる専門職政策コミュニティのためのものだった。

3　政策過程の変容

3-1　専門職政策コミュニティ主導の政策過程

医療政策の政策過程では，医師会の専門政策領域におけるパワーが突出していたため，関係者だけでなくアウトサイダーからも多くの揺さぶりがかけられてきた。野党，大蔵省などからは医師優遇税制の廃止が医療保険制度の抜本改正に絡んで常に問題提起された。自治労や共産党系労組による病院労働争議も，1960年代の国民皆保険導入時や1970年代の医療費値上げ紛争の長期未解決の状態が続いたときなどに発生している。医療費値上げ問題の発生時には保

険指導監査の強化や不正請求問題が厚生省保険局や健保連からかならず問題提起されているし，大蔵省も病院の脱税問題などをパチンコ業者と並べてリークした。そしてマスコミがこれらをキャンペーンとして取り上げるのが常であった。開業医の利益団体としての医師会に対する揺さぶりというキャンペーンばかりで，病院の機能や専門職としての医師の特性を真剣に考えることが忘れられがちだった。

しかし医療供給体制の主体は，やはり専門職である医師と医療機関である。医療機関の運営でも医師がその中心となっている。1985年医療法改正では，医療法人の監督強化を目的として「医療法人の理事長は医師でなければならない」との規定が新たにおかれた[59]。田口富久治ら（1959）も指摘したように「医師の社会的地位の凋落」に対する反発のエネルギーにはすさまじいものがあった。医療供給政策を見ていく上で，基本的視座として医師の専門職としての特性を考えることは不可欠である。

厚生省内で医系技官が行政官として成長してくるにつれて，医系技官と医師会は同じ医師としての立場から医療供給体制のあるべき姿を議論するようになった。もともと医師同士で距離が近いのに加えて，交渉のテーブルにつき話し合いを重ねるにつれてお互いの理解も深まった。保険官僚のような対抗関係でなく共同体関係（専門家からなる政策コミュニティ）が生まれてくることになる。それが医療基本法案の立法過程で実現し，廃案後に地域医療計画を実験的事業として推進するという滝沢医務局長の自信を持った発言につながる。

地域医療計画の実施過程では都道府県衛生部と地方医師会との共同体関係も特筆されよう。都道府県衛生部長は一般的には医師であり，又各地に配置されている保健所長も医師である。地方の政策実施レベルでは地域医師会との協調関係が重要視されており，地域医師会の協力なくしては行政が立ちゆかないのが現実である。そこで都道府県医師会は，日医の指示で積極的に地域医療計画の策定に主体的に参加することにより，地域医療計画の推進主体として位置づけられ，永年の医師会の地位低下に歯止めをかけることに成功した。その後老人保健福祉計画でも同様の経過をたどることになる。

第3章 政策過程の変容 *201*

　地方医師会が医療計画策定や審議会に主体的に参加することにより，地域における行政と医師会の協調関係が一層強化され，地方レベルでも専門職政策コミュニティが確立し業界自主規制は一層強化されたことになる。かつての医師会の圧力団体としての特徴であった「官僚との癒着や依存関係がないこと」は，医系技官が台頭することによって官僚と業界団体とのパイプが完成し，専門職政策コミュニティが形成され，しかも医療計画を通じて地域における医療供給政策の主体として医師会が地位を確立することによって，その特徴の全てが一般の圧力団体と変わらないものに変質してしまった。

3-2　実験的事業による政策形成モデル

　ケースⅡで医療基本法案の廃案後に医務局長の指示により5県でモデル事業として地域医療計画が実施された過程から，「実験的事業による政策形成モデル」という新たな行政手法が析出できる。医療基本法案の廃案後に日医執行部と衛生3局の局長との懇談会が行われ，モデル地区を決めて実験的に事業を推進することで合意ができた。滝沢医務局長の当時の発言からも事業推進に対する自信がうかがわれた。翌年度の予算にはモデル事業の実施が組み込まれ以後各県で取り組みが始まる。しかし数年でこの手法は息切れ状態となる。医務局だけの政策では予算の限度もあり，保険局や大蔵省の支持が必要だった。地域医療計画の実験が息を吹き返すのは，佐分利・吉村ラインが3つの政策（産業保護政策，計画行政，医療費抑制政策）の統合という新たな戦略を立案したからだった。ケースⅢは実験的事業による政策形成過程の追認であったに過ぎない。

　この手法は，もともと公衆衛生学分野から出発したものであるが医療供給政策，医療保険政策にも応用されることになった[60]。衛藤幹子やキャンベルもモデル事業により政策が形成されていく過程を記述している。

　衛藤幹子（1993）は難病対策の政策過程を取り上げ患者組織や革新自治体の事業が国の事業に取り入れられていく過程を分析している。1970年代の難

病対策という個別医療政策の政策過程における患者組織の動きに焦点を当て，患者組織が政策課題の設定から決定・実施までの政策過程に影響力を行使したとする。患者組織が，伝統的な請願や陳情以外に，国会議員を代弁者に政策形成・決定過程に関与し，地域に活動モデルを作り浸透させるという実施過程に参加し対案を形成する方法だった[61]。衛藤の描き出したのは，患者組織と革新自治体による実施過程から出発する難病対策の政策形成過程である。革新自治体で実施された事業が中央に取り入れられるという手法は，老人医療費無料化に似ている。しかし，医療基本法案廃案後に地方で地域医療計画策定という実験的事業を行って中央へ積み上げていくという行政手法にも共通するものである。

キャンベル（1995）の老人保健法による保健サービスの拡大も実験的事業による手法から始まっている。1960年代後半から高齢者対策関係者の間で検討されていた公衆衛生モデルで1970年代に社会局の老人保健課が開始したいくつかの時限的な小規模「モデル」事業はすべてこのタイプのものであった。大蔵省もこのような小規模事業を1970年代後期から認めており，より包括的な事業を新たに老人保健法の中に含めることに反対しなかった。長期的に見れば健康教育と予防医学によって医療費の抑制が可能になるという医系技官の主張を受け入れたからである[62]。

実験的事業は保険官僚が中心になって進めた老健施設事業の開始にあたってもモデル事業として行われた。1987年度は試行の期間とし，1988年度から本格的に取り組む方針を立て，まずモデル施設を設けて，検討すべき問題の所在を明らかにしようとした。老健施設のモデル施設は全国7カ所に設けられ，設置の形態は，病院併設型5カ所，特養ホーム併設型2カ所で，農村型，市街地型，リハビリテーション中心型，痴呆性老人中心型などそれぞれに特色があった。老健審の老健施設部会もモデル施設を視察しその状況を参考にした。その後，DPCの導入でも最初に国立病院で実験的に開始している。

医系技官達が採用した実験的手法は難病対策や公衆衛生などのような科学技術政策に特有な行政手法だったが，保険官僚によって医療保険政策領域にも応

用されることになった。このような新しい政策手法としての実験的事業による政策形成モデルは，ケースⅡでモデル地区を決めて実験的に地域医療計画を実施する方法が成功を収めてから普及していくことになる。

実験的事業という政策の手法は，厚生官僚以外にも見られた。衛藤の取り上げた難病対策は地方自治体・専門医グループ・患者団体によるもの，沢内村の健康政策は自治体と医師によるもの，日医の医師立会病院を中心とする病診連携システムも自治体と医師会によるものだった。そこでは専門家を行政が支援するという典型的形態をとり，公衆衛生や科学技術政策など専門技術的な政策分野に典型的な行政手法だった。このように専門技術的政策分野で実験的事業による政策形成が定着する理由は次のように考えられる。

① 専門職政策コミュニティによって形成される政策案が専門分野であり，部外者にとっては分かりにくく説得力が不足する。

② 媒介する事務官僚も，専門技術的内容には判断が困難であるので自信を持って主張できない。

③ 国家予算を使って失敗は許されないため行政官として検証を必要とした。専門家の提案をモデルを使って試した上でその評価が良ければ採用するとか，実施上の問題点を探り実施過程に役立てるなどの方法が有効だった。

④ 政策に対する対抗勢力や反対意見の強いときにも有効だった。他省庁で多用されている調査費と同様の機能を果たしていた。既成事実をつくって後戻りしにくくする方法だった。

3-3 医療保険政策主導の政策過程からの脱却

厚生行政では「保険あって医療なし」と言われ，医務局長だった若松の発言や佐分利にもみられるように医療供給政策は保険医療政策に奉仕するものとされてきた[63]。組織上も保険局長経験者の事務官が次官となり，技官は医務局長止まりで，しかも医務局には事務官が次長として配置されていた。技官は技術屋として専門分野に関する意見を述べるだけの位置づけしか与えられていな

かった。そのため医療供給政策は医療保険政策主導で進められてきたとの分析が従来の先行研究だった。

　この意味は，第一に医療保険政策が社会問題化することによって医療供給制度の改革も政策課題に上がるという，政策過程におけるアジェンダ化の場面を指摘したものであろう。いわば「医療保険政策に追随する政策過程」である。第二に保険局の管轄である診療報酬制度が医療供給政策を経済要因により誘導しているとの見方である。診療報酬の経済的誘導により医療機関が企業家的行動をとるという側面を利用して，望ましい供給体制を作り上げてから医療法改正などで追認する戦略である。「診療報酬主導の医療供給政策」とでも言えよう。第三には「保険官僚主導による政策過程」ではなかったかという指摘であろう。特に吉村仁をはじめとする保険官僚が医療供給政策に保険財政面の要請から深くコミットしてきたが政策過程における影響力がどの程度であったかという議論である。

3-3-1　医療保険政策に追随する政策過程ではなくなった

　キャンベルが指摘するように医療保険については保険者，医師会，厚生省保険局の三者がアクターとして三つ巴の闘争を展開してきた。アクターが多く対立が深いほど社会問題化しやすいと言える。そして医療保険改革が社会問題化する都度，医療保険制度の前提問題として医療供給体制が批判の対象となった。保険者，被保険者や患者に負担の増大を強いるには，医療供給側にも当然の義務として医療供給体制の整備，乱診乱療などの言葉で批判された過剰診療・過剰請求の排除と医療費適正化などが求められた。

　医療保険改革が医療制度改革を要求したのは事実であろう。しかし医療供給政策自体は次第に専門技術的領域として下位政府で議論されるようになり，キャンベルの言うように医療保険政策に付随してトップアリーナへは上がらなくなっていく。

　ケースⅡまでは野党の医療社会化構想が圧力をかけたが，ケースⅡの実施過程以降は登場するアクターも医系技官と医師会が主役となって，専門職による

政策コミュニティを形成していく。しかも野党の対抗構想はイデオロギー的で大まかなデザインであり現実的な政策の提示ではなかった。これに対し医系技官・医師会共同体の実験的事業による地域医療計画は現実的政策案となっていく。

　ケースⅢにおける「地域医療計画による病床規制」は，医療業界では大きな波紋を引き起こしたが世間ではほとんど知られていなかった。医療保険政策のアジェンダ化に伴い政策課題となったとしても，政策内容には全く影響がなかった。むしろ医療費抑制という課題が病床規制の根拠として利用された。問題が政策アリーナに持ち込まれると直ちに専門職政策コミュニティによって以前から用意されていた政策課題に転換されてしまった。もちろんトップアリーナで議論されることはなかった。

3-3-2　診療報酬主導による政策過程はまだ見られなかった

　医療供給制度が診療報酬により実質的に変革されてきたという藤田由紀子（1994, 1995）のような指摘も多い。例えば診療報酬における看護基準の設定や長期入院患者の入院料逓減方式などである。医療法では病院の類型化ができないでいる間に，診療報酬では急性期病院と慢性期病院に区分する基準を作り診療点数で誘導して類型化を促進している。点数誘導で医療供給体制が望ましい形に整備される（地ならし）と医療法で追認するという「結果追認型の政策過程」である[64]。しかし診療報酬が医療供給制度全体に影響を与えるようになってくるのは1980年代後半からである。1988年度診療報酬改定では，国民医療総合対策本部中間報告の内容が盛り込まれ，看護基準見直しや入院時医学管理料の逓減制強化が行われている。

　ケースⅢまでの時代は医療費の膨張とその抑制が問題となっただけで，診療報酬が医療供給制度に影響を与えるようなことはなかった。個別診療行為への分配が中心で個別疾患対策に関する経済誘導だけだった。しかも診療報酬の改定作業は保険局医療課の技官と診療側専門委員などによって密室内で決定されている。診療側委員もテクノクラート化してくる。専門職政策コミュニティが

形成されると，診療側の参加と了承を取り付けた上での決定になってくる。診療報酬は専門職政策コミュニティの共同作品となる。だとすれば診療報酬主導による政策過程と言うよりも診療報酬の医療供給政策化である。医療費の配分政策である診療報酬は，結局は医療専門職政策コミュニティの内部で議論されることになり，診療報酬主導の「結果追認型の政策過程」などではなく，逆に専門職政策コミュニティによる決定結果としての診療報酬だった。しかも本研究で取り上げた医療計画に関わる三つのケースでは診療報酬制度による政策主導の場面などは一回も見られなかった。

3-3-3　保険官僚主導の政策過程ではなかった

　では保険官僚が医療供給政策に関する政策過程を主導したり，政策内容に踏み込んだことはあっただろうか。ケースⅠでは，厚生省の原案はあったものの野党や自民党からの議員提案として登場したし，国民皆保険の実施へ焦点が当てられており保険官僚が政策推進機能を果たした事実はない。民間中心の医療体制整備を行うしかないためやむを得ず取られた政策だった。ケースⅡでも，医療基本法案が医師会と厚生省医系技官グループの連携による作品として登場した。廃案後に地域医療計画が実験的事業として実施過程に入っていく場面でも医療保険主導と言えるような事実は見られなかった。むしろ保険官僚の対応は冷淡であった。ケースⅢではアジェンダ化するのは富士見産婦人科事件がきっかけだったし，政策内容も医療法人の監督強化よりもむしろ地域医療計画に関するものが中心で，医務局が推進してきた実験的事業の追認でしかなかった。地域医療計画における任意的記載事項は保険政策ではなく医療供給計画そのものであった。

　3つのケースの政策の中心は，ケースⅠは産業保護政策（公私の競争の調整）だったし，ケースⅡは産業保護に計画行政的志向も加わったものだった。ケースⅢだけが医療費抑制という保険政策が加わった3つの政策の統合戦略であった。保険財政的政策が組み込まれたのはケースⅢにしか見られなかった。しかも供給量規制は多くの支援者を巻き込むための後付けの理由だった。保険官僚

はケースⅢで支援者となったが医療供給政策を主導したことはなかった。政策形成や決定過程，実施過程では専門職政策コミュニティが推進機能を果たすようになっていた。ケースⅡの実施過程で吉村仁が公式の場で医師会弓倉常任理事や佐分利医務局長にモデル事業としての地域医療計画の実施をけしかけたのは大きな援軍だったに違いない。これは吉村が入省後間もなく大臣官房企画室で医療保障委員会を担当し地域医療計画の必要性を答申するのに関わったこと，その後三重県に出向し実際に厚生省の補助金を得て三重県保健福祉計画を策定したことなどの経験が影響している。佐分利医務局長は高校，大学と吉村の先輩であり言いやすかったこともある[65]。また吉村の身内には医療関係者もいた[66]。これらから考えると，吉村は医療保険政策の前提としての医療供給政策の重要性を充分自覚しており，ケースⅢは吉村という特別な保険官僚の存在があったからこそという特殊なケースだった。医療計画が政治課題として浮上するのはほぼ10年サイクルで，吉村の保険局におけるキャリア・アップの過程とシンクロしていたのが今から思えば誠に不思議である。

　結局ケースⅢまでの時点では，医療供給政策は医療保険政策主導の政策過程ではなかったと結論づけられる。

4　小括

　本研究は1980年代の規制緩和・民営化の時代に，なぜ時代と逆行するような地域医療計画による病床規制が始まったのかという問いから始まった。そして地域医療計画がどのように形成・決定されたのか，アクターはどのような影響力を行使したのかを明らかにしようとした。

　先行研究の分析と3つの政策過程の事例比較によって，1985年地域医療計画による病床規制は医師会が業界自主規制の限界に直面し必要としていたもので，しかも医系技官や保険官僚の目標とも合致していたからだったことが明らかとなった。

　3つの政策過程の比較分析からは，1980年代を医療政策の画期とする従来の

通説と異なり，医療供給政策では1970年代初頭だったことが明らかとなった。その根拠となったのは，厚生省内で医系技官が台頭し政策官僚として自立した上で，医師会と連携して専門職政策コミュニティが形成されたことだった。医療基本法案の立法過程では，医系技官と医師会が綿密な協議を行いながら厚生省事務局案を医師会寄りに修正していく過程を明らかにした。野党の対抗としての医療社会化構想も専門職政策コミュニティにとっては脅威だった。廃案後には医系技官主導で実験的事業も開始された。1985年医療法改正（ケースⅢ）はケースⅡの追認でしかなかった。

　医療供給政策は産業保護政策，計画行政，医療費抑制（供給量規制）の3つに類型化されたが，1985年医療法改正はその統合作品として多くのアクターの支持を得ることができた。政策類型とアクター間関係の相違と変化についても明らかにすることができた。医療供給政策においても一般の産業政策と変わることなく，社会的規制あるいは社会計画の名の下に経済的規制である行政指導，参入規制などが取り入れられてきた。

　医療供給政策の政策過程は従来言われてきたような医療保険主導ではなく，専門職政策コミュニティ主導の自律的な政策過程となっていた。

　以上第Ⅰ部では，地域医療計画という「政策アイデア」が決定に至るまでの長い過程を追ってきた。地域医療計画を主役としてみれば，
① 旧内務官僚が厚生省へ持ち込んだ，官僚統制による「公的病院を主体とした医療計画」というアイデアは，自由開業医制の下で民間主体の医療体制の整備に変更される。
② 医系技官の台頭とともに，医師会も政策立案能力を持つに至って，医系技官・医師会共同体（専門職政策コミュニティ）が形成され，「民間主体の地域医療計画」に変身した。
③ 実験的事業という政策形成過程を経て，政策案が具体化し洗練されて，最後には保険官僚の支援も受けて実現に至った。

　この長い政策過程を俯瞰すると，あたかも，政策アイデア自身が意思を持って，政策内容を変化させ，アクターを動かし，アジェンダを設定し，アリーナ

第3章 政策過程の変容 209

を用意し、政策コミュニティを作り上げたかのような錯覚を感じざるを得ない。「地域医療計画というアイデア」自体が厚生官僚にとっては魅力のあるものだった。まさに、地域医療計画は医療供給政策の根底に流れていた通奏低音であった。

（注）
1) J.C.キャンベル、三浦文夫・坂田周一監訳『日本政府と高齢化社会―政策転換の理論と検証』中央法規、1995年、410-452頁。「第9章 医療改革」で政策の推進役であった厚生省の目標と戦略を分析している。
2) 高橋秀行「医療保健―政策変容と政治過程」行政管理研究センター調査研究部編『日本の公共政策』行政管理研究センター、1989年、67-71頁。
3) 大杉覚「第4章 医療行政の再編と健康政策局の組織対応」『社会環境と行政Ⅲ』行政管理研究センター、1993年、52-73頁。
4) 吉村仁追悼集刊行会編『吉村仁さん』ぎょうせい、1988年、311-313頁。
5) 杉山章子『占領期の医療改革』勁草書房、1995年、58-61頁。
6) 水野肇「厚生官僚の実力と無力」『文芸春秋』1970年3月号。
7) 佐高信『新・日本官僚白書』光文社、1997年、30-32頁。
8) 同上、1997年、42-46頁。環境庁における公害訴訟を取り上げている。
9) 田尾雅夫『組織の心理学』有斐閣、1991年、82-112頁。
10) 太田肇『プロフェッショナルと組織』同文舘、1993年、51-80頁。
11) 進藤雄三『医療の社会学』世界思想社、1990年。
12) 拙著『ヘルスケア・マネジメント―医療福祉経営の基本的視座』同友館、2007年、111-168頁。
13) 進藤雄三、前掲書、1990年、151-153頁。
14) 拙著、前掲書、2007年、169-221頁。
15) 田尾雅夫、前掲書、1991年、82-112頁。
16) J.C.キャンベル・増山幹高「日本における診療報酬政策の展開」『季刊社会保障研究』29-4、1994年。
17) 拙著、前掲書、1990年、169-221頁。
18) 太田肇、前掲書、1993年、51-80頁。
19) イギリス・アトリー政権でNHSを導入した保健大臣ベヴァンも、医師会の反対により開業医の公務員化は困難だとして諦めた経緯がある。
20) 小椋正立「第2章医療保険政策と年金保険政策」貝塚啓明ほか編『変貌する公共部門』有斐閣、1990年、74-76頁。
21) 植草益『公的規制の経済学』筑摩書房、1991年、3-68頁。
22) 石原武政『小売業における調整政策』千倉書房、1994年。
23) 大山幸輔「大型店紛争における通産省・商工会議所の『調整』行動」中野実編、『日本

210

型政策決定の変容』東洋経済新報社，1986年。

24) 西尾勝『行政学の基礎概念』東京大学出版会，1990年，189-249頁。

25) 患者の窓口負担増という形で受診抑制をはかった。

26) 池上直巳・J.Cキャンベル『日本の医療』中央公論社，1996年，45-85頁。

27) 鴇田忠彦「第6章日本の医療サービス市場の諸問題」『日本の医療経済』東洋経済新報社，1995年，97-98頁。

28) 知野哲朗「第7章　我が国医療機関の構造的特徴と行動」『日本の医療経済』東洋経済新報社，1995年。

29) 病院と診療所の機能未分化（壁が低いこと）も民間病院育成のためには必要だった。

30) 拙著，前掲書（第二版）2009年，371-428頁（初版2007年）。

31) 同上，277-281頁

32) 池上・キャンベル「はじめに」前掲書，1996年。

33) J.C.キャンベル・増山幹高，前掲論文，1994年。

34) 小宮隆太郎「序章」小宮隆太郎・奥野正寛・鈴村興太郎編『日本の産業政策』東京大学出版会，1984年，1-22頁。

35) 横倉尚「第19章　中小企業」小宮隆太郎・奥野正寛・鈴村興太郎編，同上書，東京大学出版会，1984年，445-465頁。

36) 池上・キャンベル，前掲書，1996年，57-61頁。

37) J.C.キャンベル，前掲書，1995年，61頁。

38) 大森彌「日本官僚制と裁量事象―着目点の整理」『年報行政研究18　日本の行政裁量―構造と機能』1984年，1-24頁。

39) 村松岐夫『日本の行政』中央公論社，1994年，127-141頁。村松岐夫『日本の行政　第5版』中公新書，1997年，123-157頁。

40) 植草益，前掲書，1991年，3-68頁。

41) 大山幸輔，前掲，1986年。

42) 枝根茂「第2章　物流行政―トラック運送業における許認可と業界」行政管理研究センター調査研究部編『日本の公共政策』行政管理研究センター，1989年。石原武政『小売業における調整政策』千倉書房，1994年。

43) 三輪芳朗『規制緩和は悪夢ですか』東洋経済新報社，1997年，93-125頁。

44) 同上，7頁。

45) 伊藤大一「規制行政をめぐる問題状況と規制研究」『季刊行政管理研究』No.79，1995年。

46) 新藤宗幸「規制緩和と「管理された市場」の政治行政―新保守主義下の規制緩和をめぐって」『年報行政研究28　新保守主義下の行政』1993年，1-19頁。同『福祉行政と官僚制』岩波書店，1996年，30頁。

47) 井手秀樹「第2章　社会的規制の手段」植草益編著『社会的規制の経済学』NTT出版，1997年，53-54頁。なお薬事法6条の配置規制に関する規定は，1975年4月最高裁の違憲判決を受けて削除された。

48) 植草益「終章　社会的規制の今後の方向」植草益編著，前掲書，1997年，424頁。

49）西村周三『医療と福祉の経済システム』筑摩書房，1997年，158-178頁。

50）八代尚宏『規制改革と「法と経済学」からの提言』有斐閣，2003年。

51）郡司篤晃『医療システム研究ノート』丸善プラネット，1998年，206-208頁。郡司は1965年東大医学部卒，東京女子医大助教授から1975年厚生省入省，薬務局生物製剤課長を経て，1985年東大教授に転出している。厚生省内にも総量規制については異論があったことが推測できる。

52）西尾勝，前掲書，東京大学出版会，1990年，189-249頁。なお本書では計画行政と言い換えている。

53）同上，211頁。

54）同上，218頁。

55）同上，203頁。

56）郡司篤晃「地域福祉と医療計画」『季刊社会保障研究』26-4，1991年。

57）白川一郎『規制緩和の経済学』ダイヤモンド社，1996年，33頁。

58）同上，15頁。

59）医療法第46条の3。

60）老人保健施設の試験的施行，DPCなどに拡大されていった。

61）衛藤幹子『医療の政策過程と受益者』信山社出版，1993年。101-156頁。

62）J.C.キャンベル，前掲書，1995年，422頁。機能訓練，健康教育，健康相談，訪問看護指導，40歳以上の健診などを取り入れようとしていた。

63）若松の発言は第2章1-4-1。佐分利も医務局は保険局をバックアップする立場にあったと述べている。『吉村仁さん』前掲書，324頁。

64）診療報酬の機能については，拙著，前掲書，2007年，359-363頁。

65）佐分利輝彦は吉村と高校が同窓ということもあり，交友は大学時代から35年に及んでいたという。『吉村仁さん』前掲書，322-326頁。

66）吉村の叔父は開業医で，父が早世したため母が病院の会計係として手伝って生計を立てていた。

第 **II** 部

地域医療計画の
実施過程と政策の変容

はじめに

　1985年の医療法改正（ケースⅢ）は，実に23年ぶりのものでしかも地域医療計画の導入という画期的内容を含んでいたため，三回目の改正であったにもかかわらず「第一次医療法改正」と呼ばれた。医療供給体制の改革が引き続き行われていくことを想定していた。その後第二次改正（1993年），第三次改正（1997年），第四次改正（2000年，以上ケースⅣ），第五次改正（2006年，ケースⅤ）が行われることになった。地域医療計画は病床規制に加えて，医療施設類型化・病床機能分化政策が加わり，さらに医療体系化政策へと変容していく。

　第Ⅱ部における本書の問題関心は，以下の点にある。

① 医療計画の政策内容は，なぜ，どのように変容したのか？

② 政策変容はどのような過程をたどって形成・決定・実施されたのか？

③ 政策アクターはどのように関わったのか？

④ 地域医療計画による病床規制は，その後も規制緩和の視点から批判があったにもかかわらず4半世紀にわたって継続したのはなぜか？

　多くの政策過程研究は，政策の形成・決定を追いかけるもので意思決定問題である。しかし本書では，ある政策が形成・決定された後，どのように実施され，評価され変容していくのかを追いかけ政策転換までも射程に入れている。

　第Ⅰ部でもケースⅠ，ケースⅡ，ケースⅢを比較して政策過程の変容と同時に政策内容の変化を明らかにした。第Ⅱ部では，地域医療計画の実施過程を追跡することによって，政策自体の大きな変容を追いかけていく。

　第Ⅱ部では，第4章，第5章で以下の2つのケースを取り上げる。

ケースⅣ：1992，1997，2000年の3回にわたる医療法改正による医療施設類型化・病床機能分化政策の形成・決定・実施過程‥‥以上第4章

ケースⅤ：2006年医療法改正による医療体系化政策の形成・決定・実施過程（第六次改正の形成過程を含む）‥‥第5章

　続く第6章では，ケースⅢ，ケースⅣ，ケースⅤの政策過程を比較し政策変

容を分析する。最後にケースⅠからケースⅤまでの政策過程比較の総括を行うことによって，医療供給政策における政策過程研究への示唆を得たい。

第4章

医療施設類型化・病床機能分化
政策の政策過程（ケースⅣ）

　本章では地域医療計画の実施過程を追いながら，政策が変容していく過程を見ていく。1992年，1997年，2000年の3回にわたる医療法改正により地域医療計画の内容が医療施設類型化・病床機能分化政策[1]に変容していく過程をケースⅣとして整理する。

① 1992年第二次医療法改正： 特定機能病院・療養型病床群の類型化
② 1997年第三次医療法改正： 地域医療支援病院の類型化
③ 2000年第四次医療法改正： 一般病床と療養病床の区分

　一連の医療法改正はすでに1985年の第一次医療法改正時から構想されていたいわば医療供給市場における産業構造改革とも言える産業政策であった。これらの政策過程では施設類型化・機能分化政策と同時に病床規制の強化・細分化も実施されていく。この時期が病院経営の氷河期と言われ最も厳しかった時代で，生き残った大規模・急性期病院は地域医療支援病院，急性期加算，臨床研修指定病院，DPCなどにより経営改善が可能になっていく。

1　医療政策を取り巻く政治・経済・社会的背景

1-1　政治・経済・社会的背景

　この間の国際情勢は，イギリスでは保守党から労働党ブレアへ，アメリカでも共和党から民主党クリントンへと政権が移行した。社会主義諸国では民主化の流れが急加速し，東欧諸国の社会主義体制放棄，天安門事件，ベルリンの壁崩壊，ソ連邦の崩壊へとつながっていく。東西ドイツの統一，EUの発足など

第4章　医療施設類型化・病床機能分化政策の政策過程（ケースⅣ）　　*217*

の一方で民族主義的な動きも活発化する。中東では湾岸戦争が勃発し，その後世界同時多発テロ，連合国のイラク侵攻などがあった。ロシアではプーチンが長期政権を樹立し中国も存在感を発揮してくる。東西冷戦の終結とともにアメリカ一極体制となるかに見えた世界は多極化に向かって行った。

　国内では，新たな政党の誕生と消滅，離合集散の時代で，自民党一党支配から非自民連立，自・社・さ，自・自，自・自・公連立と政権はめまぐるしく変化する。その背景にはバブル崩壊とその後の引き続く経済不安があり，構造改革や政治の強いリーダーシップを求める世論が形成されていく。

　1986年7月の衆参同日選挙で圧勝した自民党は，第三次中曽根内閣で臨調答申に基づく自由主義的改革を推し進めていく。1987年4月には国鉄が民営化された。総評が解散し連合が結成される。消費税導入を果たし竹下首相が退陣するとその後政権は，宇野，海部・宮沢と短命政権が続き国内政治は流動化へ向かう。この後小沢を中心として政界再編の嵐が吹き荒れることとなる。この間に低金利政策で上昇していた株や土地が1990年初めから下降し始めバブル経済が崩壊した。

　1993年7月総選挙で非自民・非共産連立の細川政権が誕生する。細川は1994年に小選挙区比例代表並立制と政党助成法を成立させる。その後自民党が社会党，新党さきがけと連立を組み，社会党村山富市を首相とする。1995年1月阪神淡路大震災が発生し，7月の参院選で新進党が躍進し，社会党は大敗を喫する。

　1996年1月自民党橋本龍太郎が首相となる。橋本行革では，政治主導が中心課題となる。橋本は健保法改正，介護保険制度創設，消費税アップなどを行うが，自・社・さ連立が崩壊し，98年夏の参院選で敗北・辞任する。後任の小渕政権では自由党との連立，さらに自・自・公三党連立となる。この間に金融不安が発生し，住専の不良債権処理問題，銀行・証券会社の破綻などが起きる。1997年11月に財政構造改革法が成立する頃には戦後最悪の不況へと突入していた。政権は小渕，森と引き継がれ，2001年4月小泉政権が誕生する。小泉は最大派閥の橋本派を敵に回していたため党内基盤が弱く，経済財政諮問

218

会議を活用した官邸主導の政治を行おうとした。利権政治や官僚を抵抗勢力に設定し構造改革や規制緩和を迫るというわかりやすい構図によるものだった。

1-2　医療計画を取り巻く医療政策の動き

1-2-1　医療費抑制政策と医療経営の悪化

　この時代は診療報酬の厳しい抑制が引き続き行われた。著者の計算では1986年度を100とすると，2004年度の診療報酬は103，消費者物価は125，賃金は113となっている。具体的な動きは以下のようだった。

　1988年度診療報酬改定は，世間がバブル景気に沸いていたにもかかわらず，0.5％の引き上げに終わっている。1990年度改定は実質1.0％の引き上げで，老人医療費の包括化，週休2日制の導入による看護料引き上げなどが行われた。1992年度改定は実質2.5％の引き上げだった。1993年9月に第二次医療法改正に伴って療養型病床群入院管理料（包括化）が新設された。1994年度改定は実質2.7％の引き上げで，甲・乙2表廃止，基準寝具・基準給食廃止，入院時食事療養費の患者負担導入，付き添い看護廃止と新看護体系の導入などが行われた。1996年度改定は実質0.8％の引き上げで，病院初診料の特定療養費化，薬価基準にR幅11％導入，医療用消耗品の大幅値下げ，情報提供の評価，入院の逓減制強化などが行われた。1997年消費税引き上げに伴い0.38％引き上げられた。薬価引き下げで捻出した財源を入院診療計画加算・平均在院日数に応じた入院時医学管理料などに配分している。

　1998年度改定では中医協は三論併記の報告書となり，与党3党が実質1.3％の引き下げと決定した。平均在院日数の短縮，検体検査料引き下げなどが行われた。1997年9月からは中医協（小委員会も含めて）の資料と審議が公開されるようになる。11月からDPCの試行が始まっている。2000年度改定では中医協は報告書も出せず，与党3党の政策責任者会議で実質0.2％引き上げと決定する。特定機能病院の包括払い，急性期病院入院加算なども導入された。

　2002年度改定では制度始まって以来の診療報酬本体部分の引き下げが行わ

れた。本体部分だけで1.3%の引き下げ，薬価を含めて計2.7%の引き下げとなった。検査・画像診断・投薬・注射・再診料・入院基本料の引き下げと，長期入院の入院基本料の特定療養費化，特定機能病院の包括支払い方式なども盛り込まれた。急性期加算の要件は17日に短縮され，療養病床も点数引き下げとなる。介護報酬も2003年度初めての改定でマイナス2.3%で決定した。

　二木立（1992，1994）は，診療報酬の実質凍結は中小病院の老人病院化・療養型病床群化と病診の機能分化を狙っていたと分析している。また医療費抑制政策が継続された背景について，臨調行革路線により医療費抑制の国民的合意が形成されたこと，日医の政治力が凋落したことを挙げている[2]。

　1980年代後半のバブル期にも医療費抑制が続けられ，しかも看護師不足による人件費の上昇などもあって医療経営は厳しい時代を迎えていた。病院の経営赤字が表面化し，国公立病院の経営改善，民間病院への補助金などが課題として上がってくる。厚生省は1992年度補正予算で民間医療機関の施設整備近代化事業として補助金制度を創設する。その後患者環境改善整備事業，スプリンクラーの整備などにも補助金を出すようになる。1994年には大都市の病院の5割が赤字を計上する事態となっていた。1996年には近代化整備補助金がさらに拡充され，一般病床を療養型病床群や老健へ転換を図るために活用されることになった。自治体病院の経営も悪化し，1997年度には5割近い病院が赤字状態にあることが明らかになった。累積欠損は全体で1兆410億円で7割の事業体が欠損金を抱えていた[3]。

　1997年11月に財政構造改革法が成立する。一般歳出の1/3を占める厚生省予算はその最大のターゲットになった。1998年度予算から厳しい歳出削減が始まり，社会保障分野の自然増8,000億円に対し3,000億円以内という超緊縮予算だった。小泉厚相は年金・福祉の削減は難しいため医療に焦点を絞っていた[4]。しかし，日本経済はバブル崩壊・失速状態からさらに悪化の兆となり，橋本首相は1998年4月新年度予算成立直後に政策転換をせざるを得なくなる。社会保障関係費もとりあえず99年度に限って上限を外すことになる。後任の小渕政権では財政構造改革法の凍結を決めるが，その後の小泉政権ではさらに

聖域なき改革が始まる。

1-2-2　医療専門職育成政策

医師需給に関しては，1998年5月厚生省の「医師の需給に関する検討会」が新規参入者数の10%削減をめざす報告書をまとめている。

2000年医師法改正により臨床研修必修化が2004年4月から施行される。2003年6月医政局は，臨床研修制度の実施に関する通知で，研修医の定員は10ベッド当たり1人または入院患者100人当たり1人，指導医の要件は7年以上の臨床経験などとした。研修医数に制限が設けられることとなり，大学病院が指導医や常勤医を確保するため地方から医師を引き上げ始め，医師不足が顕在化する。また民間の急性期・大規模病院にとっても，研修指定が病院生き残りの条件になるため指定申請が急増する。2004年2月末で臨床研修指定病院は前年度から754病院増え1,391病院となった[5]。

看護婦不足も駆け込み増床で顕著となっていた。1988年5月健政局医事課長が看護婦の需給について早急に新たな計画が必要と説明している。看護婦の養成は第二次需給計画の最終年次である1985年度には目標の66万人に達していた。しかし，その後の地域医療計画の駆け込み増床に伴う病床数の増加，老人保健施設の創設や在宅医療，訪問看護の推進，産休・週休二日制の休暇増，医療の高度化に伴う手術室などにおける就業者増，複数夜勤体制の普及などに伴い看護需要が大幅に増加すると予想されていた。7月には四病団が看護婦不足の深刻化に対して要望書を厚生省に提出した。国公立や大学病院への看護養成校の設置義務づけ・民間の看護養成校への補助金増額などがその内容だった[6]。日医の代議員会でも，駆け込み増床に伴う看護婦引き抜きが問題になっていた[7]。

1989年6月厚生省は看護職員の新たな需給見通しを発表した。1989年で6万人，1990年で4万7千人の不足となっており，1994年までに16万9千人増やして充足させるとしていた。看護学校の入学定員増や労働条件の改善なども必要との意見もあった[8]。しかし第二次医療法改正で急性期と慢性期の区分が

テーマにあげられ，その線引きが看護基準で行われるとの観測から，看護労働市場ではさらなる看護婦の引き抜き合戦が起きてしまう[9]。

1-2-3　介護保険法・健保法改正・医療保険抜本改革

1-2-3-1　1997年介護保険法成立

第三次医療法改正案は介護保険法関連法案として国会に提出されたため，介護保険法の政策過程に翻弄された。以下で介護保険法の政策過程を概観しておく[10]。

介護保険については1980年代後半から厚生省内で検討が行われていた[11]。1994年4月に「高齢者介護対策本部」（本部長古川貞二郎次官）が設置され専任事務局が作業を開始する。1995年には高齢者介護対策本部と社会保障制度審議会が介護保険法試案をまとめた。しかし，1996年4月老人保健福祉審議会の最終報告取りまとめは難航し，複数意見の併記となってしまう[12]。与党福祉プロジェクトチームの指示で厚生省は5月に試案を作成するが，6月社会保障制度審議会，老人保健福祉審議会はとりまとめができなかった。8月与党三役は介護保険法要綱案の修正で合意する。介護保険法案・医療法改正案は11月末臨時国会に提出されたものの，日医も健保連も反対しており継続審議となる。

12月与党3党の幹事長・政策責任者からなる六者協議で医療保険制度改革案をまとめた。与党医療制度改革協議会（与党協）は丹羽試案に沿って修正内容を固めた[13]。1997年1月医療保険制度改革案，老健制度改正案はそれぞれ審議会の答申を受ける。しかし，2月小泉厚相は緊急の課題である健保法改正を優先させた。

8月に厚生省は，医療保険制度の抜本改革案「21世紀の医療保険制度―医療保険及び医療提供体制の抜本的改革の方向」を与党協に提出した。医療供給体制では，医療機関の機能分担，外来患者の大病院集中の是正，臨床研修の必修化，カルテ情報の患者への提供などをあげていた。医療保険制度改革では，給付率3割統一，大病院の外来負担，政管健保への国庫補助廃止などをあげてい

た[14]。日医，健保連，連合などから批判が噴出する[15]。8月末に与党協は医療保険制度改革案「21世紀の国民医療—良質な医療と皆保険制度確保への指針」をとりまとめた。患者負担増は棚上げ，急性期入院と慢性期外来の定額制は検討する，大病院の外来は原則紹介制という表現に止めた。高齢者を独立させた医療保険制度の創設，現行薬価制度の廃止と参照価格制度の導入，定額払い制の拡大などをあげた。地域医療計画を見直し急性期病床と療養型病床群それぞれの必要病床数を定めるとし，医師の卒後臨床研修を必修化するとしていた[16]。この案が9月には与党案となり厚生省案に対する関係団体の反対を沈静化させる[17]。12月介護保険法案は一部修正の上可決・成立し，第三次医療法改正案は全会一致で成立する。

　以上から介護保険法の政策過程は政治家主導だったとの見方が多い。和田勝（2007）も，与党福祉プロジェクトが100回近くも開かれ細部まで検討が行われるなど閣法の立法過程では前例のないもので，政治主導の政策決定の事例だったとする[18]。しかし増田雅暢（2001）は，省庁主導型の政策決定だったとする。厚生省内で1980年代後半から検討が始まり，課長補佐クラスにより政策案がまとめられていた。高齢者介護対策本部は省内横断的にトップクラスのメンバーを集め，専任のキャリア官僚も配置していたと説明する[19]。最初こそ官僚主導だったがその後は官僚と政治家がスクラムを組む政策過程，あるいは官僚主導から政治家主導にバトンタッチされた政策過程だったと言えよう。

　またこの時期，医療政策のアリーナに初めて市民団体が登場する。「介護の社会化を進める一万人市民委員会[20]」が介護保険法案に対する修正案を策定し，民主党などへ働きかけをした[21]。

1-2-3-2　2000年健保法改正，2002年健保法改正（医療保険制度抜本改革）
　第四次医療法改正案は健保法関連法案として国会に提出されるが，医療・医療保険制度抜本改革，高齢者医療制度などとからんで翻弄されることになる。審議会が調整機能を果たせなくなっており，政治家の役割が大きくなってい

た。1999年1月丹羽自民党医療基本問題調査会長は皆保険制度を維持するために医療提供体制・薬価・診療報酬・高齢者医療制度の4つを柱に医療改革を世に問うと自負を語っている[22]。

しかし，2000年1月厚生省は抜本改革を2002年度に先送りし，できるものから順次実施することに変更する。2月医福審・運営部会，社会保障制度審議会が健康保険制度等改正案について答申するが，相変わらず両論併記だった[23]。与党3党による作業でも，自民党は現行の社会保険制度維持，自由党は消費税充当方式，公明党は保険と税の折衷方式と調整が困難で，5月与党3党の国対委員長会談で健保法等改正案の通常国会成立を断念する。6月解散に伴い両法案は廃案となった。10月健保法等改正案・医療法等改正案の国会審議が始まり，11月30日成立する。医療・医療保険制度抜本改革を2002年度より実施することなど15項目の付帯決議が付けられていた[24]。

これ以後は医療・医療保険制度抜本改革に向けた動きとなる。2001年4月に政府・与党社会保障改革協議会（政府・与党改革協）が「社会保障改革大綱」を取りまとめた。経済・財政と均衡のとれた社会保障制度とするため老人医療費抑制を明記した[25]。坂口力厚労相は老人医療費抑制には難色を示し，自民党の厚生労働部会・社会保障調査会合同会議でも批判が出される[26]。坂口厚労相は厚労省の改革案公表前に「医療制度改革私案」を発表する[27]。9月末に厚労省は政府・与党改革協に医療制度改革試案を提出する。その内容は，医療保険の給付率7割に統一，保険料の総報酬制，老人医療費の伸び率管理制度，老人保健給付率を9割にするなど坂口私案も盛り込まれていた。日医坪井会長も健保連下村副会長も試案が財政対策に偏っていると批判する[28]。厚労省案をベースに社保審・医療保険部会で議論が始まった。経済財政諮問会議は医療制度改革を小泉内閣の試金石と位置づけており，予算編成の基本方針と中期経済財政計画のなかに盛り込む方針だった[29]。日医は厚労省案に反対の署名運動を展開する[30]。一方財務省も財政制度等審議会・財政制度分科会に「医療制度改革の論点」を提出する。医療政策のアリーナに強力なアクターが外部から参入し，従来の厚労官僚・族議員だけでは決めさせないという雰囲気だっ

た[31]。11月末に社保審・医療保険部会は医療制度改革について意見書をまとめたが，内容は各団体の意見が対立し併記する形となっていた[32]。これを受けて政府・与党改革協は「医療制度改革大綱」をまとめる。厚労省試案との違いは，①70歳から74歳の患者負担が2割から1割に，②被用者保険の3割負担実施が2002年10月から2003年以降に，③老人医療費の伸び率管理制度は指針になった点だった。日医は12月に日歯・日看と共催で「国民医療を守る総決起大会」を開き，患者負担増や総枠管理に反対する決議を行った[33]。2002年4月に健保法等改正案が衆院で審議入りし，7月26日参院本会議で野党欠席のなか成立した。健保法等改正案は抜本改革への第一歩として位置づけられた[34]。

2 施設類型化・機能分化政策の政策過程（ケースIV）

2-1 第二次医療法改正（1992年）の政策過程
—特定機能病院の創設と療養型病床群の区分（類型化）—

2-1-1 第二次医療法改正案の内容

医療法改正の背景には，医療施設の機能分担の仕組みがないため医療資源のムダが生じ効率的利用が行われていないこと，大病院志向もあって長時間待ち・短時間診療などが問題となっていたこと，長期入院患者への対応が不足していたことなどがあった。医療施設の類型化・機能分化が必要とされていた。医療法改正案の概要は以下の通り[35]。

第二次医療法改正の基本的考え方は，

1 病院の類型化・機能分化を進め医療施設機能にふさわしい構造設備，人員配置を定めることとし，その第一歩として高度医療を行う特定機能病院と病状安定期にある患者を受け入れる療養型病床群を一般病院から区分し新たに位置づける。

2 適切な医療情報の提供，医療関連サービスの水準の向上により患者サービ

スの向上を図るために，広告制限の緩和などを行う。

3 今後も病院の類型化・機能分化について内容が固まり関係者の合意の整ったものから第二，第三の改革を実施する。この点については関係者のコンセンサスもできていた。

改正医療法の具体的内容は以下の様なものだった。

1 医療提供の理念規定の整備

(1) 関係者の責務を明記する。

① 国・地方公共団体の責務

② 医療の担い手に薬剤師・看護師を明記

③ 開設者・管理者の責務

(2) 医療提供施設に老人保健施設を規定する。

2 医療施設の類型化・機能分化

(1) 特定機能病院

• 高度医療のための人員・設備を整え，高い技術水準を確保するとともに，高度の医療が必要な患者が集まる仕組みとし，長時間待ち短時間診療を是正する。

• 一般の病院・診療所からの紹介による受診を基本とする。

• 大学病院の本院，国立がんセンター，国立循環器病センターなどが要件に該当する。

• 承認要件は高度医療を提供し，高度医療技術の開発・評価を実施し，省令で定める診療科・病床数・人員・設備を有するものとする。病院からの申請に基づき医療審議会で審議のうえ承認する。

(2) 療養型病床群

• 長期入院患者に適した医療を提供するための人員・設備を備え，長期入院患者に適切な医療を提供する。

• 対象患者は病状が比較的安定しながらも長期間にわたり療養を必要とする患者である。あくまでも病態によって医師が判断するもので入院期間によって一律に療養型病床群に移すものではない。

- 許可の基準は長期入院患者に適した人員・設備を有することとし，病院からの申請に基づき知事が許可する。人員配置は特例許可老人病院並み，構造設備基準は，患者一人当たり6.4m^2（通常の病院4.3m^2，既存病床からの転換の場合6.0m^2），廊下幅1.8m（通常1.2m），機能訓練室40m^2，食堂一人当たり1m^2

3 医療に関する適切な情報の患者への提供

医療に関する正確で適切な情報を患者が容易に入手できるという観点に立って広告制限を緩和する。

- 患者に必要な情報の院内表示を義務づける。院内掲示に管理者・医師の氏名など
- 院外広告の基準の設定
- 診療科名の表示規定の整備

4 業務委託の水準の確保

業務の外部委託の進行に対応し，政令で定める業務を委託する場合に省令で定める適切な水準を有する業者に委託する。

5 医療法人の付帯業務として疾病予防のための施設（有酸素運動施設，温泉施設）を規定する。

政省令では，特定機能病院の紹介率の設定が難航し，30％を努力目標とした[36]。

特定機能病院：病床数500床，医師100床あたり15〜20人程度，看護職員入院患者100人あたり40人程度。大学病院本院80とナショナルセンター2を想定していた。

療養型病床群：病床面積患者1人あたり6.4m^{2}以上，機能訓練施設，食堂，談話室など，既存病床から転換の場合は経過措置を設ける。

法案成立までの経緯は，1990年5月国会提出，以降継続審議となり，1992年4月衆院本会議で趣旨説明，5月19日衆院本会議で可決，参院へ。6月19日参院本会議で可決・成立した。成立までに丸2年を要した。

2-1-2 病床規制（ケースⅢ）の実施過程

　地域医療計画に基づく病床規制は，医療施設類型化・病床機能分化政策の形成・決定過程と同時進行でさらに規制強化・細分化の方向へ進む。

　1989年6月に地域保健将来構想検討会が健政局長に地域保健医療計画推進の報告書を提出し，二次医療圏単位の保健医療サービスの総合化を図る拠点として特定保健所を設置する方針を打ち出す[37]。1990年度厚生省予算で地域保健医療計画の作成・推進費として4億5千万円が計上された[38]。

　1990年1月全国衛生部長会議で仲村健政局長は，特定保健所を中心にして二次医療圏ごとの地域保健医療計画を作成すると述べ，また医療計画の5年目の見直しが必要となるため省内に医療計画推進本部を置くと述べた。計画課長は，計画課内に医療計画推進室を設置すること，二次医療圏ごとに詳細な地域保健医療計画を作っていく事務局として特定保健所を設定すると説明した[39]。地域医療計画の任意的記載事項で地域ごとの特性を踏まえた「地域保健医療計画」を作成することになっており，厚生省は「地域保健医療計画の作成に当たって」（作成マニュアル）を示した。各県では県レベルの地域医療計画に加えて二次医療圏ごとに特定保健所が医療圏協議会を開催し地域保健医療計画を策定することとなった。厚生省は基本的考え方と作成要領を都道府県に示すが，必要病床数に触れてはならないこと，都道府県の計画と整合性を持たせることという縛りも入れていた[40]。11月末に地域保健医療計画作成の手引が都道府県に通知された[41]。

　1991年1月全国衛生主管部長会議で長谷川健政局長は早急に地域保健医療計画を策定せよと指示，医療計画の5年毎の見直しに備えて関係省令の見直しをすると説明した。計画課長は神奈川県が5年目を迎える1992年までに間に合うように必要病床数に関する告示・省令を見直すと発言した[42]。2月には医療審議会が医療計画の必要病床数の見直し作業始める。入院受療率が地域で2倍もの差があると問題視され，老健施設の病床カウントも課題に挙がっていた[43]。公的病院代表は必要病床数を増やすべきと主張し，日医は公的病床だけが増えると反対する[44]。5月医療審議会は厚生省が作成した見直しのたたき

台をもとに議論し大筋合意した。この結果厚生省は医療審議会に医療計画の必要病床数の算定に関して，平均在院日数を用いた補正，老健施設のゼロカウントなどの改正を諮問・答申を受けた。病床数算定では入院受療率を平均在院日数を用いて補正し名称を入院率とした。この結果全国では一般病床は0.5%の微増だが，平均在院日数の多いブロック，入院受療率の高かったブロックは必要病床数が減り，四国地方は14.1%減となるなどブロック間格差を少なくした[45]。小林計画課長は必要病床数算定見直しに当たって関係者の理解が得られたと述べ，さらに開設の申請をしながら着工していない病院が8都道府県で13病院ほどあるため厳正に対処すると語った[46]。

大道久（1993）は，必要病床数の見直しについて，本来なら必要病床数は国全体の性・年齢・階級ごとの平均入院受療率によってを決めるべきところを，地域格差を考慮して地方ブロックごとの入院受療率を用いたためだと説明している[47]。

1992年医療施設調査・病院報告によると病院数は2年連続の減少で1万を割り，診療所の無床化，病院の大型化が進行，病院の在院日数が初めて減少に転じた。1993年医療施設調査・病院報告では病院数が減り続けていることに加えて，病床数も初めて減少に転じ，診療所の無床化も進んでいることが明らかになった。

2-1-3　類型化政策の形成・決定過程（特定機能病院と療養型病床群）

第一次医療法改正直後に吉村は次の課題は施設の類型化だと考えていた。古川貞二郎[48]審議官も，医療の供給面にメスを入れない限り中長期的には医療保険制度の安定を図ることは難しいとして，病診の機能明確化と家庭医機能など供給面での改革を第二次医療改革として実施していくと明言していた[49]。

1987年1月厚生省は「国民医療総合対策本部」（本部長幸田次官）を設置し，健保・老人保健などの財政改革から医療構造改革にシフトする方針を打ち出した[50]。国民医療総合対策本部中間報告が6月にまとめられ，医療サービスの量から質への転換を図ること，老人医療の見直し，長期入院の是正，大学病院と

研修の見直しなどをあげた。幸田次官は大学病院や研修のあり方，老人保健施設・老人病院の関係の整理などが必要と力説した[51]。1988年度診療報酬改定で中間報告の提言が一部具体化され，看護基準の見直し（特3類2対1，平均在院日数20日以内），入院時医学管理料の逓減制強化などが盛り込まれた[52]。また1988年度厚生科学研究事業として病院管理研究所に「医療機関の効率的運用指針の策定に関する研究」が委託されていた。

　1989年2月全国衛生・民生両部長会議で仲村英一[53]健政局長は，1990年をめどに医療法改正の検討を進めると発言，医療施設類型の見直し，設備基準，職員配置などを整理すると述べた[54]。岡光審議官も医療法改正に関して，保険局としては総合対策本部中間報告にある機能別区分はぜひやって欲しいと強調する。岡光発言に対して日医村瀬常任理事は，医療法は財政に動かされるべきではないと反論する[55]。日医は医療法改正には否定的だったが，日病会長に3選された諸橋芳夫は改正に前向きな姿勢で，施設類型として一般病院・専門病院・高機能病院・老人病院・長期療養施設を挙げ，問題は急性病院と慢性病院の区分だが病棟ごとに3ヶ月で区分すべきだと語った[56]。吉原健二[57]次官は講演で，医療法改正を老人保健・国保法改正と同時に1990年に行うとして，病院の機能に着目した類型化が一番のテーマだと語った[58]。4月医療審議会では医療計画の策定が完了したと報告があり，老健の状況，第二次医療法改正なども議論され医療機関の施設別類型化，急性と慢性の区分などが提示されたが，日医は消極姿勢だった[59]。

　9月に厚生省病院管理研究所が「医療機関の効率的運用指針の策定に関する研究報告書」で医療機関の類型化試案を発表した。特別病院・一般病院・特定病院・老人保健施設・診療所の5つに区分していた。日医は診療所の地位確立と老健施設の位置づけにのみ関心があった。日病は，一般・専門・高次特別機能・老人・長期療養施設に分類し，急性・慢性の区分を病棟別に3ヶ月と提案しており，全日病は老健施設の位置づけ以外の施設の類型化には反対していた。急性・慢性，長期・短期の病院機能区分が病院関係者の関心を集めており，「民間病院にとっては死活問題だ」と行政主導の機能区分に対する警戒心

が強まっていた[60]。吉原次官は全日病学会で講演し，医療施設の類型を，高次機能病院・一般病院・長期療養病院・その他病院の4つに分類した。急性・慢性の区分は難しいので収容している患者の状態で90日・30日を目安に区分し，施設ごとの標準とそれに見合った診療報酬を考える。類型化ができあがるまでには10年から20年はかかるので医療法改正に早く取りかかりたいと述べた[61]。八木哲夫健保連副会長も，医療法改正で医療機関の類型化を早急に行うべきと発言する[62]。一方で私的病院の7割が施設類型化に反対との調査結果が明らかにされていた[63]。

1990年1月健政局は「21世紀を目指した今後の医療供給体制のあり方」を発表，次の医療法改正に対する厚生省の基本的考え方を示した。医療施設を，一般・高次機能・長期療養の3つに類型化した。厚生省は「第一着手としてやりたい」と現状を踏まえた漸進的な改革を進める方向だった。また医療機関の連携を重視し地域医療計画の着実な実施を図るため，仲村健政局長を本部長とする「医療計画推進本部」を発足させた。病管研報告のような全面的な体系化には踏み込まず，その第一段階として「老人等長期にわたる入院患者が主となっている病棟（病床群）」と，「医療の最先端を担うべき高次機能を有する病院」というトップとボトムを制度上位置づけるもので，その適用も上から指定するのではなく病院側の選択を尊重する方針だった。日医はおおむね妥当な線と評価するようになっていた[64]。日医も医療政策会議で中間報告「国民医療構想—21世紀における医療を展望して」をまとめ発表したが，厚生省の考え方と大きな隔たりはなかった。村瀬副会長は，病管研報告のような大上段に振りかぶった話ではなく，10年から20年の長いスパンで変わるものだと医療供給体制改革の進め方については吉原次官と相当意見が一致していた[65]。

4月厚生省は医療審議会・社会保障制度審議会で「医療法改正についての考え方」を説明した。特定総合病院（高次機能）と長期療養病床群を医療法に位置づけ機能に応じた体系化をめざすこと，老健施設も医療法上に位置づけることなどがその内容だった[66]。これに先立ち健政局長が日医会長に持ちかけ内密の勉強会が行われていた。健政局側5人と日医側は常任理事5人によるもの

で，12月16日から1月17日までに5回の勉強会を踏まえて，1月19日に厚生省の「21世紀をめざしたあり方」が出た。その後，1月25日から4月6日の間に6回の議論を行って医療法改正の意見がまとまった[67]。医療法改正案は5月に医療審議会，社保審に諮問され了承の答申を得た。厚生省は特定総合病院の名称を「特定機能病院」に，長期療養病床群を「療養型病床群」に変更し，5月に閣議の了承を得て国会に提出した[68]。改正案の内容は，①医療提供の理念として老健・在宅などを加える，②医療施設機能の体系化を図るため特定機能病院，療養型病床群の制度を設ける，③老健の定義規定を設けるなどだった。日医羽田会長は近畿医連総会で医療法改正について賛成を表明する[69]。全日病田蒔会長は総会で特定機能病院に医療費が流れないように別の診療報酬体系を設定するように求めた[70]。しかし本改正案は時間切れで審議も行われないまま継続審議となってしまう。10月に日医医療政策会議は「国民医療構想―21世紀の医療を展望して」最終報告書をまとめた。内容は医療の基本理念，医療制度の改善の方向，地域社会の医療体制，国の責務からなり，医療計画については多様な医療機能の整備が必要として高次機能医療施設・結核や精神など長期療養施設・老人病院その他の入院機能を持つ施設・通院医療を主体とする施設に類型化していた[71]。

1991年8月古市圭治[72]健政局長は就任会見で，継続審議となっている医療法改正案の成立に努力すると述べた。法案の内容は医療施設の機能別体系化であり医療施設の機能を明確にし，それにあった診療報酬を決めるべきだ。今回の医療法改正はその端緒となり，方向として間違っていないと強調した[73]。国会では「社会労働委員会」が単独の「厚生委員会」に変わっていた。四病団は連絡協議会で医療法改正案の早期成立を決議した。日病の河北副会長は，厚生省案が最善とは思わないが，今後の継続した法改正の第一歩であり，改正後の政省令に我々の意見を反映させたいと述べた。全国自治体病院開設者協議会と全国自治体病院協議会も衆参両院・厚生委員会に対し医療法改正の早期成立を要望した[74]。しかし医療法改正案は今回も継続審議となってしまう。医療法改正案が継続審議を繰り返し店晒しとなっているのは，施設機能の体系化を

232

裏付ける診療報酬がはっきりしないこともあった。社会保険指導者講習会で古市健政局長は，改正の狙いは特定機能病院，療養型病床群でこれに対する診療報酬も決める必要があると述べた[75]。

1992年3月健保法等改正案が成立した。今回の健保法改正案は4月からの診療報酬改定と同時に施行する必要があったのと，社会労働委員会から厚生委員会に衣替えしたために審議がスムーズになったこともあった。4月に入って2年間も継続審議を繰り返していた医療法改正案も審議が始まり一気に走り出す。4月から診療報酬が改定され医療法改正の先取りだとの批判を受けていた。

1992年6月19日に医療法改正案が成立した。日医村瀬会長は成立に先立ち，医療法改正案について特定機能と療養型の2つの柱が盛り込まれたが，「柱と柱をつなぐ横木に鼻も触れていない」と指摘した。また診療所や一般病院などの横木を含めた医療施設の体系化が重要だとし，次の改正で横木を書き今後10年で3回ほど改正を行うとの構想を明らかにしていた[76]。古市健政局長も，次の課題は日医村瀬会長の言うように特定と療養型の中間にある医療機関であり，問題となるのは総合病院や研修病院だと以下のように述べた。今回の改正は国民医療総合対策本部の中間報告が端緒となった。1985年の地域医療計画を中心とする医療法改正を第一弾とすると，今回の改正は第二弾となる。第一弾は量的規制を行い，第二弾は質の向上を図るための初めての改正だった。将来の医療供給体制を整備するため，引き続き第三・第四の改正を行って21世紀までには一応の方向が定まる。細かなところは医療審議会で決めると国会で答弁したところ突っ込まれたので，「医療法改正に関する考え方メモ」を提出し審議の促進・成立にこぎ着けた。特定機能病院の紹介率には逆紹介も含めて私大協や国大協の反対を抑えた。これからは医療法で機能を明確にし，それに対して診療報酬を払うという形にしたい。今まで尻尾（診療報酬）が頭と胴体（医療法）を振り回していたがこれからはやっと逆になると発言している[77]。

第二次医療法改正の政策過程で，厚生省と医療関係団体との間で共通の認識が生まれていた。医療供給体制の改革をまず医療法改正で行い，それを受けて診療報酬を改定するという方向だった。また医療法改正を今後頻繁に行ってい

くという関係者のコンセンサスも得られた。今後の課題は特定と療養型の中間であり，関係者の了解を得られるところから順次行っていくという方向も一致していた。中医協よりも医療審議会が重要となってくるため，日医は早くも医療審議会，医療保険審議会，社保審の委員に副会長を配し，中医協や老人保健審議会の上位に位置づけた。

　厚生省は政省令事項の内容を固め，診療報酬面の裏付けを検討する必要があった。医療審議会では特定機能病院の紹介率が焦点となる[78]。医療審では，特定機能病院の紹介率設定について大学病院側の手強い抵抗にあい調整が難航し，厚生省は文部省を通じて話し合いを続けた。厚生省は紹介制を基本にしたい考えだったが大学病院側が反発していた[79]。日医は紹介率50％程度と提案していた[80]。結局大学病院側との調整がつかず諮問は10月にズレ込む。特定機能病院の紹介率は30％の努力目標を設定（現在15％程度），下回る病院は5年間で10％高める年次計画を作成することになった。対象は大学病院本院80，ナショナルセンター2とされた[81]。

2-1-4　老健施設整備と老人保健福祉計画

　第一次医療法改正で病床規制政策を実施しながら，一方で厚生省は病院から退院する高齢者の受け皿として中間施設を提案していた。1986年1月吉村次官が中間施設を全国10カ所で試行的に動かすと発言する[82]。厚生省は老人保健法を改正し，「老人保健施設」を作る方針を決定する。幸田保険局長は第二次保険・医療改革を行うためにも老人保健制度改正が必要と述べた。厚生省は老人保健審議会に「老人保健施設」創設を諮問し，86年度予算案にも盛り込んでいた。老健施設は老人保健法上の施設だったが，日医が医療法上の施設にすべきと反対したため医療法との間に調整規定を設けることになる。日医は管理者を医師とすること，衛生上の規制やベッド数など医療法上の規定とすること，療養費は医療費であり中医協において審議することなどを厚生省，自民党政調会へ申し入れした[83]。

　4月に厚生省「高齢者対策企画推進本部」が報告書を出す。病床は地域医療

計画で，中間施設のベッドは「地域保健福祉計画」でコントロールすることとなっていた[84]。しかし老人保健法改正案は国会での審議入りが遅れ会期末となったことに加え，日医・健保連・労働5団体が反対したためもあって成立を断念せざるを得なくなる。国鉄改革関連法案のあおりを食って，しかも全野党がこぞって反対という状況だった。日医では老健施設を福祉業界が作るのを阻止する必要があるとして，自民党，厚生省と水面下のすりあわせをしていた[85]。厚生省は老人保健施設も補正係数をかけて一般病床としてカウントする方針だった[86]。日医は老健施設も医療法の規制下に置くため，法案第3章の2の各条文を医療法の改正部分に移すべきと主張した[87]。

1986年12月老人保健法改正案が衆参両院で修正可決された。老健施設の医療法での位置づけは第二次医療法改正への課題として残された。

1987年5月中国・四国医師会連合総会で羽田会長が講演し，老人保健施設は医師が管理することを明確にするため，附則で次回の医療法改正で老人保健施設を位置づけることを明記したと説明している。地域医療計画は医師会主導でやらないと老人保健施設も含めて他の団体が入ってきて医師会の力が弱まる危険があると発言する。また老人保健施設も医療審議会の審議事項に入れて検討するよう求め，医師は福祉関係にも関与し出先の行政にも注意しながら官僚支配の形ができないようにしなければならないと主張した[88]。

新たに創設された老健施設についても病床規制の視野に入ってくる。1988年2月医療審議会で老人保健施設の病床を0.5でカウントすることが決まるが，老健審の老人保健施設部会は施設整備促進の観点から医療計画へのカウントについてゼロとするよう検討を求めた。6月の医療審議会で，老健施設は1999年を目標とするゴールドプラン達成時期までは施設整備を優先させるためゼロカウントとすることとなった。

1990年10月老人保健審議会の老健施設部会は，病床転換の際の施設基準の経過措置を3年間延長することを決定した。12月末現在の老健施設数は3万床を超え，医療法人による開設や病院併設型が増えていた。1991年2月に医療審議会が医療計画の必要病床数の見直し作業始め，老健施設の0.5カウント案

第4章　医療施設類型化・病床機能分化政策の政策過程（ケースⅣ）　*235*

も出されたが，老健審の老健施設部会は医療計画でのゼロカウントを求めることを決めていた。医療審議会で水野肇委員（老健審老健施設部会長）から発言があり反論するものはなかった[89]。

　1991年6月老人保健法改正が行われた。高齢者保健福祉10ヶ年戦略（ゴールドプラン）の流れを受け，在宅と施設サービスを体系的・計画的に整備するために各市町村は老人保健福祉計画を1993年末までに策定することが義務づけられた。11月老人保健福祉計画策定のためのガイドラインが各自治体に送付された。仲村秀一老人福祉計画課長は，対象年齢が限られ市町村が策定する点など違いもあるが地域医療計画と整合性を持たせることが望ましいと語った[90]。

　1992年1月全国民生・衛生部長会議で岡光老人保健福祉部長は保健福祉計画に絡んで圏域の調整が必要だとして，福祉事務所の福祉圏域・地域医療圏・広域市町村圏の3つをうまく調整せよと指示する[91]。地域医療計画と連動して，老人保健福祉計画によって老人保健施設の整備もコントロールするという計画行政の手法だった。

　水野肇（2005）が老健施設の増加について以下のように述べている。1983年老人保健審議会が作られ，水野もその委員だったが，委員20人中で医師は老人病専門家一人（大学教授），日医常務理事一人だけだった。老健審議会では，施設長は原則医師とするが例外も認め，利益が10%位出るように仕組んだ。病院冬の時代と言われた時期で20万床まで瞬く間に作られたという[92]。病床規制により組織の成長を阻まれた民間中小病院や診療所は老健施設の開設へと雪崩を打って向かっていた。

　なお1990年6月に老人福祉法等福祉8法の改正が行われている。措置から契約へ転換する大改正だった。

2-2 第三次医療法改正 (1997年) の政策過程
―地域医療支援病院の創設と療養型病床群の有床診への拡大 (類型化) ―

2-2-1 第三次医療法改正案の内容

第三次医療法改正の内容は必ずしも当初から明確だったわけではなく，関係者の議論の中から生まれてきた。また二次医療圏ごとに整備目標を定めるという数値化が新たな視点として加わってくる。療養病床の診療所への拡大に伴い有床診療所の病床規制も視野に入ってくる。法案の概要は以下の通り [93]。

1 改正趣旨

要介護者の増加に対応し地域に必要な医療を確保するために，療養型病床群の診療所への拡大，地域医療支援病院の創設及び医療計画制度の充実をはかるとともに医療法人の業務拡大等に関する規定を整備する。

2 改正の要点

① インフォームド・コンセントを努力規定として法律に位置づける。

② 病院に限られていた療養型病床群の診療所での設置を認める。

診療所の療養型病床は病院の一般病床とあわせて医療計画の必要病床数に算定し，規制を行う。療養型病床群を設ける診療所は省令で定める人員・設備等の基準を適用する。

③ 地域医療支援病院の創設

国，都道府県，市町村，特別医療法人等が開設する病院で，地域医療確保のための支援に関する要件に該当するもので，都道府県医療審議会の意見に基づき都道府県知事の承認を得たものとする。紹介患者の受け入れ，外部の医師の利用に供する施設，救急医療，地域の医療従事者の研修，病床数，施設基準（集中治療室，病理検査，解剖室，図書室等）などを要件とする。なお総合病院の規定を廃止する。

④ 地域医療システム化を進めるための医療計画の見直し（数値目標）

医療計画に二次医療圏ごとに地域医療支援病院の整備目標，療養型病床群に関わる整備目標を加える。

第4章　医療施設類型化・病床機能分化政策の政策過程（ケースⅣ）　　*237*

⑤　医療法人の付帯業務の拡大等

　老人居宅介護事業等の第二種社会福祉事業のうち厚生大臣の定める業務を行うことができる。特別医療法人は本来の業務に支障のない限り収益事業を行うことができる。都道府県知事は医療法人が全ての施設の休止または廃止後一年以内に正当な理由がないのに再開しないときは認可を取り消すことができる。

⑥　広告事項の追加

　広告できる事項に療養型病床群の有無，紹介先の病院・診療所の名称を追加する。

　政省令では以下のことが決定された。

①　診療所の療養型病床群

　人員基準は医師1人，看護婦・准看護婦は入院患者6人につき1人，看護補助者も同数。施設基準では，病室の病床数は4床以下で患者1人につき6.4m²，機能訓練室，食堂，談話室等となっていた。

②　地域医療支援病院

　法定されているもの以外に社保病院等公的医療機関，医療法人，民法法人，学校法人を加える。病床数200床以上とする。都道府県知事に提出しなければならない業務報告書には紹介患者・逆紹介患者の実績，外部の医療従事者の診療研究等の共同利用の実績，救急医療の実績などが含まれ，地域医療支援病院の管理者の義務として，共同利用が円滑に行える体制を確保すること，常時共同利用が可能な病床を確保すること，救急医療の提供等があげられた。

　第三次医療法改正案は介護保険法とセットで国会に上程されることとなっていたため，介護保険法立法過程の影響を受けた。ようやく1996年11月29日に介護関連3法案（介護保険法，同法施行法，医療法改正案）が国会へ提出されるが，以後継続審議となる。1997年12月にようやく介護保険関連3法案が成立した。医療法改正案は争点もなく全会一致だった。

2-2-2　特定機能病院・療養型病床群類型化の実施過程

　1992年10月寺松尚[94]健政局長は就任会見で，特定機能病院の紹介率設定

で大学病院側の反対があったことに対し今後紹介制を社会通念として普及させていくこと，療養型病床群は老人病院とは機能が異なるので当分は制度を両立させると語った[95]。社会保険指導者講習会で篠崎医療課長は，これからは診療報酬で誘導するのではなく，医療法改正が先にあって診療報酬を対応させていくと述べた[96]。

1993年新春座談会で寺松局長は，アメリカのヒル・バートン法を例に挙げて，92年度補正予算で民間病院でも療養型へ転換した場合には施設整備補助金を出すこと，地域医療計画ではベッド数全体で過剰となっているが，機能別・診療科別に細かく見る必要があると述べた[97]。2月に中医協は医療法改正に伴う診療報酬改定について諮問通り答申した。篠崎医療課長は「医療法で議論したものを診療報酬で評価するのは有史以来初めて」と語った。特定機能病院も療養型病床群も手上げ方式で，医療機関がメリットを感じなければ，類型化は実際に動き出さない。特定機能病院では紹介率で新設の入院診療料に差がつくこととなっていた。厚生省は療養型病床群を翌年度中に1万床を見込んでおり，健政局の施設整備費は5千床程度だった[98]。

しかしこの時期医療供給市場では長期の医療費抑制のために民間病院が経営難に直面していた。6月の日本病院学会で，今田寛睦指導課長は今年度は病院経営に関する緊急調査を行い，医療経営健全化のための総合的対策や医療法人制度の見直しなどの方策を講ずると述べた。シンポジウムでも伊藤雅治計画課長が，現在の課題は医療施設の類型化よりも医療機関の経営問題だと発言する[99]。

1993年8月医療審議会医療施設機能部会で，特定機能病院の第1号として国立がんセンター中央病院と国立循環器病センターの2つが承認された。大学病院の申請はまだゼロで，メリット・デメリットの検討や病院内での合意に時間がかかっているのが原因だった。日病のセミナーで寺松健政局長は，特定機能病院は秋には大学病院から申請が出てくること，療養型は既に17施設1,800床が転換し，患者環境改善施設整備事業の35件のうち17件が療養型病床群を予定しており着々と進んでいると述べた。これからはかかりつけ医，開業医，

第4章　医療施設類型化・病床機能分化政策の政策過程（ケースⅣ）　*239*

中小病院の役割が非常に重要で，医療施設の近代化に関して患者環境改善整備
事業，スプリンクラーの整備などの補助金を出すようにしたこと，また医療法
人制度の検討会を発足させると述べた[100]。10月の医療審議会医療施設機能部
会は順天堂，日本医科大，日大の3私大病院を特定機能病院として初めて承認
した。その後私立大学の特定機能病院への手上げは急速に進み，1994年4月
医療審議会医療施設機能分科会は藤田保健衛生大を特定機能病院として承認す
ることで私大病院は全て特定機能病院となった。1997年2月に大阪市立大学
病院が承認され大学病院本院は全て特定機能病院となっている。

　療養型病床群も急激に増加し，1995年299施設2万1千床，1996年494施
設3万8千床，1997年717施設5万7千床となっている。1997年3月全国健康
政策主管課長会議で谷修一健政局長は，療養型病床群の整備に関して一般病床
から療養型病床群への転換をさらに促進するため，病床数の1/2以上を療養型
病床群に整備転換する病院を近代化事業の補助の対象に加えること，改修によ
り療養型病床群に転換する場合は補助要件である医師・看護婦の充足率等を緩
和するなどの方針を明らかにした。

2-2-3　病床規制（ケースⅢ）の実施過程

　1994年医療施設調査・病院報告の概況で，病院数は4年連続で減少，病床
数も2年連続で減少，病床利用率は83.1%と前年を0.6%上回っていた。1995
年1月医療審議会は医療計画の策定指針などを見直すため医療計画部会の設置
を決めた。医療計画スタートから10年を迎え，翌年度から2回目の見直しが
始まるためだった。8月の医療審議会では必要病床数の算定にかかる数値の改
正が諮問・了承された[101]。1995年医療施設調査・病院報告の概要では，病院
数は5年連続で減少，病床数も3年連続で減少したことが明らかになった。

　1996年3月全国健政主管課長会議で谷健政局長は，地域医療計画を見直し，
病床規制だけでなく2次医療圏ごとに完結する新たな医療提供体制を整備・確
立すること，医療施設近代化整備事業は各県からの要望も多く優先基準を明確
にすることにしたなどと説明した[102]。10月の日医理事会では国民医療総合政

策会議報告で，新たに過剰地域における過剰ベッドへの対応として，医療法上の許可病床の更新制，許可病床でも保険指定の対象外とすることも検討する必要があるとの一文があり，削除するよう要求したと報告された。必要病床数の見直しでは，急性期・長期療養・老健など医療機能に応じた病床数にするという日医の方向性になりつつあるが，急性期・慢性期というのはわかりにくいので長期・短期という仕分けの方向で考えていた。総枠規制は必要悪の規制で病床機能による見直しが必要であり，11月の規制緩和小委の公開ディスカッションでの大きなテーマになる。翌年度地域医療計画を見直す県が5県あるので，健政局計画課長からまだ医療法が改正されていないから通知は出せないが任意的記載事項を詳細に書き込んでおき改正後に必要的記載事項に読み替えられるように要請していると報告があり，日医としても県医に早く流すようにしたいと発言があった[103]。

　1997年7月健政局は「必要病床数等に関する検討会」（座長岩崎栄日本医大教授）を設置した。主な課題は，必要病床数の算定式の評価及び見直し，医療計画におけるその他の記載事項，既存病床の3点だった。必要病床数120万6千床に対して，現状は125万2千床で4万6千床の過剰となっていた。検討会では必要病床数を急性期と慢性期に分けること，必要的記載事項の追加項目，地域医療支援病院・療養型病床群の整備目標・医療機器の共同利用なども法案審議をにらみながら検討することになっていた[104]。日医坪井会長は必要病床数や病床削減の話だけにして余分なことはするなと批判的で，病床規制に従わない徳洲会対策をちゃんとやれと発言している[105]。

　日医は，徳洲会が病床過剰圏で県知事の中止勧告を無視して病院開設許可を申請し，熊本県がこれを認めたことに対して，断固たる措置をとるよう自民党衆参厚生委員会委員に要望していた。熊本県では知事の中止勧告を徳洲会が拒否したため，県としては許可要件を満たす場合は病院開設を許可せざるを得ないと判断して11月に許可した。また12月には鹿児島県で病院開設許可をめぐる県の「不作為」は違法であるとの地裁判決が出た。医療計画の必要病床数に関係なく，医療法上の許可要件を満たせば病院開設が可能という司法判断が下

第4章 医療施設類型化・病床機能分化政策の政策過程 (ケースⅣ)　*241*

された[106]。病床規制が法的実効力を持たないことが現実味を帯びた問題となってくる。

　1996年の医療施設調査・病院報告では，病院・病床数ともに減り続け，診療所の無床化も進んでいた。1996年10月1日現在の病院数は1.2%減の9,490，病床数は0.3%減の166万5千床，療養型病床群は3万8千床となっていた。

　高木安雄（1996）は，第一次と第二次医療計画を比較して医療計画の問題点を指摘した。病床数の規制は量的拡大の抑制に対しては有効であるが，競争による医療サービスの質の向上については期待できない。第一次と第二次医療計画を比較すると必要病床数との乖離や減少の要因の8割は必要病床数の変動であり政策が関与した部分は小さい。過剰医療圏の病床削減をどのように進めるのか，病床固定化が医療供給の活性化を阻害する問題への対応策などが課題だと指摘した[107]。

2-2-4　地域医療支援病院類型化の形成・決定過程

　第三次医療法改正の政策過程は介護保険法の立法過程と同時進行で進んでいく。この時期健保法改正案，介護保険法案，医療保険抜本改革案など政策案が入り乱れ，しかも保険制度関連の審議会は決定まで踏み込めず与党や政府に判断を委ねるしかないという政策過程の混迷状況が生まれていた。

　第二次医療法改正直後に日医坪井副会長は，第三次医療法改正では地域密着型のものはそのままとし，特定機能病院の協力病院的なものとして地域に裾野の広いコア病院，介護が強い病院などを選択肢として検討したいと語った。寺松健政局長も両端は簡単だったが真ん中の所は難しいので関係者の意見を良く聞いて勉強会を始めると述べた[108]。1993年3月全国民生・衛生部長会議で寺松健政局長は第三次医療改正について，現時点で明確な青写真があるわけではなく，関係団体の活発な議論を期待すると述べる[109]。

　1994年3月に日医の「医療システム研究委員会・病院委員会合同会議」（岩崎榮委員長）が病院体系化の方向を示す報告書をまとめた。病院種別を，単科専門病院・地域に密着した病院・地域の基幹的な病院・国公立病院とし，老健

施設・特例許可老人病院・療養型病床群は統合すべきとしていた[110]。日医の医療政策会議は6月に医療施設体系化に関する中間報告書をまとめる。法制化・画一的規制による体系化には反対し，医療法で施設を精細に分類するのではなく最低必要限度にとどめるべきとしていた。かかりつけ医を普及させ，かかりつけ医による振り分け機能の確立と開放型システムの病院への転換が種別設定に先立ち重要だと主張した[111]。

　1995年1月医療審議会は医療計画策定指針などを見直す「医療計画部会」の設置を決め，さらに4月には第三次医療法改正を視野に医療供給体制全般を審議する「基本問題検討委員会」も設置することを決めた。医療計画部会（部会長井形昭弘）では，特定病床の運用，二次医療圏・老人保健福祉圏・保健所の管轄区域の整合性などについて議論が始まる。基本問題検討委も5月に検討課題として，医療施設機能体系化，医療機関の経営安定，医療法人のあり方，医療計画のあり方などを審議することとした[112]。日医理事会では坪井副会長から機能別にベッドをカウントする構想は規格化・官僚統制につながると警戒する発言が出る[113]。10月基本問題検討委は医療法見直しのための論点整理メモ「医療供給体制のあり方について」をまとめた。医療施設機能の体系化，医療計画の必要記載事項の見直し，出資額限度方式の医療法人の検討などをあげていた[114]。12月社会保険指導者講習会で谷修一[115]健政局長は，基本問題検討委の論点整理メモについて二次医療圏ごとに医療機能を完結するという視点だと説明し，「地域中核病院」を作るべきとの意見には疑問を呈し，地域医療計画に各地域の医療機関の機能やサービス体系を盛り込んでいく必要があると述べた[116]。

　1996年1月谷健政局長は，今後医療機関は，大学病院のような高度な医療機関，専門的な医療機関，救急医療も含め幅広く医療をやる機関の3つに集約されていき，残された医療施設は老人医療や介護をやることになると述べる[117]。また講演で第三次医療法改正に関して，基本的な医療は二次医療圏で完結できる医療施設体系を構築する必要があるとし，200床以上は急性期医療など高度医療に，療養型病床の整備は50床未満の有床診や小規模病院を中心に補助金・

診療報酬などで転換促進を図ると説明した[118]。基本問題検討委では，療養型病床群の医師配置基準を緩和し有床診にも認めること，総合病院の見直し，医療計画における必要的記載事項の見直し（機能連携や救急医療の確保など），インフォームドコンセントを医療法上明記することなどが議論された[119]。全国保険・国民年金課長会議で，岡光保険局長は翌年度は医療保険だけでなく医療供給を含めた総合的な国民医療の立て直しの作業が必要になると説明した。企画課長も，医療保険財政が危機的状況にあるとして今後は医療供給体制を視野に入れた発想が必要だと説明した[120]。保険官僚も医療供給体制の改革に関して踏み込んだ発言をするようになっていた。日医の医療政策会議は「21世紀に対応できる国民医療のあり方」報告書で地域医療を支援する医療提供施設として「地域特定病院」の創設を提案した。がん，循環器，脳卒中等の単一の専門機能を有する病院と，200床以上の大規模病院で複合的な専門機能を有する病院を1医療圏に2つ以上配置すべきとしていた[121]。

　4月基本問題検討委は第三次医療法改正に向けての意見書「今後の医療提供体制のあり方について」をまとめた。介護保険制度の創設を念頭に置いた療養型病床群の診療所・小病院への拡大やインフォームドコンセントを努力規定として盛り込むことが含まれていた。医療計画の見直しでは二次医療圏単位で機能を考慮した医療施設の整備目標，医療関係施設相互の機能や業務の連携などを必要的記載事項とすることとしていた。療養型病床群の医師配置基準の緩和や医療法人のあり方の見直しも含まれていた[122]。日医坪井栄孝[123] 会長は，医療施設類型化に関してベッド数で機能を分けるとか療養型病床群を介護施設とする方向へ行かないようにと苦言を呈している[124]。

　厚生省は介護保険法と関連法案の国会提出を会期切れのため断念する。6月医療審議会に第三次医療法改正案要綱が諮問され，答申を得る。要綱は4月の同審議会の意見書を踏まえたもので，①インフォームド・コンセントを努力規定とする，②療養型病床群の診療所での設置を認める，③「地域医療支援病院」の創設などだった[125]。地域医療支援病院の創設は第二次医療法改正で創設された特定機能病院と療養型病床群に次ぐ第三の類型化だった。療養型病床

群の診療所への拡大については病床過剰地域では事実上できなくなる。日医石川副会長は病床過剰地域でも有床診療所が療養型病床群に転換できるような特例が必要とコメントしている[126]。社会保障制度審議会答申は医療法改正については了とするものの，介護保険についてはなお検討課題を指摘して国会提出については政治判断に委ねた。

11月に岡光次官の私的諮問機関である国民医療総合政策会議が中間報告「21世紀初頭における医療提供体制について」をまとめた。かかりつけ医の機能の重視，病床数の適正化，医師削減，情報提供の推進などを提言していた。特に自由開業制や医療機関へのフリーアクセスが大病院志向やはしご受診といった医療資源の非効率という弊害を生んだとして，医療施設体系を再整理する必要があると指摘した。かかりつけ医を第一線の医療機関として位置づけ，その上で地域医療の充実を支援する「地域医療支援病院」を二次医療圏単位で整備することを提言，療養型病床群の整備なども強調している。社会的入院の解消には退院時期を明確にした診療計画の作成や入院期間の短縮に対応する診療報酬上の評価の必要性も指摘した。病床数については現在必要病床数120万床を5万床上回るとして介護保険制度の導入も視野に入れて必要病床数の見直しを行うべきと述べた。具体的には必要病床数を急性期病床と慢性期病床に区分するほか，既存の過剰病床の削減にも取り組むべきだとしていた[127]。日医は，かかりつけ医を地域における第一線の医療機関として位置づけるのは官僚統制につながると警戒していた[128]。

介護保険法案・医療法改正案は11月末臨時国会開幕の日に提出されたものの継続審議となる。翌年4月からの消費税率アップを控える中で厚生省の一連の不祥事が重なり，患者の自己負担増への反発も強まっていた。

1997年2月小泉厚相は所信表明で，緊急の課題である医療保険の安定財源確保のために健保法改正を優先すると述べる[129]。全日病は3月末の定期代議員会で，医療法改正案の地域医療支援病院の導入に反対の決議をした。その理由は，施設や人員などのハード重視の病院を新たに誕生させるのは民間病院を無視したものであり，補助金支出の受け皿として地域医療支援病院を位置づけ

るのは民間活力をそぐとしていた。秀嶋会長は日医とは見解を異にすると明言する[130]。

5月介護保険関連3法案は衆議院では全会一致で可決された。しかし，参院では審議が難航し，健保改正のみが薬剤別途負担について再修正した上で参院本会議で可決，衆院に送られ6月16日本会議で成立した。介護保険関連法案は会期切れで継続審議となってしまう[131]。

8月与党協が医療保険制度改革案「21世紀の国民医療」をとりまとめ，関係団体の反対を沈静化させて9月には与党案となっていく。日医は与党案に対して，インフォームドコンセントは慎重に対応すべきこと，医療に関わる規制を大幅に緩和すべきなどと主張し，健保連は，医療資源の無駄を省き効率化を図っていくことは評価できるとしていた[132]。健保連は「医療保険改革の考え方」を発表し，患者が適切な選択ができるよう機能分担・協力関係を明確にすること，患者へのわかりやすい情報提供（広告規制の見直し，カルテ・レセプト公開），インフォームドコンセントの徹底，医療機関相互の連携などをあげていた[133]。

1997年12月介護保険法案は一部修正の上，参院本会議で賛成多数で可決，衆院に再回付され成立した。関連法案である医療法改正案も全会一致で可決・成立している。1998年1月，日医理事会で医療審議会の報告があり，医療法改正に伴う政省令に関して地域医療支援病院には逆紹介を義務づけること，運営委員の過半数を地域医師会の委員で占めるようにとの意見が出されている[134]。

2-2-5 老人保健福祉計画・老健施設整備の実施過程

1993年4月老人保健福祉計画の作成状況は順調な滑り出しで，5年越しで進められてきた福祉改革は総仕上げの段階を迎えていた。水田老人福祉計画課長は，3月末の作成状況は市町村の54.1%が計画作成に向かっており順調に進んでいるとして，市町村が自分の手で計画を作ることに意義があったと語った[135]。9月末で全市町村の6割が決定または原案作成済みとなり，12月末で9割を超えた。

ところが日医内では，老健施設開設の情報が医師会に流れないことが問題となっていた。現在はカウントしていないが目標数に達したときは医療計画の病床規制の対象となるはずで，医療法にも規定されたので医療審議会のテーマにすべきだと指摘した。石川県では過剰になったので行政と医師会とで話し合って知事が止めることになったと報告され，ゴールドプランが老健審議会で議論されることも問題視していた[136]。

1996年10月の老人保健施設調査概況では，施設数は1,517施設，前年に比べ322施設（26.9%）増加した。入所定員は13万2千床で新ゴールドプランの目標値と比較すると73.7%でもう一歩だった。開設者別では医療法人が1,116（73.6%）で年々増加傾向にあり，病院併設が704（46.4%）とされたが，一方で大都市では設置が遅れていた。

久塚純一（1992）が老人保健福祉計画と地域医療計画の違いを指摘している。地域医療計画では都道府県が市町村とその住民の立場を理解せずに進める結果となり，地方老人保健福祉計画では市町村における具体的な計画を都道府県が広域的に調整できずにいる。市町村の財政力不足と都道府県の能力不足により中途半端なボトムアップとなったとする[137]。久塚は地域医療計画が都道府県主体で進んでいると誤解しているが，現実は地方医師会主体である。一方老人保健福祉計画は現場の福祉官僚主導だった。

2-3　第四次医療法改正（2000年）の政策過程
　— 一般病床と療養病床の区分（機能分化）—

2-3-1　第四次医療法改正案の内容

第四次医療法改正のポイントは，当初は「その他病床」を急性期病床と慢性期病床に区分することだった。しかし医師会の反対に遭い，一般病床と療養病床に区分することになり，急性期病床の明確な区分ができなかった。

主な改正点は以下の通り[138]。

1 改正の趣旨

良質かつ適切な医療を効率よく提供するために病床の種別を見直し，臨床研修を必修化する。

2 改正の要点

(1) 病床の種別

① 病床の種別は精神病床，感染症病床，結核病床，療養病床及び一般病床とする。

　従来のその他病床が2つに区分された。

② 療養病床は長期にわたり療養を必要とする患者を入院させるためのもので，人員・設備の基準は従前の療養型病床群に同じ。

③ 一般病床は上記以外の病床で，看護婦及び准看護婦は入院患者3人に1人に引き上げる，病床面積は患者1人につき6.4m²とする。

(2) 医療計画

① 「必要病床数」を「基準病床数」に改める。

② それぞれの基準病床数に関する標準は，病床の区分が定着するまでは病床の種別に応じ算定した数を合算する。

③ 基準病床数は地域間格差の是正と在院日数の短縮化傾向等に対応するよう省令で算定基準を定める。

(3) 病院の消毒施設，洗濯施設，給食施設，臨床検査施設等の施設基準の緩和

(4) 広告できる事項の追加

(5) 医師の臨床研修必修化（2004年から）

① 2年間の臨床研修を必修化

② 研修期間中の専念義務

③ 修了を医籍に登録し修了証を交付する

④ 診療所を開設し，または病院の管理者となるには修了が要件となる

　日医は看護職員の配置基準に関してはあくまでも反対だった。このため，自民党医療基本問題調査会と社会部会での了承にあたって，僻地・離島や200床

248

未満の病院については5年間の経過措置を設けた。

　法案は2000年3月国会に上程され，11月30日成立した。2001年3月から施行され，2年6ヶ月以内に一般・療養どちらかの病床を選択し都道府県に届け出ることとなった。

2-3-2　類型化政策の実施過程

　1998年1月医療審議会は第三次医療法改正の施行に向けて政省令の具体的な検討を開始する。地域医療支援病院を200床以上にすること，病床転換の療養型病床群の経過措置について廊下幅と機能訓練室の面積を除いて廃止する方針が示された。政省令案要綱が1月末医療審議会で諮問・答申を得た。地域医療支援病院の外来紹介率は原則80%以上とするが，60%以上で2年以内に80%に高める年次計画を作成すれば認められた[139]。3月医療審議会に医療計画の記載事項や特別医療法人に関する省令等が諮問され答申を得た。地域医療支援病院の整備目標については，二次医療圏ごとに整備する予定で6ヶ月以内に既存の医療計画に追加することが求められていた。療養型病床群は全国で19万床を目安にするが，急性期・慢性期の区分が行われそれぞれの必要病床数が算定された時点で必要な見直しを行うとしていた[140]。

　3月全国健康政策関係主管課長会議で総務課・指導課から，地域医療支援病院や療養型病床群の整備目標を必ず医療計画に記載すること，診療所の療養型病床群も医療計画に含まれることなどの説明があった。5月医療審議会は特例許可老人病棟の廃止と地域医療支援病院の紹介率の算定式を一部改正することを決めた。紹介状を持たずに来院する救急患者を受け入れると紹介率が下がってしまうと日医委員より指摘があったためで，休日・夜間に受診した救急患者の数を算定式の分母から差し引くこととした[141]。特例許可老人病棟廃止に伴いこれまで認可された病棟は早急に療養型病床群へ転換する必要があった。健政局は6月各都道府県に第三次医療法改正を踏まえて速やかに新たな医療計画を作成するよう通知した。

　しかし地域医療支援病院については2003年末の承認数が63病院に止まり普

第4章　医療施設類型化・病床機能分化政策の政策過程（ケースⅣ）　*249*

及しなかった。地域医療支援病院の認定要件となる患者紹介率が厳しすぎたためだった。2004年3月厚労省は全国医政関係主管課長会議で地域医療支援病院の承認要件緩和案の内容を明らかにした。紹介率が80％を超えなくても逆紹介率が基準を超えれば承認するとして，①紹介率が60％を超え逆紹介率が30％を超えている，②紹介率が40％を超え逆紹介率が60％を超えている場合をあげた[142]。

　療養型病床群については，1998年1月現在ですでに7万1千床が開設されていた。3月国立医療・病院管理研究所医療経済研究部小山秀夫部長は講演で，療養型病床群の整備目標が19万床であり，転換する場合には早期に意思決定する必要があると強調する。特例許可老人病院の病床が療養型病床群に移行するので，意思決定が遅れると療養型病床群にもなれず一般病床として生き残ることも難しくなると警告した[143]。日医内でも既に療養型病床群ができ過ぎて困っている県があると報告されている[144]。1999年の医療施設調査・病院報告でも，療養型病床群は整備目標19万床に対して病院・有床診で合計18万床になっていた。

　特定機能病院に関しては，1999年1月横浜市大病院が患者取り違え事故を起こす。6月医療審議会は横浜市大病院に対し特定機能病院の承認辞退を求める意見書をまとめ厚生大臣に提出した。審議会の意向を受け横浜市長は8月1日から承認を取り下げ少なくとも半年再申請を自粛する意向を明らかにした[145]。

2-3-3　病床規制（ケースⅢ）の実施過程

　1998年1月厚生省は国保法等改正案を医療保険福祉審議会の運営部会に諮問した。地域医療計画に基づく都道府県知事の勧告を無視して病院開設や増床をした場合に，保険医療機関の指定拒否ができるようにするものだった。既存の病床についても医療従事者数が基準に満たない場合は保険指定しないことができるとしていた。しかし委員から異議も出され結論は出なかった[146]。1月末に医療保険福祉審議会，社会保障制度審議会が国保法等改正案について答申したのを受け厚生省は改正法案を予算関連法案として提出する。改正点は，①

老健拠出金の見直し，②不正請求の防止，③病床規制の強化などで，拠出金見直しについては健保連の反対があり両論併記となったが，不正請求・病床規制については反対意見はなかった[147]。

4月国保法等改正案の審議が予算関連法案として衆院厚生委員会で始まる。衆院厚生委員会における参考人の意見陳述で，阿部泰隆神戸大法学部教授は，病床過剰地域での保険医療機関の指定に関しては現行医療法の下での厚生省の解釈運用も改正案も医療機関の開設の自由と患者の医療を受ける権利の両面で違憲の疑いがあると慎重審議を求めた。日経連・連合・健保連の3団体は小泉厚相に対し，医療保険制度の抜本改革を求め，医療予算の削減を被用者保険に転嫁する国保法等の改正を行わないよう求めた[148]。国保法等改正案は1998年6月10日可決・成立した。国会審議では病床規制に関する議論が多く，「病床規制は既得権を保護し，質の良い医療機関の進出を妨げ規制緩和に逆行する」との指摘も出ていた[149]。

6月医療審議会運営部会に国保法等改正を受け病床規制についての運用案が提示された。病床規制については8月実施とし，以下の3点に該当した場合保険医療機関の指定を行わないとしていた。①病床過剰地域で都道府県知事の勧告に従わない場合，②医師・看護師その他の従業員の人数が医療法標準に満たない場合，③その他保険医療機関として著しく不適当と認められる場合となっており，標欠については5割以下の場合に適用する方針としていた。このほか病床規制に関しては参院で，都道府県医療審議会・地方社会保険医療協議会の審議を公開することで制度運営の透明性を担保する旨の修正が行われていた。これを受けて運用案では審議の公開を指導すること，審議会の委員構成に被保険者の立場を代表する者の参加を検討するよう通知すること，病床規制を行う場合はその理由を明示するよう通知を出すとしていた[150]。

1999年4月の日医定例代議員会で，宮坂常任理事は国保法等改正による保険医療機関の指定拒否は事実上病院の運営ができなくなると説明している[151]。11月日医内の医療審議会報告で，使用していない病床の見直し，人員基準を大幅に下回る病院への行政措置について議論したと報告されている。国公立病

院の許可病床と使用病床の差が議論になっているが，日医としては病院全体を保護する立場にあり，民間病院にも関係するのでこのような議論に乗るべきではないと坪井会長は発言した[152]。

1998年から2000年までの医療施設調査・病院報告では，病院数・病床数，有床診療所が減少し，療養型病床群の病床が急増していることが明らかとなっている。

長谷川敏彦（1998）が地域医療計画の評価を行っている。総合的に判断すると病床数の増加は止まり地域格差が減少している。必要病床数が高齢化に伴い増加したためもある。課題として，圏域の大きさにバラツキがあり，必要病床数では平均在院日数の低下が勘案されていないこと，さらに病床が既得権化し売買されていると指摘する。政策効果についてのアンケート調査では7割以上の行政・病院経営者が有効だったとし，病床規制についても必要だとの結果だったとする[153]。

2-3-4 病床機能分化政策の形成・決定過程（一般病床と療養病床の区分）

第四次医療法改正案は健保法関連法案として国会に提出されるが，医療・医療保険制度抜本改革，高齢者医療制度などとからんで翻弄されることになる。医療供給政策に関しては日医の反対にもかかわらず医系技官主導で進んでいく。

1997年9月第三次医療法改正のメドが立つと厚労省内に谷健政局長の私的検討会として「21世紀の入院医療の在り方に関する検討会」（座長井形愛知県健康づくり振興事業団副理事長）が設置された。次の医療法改正を視野に検討項目として，①急性期病床と慢性期病床の区分，②人員配置基準・療養環境の見直し，③許可病床と稼働病床の差，④効率的な入院医療の在り方などをあげた[154]。7月には「必要病床に関する検討会」（座長岩崎榮日本医大教授）も設置される[155]。日医は慎重に対応しないと審議会等にも影響を及ぼすとして日医総研の各プロジェクトを早く進め医療審議会ではなく与党協へ出していくこととした。坪井会長は遊休ベッドを召し上げるのには反対の意向だったが，理

252

事の中には既得権益がいいかどうか議論すべきとの意見も出されていた[156]。

　1998年3月全国健康政策関係主管課長会議で谷健政局長は，かかりつけ医や地域医療支援病院，臨床研修必修化，開設許可の見直しなど以外に，急性期病床の区分についても触れている[157]。3月末の閣議で規制緩和新3ヶ年計画が決定されたがその中に，①医療の情報整備，②企業による病院経営（98年度検討），③病床を急性期・慢性期に区分（98年度処置），④施設設備の規制緩和，⑤委託業務に関わる施設・設備の設置義務廃止，⑥広告規制の緩和，などがあげられていた[158]。

　7月に入院医療のあり方検討会が報告書をとりまとめ，一般病床を急性期と慢性期に区分すること，それぞれに相応しい人員・設備基準を定めるとの考え方を示した。病床区分は在院期間を指標とし病棟単位での区分に，人員・設備基準は急性期病床は現行の一般病床の基準を参考に，慢性期病床は療養型病床群の基準を踏襲していた[159]。同時期に必要病床数検討会も報告書をまとめ，必要病床数の算定方式を急性期・慢性期に区分して必要病床数を算定すること，入院率を全国統一値に改めること，平均在院日数短縮の目標値に連動させるなどの考え方を示した[160]。これまでのような施設類型化ではなく，一般病床を急性期・慢性期に区分しそれぞれについて必要病床数を定めるという病床機能分化政策だった。急性期病床の在院日数は短くなること，必要病床数も平均在院日数を用いるため少なくなるなど医療提供体制の再編を促すとみられた[161]。小林秀資[162] 健政局長は就任会見で，次の医療法改正事項として，急性期・慢性期の病床区分，臨床研修の必修化，カルテ開示の3点があるとした。検討会の報告書を受けて今後は急性期・慢性期ごとの必要病床数に関する算定方式・平均在院日数の具体的な数字などについて9月以降の医療審で審議に入ると述べた[163]。

　10月医療審議会では，第四次医療法改正の病床区分について2回議論したが，平均在院日数による区分で意見が分かれた[164]。日医内では，病床区分と人員配置基準について診療報酬上で慢性期の点数引き下げになりかねないと危惧し，病床区分についても急性期・慢性期に分けるのには反対だった[165]。健

保連の「医療保険制度構造改革への提言（中間報告）」では，医療提供体制について機能分化と連携が必要として，かかりつけ医の機能の明確化，一般病床を急性期病床と慢性期病床に区分すること，急性期病床は平均在院日数による区分，必要病床数はそれぞれに区分して算定する，過剰病床の解消，医師養成数の削減などを主張していた[166]。日医内では，病床区分について平均在院日数ではなく手上げ方式を提案したと宮坂常任理事が報告したが，坪井会長は病床に色をつけられ規制されることは危険だとかなり難色を示していた[167]。

　12月医療審議会に第四次医療法改正にむけた「議論のためのたたき台」が厚生省から提出された。①新たな病床区分として急性期病床と慢性期病床に区分する，区分の単位は病棟または病室とし治療終了の目安となる在院期間の上限を示している。急性期病床の人員配置基準は看護職2.5対1とし，患者一人当たりの病室面積は6.4m^2（既存病室は5.0m^2）とする。②必要病床数の算定方式については急性期・慢性期で別の算定方式とする。③カルテ開示，④広告規制は原則自由とするが医療機能評価の結果を追加するなどという内容だった[168]。日医内では坪井会長が，たたき台の内容に唐突なものがあり小林健政局長の日医への出入りを禁止したと発言している。「この問題については厚生省は4〜5回来ているが何回だめだといっても平気で厚生省はあくまでたたき台だと出してくる。急性期・慢性期病床という言葉についてはもちろん，看護基準の2.5対1，病室面積5m^{2}も全く呑む気はない。」とかなり強硬だった[169]。

　1999年1月医療審議会で第四次医療法改正に向けて本格的検討が始まる。看護配置基準2.5対1では不充分だとする意見や，急性期の病床面積を拡大することは民間中小病院の経営を困難にするなどの意見もあった[170]。厚生省の示したたたき台は与党協，各種検討会，医療審議会での議論の最大公約数をまとめたものだった。病床区分の方法については在院日数の上限（例えば3ヶ月）を目安に区分することとした。現行の平均在院日数29.2日は21.0日に短縮すると試算された。看護職員の配置基準は既に8割が2.5対1をクリアしていたが，施設基準引き上げは中小病院にとっては病床削減となり経営問題につながると日医委員は反対した。カルテ開示の法制化については医療関係者でも意見

が分かれており，日病・日歯は賛成，日医・全日病は反対だった。臨床研修必修化の財源問題では，研修医の費用は医療保険と国の補助により，研修プログラムの準備のため猶予期間を2〜3年置くなどとなっていた[171]。

日医内の2月8日医療審議会報告では，病床区分について一般病床と療養病床とに名称だけ分けて整備目標を作るのがよいと主張したと報告されている。次回からは意見集約となるが，意見集約させる必要はないと坪井会長は発言する[172]。しかし医療審議会の議論は病床区分の時期や方法論などに進展していく。日医内では，病床区分を認めていないのに方法論の議論に巻き込まれてしまっていると批判が噴出していた[173]。

6月医療審議会で第四次医療法改正に向けた中間報告案が提出された。カルテ開示の法制化に関しては日医が強く反対していた。7月に医療審議会は中間報告「医療提供体制の改革について」をまとめた。最後まで賛否の分かれたカルテ開示は医療従事者の自主的な取り組みに委ねることになり法制化は見送られた。人員配置・構造設備基準については大まかな方向を示すにとどまり具体的な基準は政省令で定めることとした。必要病床数見直しは段階的に行い新たな病床区分への移行後に個別の必要病床数を算定することにしていた。広告規制の緩和や卒後臨床研修の必修化も書き込まれていた[174]。日医内では坪井会長が病床区分については真っ向から反対しており，実りのない議論だったと酷評している[175]。

2000年1月伊藤雅治[176]健政局長は，第四次医療法改正は医療審の最終報告待ちで，抜本改革がどうなるかで最終的な方針を固めると述べる。療養型病床群・老健・特養をどう整理するかも大きなテーマで介護保険を実施してみて検討せざるを得ない。地域医療計画，老人保健福祉計画，障害者対策の計画を総合的に作っていくと語った[177]。

1月の医療審議会に第四次医療法改正に向けた「会長メモ」（浅田敏夫会長）が提出される。主な内容は，①病床区分は一般病床と療養病床に区分し，一般病床の人員配置基準は3対1を基本とする，②医療計画における必要病床数を地域間格差の是正と在院日数の短縮を反映した「基準病床数」に変更する，③

第4章　医療施設類型化・病床機能分化政策の政策過程（ケースⅣ）　255

必置施設の規制緩和，④臨床研修の必修化などだった。看護協会井部委員は看護配置1.5対1を要望し，病院代表委員は小規模病院では困難と指摘した[178]。日医内では，医療審議会では会長メモだとして厚生省は逃げるが，実質厚生省が書いたもので法改正の原案になってしまうと坪井会長が批判する。病床区分と看護配置基準が問題となっていた[179]。日医は反対しているが厚生省案で進んでいく。但し日医の主張通り急性期・慢性期の区分名称が一般病床・療養病床に変更されていた。日医内では看護配置基準について200床以下の病院は3：1は無理なので4：1を主張しようとの結論になって条件闘争の局面に入る[180]。

　1月通常国会で厚生省提出法案は健保法等改正案や第四次医療法改正案など10件だった。1月19日医療審議会に厚生省から第四次医療法改正の具体的な方向を示す「医療提供体制の改革について」が提出された。臨床研修必修化に伴う研修医の費用については厚生省が責任を持って担保すると伊藤健政局長は発言する。1月26日には一部修正したものが提出され，日医宮坂委員，大熊委員以外の委員からは評価する意見が出された[181]。

　2月10日に第四次医療法改正案が医療審議会に諮問された。諮問案は当初の厚生省案と比べると，日医の意見を受けてカルテ等診療情報の提供の法制化を見送ったこと，病床区分を一般病床と療養病床に分けることの2点が異なる。急性期病床の基準をめぐって方針は二転三転し，諮問案では名称も一般病床に変え，看護配置基準は3対1，病床面積も既設は現行の4.3m^{2}のままとなっていた。新たな病床区分の届け出は2年6ヶ月以内で病院が自由に選べる。医療計画については地域間格差は正と在院日数短縮化傾向に対応する基準病床数に改め，病床区分が定着するまでの間は全体として基準病床数を算定する。医療機関に対する都道府県知事の改善命令や開設許可の取り消し等ができる。臨床研修の必修化は2004年4月からとなっていた[182]。

　2月21日医療審議会は第四次医療法改正案について看護配置基準に対する日医の反対意見を付記した上で「了承する」と答申した[183]。一部委員から一般病床の看護配置基準は4対1とすべきとの意見があったと明記された。坪井会長はこれがまとまらないと中医協にも影響するので残念ながら妥協したと発

言する[184]。日医の妥協は中医協での診療報酬アップのためで，中医協で決着できずに与党3党で0.3%の実質プラスに決定していた。

3月第四次医療法改正案は国会に提出された。自民党内に日医の意向を受け反対意見もあったため，僻地・離島や200床未満の病院の経過措置や支援対策が講じられた。このほか自民党は厚生省に対して，公私病院の機能分担と格差の是正，人員配置基準に違反した場合の改善命令や業務停止命令に際しては都道府県医療審議会の審議を経ることを省令で定めるなどの修正を申し入れた[185]。全国健政課長会議で伊藤健政局長は，病床規制に関しては一般病床と療養病床を合算した数を基準病床数とすること，病床転換による病床整備や過剰地域における病床削減の方策を設定する必要があると説明した[186]。

しかし5月8日与党3党の国対委員長会談で健保法等改正案・医療法等改正案の国会成立を断念する。日医内でも解散に伴い廃案になったことが報告され，坪井会長は次官と「一言一句変えないでそのまま次の国会に出す」という約束になっていると発言する[187]。

総選挙後の国会では，公職選挙法改正案をめぐり冒頭から与野党の攻防が激化，野党は衆参両院での法案審議を全面的に拒否していた。10月3日健保法等改正案・医療法等改正案は野党欠席のまま審議が始まる。その後野党も復帰し両法案についての集中審議が行われ，11月30日両法案が成立した。医療・医療保険制度抜本改革を2002年度より実施することなど15項目の付帯決議が付けられていた[188]。12月から改正医療法に基づき必要病床数の見直し作業が始まる。医療審議会・医療計画部会は基準病床数の算定方式を決定した。厚生省は3月の施行から2年半の間に一般病床・療養病床を選択させ，その後2年半程度をかけて機能別に算定方式の見直しを行う予定としていた。また医療審議会で平均在院日数の短縮化傾向を反映させるため基準病床数の算定式に組み込む「短縮化率」を0.9とすることを明らかにした。全国で1割程度削減される予定だった。

2001年3月1日第四次医療法改正が施行され，医療機関は2003年8月末までに一般・療養どちらかの病床を選択し都道府県に届け出ることとなった。

2002年11月篠崎英夫[189]医政局長は都道府県知事・日医など関係団体に病床区分の届け出について医療機関を指導するよう要請する通知を出した。病床区分の届け出が9月現在で2割に過ぎないためだった。今後毎月届け出状況を公表することとし，また療養病床への移行に当たっては補助金があるので周知するよう呼びかけた[190]。病床区分の届け出を行った後でも都道府県知事の許可を受けた場合には，病床区分の変更を行うことが可能だとの記述もあった。

2003年1月全国厚生労働関係部局長会議で，医政局審議官は8月末までに病床区分の届け出を行うよう医療機関に指導を要請する。病床区分の届け出は7月1日現在で6割弱で，7月29日に医政局長通知を出している。

8月厚労省は「医療計画の見直し等に関する検討会」（黒川清座長）を設置した。当面はワーキンググループ（尾形裕也委員ほか）で国内外の医療計画の現状や評価の研究を進め，8月31日の病床区分の届け出状況を踏まえて次回会合を開催することとした。

9月1日現在の一般病床と療養病床の届け出結果は，一般病床92万床（73%），療養病床34万床（27%）で，一般病床が圧倒的に多くなっていた。療養病床の設備基準が一般病床よりも厳しいため，とりあえず一般病床の届け出をしたものと考えられた[191]。

3　アクターとアクター間関係

3-1　政府・厚生省

3-1-1　第二次医療法改正に向けて

1985年の第一次医療法改正直後から次の課題は医療施設の類型化だというのが医系技官と日医の共通認識となっていた。また保険官僚も医療供給面に踏み込まないと中長期的に医療保険制度の安定は困難だと考えていた。1986年6月人事で次官は吉村から幸田正孝保険局長に，保険局長には下村健官房長が任命された。吉村は退官後10月に亡くなっている。吉村は厚生官僚としては保

険行政一筋で，健保法改正を保険局長としてやり遂げ，また後輩の保険官僚育成にも熱心だった。1986年12月老人保健法改正案が成立し，老人保健施設が創設される。

1987年幸田次官は「国民医療総合対策本部」を設置し中間報告をまとめた。1988年度診療報酬改定で中間報告の提言が具体化され，長期入院の是正が盛り込まれた。

1988年OECD厚生大臣会議（「社会保障サミット」）が初めて開かれた。先進国が高齢化社会に対応するノウハウを共有しようと加盟24カ国の社会保障担当大臣が参加した[192]。6月人事で厚生次官に吉原健二が任命され，また7月に組織改編が行われ大臣官房に老人保健福祉部が創設された。初代部長に多田宏[193]が任命され，翌年6月には後任に岡光序治[194]が就任する。ともに吉村学校の優等生と言われ，後に保険局長を経て次官となっていく[195]。1988年12月の竹下改造内閣で厚相に小泉純一郎[196]，衆院社労委員長は津島雄二が任命されている。次の時代の医療政策を担う官僚や政治家が登場しつつあった。

1989年8月戸井田三郎[197]が厚相に就任した。9月に厚生省病院管理研究所が医療施設の類型化試案を発表した。吉原次官は類型化は10年から20年はかかると述べた。1990年1月仲村健政局長は，「21世紀を目指した今後の医療供給体制のあり方」で，とりあえず高次機能，一般，長期療養の三つに類型化する漸進的な改革案を提案する。仲村健政局長を本部長とする「医療計画推進本部」が発足した。津島厚相は医療法改正案を5月国会に提出する。これに先立ち健政局は日医に呼びかけ合計11回の勉強会を行って充分なすり合わせを行っていた。しかし改正案は時間切れで審議も行われないまま継続審議となる。

1991年6月に老人保健法改正案は成立するが，医療法改正案は再び継続審議となる。厚労省は11月に老人保健福祉計画策定のためのガイドラインを示す。1992年1月岡光老人保健福祉部長が老人保健福祉計画に絡んで福祉圏域・地域医療圏・広域市町村圏の3つを調整せよと指示する。老健施設整備も老人保健福祉計画によってコントロールを行い地域医療計画と連動させるという計

画行政の全貌が見えてくる。

1992年6月に第二次医療法改正案が成立した。1992年12月丹羽雄哉が厚相に就任する。1993年1月寺松健政局長は，92年度補正予算で民間病院でも療養型へ転換した場合には施設整備補助金を出すと述べた。第三次医療改正については，まだ明確な構想はないと語った。一方で，民間病院の経営問題が浮上していた。6月今田寛睦指導課長，伊藤雅治計画課長の発言にもあり，8月に寺松健政局長は，患者環境改善整備事業，スプリンクラーの整備など医療施設の近代化に関して補助金を出すと述べた。

3-1-2　介護保険法・第三次医療法改正に向けて

1994年4月に古川次官を本部長とする「高齢者介護対策本部」が設置され，10月には高齢者関係3審議会を統合して老人保健福祉審議会を設置した。

1995年1月高齢者介護対策本部は介護保険法案事務局試案を公表する。医療審議会は医療計画策定指針を見直すための「医療計画部会」「基本問題検討委員会」を設置する。12月谷健政局長は地域中核病院を作るべきとの意見には疑問を呈していた。

1996年1月橋本内閣発足に伴い厚相に菅直人[198]が就任する。菅は就任早々HIV感染調査プロジェクトチームを設置し関係者の逮捕につながる。厚生省からは松村保健医療局長一人が起訴され有罪となった。

岡光保険局長はじめ保険官僚が医療供給体制の改革に関して踏み込んだ発言をするようになっていた。介護保険制度に関しては老人保健福祉審議会の最終報告取りまとめが難航し国会提出を断念する。7月岡光が次官となり，「国民医療総合政策会議」，「社会保障構造改革推進本部」を置き，また社会保障関係の8審議会の会長会議[199]を設けた。

11月第二次橋本内閣で小泉純一郎[200]が厚相に就任する。ところが，岡光次官に社会福祉法人理事長からの利益供与問題が浮上し，岡光次官は辞任する。衆院厚生委員会では厚生省の構造的問題ではないかとの指摘も出てしまう。岡光が主催していた勉強会「医療福祉研究会」についての質問も相次いだ[201]。

小泉厚相は，職員の綱紀粛正について徹底するよう指示する。その後厚生省はキャリア官僚16人を処分している[202]。水野肇（2005）は，厚生省の信頼は地に落ち老人保健福祉審議会は一ヶ月以上も白けて審議する雰囲気にならなかっという。当時の官僚は接待漬けは当たり前だったが，岡光，和田勝，下村健など吉村の優秀な弟子達がなぜ事件を起こすのかと疑問を持ったという[203]。

1997年2月小泉厚相は健保法改正を優先すると述べる。6月に健保法等改正案は成立した。3月に谷健政局長が，病床数の1/2以上を療養型病床群に転換する病院を近代化事業の補助の対象に加えると述べた。7月から薬務局が医薬安全局に改組されている。

8月厚生省は，医療保険制度の抜本改革案「21世紀の医療保険制度」をまとめ与党協に提出したが関係団体から批判が噴出する。8月末に与党協が医療保険制度改革案「21世紀の国民医療」をとりまとめた。厚生省案で批判の多かった部分を修正しぼかしており，9月に与党案として固まっていく。

11月には財政構造改革法が成立した。社会保障予算は最大のターゲットになり，自然増8千億円を圧縮して3千億円以内とする超緊縮予算となる。

1997年12月17日介護保険法案は一部修正の上成立し，関連法案である第三次医療法改正案も全会一致で成立した。

3-1-3　第四次医療法改正に向けて

1997年9月谷健政局長は第三次医療法改正のメドが立つと私的検討会として，入院医療の在り方検討会，必要病床に関する検討会を設置する。

1998年1月厚生省は，保険医療機関指定拒否を可能とする国保法等改正案を医療保険福祉審議会運営部会に諮問している。3月谷健政局長は，急性期病床の区分の明確化と必要病床数や開設許可のあり方の見直し，臨床研修の必修化などについて言及する。3月末閣議決定された規制緩和新3ヶ年計画には，企業による病院経営，病床を急性期・慢性期に区分することなどがあがっていた。5月に「医師の需給に関する検討会」が入学定員10%削減を求める報告書をまとめた[204]。

日本経済はバブル崩壊後回復途上にあったが，緊縮財政・消費税引き上げ・アジア通貨危機などが重なって，橋本首相は1998年度予算成立直後に政策転換をせざるを得なくなる。社会保障関係費もとりあえず99年度に限って上限を外すことになった。7月の参院選で自民党は大敗し，後任の小渕首相は財政構造改革法凍結を決めた。

8月羽毛田信吾[205]新次官は，厚生省案の薬価制度が政治の場で白紙に戻されたと権威の失墜を認める発言をする。12月厚生省は医療審議会に第四次医療法改正にむけた「議論のためのたたき台」を提出した。

1999年1月医療審議会で第四次医療法改正に向けて本格的な検討が始まる。10月第二次小渕改造内閣で丹羽雄哉[206]が厚生大臣となる。

しかし，2000年1月厚生省は2000年度抜本改革を2002年度に先送りし，できるものから順次実施することに方針転換する。2月厚生省は第四次医療法改正案を医療審議会に諮問し答申を得た。諮問案は日医の意見を受け入れて，カルテ開示の法制化を見送り，病床区分も一般病床・療養病床に分けることとしていた。健康保険法改正案は医福審・運営部会，社会保障制度審議会が両論併記で答申したため，厚生省は諮問案通りに国会へ提出する。長年の課題であった高齢者医療制度も4案に絞られてきたため，高齢者医療制度の創設に向けての準備も始まる。3月厚生省は高齢者医療制度改革推進本部（本部長羽毛田前次官）を設置する。総選挙後7月に森内閣が発足し厚相には津島雄二[207]が就任する。10月健保法等改正案・医療法等改正案の国会審議が始まり，11月30日成立する。医療・医療保険制度抜本改革を2002年度より実施することなど15項目の付帯決議が付けられていた。

3-1-4　医療・医療保険制度抜本改革に向けて—官邸主導へ

2000年12月第二次森改造内閣で厚相に公明党の坂口力[208]が就任する。2001年1月中央省庁再編により厚生労働省が発足し，坂口が初の厚生労働大臣となった。厚労次官・厚労審議官は以後旧厚生省と労働省出身者のたすき掛け人事となる。健康政策局は医政局に，公衆衛生局は健康局と名称が変わっ

た。審議会も22から8に整理統合された。医療保険福祉審議会と年金審議会を統合して社会保障審議会に，社会保障制度審議会は廃止となり社会保障に関する部分は社会保障審議会へ，経済財政政策と社会保障政策の関連については内閣府に設置された経済財政諮問会議に引き継がれた。政治主導の政策決定を行うために副大臣・政務官計4人が置かれた。前年12月には「社会保障改革関係閣僚会議」も発足し，社会保障制度の構造改革に向けて議論を1年かけて行い改革大綱を作成して抜本改革法案をまとめることとなっていた。森首相は関係閣僚と民間人4人からなる経済財政諮問会議を内閣府に発足させた。

　高齢者医療制度改革推進本部は報告書「医療制度改革の課題と視点」を公表する。高齢者医療制度に関して4案の試算を示した。

　2001年4月小泉政権（自・公・保連立）が発足する。厚労大臣には坂口が再任された。政府・与党改革協は「社会保障改革大綱」を取りまとめ，老人医療費抑制を明記した。しかし坂口厚労相，自民党厚労部会・社会保障調査会などは批判的だった。坂口厚労相は厚労省の改革案公表前に「私案」を発表する。6月末に小泉首相は経済財政諮問会議で骨太方針を決定する。骨太方針は，財政制度審議会・財政構造改革部会がまとめた中間報告と内容が同じで，高齢者医療制度の4案とは相容れないものだった。医療費の総額抑制が焦点になる。小泉首相は首相直属の諮問会議と規制改革会議を利用するトップダウンの方法をとった。医療についても既存の体制に変革を迫り日医は反発する。9月末に厚労省は，骨太方針，規制改革会議の中間まとめ，医療費自然増2,800億円圧縮という制約のなかで坂口私案も盛り込んだ「医療制度改革試案」を政府・与党改革協に提出する。厚労省試案をもとに社保審で議論が始まるが，経済財政諮問会議も予算編成の基本方針と中期経済財政計画の中で検討を始める。11月末に社保審は医療制度改革について複数意見併記の意見書をまとめ坂口厚労相に提出した。これを受けて政府・与党改革協は「医療制度改革大綱」をまとめる。

　2002年2月小泉首相は医療制度改革は待ったなしの状況だとして三方一両損の改革を断行する考え方を示す。3月に厚労省は医療制度改革推進本部（本

第4章　医療施設類型化・病床機能分化政策の政策過程（ケースIV）　　*263*

部長坂口大臣）を設置する。2002年度中に医療保険制度体系，高齢者医療制度，診療報酬体系について具体的内容と年次計画を明確化することとしていた。7月に健保法等改正案が成立した。9月末に第二次小泉内閣が発足し坂口が厚労大臣に再任される。坂口は小泉首相から医療抜本改革・年金改正など山積する問題に取り組むよう指示される。10月に特殊法人等改革関連法案が臨時国会に提出されるが，厚労省関係では社会福祉・医療事業団や労働福祉事業団などを独立行政法人化する8件と支払基金を民間法人化する1件が含まれていた。11月篠崎医政局長は関係団体に病床区分の届け出が遅れているため医療機関を指導するよう要請した。2003年1月，さらに7月末にも要請している。8月厚労省は「医療計画の見直し等に関する検討会」を設置する。9月1日の病床区分の届け出結果は，厚労省の予想に反し一般病床が圧倒的に多くなっていた。

3-2　医療供給側

3-2-1　第二次医療法改正に向けて

日医では，1984年に東京都医師会出身の羽田春兎が会長となった。1987年5月全日病会長選挙で，田蒔孝正が木下前会長を破り当選した。東京東部地区の病院設立問題，地方医療審議会の委員推薦問題での対立が原因だった[209]。地域医療計画策定を前に駆け込み増床が増加し各地で紛争が起きていた。

日本病院会では諸橋芳夫が1983年から1999年まで16年間会長を務めている。1986年医療計画が動き出すと都道府県医療審議会に病院代表を入れるよう求め，医療計画策定段階でも意見聴取する団体として認められた。6月には前年の国立病院に続き国立療養所も一括入会している[210]。また老健審議会に四病団代表として若手の河北博文を推薦して発言権を付けてくる。日病は1987年に労基法改正に伴う週休2日制・週40時間労働などで医療費改定を要望する意見書を厚生省へ出している[211]。また1988年，日病学会ではシンポジウム「中小病院の生きる道」を実施し，以後学会プログラムには毎年「中小病

院コーナー」を設置し中小病院の取り込みを図っている[212]。

1989年4月，日病は施設の類型化に前向きだった。しかし日医は医療法改正には消極的だった。病院管理研究所の類型化試案に対して，日医は診療所の地位確立と老健施設の位置づけにのみ関心があり，全日病は老健以外の施設類型化には反対だった。一方医療費の消費税が非課税とされたため転嫁問題が発生してしまい，診療報酬で対応するため病院代表が厚生省の流通近代化協議会に参加するようになる[213]。

1990年1月健政局は医療法改正にあたり事前に日医に持ちかけ内密に5回の勉強会を開いていた。日医も医療政策会議で「国民医療構想」中間報告をまとめたが厚生省の考え方とほぼ一致していた。その後も日医と健政局とは，6回の打ち合わせを行って医療法改正案がまとまった。日医羽田会長は，医療法改正について賛成を表明する。全日病田蒔会長は，特定機能病院は別の診療報酬体系とするよう求めた。日病も医療審・改正法案要綱の起草委員に2人を送り込みランク付けを想定させかねない名称の変更を求めている。日病は消費税，週休2日制などで病院経営が危機にあるとして診療報酬の緊急是正を求め，8月には提言をまとめた。人事院勧告と診療報酬改定の乖離，週休2日制のための人件費増，医学の進歩に伴う医療費増は必要，薬価差益は正当なマージンであること，スプリンクラー工事に助成が必要などと指摘した[214]。10月，日医医療政策会議は「国民医療構想」を発表する。医療計画については多様な医療機能の整備が必要として高次機能医療施設，結核や精神など長期療養施設，老人病院その他の入院機能を持つ施設，通院医療施設に類型化していた。

しかし医療法改正案は1991年も国会で継続審議を繰り返すことになる。四病団は人事院勧告に基づくベア，4週8休の人件費増，物価上昇などで診療報酬アップを要望した。中医協が薬価基準について「加重平均値一定価格幅方式」を提案したことに対し，11月四病団は「医薬品の流通近代化と病院経営の安定に対する要望書」をまとめ診療報酬引き上げを求めた。また1992年度診療報酬改定が2.5％アップで病院の苦境を救うことができないと声明を発表した。日病は12月に病院機能評価のための「病院機能標準化マニュアル」を

第4章　医療施設類型化・病床機能分化政策の政策過程（ケースⅣ）　*265*

完成し発表している[215]。

　1992年4月，日医羽田会長の後任に村瀬副会長（東京都医出身）が選任された[216]。村瀬は医療法法改正について今後10年で3回ほど改正を行い，コンセンサスを得ながら体系化を進めると語った。6月に医療法改正案が成立する。次は中間の施設だというのは関係者の一致した意見だった。新設の医療保険審議会には日病代表も推薦されている。

3-2-2　第三次医療法改正に向けて

　1993年には病院経営が危機的状況を迎えており，病院団体に連携の動きが生まれる。前年4月に医法協本田会長から病院団体の大同団結の提案があり，6月に病院団体連合の創設を日病が提案し，公私病院連盟も賛同していた[217]。しかし3月新聞に「開業医寄りの診療報酬改善へ，病院初の統一組織」と書かれ，日医が遺憾の意を表明すると全日病は不参加を決めてしまう。4月に日医の支援を受け全日病・日精協・医法協が日本民間病院連絡協議会（民病協）を設立する。全日病の秀嶋会長は民間病院が苦境に立たされており，当面の課題は民間病院の経営問題だと述べた。公私病院連盟遠山正道会長も，このまま放置すると病院経営は深刻な事態を招くと病院団体の大同団結を訴えた。9月に全国病院団体連合（病団連）が全国病院組織11団体・地方病院協会9団体で正式発足した。代表幹事に選出された諸橋芳夫日病会長は，翌年の診療報酬改定には病団連として一本化した数字を出すこと，民病協ともいずれ一本化すると述べた。日医は当分静観の構えとコメントする。この年MRSA感染が社会問題となり，日病は対策ガイドラインを作成する。また12月に日病はインフォームドコンセントについて指針を発表している[218]。

　1994年度診療報酬改定で病団連は10.1%引き上げを要求する。引き上げ幅は不充分だったが甲・乙点数の一本化，地域加算の創設など病団連の意見も取り入れられた。4月の日医定例代議員会で村瀬会長が再選され，かかりつけ医を普及させ，民間医療機関を社会資本として位置づけるべきだと述べる。6月に日医の医療政策会議は医療施設体系化に関する中間報告書をまとめる。法制

化・画一的規制による体系化には反対し，医療法で精細に分類するべきではないとしていた。かかりつけ医による振り分け機能と開放型システムの病院が必要だと主張した。日病は6月に消費税ゼロ税率を要望する。東京都私立病院協会青年部会が質研で病院機能評価を試行していたが，日病としても全面協力を行うことを9月に決めた。10月には筑波大学が国立大学病院として初めて日病に入会し，その後他の大学病院も加入することになった[219]。

1995年病団連は25団体に増えており，病院大会を開催し病院経営の窮状を訴え，診療報酬引き上げ，民間病院への助成，中医協への参加，消費税の解消などを求めた。7月病団連総会で日病は介護保険について，介護費用の歯止め策，公費負担5割以上，在宅と施設の差，消費税で賄えるのかなどの課題を指摘した[220]。この年，財団法人医療機能評価機構が発足し，日医，日病が出資・参加している。10月に医療審・基本問題検討委の論点整理メモに対して，日医理事会で坪井副会長は機能別にベッドをカウントする構想は規格化・官僚統制につながると警戒感を露わにした。

1996年1月，日病は「公的介護保険についての提言」を老健福祉局長に提出する[221]。2月に日医の医療政策会議は地域医療を支援する医療提供施設として「地域特定病院」の創設を提案する。がん，循環器等の専門病院と，200床以上の大規模病院を1医療圏に2つ以上[222]配置すべきとしていた。4月に日医村瀬会長の引退表明を受け会長選は，福井東京都医会長（村瀬会長が後継指名），坪井日医副会長（植松大阪府医会長が支持）で争われた。新会長に坪井副会長が大差で選出される。坪井新会長は日医独自の政策提言を可能にするシンクタンク「日医総研」を設置する。村瀬前会長を支えた坪井副会長，糸氏常任理事（大阪府医）の評価が高く診療報酬改定の成果も大きく影響したが，羽田氏以来6期12年続いた都医出身の会長への不満もあったという。

4月医療審・基本問題検討委の意見書に対して，坪井会長は，医療施設類型化に関してベッド数での機能区分や療養型病床群を介護施設とすることには反対だと述べる。6月医療審議会に第三次医療法改正案が諮問され答申を得る。7月日医内では，国民医療総合対策本部中間報告の内容が最近の施策の中に全

部取り入れられているとして，岡光次官に対するかなりの警戒感が生まれていた[223]。8月日医は，介護保険法案に対し老人の定率負担と薬剤負担に反対した。日医内では厚生省に対して強い不信感が生まれており，坪井会長は岡光次官の率いる社会保障構造改革推進本部と国民医療総合政策会議が問題だと明言する[224]。国民医療総合政策会議の浅田会長は事務局が用意した論点に沿って強引に議論を進めており，今まで審議会に出しては消えてしまったものを集めて逆輸出していこうという危険な会議だと批判した[225]。11月に日医は「21世紀に向けての医療保険制度改革案」を公表し，財政主導ではない医療保険改革案を提示した[226]。12月坪井会長は厚生省の改革案に対し抗議声明を発表し，重大な決意であたると言明する。与党案が発表されると日医は緊急理事会を開き，坪井会長が与党3党による確認書はあらかじめ相談もなく，修正を求めたが無視されたこと，中医協での消費税対応の議論に了承できず診療側委員が席を蹴って帰ったことを報告し，日医としては重大な決意をしなければならないと述べる[227]。

　1997年3月末全日病は定期代議員会で，日医とは異なる立場で地域医療支援病院の創設に反対の決議をした。4月消費税が5％にアップされると，日病は建物や機器など資本的支出に対して還付を要望した[228]。5月に日医は「医療構造改革構想」をまとめ与党へ働きかける。

　6月健保法改正が成立する。健政局が必要病床数に関する検討会を設置すると，坪井会長は必要病床数や病床削減の話だけに限定するようにと批判的だった。8月厚生省の「21世紀の医療保険制度」，その後与党協の「21世紀の国民医療」が9月には与党案となっていく。日医は与党案に対して，大病院の外来集中・公私病院格差の解消とインフォームドコンセントへの慎重対応を求めた。12月17日，介護保険法案は一部修正の上成立し，関連法案である第三次医療法改正案も成立した。日医は介護保険制度に関しては，医療費財源が厳しさを増す状況下でウイングを広げるという意識もあって積極的だったという。厚生省事務局とも20回に及ぶ協議を事前に行っていた。介護は医療の一環であるとの主張が法案作成の最終段階で第1条の目的規定の修正につながり，要

介護認定には主治医の意見書も必要となった[229]。

3-2-3　第四次医療法改正に向けて

1997年9月厚労省内に入院医療の在り方検討会，必要病床に関する検討会が設置されると，日医も日医総研で意見をまとめ与党協へ出していくこととした。日医は，徳洲会が病床過剰圏で知事の中止勧告を無視して病院開設許可を申請し許可されたことを問題視していた。1998年1月厚生省は国保制度等改正案（保険医療機関指定拒否）を予算関連法案として提出するが，日医も反対しなかった。

4月坪井会長が無投票で再選される。無投票は1988年以来10年ぶりでかつての武見時代を彷彿とさせるようになる。坪井は社会保障費削減に対し修正を求めること，厚生省の医療保険制度一本化案は官僚統制につながり日医の統合案とは異なるなどと述べる。坪井が会長2期目に入った頃，「むかし総評，いま医師会」と自民党のある幹部が言ったという。武見後の14年間は厚生省と協調的だったが坪井会長になって路線が変わったという[230]。10月の代議員会で坪井は日医の政策実現のため，官僚・財政主導型の厚生省審議会を経ずに，政党に日医案を直接提出して官僚案と同じ土俵で議論してもらうとして，医療政策決定過程を改革すると述べた。8月には自民党政調会長・幹事長が坪井会長と，薬剤一部負担の見直しについて合意文書を交わしており，それに基づき1999年7月からの70歳以上の老人の薬剤負担免除が決まっていた[231]。医療審議会では第四次医療法改正に関して病床区分のあり方で意見が分かれていた。日医は，病床区分と人員配置基準について慢性期の診療報酬引き下げになりかねないと危惧し，急性期・慢性期という病床区分には反対だった。坪井は厚生省のたたき台の内容に唐突なものがあり健政局長の日医への出入りを禁止したと発言し，急性期・慢性期病床の区分，看護配置，病室面積も全く呑む気はないと述べる。施設基準引き上げは中小病院にとっては病床削減となってしまうため日医は反対だった。カルテ開示の法制化については日病・日歯は賛成，日医・全日病は反対と分かれていた。

第4章　医療施設類型化・病床機能分化政策の政策過程（ケースIV）　*269*

　1999年2月，日医内の医療審議会報告で，意見集約させる必要はないと坪井会長は発言するが，次回は必要病床数の設定時期と方法についての議論となってしまう。日病では4月に諸橋会長が健康上の理由で辞任し[232]，後任に中山耕作副会長（聖隷浜松病院長）が就任している。4月，日医定例代議員会で坪井会長は，官僚主導型の医療政策と対峙していく姿勢を鮮明にした。日医坪井会長の政治的影響力が強まってきており，厚生省は4月に日医の強い反対で，2年がかりで導入を検討してきた日本型参照価格制を白紙に戻していた。突然の白紙撤回の裏には4月末訪米を予定していた小渕首相がクリントン大統領との会談で参照価格制度が議論に上がるのを回避したとの観測もあった[233]。7月には坪井会長と池田自民党政調会長との会談で，翌年度予算要求にあたって合意文書が交わされた[234]。6月医療審議会で第四次医療法改正に向けた中間報告案が提出され，日医がカルテ開示の法制化に反対したため，カルテ開示の法制化は見送られた。坪井会長は病床区分についても真っ向から反対していた。日病は診療情報管理士養成を行ってきている手前，カルテ開示には反対せずコストの担保を求めた。広告規制の緩和にカルテ開示の有無が入って日病の主張も一部認められた[235]。11月日医内の医療審議会報告で，国公立病院の許可病床と使用病床の差や標欠病院への行政措置などについて，民間病院にも関係するのでこのような議論に乗るべきではないと坪井会長は発言した。

　2000年1月医療審議会に第四次医療法改正に向けた「会長メモ」が提出されると，日医は病床区分と看護配置基準について変更を求めた[236]。急性期・慢性期の区分は日医の主張通り一般病床・療養病床に変更された。2月医療審議会は第四次医療法改正案について看護配置基準に対する日医の反対意見を付した上で答申する。中医協にも影響するので妥協したと坪井会長は発言した。しかし5月与党は健保法等改正案の国会成立を断念し，第四次医療法改正案も次の臨時国会に再提出されることになってしまう。坪井会長は4月の日医代議員会で無投票で3選され，10月には武見に続き日本人では2人目である世界医師会長に選出された。7月に日病中山会長の呼びかけで7年ぶりに日病，全日病，医法協，日精協の4病院団体による「四病院団体協議会」（四病協）が発

足した[237]。日病は報告書「21世紀の国民医療と病院」をまとめる。皆保険制度やフリーアクセスを維持しつつ医療提供体制・医療保険制度の抜本的構造改革が必要であるとして，病院の役割が重要なこと，保険者の統一化，診療報酬では技術料やキャピタルコストの評価が必要なこと，高齢者医療制度の創設などをあげた[238]。11月健保法改正案，第四次医療法改正案は成立する。

　この年医療事故問題に関して，日医の呼びかけで四病協，医科大学協会が医療事故防止緊急合同会議を開き共同声明を発表している。横浜市大患者取り違え事件以降医療事故が社会問題化していた。

3-2-4　診療報酬マイナス改定と医療・医療保険制度抜本改革に向けて

　2001年1月に日医坪井会長は，日医総研を立ち上げて2年たったので武見時代のように国や厚生省の政策を批判するだけでなく積極的に政策立案していきたいと語る。前年には「2015年医療のグランドデザイン」を発表していた。3月に再選された日病中山会長は，病院団体が一つにまとまって積極的に政策提言していくことが望ましいとして四病協に全国自治体病院協議会の参加を求める考えを明らかにした[239]。4月に小泉政権が誕生し，官邸主導で医療政策に切り込んでくると日医は猛反発する。9月末に厚労省が医療制度改革試案を発表すると，日医坪井会長は，試案が医療保険の給付率7割統一，老人医療費の伸び率管理制度など財政対策に偏っていると批判した。10月から日医は厚労省案に反対の署名運動を展開する。11月末に政府・与党改革協が「医療制度改革大綱」をまとめると，日医は日歯・日看と共催で「国民医療を守る総決起大会」を12月に開き，患者負担増や総枠管理に反対する決議を行った。日病は病院経営への株式会社参入問題について時期尚早だとの見解をまとめた[240]。

　2002年度診療報酬改定は本体マイナスとなってしまう。診療報酬マイナス改定で病院団体からは不満が続出し，病院団体統一への気運が高まっていく。4月に四病協は，診療報酬マイナス改定が医療の質の向上を損なうとして，中医協に病院代表を加えるべきと声明を発表する。日病中山会長は，病院団体の統一が必要だと述べる。全日病佐々会長も，日医との連携を図りつつも病院の

意見が反映されるよう土壌づくりをしたいと述べ，病院団体統一への機運が芽生えていた。しかし結果的に病院団体統一はならなかった[241]。日医でも診療報酬マイナス改定で執行部への不満が噴出していた。4月の会長選挙で坪井は4選を果たしたものの僅差だった。

4月に健保法等改正案が衆院で審議入りし，7月成立する。8月の日医緊急理事会で坪井会長は日医としては今後政権・与党と距離を置きたいと提案する[242]。このあと日本医師連盟は，支持政党は自民党とするが各都道府県医師連盟の自主性を排除しないことを活動方針で決定する。10月の日医代議員会でも執行部批判が出される。坪井を支持していた大阪が責任追及の急先鋒となっていた。この年日病では救急医療体制の調査を行い救急搬送の過半を軽症者が占め救急医療機関の疲弊破綻につながっていると指摘した。また「これからの社会保障制度のあり方についての提言」をまとめている[243]。

水野肇（2003）は坪井時代を以下のように記述している。村瀬は予定された路線で会長になったが，坪井は都医のキングメーカー達が慶應OBか都医出身者を会長にしようと陰で動いたが会長ポストを闘い取った。坪井の設立した日医総研は4年目に「医療のグランドデザイン」を発表した。坪井は審議会の委員も数多く務め役人に知己も多かったが，審議会を役所が都合の良いように使うことに反発した。そのための日医総研だった。現職の日医会長が本を出版し世に問うというのは例がなかった。この頃が坪井の全盛期だったとする[244]。

水巻中正（2003）は小泉の医療改革が医師会の聖域を崩落させたとする。坪井は武見後の20年間の厚生省との協調関係を否定し，官僚主導型の政策過程を批判して，日医の政策案が厚労省案と同じ土俵で議論され政治が決定すべきという持論だった。しかし，抵抗勢力と見なされ，診療報酬引き下げ，株式会社参入，被用者3割負担で敗れて聖域が完全崩壊したと指摘する[245]。

3-3 健保連・政党・その他のアクター

3-3-1 第二次医療法改正に向けて

1985年医療法改正について健保連は当初は評価できるとしていたが，その後の実施過程で病床規制と駆け込み増床という結果となって，医療圏や病床数設定が現状を前提としていて勧告も効力がなかったと批判した[246]。一方健保連の求めていた包括的定額払いが老人医療や慢性疾患に導入された。健保連は，老人保健法による拠出金負担の制度改正を最重要課題としていた[247]。1987年6月の厚生省国民医療総合対策本部の中間報告に対しては従来の医療行政からすればかなり踏み込んだ内容だと評価している。1988年健保連は医療保険制度改革提言の中で，財政一元化反対，老人保健制度の財政調整反対，国保と被用者保険の財政調整反対，医療供給体制の改善整備と医療費適正化（定額払いと長期入院の是正）などを重点事項としてあげている[248]。

1988年7月に総評が解散すると，連合への統一に反対する医労連など4単産は1989年11月に共産党系の全労連を作る。

1980年代後半はバブル景気でしかも診療報酬は抑えられ，老人医療費の包括化も導入されるなど健保組合の経営状況が好転するはずだった。しかし老人保健制度の拠出金負担の加入者按分率が1990年に100％に引き上げられ健保組合は危機的状況に陥ってしまう。政府はようやく健保連の要望を受け入れ保険者への助成を行うこととなった。自民党社会部会長，医療基本問題調査会長が日経連会長と健保連会長に対し老健制度の改正を文書で確約している[249]。1991年には健保連，日経連，連合の三者で老健制度改正に向けての共同提言をまとめた。

1991年6月に老人保健法改正が行われ，地方自治体が老人保健福祉計画を策定することとなりアクターとしての発言権が増してくる。老人保健施設の整備は老人保健福祉計画によって自治体がコントロールすることになった。

1992年4月から第二次医療法改正の審議が始まり，社・公・民の野党3党は医療の担い手に看護婦と薬剤師を明記すること，インフォームドコンセント，

第4章　医療施設類型化・病床機能分化政策の政策過程（ケースⅣ）　*273*

家庭医のあり方などを盛り込むよう要求した。インフォームドコンセントは附則に検討するとの規定が明記されて法案は6月成立する。健保連は広告規制の緩和など医療を開かれたものにする改革だったと評価した[250]。

3-3-2　第三次医療法改正・介護保険法成立に向けて

1993年は政界再編で経済界や連合も支持政党の見直しで揺れた。細川連立政権で厚相に民社党大内啓吾委員長が就任すると，健保連や連合の期待も高まった。1994年6月厚生省は健保法等改正案を国会に提出し成立した。介護保険について健保連は社会保険方式を支持し，1/2以上の公費負担と施設整備や人材確保は公費で行うよう求め，連合は大幅な公費負担を投入する社会保険方式を求めた。

1996年政管健保の中期財政運営は3月につまずいてしまう。長引く不況による保険料収入の落ち込みが著しいためだった。健保連総会で有吉会長は，健保組合・政管健保とも財政破綻の瀬戸際に立っているとして老人保健制度の拠出金問題を早急に解決する必要性を力説した[251]。

5月厚生省の介護保険制度試案に対し，社・さ両党はやむを得ないとして試案を了承する。しかし自民党内では慎重意見も多く，与党は市町村関係者の意見も踏まえ国会提出を断念する。全国市長会は，保険者を国とすること，要介護認定は県が行うこと，在宅・施設サービスの同時実施，家族介護への現金給付などを求め厚生省案に反対していた。自民党は総選挙で集票マシーンとなる市町村長らの反対を無視できなかった[252]。健保連は，介護保険法案に対し保険料率の大幅引き上げに難色を示し，財政調整や健保・共済の負担強化には反対だった。連合は，政管健保に対する国庫負担の廃止と国民への負担転嫁を診療報酬や薬価制度の改革よりも優先させていると批判した。9月厚生省の修正案について合意が成立する。与党ワーキングチームがまとめたもので全国市長会，全国町村会も了承していた。11月介護保険法案など介護関連3法案が国会に提出されるが継続審議となる。

1997年2月審議が再開され衆院で修正案が可決されたが，時間切れで法案

は再び継続審議となる。政府・自民党の対応に反発した全国81市町村長は福祉自治体ユニットを発足させ介護保険実施の延期反対を決議している[253]。

3月に民主党医療保険問題プロジェクトチームが医療保険改革の中間まとめを発表した。新進党は「医療制度構造改革案」で，高齢者医療制度の財源は消費税とすべきとしていた。医療保険制度の統合化案にも反対でむしろ健保組合の自律性を高める制度改革が必要だとしていた。5月に健保法等改正案は衆院で与党3党と太陽党などの賛成多数で可決された。介護保険法案も衆院で可決される。このとき医療政策のアリーナに初めて市民団体として介護の社会化を進める一万人市民委員会が登場した。与党協案「21世紀の国民医療」に対して健保連は，医療の効率化を図ろうとしていることは評価できるとして，高齢者医療制度に関しては公費の充分な投入を求めた[254]。健保連は「医療保険改革の考え方」を発表し，患者が選択できるよう機能分担・協力関係を明確にすること，患者への情報提供（広告規制の見直し，カルテ・レセプト公開），インフォームドコンセントの徹底，医療機関相互の連携などをあげた[255]。

1997年12月介護保険法案は一部修正の上成立し，第三次医療法改正案も全会一致で成立した。健保連はその後の保険制度改革の原点となったと評価している[256]。

3-3-3　第四次医療法改正に向けて

1998年国保法等改正については，病床規制の強化などでは異論は無かったものの，国保の老健拠出金の一部を被用者保険が肩代わりすることや拠出金算定方法の見直しなどは健保組合として納得できないものだった。健保連は断固反対を決議し，日経連・連合の3団体で共同声明を発表した。しかし1998年2月小泉厚相は国保法等改正案を国会提出，6月に成立する。老健拠出金の国保負担分の1/2を被用者保険で負担することとなった[257]。

与党協の抜本改革案のうち高齢者医療制度の創設，診療報酬体系・薬価基準制度の見直しなどは抜本改革の柱になるもので，健保連は高齢者医療制度では突き抜け方式を，診療報酬で定額払い・特定療養費拡大などを主張した。日本

型参照価格制度に対して，健保連・日経連・連合の3団体は早期導入を求めたが，日本製薬団体連合会，米国製薬工業協会，医薬品卸業連合会など薬品業界が一致して反対表明する。

5月に社・さが与党を離れ与党協が幕を閉じた。しかし自民党はその後も社・さ両党との協議を優先する考えだった。6月連合は公的年金制度や医療・医療保険制度抜本改革など11項目からなる要請書を厚生省に提出した。医療機関の機能分担の明確化，病床規制の強化，日本型参照価格制度の導入，DPCへの転換など抜本改革と保険者機能の強化・医療情報の公開などを要求していた。10月健保連の「医療保険制度構造改革への提言」は，医療提供体制については，かかりつけ医機能の明確化，一般病床を急性期病床・慢性期病床に区分すること，急性期病床は平均在院日数による区分，必要病床数はそれぞれに区分して算定すること，過剰病床の解消，医師養成数の削減などを主張していた[258]。

1999年2月健保連は「21世紀の国民の健康と医療の確保を目指して─医療保険制度構造改革への提言」をまとめた。健保連は6月常任理事会で統一行動として老健拠出金の延納を実施することを決める。ほとんどの健保組合がこれに参加した。1999年度健保組合の予算では赤字組合は85％に達していた。7月分延納は1,600億円だったが医療機関や被保険者・患者に影響はなかった[259]。

10月自民党は「医療制度抜本改革の基本的考え方」をとりまとめ，医療提供体制，薬価制度，診療報酬体系，高齢者医療制度について改革の方向性を示した。自・自から自・自・公3党連立に変わるため新体制への申し送りの意味もあった。健保連・日経連・連合は2000年度抜本改革の実現，高齢者窓口負担1割，診療報酬マイナス改定などを求めた。11月に健保連・日経連・連合の3会長連名で自民党政調会長と厚相に対し，医療・医療保険制度改革の推進を要請した。国民医療費の伸びを国民所得の伸びの範囲にとどめるとの政府目標達成のため，高齢者の患者負担は定率1割，老健の国庫負担を増やす，診療報酬の定額制拡大，診療報酬マイナス改定，薬価基準適正化，健保組合の解散規制の緩和，介護保険の急激な負担増を避けることなどを求めた。診療報酬のマ

イナス改定と一点単価の引き下げを支払い側連名の意見として中医協に提出し，日医と真っ向から対立する。特に連合は中医協を主戦場に日医と徹底的に戦う姿勢を示し「答申を出させない，厚相の職権告示へ追い込むことも辞さない」としていた。経済4団体も抜本改革の実現，保険料率引き上げ，薬剤別途負担制度廃止反対などを求めた。しかし12月与党内の調整で医療保険制度抜本改革の2000年実現は頓挫する。2000年1月厚生省は「医療制度抜本改革の進め方について」で2002年実施に軌道修正した。健保連は会長声明で遺憾の意を示す。

　11月健保法改正案は成立する。抜本改革を2002年度より実施することが付帯決議でつけられた。第四次医療法改正案も同時に成立した。カルテ開示法制化に日医以外の委員は賛成だった。民主・共産・社民・自由の各党は看護基準の後退，カルテ開示の法制化見送りなどに反対した[260]。

3-3-4　医療・医療保険制度抜本改革に向けて

　2000年10月健保連は抜本改革について意見書をまとめる。高齢者医療制度は拠出金の廃止と突き抜け型社会保険方式，医療費の総額抑制，老人診療報酬の見直し等を訴えた。11月健保組合全国大会では危機感が色濃く，老人保健拠出金廃止，公費拡大による高齢者医療制度創設，診療報酬定額払い，薬価の適正化，情報開示や保険者機能強化などを決議する。2001年度予算では赤字組合が88.8％にも達していた。この大会には糸氏日医副会長も初めて出席する。12月健保連・日経連・連合の3団体は抜本改革早期実現を求める国民フォーラムを開催した。健保連下村副会長は組合解散を視野に入れている組合が2割以上あると危機を訴えた[261]。

　2001年5月健保連・日経連・連合の3団体は医療費総額抑制，高齢者医療制度の創設，拠出金廃止，保険者機能強化の4項目を重点課題に抜本改革の2002年実現を目指して一致協力するとの確認書を取り交わす。日経連は高齢者医療制度を独立保険方式とすることにしていたが健保連・連合と協調すると方針転換する[262]。

第4章　医療施設類型化・病床機能分化政策の政策過程（ケースIV）　277

　6月経済財政諮問会議が骨太の方針を決めると，健保連は大枠では支持するものの医療費の凍結または引き下げと拠出金廃止を求めた。7月規制改革会議の中間とりまとめに対して，健保連は営利企業の医業経営禁止は撤廃すべきとし，混合診療は個々の問題や分野ごとに一定のルールを決めるべきと是々非々の立場を表明した。9月厚労省が政府・与党改革協に医療制度改革試案を提出すると，健保連は財政中心で患者の負担強化だと批判した[263]。社保審・医療部会でも，健保・日経連・連合側は医療側と対立する[264]。健保連は，デフレ状況下で医療費を増やす必要は無いこと，拠出金廃止の具体策を示すよう求めた。連合も出来高払いの診療報酬体系など医療費のムダや非効率を放置したまま国民負担増を求めていると厚労省試案を批判する。経団連と日経連は混合診療の拡大，医療費全体の伸び率管理，老健拠出金の廃止を主張した。国保中央会，全国市長会，全国町村会は連名で医療保険制度の一本化を求めた[265]。10月から政府・与党改革協ワーキングチームが審議を開始，各団体から意見を聴取した。改革論議は四分五裂の状況だった。議論が混迷する中で公明・保守両党は試案の一部先送りを主張する。坂口厚労相も与党内も先送りムードとなる。小泉首相も譲歩して「医療制度改革大綱」では，窓口負担3割は時期を明記せず，老人医療費の伸び率管理制度は見送り，高齢者医療制度は努力目標に止まった。しかし健保連の求めていた拠出金の廃止は実現せず，医療保険制度の一元化もあいまいな表現となった[266]。12月健保連は全国大会を開き改革断行を求める決議を採択する。連合は改革先送りだと非難する談話を発表する。全国市長会・町村会は保険一元化を一定期間内で結論を得るとした点を評価した[267]。

　2002年度診療報酬改定は診療報酬本体引き下げが決まり，健保連下村副会長は画期的だったと評価した[268]。3月健保法改正案に対して健保連は速やかに成立させ次の構造改革をせよと主張し，国保中央会は高齢者の定率1割負担・医療保険一元化などを支持していたが，連合は健保法改正には真っ向から反対していた。健保連が発表した2002年度予算見込み状況では9割以上の健保組合が赤字を見込んでおり，老健拠出金・退職者拠出金の割合が5割を超え

る組合が25%に達していた。財政逼迫の健保組合に対して重点指導を行う「指定健康保険組合制度」が2001年スタートしたが，初年度85組合，2年目は24組合が指定されていた。

7月に医療制度改革関連法案が成立した。健保連は，老健拠出金の廃止と新たな高齢者医療制度の早期成立を求めた[269]。9月には中医協委員として10年にわたり支払い側委員のキャップをつとめた下村健保連副会長が任期を終えた。

（注）
1) 本書では類型化，機能分化，体系化の用語をおおよそ以下のように使い分けている。
　　・類型化： 特定機能病院，地域医療支援病院，がん拠点病院など病院種別の分類
　　・機能分化： 急性期・慢性期・療養病床など病床機能による分類
　　・体系化： 地域における医療機能の連携体制
2) 二木立『90年代の医療と診療報酬』勁草書房，1992年，2-32頁。二木立『「世界一」の医療費抑制政策を見直す時期』勁草書房，1994年。
3) 『社会保険旬報』No.2008，1999.1.11，5頁。なお1997年地方自治法改正で「包括外部監査人」による監査制度が導入され，公営企業の実態もガラス張りになってきていた。
4) 同上，No.1940，1997.6.11，40頁。
5) 同上，No.2202，2004.3.21，5頁。
6) 「視点」同上，No.1620，1988.7.1，3頁。
7) 同上，No.1632，1988.11.1，6-9頁。
8) 同上，No.1655，1989.6.21，12-16頁。
9) 同上，No.1651，1989.5.11，42頁。
10) 介護保険制度の創設に関しては以下を参照した。和田勝編著『介護保険制度の政策過程』東洋経済新報社，2007年。
11) 1989年12月吉原次官の私的懇談会「介護対策検討会」報告書があり，1992年岡光老人保健福祉部長の部内作業チームも検討結果のとりまとめを行っていた。
12) 『社会保険旬報』No.1909，1996.5.1，6-13頁。
13) 同上，No.1934，1997.1.1，49頁。12月16日与党医療制度改革協議会が開かれたが紛糾し丹羽雄哉座長が座長私案を作り協議会が了承した形となっていた。丹羽私案が出されたのは省内の不祥事により官僚が前面に出にくかったためだった。
14) 同上，No.1956，1997.8.11，20-21頁。厚生省案29-35頁。
15) 同上，No.1957，1997.8.21，6-10頁。関連資料が11-12頁に。
16) 同上，No.1959，1997.9.11，6-9頁。資料は33-37頁。
17) 同上，No.1959，1997.9.11，3頁。関係団体の反応は，同，No.1960，1997.9.21，28-33頁。

18) 和田勝編著，前掲書，2007年，53-79頁。

19) 増田雅暢「介護保険制度の政策形成過程の特徴と課題―官僚組織における政策形成過程の事例」『季刊・社会保障研究』Vol.37 No.1，2001年。増田は1981年厚生省入省，大臣官房政策課，社会保障・人口問題研究所，統計情報部企画室長，内閣参事官を経て上智大学，岡山県立大教授。

20) 代表は樋口恵子・東京家政大教授および堀田力・さわやか福祉財団理事長の2人だった。

21) 『社会保険旬報』No.1949，1997.6.1，4頁。

22) 新春座談会での発言。同上，No.2007，1999.1.1，4-11頁。

23) 同上，No.2050，2000.2.11，37頁。両答申書は38-39頁，厚生省が1月31日社保審運営部会へ提出した「医療制度抜本改革の進め方について」は56-57頁。

24) 同上，No.2082，2000.12.11，31-32頁。

25) 同上，No.2090，2001.3.1，26頁。論点メモが27頁に。

26) 同上，No.2094，2001.4.11，23-24頁。大綱資料37-39頁。

27) 大臣が私案を示すのは異例だったが，前日に小泉首相から関係団体を気にせず徹底してやれと了解を得たという。『社会保険旬報』No.2111，2001.9.21，20頁。

28) 同上，No.2112，2001.10.1，6-11頁。資料32-37頁。医療提供体制については別添資料「21世紀医療提供の姿」に。

29) 同上，No.2113，2001.10.11，25-26頁。No.2114，2001.10.21，25頁。

30) 同上，No.2115，2001.11.1，6-12頁。

31) 同上，No.2115，2001.11.1，28-29頁。

32) 同上，No.2118，2001.12.1，36頁。

33) 同上，No.2119，2001.12.11，6-9頁。「医療制度改革大綱」資料31-33頁。

34) 同上，No.2142，2002.8.1，3頁，16-17頁。

35) 同上，No.1769，1992.7.21，40-43頁。同，No.1780，1992.11.1，36-41頁。

36) 同上，No.1780，1992,11,1，36-41頁。

37) 同上，No.1658，1989.7.11，4頁。

38) 同上，No.1677，1990.1.21，6-11頁。

39) 同上，No.1678，1990.2.1，16-22頁。

40) 同上，No.1689，1990.5.21，28-32頁。

41) 同上，No.1710，1990.12.11，6-13頁，25頁。

42) 同上，No.1715，1991.2.1，10-21頁。

43) 同上，No.1718，1991.3.1，22頁。

44) 1991.3.5常任理事会議事録『日本医師会雑誌』第105巻第12号，1991.6.15，2065-2067頁。

45) 『社会保険旬報』No.1729，1991.6.11，16-17頁。

46) 同上，No.1731，1991.7.1，35頁。同，No.1733，1991.7.21，6-9頁。

47) 大道久「医療における病床数と医療施設体系」『季刊・社会保障研究』Vol.28 No.4，1993年，360-369頁。

48) 1958年九大法学部卒，1960年厚生省入省，内閣主席参事官，児童家庭局長，官房長を

経て次官，のちに長く官房副長官を務めた。

49）『社会保険旬報』No.1544，1986.6.11，6-13頁。

50）同上，No.1566，1987.1.21，6-7頁。

51）同上，No.1582，1987.7.1，32-39頁。同，No.1583，1987.7.11，6-11頁。

52）同上，No.1607，1988.3.1，6-11頁。

53）1956年東大医学部卒，1965年厚生省入省，難病対策課長，老人保健課長，保険局医療課長，統計情報部長，保健医療局長を経て現職。

54）『社会保険旬報』No.1642，1989.2.11，18-24頁。

55）3月の記者懇談会での発言にある。同上，No.1645，1989.3.11，29-30頁。

56）同上，No.1650，1989.5.1，4頁。同，No.1649，1989.4.21，14-18頁。

57）1955年東大法学部卒，児童家庭局長，年金局長，社保庁長官を経て，現職。

58）『社会保険旬報』No.1658，1989.7.11，5頁。

59）「視点」同上，No.1649，1989.4.21，3頁。

60）同上，No.1665，1989.9.21，6-9頁。同，No.1665，1989.9.21，10-16頁。報告書の詳細は33-37頁。

61）「視点」同上，No.1666，1989.10.1，3頁。自治体病院長幹部職員セミナーの講演でも長期展望を語っている。同，No.1678，1990.2.1，11-15頁。

62）同上，No.1667，1989.10.11，6-10頁。

63）同上，No.1672，1989.12.1，4頁。

64）同上，No.1678，1990.2.1，6-10頁。

65）同上，No.1679，1990.2.11，4頁。

66）同上，No.1686，1990.4.21，6-13頁。

67）1990.4.18理事会議事録『日本医師会雑誌』第104巻第2号，1990.7.15，266-271頁。

68）『社会保険旬報』No.1691，1990.6.1，16-17頁。改正案要綱は18-19頁。

69）同上，No.1689，1990.5.21，23頁。

70）同上，No.1691，1990.6.1，26頁。

71）同上，No.1706，1990.11.1，16-20頁。

72）1959年岡山大医学部卒，1965年入省，生物製剤課長，老人保健課長，保険局医療課長，統計情報部長を経て現職。

73）『社会保険旬報』No.1735，1991.8.11，27頁。

74）同上，No.1738，1991.9.11，28頁。

75）同上，No.1748，1991.12.21，6-14頁。衆院厚生委員会野呂昭彦理事（自民党）も同様の発言をしていた。同，No.1743，1991.11.1，23-25頁。

76）同上，No.1763，1992.5.21，22頁。

77）同上，No.1769，1992.7.21，12-23頁。

78）同上，No.1767，1992.7.1，20-21頁。同，No.1769，1992.7.21，6-11頁。

79）同上，No.1774，1992.9.1，36頁。

80）1992.8.25理事会議事録『日本医師会雑誌』第108巻第10号，1992.11.1，1436-1438頁。

81）『社会保険旬報』No.1780，1992.11.1，6-14頁。

82）同上，No.1527，1986.1.1，12-17頁。

83）1986.2.18理事会議事録『日本医師会雑誌』第95巻第12号，1986.6.1，2157頁。

84）北郷総務審議官の発言にある。『社会保険旬報』No.1539，1986.5.1，12-15頁。

85）1986.11.4常任理事会議事録『日本医師会雑誌』第97巻第6号，1987.3.15，1710-1716頁。

86）老人保健部計画課長が全国国保地域医療学会で発言している。『社会保険旬報』No.1553，1986.9.11，5頁。

87）1986.10.21理事会議事録『日本医師会雑誌』第97巻第6号，1987.3.15，1075-1083頁。

88）『社会保険旬報』No.1581，1987.6.21，15頁。

89）1991.3.5常任理事会議事録『日本医師会雑誌』第105巻第12号，1991.6.15，2065-2067頁。

90）『社会保険旬報』No.1746，1991.12.1，22頁。策定指針の骨子が26-28頁に

91）同上，No.1753，1992.2.11，22-29頁。

92）水野肇『誰も書かなかった厚生省』草思社，2005年，129-142頁。

93）『社会保険旬報』No.1913，1996.6.11，24-25頁。

94）1960年京大医学部卒，1963年厚生省入省，保険局医療課長，健政局計画課長，科学技術審議官，保健医療局長を経て現職。

95）『社会保険旬報』No.1780，1992.11.1，29頁。

96）同上，No.1784，1992.12.11，6-13頁。なお，医療の高度化で検査と画像診断が診療報酬の16％を占めており問題視していた。

97）民間病院に対する補助金制度は初めての試みだった。同上，『社会保険旬報』No.1786，1993.1.1，6-11頁。

98）同上，No.1790，1993.2.11，6-11頁。

99）同上，No.1805，1993.7.11，6-7頁。

100）同上，No.1809，1993.8.21，6-11頁。

101）同上，No.1886，1995.9.11，45頁。

102）同上，No.1907，1996.4.11，15頁。

103）1996.10.22常任理事会議事録『日本医師会雑誌』第117巻第2号，1997.1.15，275-280頁。

104）『社会保険旬報』No.1955，1997.8.1，5頁。

105）1997.12.2常任理事会議事録『日本医師会雑誌』第119巻第5号，1998.3.1，684-686頁。

106）出水保健医療圏で医療計画上の不足枠が212床であるところに出水郡医師会が144床，徳洲会が212床の開設計画を提出し，県が調整を図ったにも関わらず合意に至らず徳洲会が提訴していた。

107）高木安雄「医療計画における医療供給体制の変化と問題点―病床過剰医療圏の変容と一般病院の新規参入に関する研究」『季刊・社会保障研究』Vol.31 No.34，1996年，388-399頁。

108）『社会保険旬報』No.1787，1993.1.11，22-26頁。同，No.1788，1993.1.21，31頁。

109）同上，No.1790，1993.2.11，32頁。

110）同上，No.1831，1994.3.21，39頁。

111）同上，No.1839，1994.6.1，19頁。

112）同上，No.1872，1995.5.1，24頁。同，No.1873，1995.5.11，26頁。

113）1995.7.4常任理事会議事録『日本医師会雑誌』第114巻第8号，1995.10.1，1108-1112頁。

114）『社会保険旬報』No.1889，1995.10.11，39-40頁。

115）1963年千葉大医学部卒，1969年厚生省入省，老人保健課長，保険局医療課長，科学技術審議官，保健医療局長を経て現職。

116）『社会保険旬報』No.1895，1995.12.11，6-8頁。谷局長は当初は医師会の中核病院構想には関心が無かった。

117）同上，No.1897，1996.1.1，10-16頁。

118）医療関連サービス振興会のセミナーで。同上，No.1900，1996.2.1，5頁。

119）同上，No.1900，1996.2.1，23頁。

120）同上，No.1901，1996.2.11，6-11頁。

121）同上，No.1906，1996.4.1，4頁。

122）同上，No.1909，1996.5.1，20頁。内容は，同，No.1911，1996.5.21，40-46頁。

123）1952年日本医大卒，国立がんセンター，坪井病院院長，福島県医，日医常任理事，副会長を経て会長。

124）1996.5.7常任理事会議事録『日本医師会雑誌』第116巻第3号，1996.7.15，276-282頁。

125）『社会保険旬報』No.1913，1996.6.11，24-25頁。

126）同上，No.1914，1996.6.21，25-26頁。

127）同上，No.1930，1996.11.21，39-40頁。46-49頁。

128）1996.11.19常任理事会議事録『日本医師会雑誌』第117巻第9号，1997.2.15，601-603頁。

129）『社会保険旬報』No.1939，1997.2.21，32頁。

130）同上，No.1946，1997.5.1，42頁。

131）同上，No.1949，1997.6.1，46-47頁。同，No.1940，1997.6.11，40頁。同，No.1951，1997.6.21，3頁。

132）同上，No.1960，1997.9.21，28-33頁。

133）同上，No.1967，1997.12.1，28頁。

134）1998.1.27常任理事会議事録『日本医師会雑誌』第119巻第9号，1998.5.1，1464-1466頁。

135）『社会保険旬報』No.1799，1993.5.11，6-11頁。

136）1994.9.27常任理事会議事録『日本医師会雑誌』第112巻第14号，1994.12.15，1944-1947頁。

137）久塚純一「『地域医療計画』と『地方老人保健福祉計画』―トップダウンとボトムアップの錯綜」『週刊社会保障』No.1690，1992/5/25，22-25頁。

第4章　医療施設類型化・病床機能分化政策の政策過程（ケースⅣ）　*283*

138）『社会保険旬報』No.2051，2000.2.21，10-11頁。

139）同上，No.1974，1998.2.11，23-25頁，45-49頁。

140）同上，No.1979，1998.3.21，37-41頁。

141）同上，No.1986，1998.6.1，25頁。

142）同上，No.2202，2004.3.21，26頁。

143）全国公私病院連盟のセミナーで，同上，No.1979，1998.3.21，4頁。

144）1999.3.30常任理事会議事録『日本医師会雑誌』第122巻第3号，1999.8.1，524-530頁。

145）『社会保険旬報』No.2026，1999.7.1，4頁。

146）同上，No.1972，1998.1.21，33頁。改正案要綱は34頁。

147）同上，No.1974，1998.2.11，7-8頁，44頁。

148）同上，No.1982，1998.4.21，42頁。

149）同上，No.1988，1998.6.21，3頁。

150）同上，No.1989，1998.7.1，37-38頁。

151）同上，No.2018，1999.4.11，13-19頁。

152）1999.11.30常任理事会議事録『日本医師会雑誌』第123巻第6号，2000.3.15，892-893頁。

153）長谷川敏彦「地域医療計画の効果と課題」『季刊・社会保障研究』Vol.33 No.4，1998年，382-391頁。長谷川は病院管理研究所所属。

154）『社会保険旬報』No.1962，1997.10.11，28頁。

155）同上，No.1995，1997.8.1，5頁。

156）1997.9.24常任理事会議事録『日本医師会雑誌』第118巻第13号，1997.12.15，1920-1924頁。

157）『社会保険旬報』No.1980，1998.4.1，12-15頁。

158）同上，No.1982，1998.4.21，4頁。

159）同上，No.1991，1998.7.21，29頁。

160）同上，No.1992，1998.8.1，21頁。

161）同上，No.1993，1998.8.11，3頁。

162）1966年名大医学部卒，1971年厚生省入省，保険局医療課長，健政局計画課長，科学技術審議官，生活衛生局長，保健医療局長を経て現職。

163）『社会保険旬報』No.1993，1998.8.11，35頁。

164）同上，No.1999，1998.10.11，30頁。同，No.2001，1998.11.1，37頁。

165）1998.11.4常任理事会議事録『日本医師会雑誌』第121巻第4号，1999.2.15，589-593頁。なお担当の宮坂常任理事と坪井会長との意見の相違もありそうだった。

166）『社会保険旬報』No.2001，1998.11.1，40-48頁。

167）1998.12.15理事会議事録『日本医師会雑誌』第121巻第7号，1999.4.1，1077-1079頁。

168）『社会保険旬報』No.2008，1999.1.11，29-30頁。

169）1999.1.5常任理事会議事録『日本医師会雑誌』第121巻第8号，1999.4.15，1354-1355頁。厚労省が日医に何回も打診している様子がうかがえる。しかし日医はこれ以後健政

局との事前交渉を拒否する。

170)『社会保険旬報』No.2009，1999.1.21，33頁。

171) 同上，No.2013，1999.2.21，6-11頁。

172) 1999.2.9常任理事会議事録『日本医師会雑誌』第121巻第11号，1999.6.1，1836-1837頁。

173) 1999.2.16理事会議事録『日本医師会雑誌』第121巻第11号，1999.6.1，1848-1849頁。

174)『社会保険旬報』No.2030，1999.8.11，18-19頁。

175) 1999.7.6常任理事会議事録『日本医師会雑誌』第122巻第11号，1999.11.15，1651-1652頁。

176) 1968年新潟大医学部卒業，1971年厚生省入省，老人保健課長，健政局計画課長，科学技術審議官，保健医療局長を経て現職。

177)『社会保険旬報』No.2045，2000.1.1，4-9頁。

178) 同上，No.2047，2000.1.21，28-29頁。

179) 2000.1.18理事会議事録『日本医師会雑誌』第123巻第8号，2000.4.15，1345-1346頁。

180) 2000.1.25常任理事会議事録，同上，第123巻第8号，2000.4.15，1357-1360頁。

181)『社会保険旬報』No.2048，2000.2.1，50頁。

182) 同上，No.2051，2000.2.21，6-11頁。

183) 同上，No.2052，2000.3.1，26頁。

184) 2000.2.22常任理事会議事録『日本医師会雑誌』第123巻第10号，2000.5.15，1624頁。

185)『社会保険旬報』No.2054，2000.3.11，22頁。制度審答申は23頁。

186) 同上，No.2031，2000.4.11，31頁。

187) 2000.6.27常任理事会議事録『日本医師会雑誌』第124巻第7号，2000.10.1，1084-1087頁。坪井会長は担当の桜井常任理事を叱責している。武見時代を彷彿とさせる。

188)『社会保険旬報』No.2082，2000.12.11，31-32頁。

189) 1973年慶大大学院公衆衛生修了，1988年厚生省入省，精神保健課長，健政局指導課長，保険局医療課長，障害保健福祉部長，科学技術審議官，保健医療局長を経て現職。

190)『社会保険旬報』No.2156，2002.12.11，41頁。資料56-57頁に。

191) 同上，No.2185，2003.10.1，16頁。

192) 同上，No.1623，1988.8.1，4-10頁。

193) 1962年東大法学部卒，厚生省入省，保険局企画課長，健政局総務課長，大臣官房会計課長を経て老人保健福祉部長。その後内閣府主席参事官，官房長，保険局長を経て次官に。

194) 1963年東大法学部卒，厚生省入省，薬務局経済課長，保険局企画課長，大臣官房総務課長，審議官を経て老人保健福祉部長。その後薬務局長，官房長，保険局長を経て次官に。

195) 水野（2005）によると，幸田は介護保険を別立てにすることには反対で岡光にやり過ぎないように注意していたという。

196) 小泉は当時まだ46歳，大蔵政務次官，党財政部会長，大蔵委員長と財政畑を歩んだ大蔵族だった。

第4章　医療施設類型化・病床機能分化政策の政策過程（ケースⅣ）　*285*

197）戸井田は衆院社労委員長，医療基本問題調査会長などを歴任した社労族議員だった。

198）菅は元社民連代表，新党さきがけ政調会長，薬害問題エイズプロジェクトの座長を務めていた。

199）目的は介護保険制度創設のための調整を行うことだったと和田（2007）が説明している。

200）小泉は1988年竹下改造内閣，1989宇野内閣で厚相，その後党医療基本問題調査会長，1992年宮澤改造内閣で郵政相を経験していた。

201）『社会保険旬報』No.1932，1996.12.11，4頁。岡光の主宰した勉強会は吉村仁を見習ったものだった。

202）同上，No.1931，1996.12.1，5頁。同，No.1933，1996.12.21，25頁。以後厚生官僚は業界関係者との接触が厳しく制限された。

203）当時官僚接待はかなりの程度許容されていた。しかし岡光自身は筆者の知る限りそのような人物ではなかった。岡光から若手を集めた勉強会を運営するには資金がいるとの話は聞いたことがある。

204）『社会保険旬報』No.1662，1989.8.21，25頁。目標の10％削減に対し5.6％に留まっていた。

205）1965年京大法学部卒，厚生省入省，保健医療局企画課長，保険局企画課長，大臣官房総務課長，内閣府主席参事官，老人保健福祉部長，保険局長を経て現職。後に宮内庁長官。

206）丹羽は厚相経験者で自・社・さ連立与党時代に与党協座長，自民党医療基本問題調査会長を務めた厚労族の実力者だった。

207）津島も厚労族の重鎮で，既に海部内閣で厚相を経験しており二回目だった。

208）坂口は医師で，三重大医学部卒，1993年細川連立内閣で労相を経験した。公明党。

209）病院開設問題については『社会保険旬報』No.1578，1987.5.21，17頁。

210）『日本病院会50年史』2001年，111-116頁。

211）同上，2001年，117-124頁。

212）同上，2001年，124-127頁。

213）同上，2001年，128-132頁。

214）同上，2001年，132-136頁。

215）同上，2001年，136-143頁。

216）水野肇（2003）は，羽田時代4期8年の間は厚生省の攻勢に対して医療保険政策で何も出せずに，三師会で絶対反対を決議するだけだったとしている。都医内部には慶應OBのキングメーカーがいたという。

217）『日本病院会50年史』2001年，143-149頁。

218）同上，2001年，149-154頁。

219）同上，2001年，154-158頁。

220）同上，2001年，158-164頁。

221）同上，2001年，164-169頁。

222）2つ以上というのは，公的病院だけにならないことと競争が行われることが必要と考え

ていたからだった。

223) 1996.7.30常任理事会議事録『日本医師会雑誌』第116巻第9号，1996.10.15，1279-1283頁。1996.9.17理事会議事録，同，第116巻第13号，1996.12.1，1841-1846頁。

224) 1996.9.24常任理事会議事録，同上，第116巻第14号，1996.12.15，1955-1959頁。

225) 1996.10.1常任理事会議事録，同上，第117巻第1号，19967.1.1，105-110頁。

226) 1996.11.19常任理事会議事録，同上，第117巻第9号，1997.2.15，601-603頁。

227) 1996.12.20緊急理事会議事録，同上，第117巻第7号，1997.4.1，1133-1144頁。

228) 『日本病院会50年史』2001年，169-171頁。

229) 和田勝編著『介護保険制度の政策過程』東洋経済新報社，2007年，53-79頁。

230) 水野肇『誰も書かなかった日本医師会』草思社，2003年，11-20頁。

231) 覚え書きは参院宮崎候補が比例順位16位で落選したことをふまえて，自民党に日医の評価をただした結果取り交わされたものだった。『社会保険旬報』No.2002，1998.11.11，6-9頁。

232) 諸橋会長は前年4月に6選されていた。

233) 『健保連六十年の歩み』健康保険組合連合会，2003年，66頁。

234) 『社会保険旬報』No.2030，1999.8.1，3頁。抜本改革が密室協議で水を差されることとなったと健保連は批判している。『健保連六十年の歩み』健康保険組合連合会，2003年，70-71頁。

235) 『日本病院会50年史』2001年，175-179頁。

236) 2000.1.18理事会議事録『日本医師会雑誌』第123巻第8号，2000.4.15，1345-1346頁。

237) 『社会保険旬報』No.2070，2000.8.11，31-32頁。『日本病院会50年史』2001年，180-190頁。以前の四病院団体連絡協議会（四病団）と名称を区別している。

238) 『日本病院会50年史』2001年，180-190頁。

239) 『社会保険旬報』No.2093，2001.4.1，29頁。

240) 『日本病院会60年史』2011年，41-42頁。

241) 急ぎすぎたと当時日病副会長だった山本修三が述べている。同上，2011年，28-30頁。

242) 2002.8.6緊急理事会議事録『日本医師会雑誌』第129巻第2号，2003.1.15，242-247頁。

243) 『日本病院会60年史』2011年，41-42頁。

244) 水野肇『誰も書かなかった日本医師会』草思社，2003年。坪井の著書は，坪井榮孝『我が医療革命論』東洋経済新報社，2001年。

245) 水巻中正『ドキュメント日本医師会―崩落する聖域』中央公論社，2003年。

246) 『健保連五十年の歩み』健康保険組合連合会，1993年，571-583頁。

247) 有吉新吾会長の巻頭言，同上，健康保険組合連合会，1993年。

248) 同上，健康保険組合連合会，1993年，345-351頁。

249) 同上，健康保険組合連合会，1993年，3-15頁。

250) 同上，健康保険組合連合会，1993年，597-607頁。同，健康保険組合連合会，99-100頁。

251) 「視点」『社会保険旬報』No.1903，1996.3.1，3頁。同，No.1903，1996.3.1，25頁。

第4章　医療施設類型化・病床機能分化政策の政策過程（ケースⅣ）　*287*

252）『健保連六十年の歩み』健康保険組合連合会，2003年，120頁。

253）同上，健康保険組合連合会，2003年，114-130頁。

254）『社会保険旬報』No.1960，1997.9.21，28-33頁。『健保連六十年の歩み』健康保険組
合連合会，2003年，22-47頁。

255）『社会保険旬報』No.1967，1997.12.1，28頁。

256）『健保連六十年の歩み』健康保険組合連合会，2003年，22-47頁。

257）同上，健康保険組合連合会，2003年，22-47頁。

258）『社会保険旬報』No.2001，1998.11.1，40-48頁。

259）『健保連六十年の歩み』健康保険組合連合会，2003年，48-77頁。97%の組合が参加し
た。

260）同上，健康保険組合連合会，2003年，103-111頁。

261）同上，健康保険組合連合会，2003年，131-149頁。

262）同上，健康保険組合連合会，2003年，151頁。

263）同上，健康保険組合連合会，2003年，152-163頁。

264）同上，健康保険組合連合会，2003年，111-113頁。

265）同上，健康保険組合連合会，2003年，166-168頁。

266）同上，健康保険組合連合会，2003年，169-174頁。

267）同上，健康保険組合連合会，2003年，174頁。

268）『社会保険旬報』No.2132，2002.4.21，6-17頁。

269）『健保連六十年の歩み』健康保険組合連合会，2003年，179-180頁。

第 **5** 章

医療体系化政策の政策過程
（ケースⅤ）

　本章では，ケースⅤとして2006年の第五次医療法改正において新たに登場する医療体系化政策の形成・決定・実施過程を取り上げる。これまでの産業政策や医療費抑制政策とは全く異なり，地域における医療供給体制の体系的・計画的整備（計画行政）という医系技官達の最終目標が実現することになる。さらにこの政策過程にも病床規制や施設類型化・病床機能分化政策などの実施過程と第六次改正の形成過程も含まれている。最後に補論として第六次医療法改正の決定過程の概要を追加した[1]。

1　医療政策を取り巻く政治・経済・社会的背景

1-1　政治・経済・社会的背景

　2003年アメリカと連合軍によるイラクへの侵攻以後，中東は政情不安となっていく。世界各地でイスラム過激派によるテロが多発した。欧州では東欧諸国のEU化が進みEUの存在が大きくなってくる。2007年世界同時株安，2008年9月にはリーマンショックが発生して，世界同時不況に突入していく。中国のGDPが日本を抜き世界第二位となって存在感を増してくる。EU諸国では財政危機に陥って相次いで政権交代が起きる。北アフリカと中東諸国で「アラブの春」によって長期政権が崩壊するが，その後国内対立が深まっていく。

　国内では小泉首相が「聖域なき構造改革」を訴え官邸主導型政治を進めていた。2003年11月総選挙では民主党も政権選択を訴え躍進し，2004年参院選でも民主党が勝利して，政権交代の流れが加速するかに見えた。しかし，2005

年郵政民営化法案が参院で否決されると小泉は「郵政解散」を断行する。選挙の焦点は郵政民営化の一点で，結果は自・公の圧勝となった。メディアを巧みに利用した劇場型選挙によるものだったが，その背景には小選挙区制と政党助成金が党執行部の権力を強化していたことがあった。小泉政権は新自由主義の考え方に基づいて，規制緩和，民営化，歳出削減，地方分権などを進めようとする。改革に反対する者は全て抵抗勢力と見なされてしまう。労働分野の規制緩和は非正規労働者の増加につながった。歳出削減では社会保障費の自然増抑制が行われ，地方分権改革で補助金削減・地方交付税削減などが行われた。また公共事業費の削減も進んだ。この間日本の景気は緩やかな拡大を続けたが，中小企業や地方には恩恵があまり感じられなかった。

　2006年小泉が退陣し政権は安倍，福田，麻生と引き継がれる。2007年大量の年金記録漏れが発覚し社会問題化する。参院選で小沢民主党が第一党となり，国会は衆参でねじれ状態となる。2008年後期高齢者医療制度が施行されると事務的ミスなどで社会の批判を浴びた。9月リーマンショックが発生し，麻生政権は経済対策に追われた。新自由主義的政策は急激な改革によるひずみと，リーマンショックのために転換を余儀なくされることになった。景気後退期に入り，株価は急落，円が急騰する。

　2009年8月の総選挙で民主党に政権交代する。鳩山首相は脱官僚・政治主導を掲げる。社会保障政策は一転して医療費をOECD並みに引き上げ，後期高齢者医療制度は廃止と決まる。しかし鳩山は米軍基地の移設問題で迷走する。世論には政権交代に対する過剰な期待があった。2010年菅首相は経済・財政・社会保障の一体的な立て直しを目指すが，参院選で敗北し再びねじれ国会となる。米国の金融緩和などで円高が急速に進み1ドル80円台となり，デフレ圧力が強まり，雇用も悪化した。2011年3月に東日本大震災が発生し，震災と原発事故で国家的対応を迫られる事態となって菅は辞任する。野田首相は2012年8月に「社会保障と税の一体改革法」を成立させる。民・自・公三党合意により消費税の引き上げを明記した。

　2012年12月の総選挙で自・公が政権に復帰して第二次安倍内閣が発足す

る。将来の社会保障制度を維持するため消費税を引き上げることは与野党共通の認識となっていた。

1-2 医療計画を取り巻く医療政策の動き

1-2-1 医療費抑制圧力と医療費適正化計画

　小泉政権は経済財政諮問会議や「骨太方針」によって官邸主導を強めていた。厚労省予算は2002年度から大幅な削減を強いられ，財務省財政制度等審議会，経団連などが医療費抑制の方法論まで提案をするようになる[2]。小泉首相は医療制度改革を三方一両損で行うとして診療報酬引き下げを指示し，2002年度予算は2,800億円の削減となる。以後2003年度2,200億円，2004年度1,150億円，2005年度2,200億円，2006年度2,200億円と毎年自然増が圧縮された。

　2005年10月厚労省は，経済財政諮問会議が求めていたマクロ経済指標による医療費の総枠管理に対抗するため，「医療制度構造改革試案」を発表し，川崎厚労大臣を本部長とする「医療構造改革推進本部」を設置した。中長期的には生活習慣病予防の徹底と平均在院日数の短縮を柱とする「医療費適正化計画」を作り都道府県単位で取り組むこと，短期的には高齢者の自己負担，高額療養費，療養病床における食費・居住費の見直しなどをあげていた[3]。日医は患者負担引き上げや都道府県単位の医療費適正化に反対し，健保連は方向性を評価した[4]。与党社会保障政策会議は医療費をマクロ経済指標で管理することや保険免責制には反対だった。辻哲夫[5]審議官は，医療費適正化策を実現できなければ診療報酬の引き下げに踏み切らざるを得ないことを示唆した[6]。厚労省も背水の陣だった。二木立（2005）は，厚労省の諮問会議へのスリ寄りだと述べ，厚労省試案には経済財政諮問会議への妥協・屈服があると指摘する[7]。

　11月政府・与党医療改革協議会（政府・与党改革協）が発足し[8]，厚労省の構造改革試案をたたき台に議論を始める。政府側から医療費抑制の意見が出る一方で，与党側からは保険免責制への慎重意見，産科・小児科対策などの意見

が出された。与党社会保障政策会議は，政府・与党改革協が政府主導で進むことを警戒して，自民・公明間で党内議論を踏まえ一致点を確認する[9]。これまでは厚労省の社保審・医療保険部会と経済財政諮問会議がリードしてきたが，厚労省の試案公表を機に政府・与党改革協も割り込んでくる。安倍官房長官が官邸主導で決定していくと意気込み，小泉首相も構造改革の主眼と位置づけていた[10]。一方日医は医療関係37団体を集めて「国民皆保険制度を守る国民運動」をスタートさせ反対署名を集め始める。

2006年度予算では経済指標による医療費の伸び率管理が最大の焦点となり，厚労省は対抗策として都道府県単位で「医療費適正化計画」に取り組まざるを得なくなる。

2007年度予算は，今後5年間で社会保障費を1.1兆円削減する「歳出歳入一体改革」の出発点と位置づけられ，2,200億円の自然増圧縮が行われた。診療報酬引き下げ，療養病床の再編や高齢者の負担増といった改革も同時進行中だった[11]。

2008年度予算編成でも経済財政諮問会議や財政制度等審議会からの攻勢が続く。しかし地域医療の疲弊や崩壊が現実のものとなっていた。自民党厚労部会も診療報酬本体のプラス改定を決議する[12]。政府は，一体改革を進めながら勤務医対策や地域医療確保などを図るとしていたが，桝添厚労相は医療費削減はもう限界だと発言する[13]。

2009年度予算編成でも経済財政諮問会議は改革路線を進めよと主張するが，桝添厚労相は3月の衆院厚労委員会で2,200億円圧縮はもう限界だと答弁し，日医も骨太方針に盛り込ませないとしていた[14]。自民党厚労部会も自然増削減の見送りを決議する。福田首相は，骨太方針を継続する一方で医師不足や救急医療などは道路特定財源の見直しで財源を確保すると発言する[15]。ところがリーマンショックによる景気対策が必要となり，自然増圧縮は230億円にとどまり，医師確保・救急医療対策に重点課題推進枠として775億円がつけられた[16]。そして2010年度予算では医療費抑制政策が放棄されることとなっていた。

2009年9月政権交代で民主党連立内閣による予算の見直しが行われた。連立与党は，社会保障費自然増2,200億円抑制の撤廃，医療費を対GDP比でOECD並みに増やすとしていた[17]。2010年度予算は社会保障費の自然増に加え，子ども手当などで前年比2兆4千億円増となった。2011年度予算でも社会保障費自然増は全額が認められた。

　一方医療費適正化計画については，2007年4月に厚労省は社保審・医療保険部会に都道府県の地域ケア整備指針，療養病床転換推進計画などを提示する。実施体制づくりで都道府県の腰は重く，厚労省は計画を推進するため医療構造改革都道府県会議を開き，2008年から都道府県の医療費適正化計画がスタートした。8月の全国集計では，平均在院日数が32.2日から29.8日に，療養病床の病床数21万床となっていた[18]。しかしその後の医療費抑制政策の転換，民主党政権での療養病床再編凍結などで同計画の意義は薄れてしまう。2011年に厚労省は適正化計画の中間評価を発表したが，新潟県は策定もしていなかったし京都府は中間評価を実施しない予定だった。2013年度からの第二期医療費適正化計画では，社会保障・税一体改革を踏まえ機能別に細分化した病床目標など加えている[19]。民主党政権は，都道府県が独自に在院日数短縮目標を設定すること，介護療養病床の廃止は2017年末まで延長し機械的な廃止は行わないこととしていた[20]。

1-2-2　診療報酬改定と中医協の改革

　2002年度診療報酬改定は2.7%マイナスで，医療費は前年比マイナス0.1%で推移し，10月に高齢者の定率1割負担が実施されるとマイナス3.3%となってしまった。日医は2003年2月緊急実態調査[21]を踏まえて緊急要望を提出し，中医協は6月に再診料逓減制を廃止する。財政制度等審議会は2004年度改定についても賃金・物価の下落を反映した引き下げを求め，実質1%引き下げとなる[22]。手術の施設基準・リハビリの回数制限・初診料の病診格差は正，亜急性期等の評価，臨床研修病院加算などが行われた[23]。亜急性期等の新設により将来的に診療報酬上で急性期・亜急性期・回復期・慢性期に区分する流れ

ができあがった[24]。

ところが2004年4月に中医協歯科汚職事件が摘発され，健保連副会長下村健をはじめ連合，歯科医師会幹部らが逮捕されてしまう[25]。中医協は規制改革派から格好のターゲットとなって中医協改革が行われる[26]。その結果，改定率は政府が決め，医療政策の基本的事項は社保審・医療保険部会や医療部会などに委ね，中医協は決められた改定方針に基づいて診療報酬の具体的配分を審議する役割に限定されてしまう[27]。委員構成も，医療側委員5人のうち2人を病院代表とすることになる[28]。病院代表は2005年9月日本病院団体協議会（日病協）から推薦が行われた[29]。これに先立ち4月に病院団体の大同団結を目指して日病協が発足していた。保険局が7団体を招き次期改定に向けて病院団体の窓口を一本化するよう求めたのがきっかけだった[30]。日病協は8月に尾辻厚労相に，各病院団体から寄せられた要望から12項目を絞り込んで提出していた[31]。

2006年度改定は新たな制度の下で行われ，過去最大の下げ幅を求める小泉首相の指示を受け，改定率はマイナス3.6%となる。診療報酬改定のみで2,390億円の削減となり，社会保障費の削減目標を上回った[32]。紹介率を要件とする急性期入院加算が廃止され[33]，代わりに急性期の看護配置（7対1）が新設された。療養病床再編の目的で医療必要度とADLの区分が新たに導入された[34]。同時改定の介護報酬もマイナス0.5%となった。しかしこの頃から長期にわたる診療報酬引き下げのツケが地域医療の崩壊現象として一気に顕在化してくる。桝添厚労相も医療費削減はもう限界だと発言する[35]。

2008年度改定は診療報酬本体0.38%引き上げ，薬価1.2%引き下げ，全体でマイナス0.82%で決定した。診療報酬本体の引き上げは2000年以来8年ぶりだった。病院勤務医の負担軽減対策として本体引き上げ財源に加え診療所からの財源シフトなどが行われ，また7対1入院基本料には看護必要度による基準が設けられた[36]。

2009年度介護報酬改定は，介護従事者の人材確保難や経営悪化を背景に10月に政府が打ち出した新経済対策の中に盛り込まれる形でプラス3%で決定し

た[37]。

　2010年度改定は民主党政権への交代により翻弄されることになる。民主党はマニフェストに中医協改革を掲げており，長妻厚労相は人選について政治的観点も考慮に入れると発言する[38]。10月任期切れとなった委員（支払側1人，診療側6人）の再任について，厚労相が待ったをかけ中医協は審議がストップする。改選委員には日医執行部はゼロとなり，新たに京都府医師会安達秀樹副会長，茨城県医師会鈴木邦彦理事，山形大嘉山孝正医学部長が任命され，病院代表は再任された[39]。日医は人選プロセスについて容認できないとの声明を発表するが，長妻厚労相が診療報酬全体の底上げを表明していることには期待を示し，安達委員からの要請を受け協力する姿勢を示した。民主党はマニフェストでOECD平均まで引き上げることを明記しており，民主党「適切な医療費を考える議員連盟」（桜井充会長）は大幅な引き上げが公約実行の試金石と位置づけていた[40]。引き上げは0.19％増と10年ぶりのプラス改定となり，配分についても急性期入院に4,000億円程度と決めた[41]。重点課題である救急・産科・小児・外科や勤務医対策に財源を集中投入し，再診料は診療所を2点下げ，病院は9点あげることで69点に統一された[42]。足立政務官は，日医会長選に診療報酬改定を「お土産」にされないように配慮したと発言する[43]。

　2012年度診療報酬改定は介護報酬と同時改定で，社会保障と税の一体改革案を受けたものとなる。日医は2011年5月に次期診療報酬改定の延期と医療経済実態調査の中止を申し入れていた[44]。日医内では急性期・大規模病院中心の改定に対する不満が噴出していた[45]。しかし日病・全日病・全自病は改定実施を求めた[46]。2012年度改定は診療報酬0.004％増，介護報酬1.2％増で決定した。診療報酬本体の改定財源は5,500億円で，勤務医負担軽減や在宅医療，がん・認知症治療などに配分された[47]。

　著者の計算では2000年度を100とすると，2012年度は診療報酬93に対して，消費者物価は96，賃金は97となっていた。

1-2-3　医療保険制度抜本改革と後期高齢者医療制度の創設（2006年）

1-2-3-1　後期高齢者医療制度の創設

　2002年健保法改正時に，翌年からの患者負担引き上げにあわせて医療制度改革の基本方針を策定するよう附則に定められた。9月に坂口厚労相は医療保険制度改革と診療報酬体系の見直しに関する私案を示した[48]。11月末に自民党医療基本問題調査会も医療制度改革案中間まとめを公表する。高齢者医療制度は75歳以上の後期高齢者を対象に独立した保険制度とし，保険制度は坂口私案と同様に国保と政管健保を都道府県単位に再編・統合，診療報酬体系は医療技術と運営コストの2つの体系に再編するとしていた[49]。12月に厚労省医療制度改革推進本部も試案をまとめる。高齢者医療制度は独立保険方式と財政調整の2案を併記し，都道府県単位で保険者の再編・統合を進め保険料率を設定すること，診療報酬体系はドクターフィーとホスピタルフィーに再編する方向を示した[50]。

　2003年3月政府は医療保険制度および診療報酬体系に関する基本方針を閣議決定した。高齢者医療制度は75歳以上の後期高齢者が加入する独立の社会保険制度を創設し，前期高齢者は国保または被用者保険に加入し負担の不均衡は制度間で調整する。保険者の再編・統合は都道府県単位で市町村国保は広域連合などに再編・統合を進め，政管健保は財政運営を都道府県単位化するとし，診療報酬体系については厚労省試案から大きな変更はなかった[51]。関係団体の意見は様々だった[52]。

　2004年7月厚労省は社会保障審議会に医療保険部会を設置し，医療保険制度改革に関する「今後の検討の方向性」を提出した。介護保険と同様に食費やホテルコストを負担すべきこと，高齢者医療制度では保険者の医療費適正化努力を反映させる仕組みや前期高齢者の偏在による財政調整が必要としていた[53]。

　2005年5月に医療保険部会は高齢者医療制度の議論に入るが，健保連と経団連は65歳以上を対象とする独立の医療制度を主張し，市長会は医療保険制度の一本化を求め，日医は8割を公費とする制度を提案した。10月に厚労省は「医療制度構造改革試案」を発表した。11月に政府・与党改革協が発足し，

厚労省試案をたたき台に議論を始める。社保審・医療保険部会でも厚労省試案について異論が噴出する。11月末政府・与党改革協は「医療制度改革大綱」について合意に達した。後期高齢者医療制度の運営主体は都道府県単位で全市町村が加入する広域連合とし，患者負担見直しでは現役並みの所得があれば70歳未満は3割負担，70歳から74歳は2割負担とする。保険料徴収は市町村が行い財政運営は都道府県単位の広域連合で行う。療養病床の食費と居住費は自己負担とし，保険免責制は見送りとする。中医協委員構成は支払い側7，診療側7，公益側6人とし団体推薦規定は廃止する。患者サービス向上のため都道府県が医療機関に関する情報提供を行うなどだった。改革大綱の決定に先立ち社保審・医療保険部会は取りまとめの議論を行ったが意見の集約ができず，最終的な調整を星野会長に一任して議論を終えていた[54]。

2006年1月厚労省は自民党厚労部会・医療委員会・介護委員会の合同部会で医療制度改革2法案の概要を説明・了承を得た[55]。4月医療制度抜本改革法案は予算関連法案として国会審議に入り，6月に成立した。

1-2-3-2　後期高齢者医療制度の施行に伴う混乱

2008年4月から後期高齢者医療制度が施行されると当初からトラブルが続出する。福田首相の指示で円滑な実施のために「長寿医療制度実施本部」が発足した[56]。保険料の年金天引きなどで高齢者の不満やマスメディアの批判も高まっていた。医療側では全国20以上の地方医師会が，高齢者診療料に関して定額制では充分な診療ができないことやフリーアクセスを阻害すると日医の対応を批判していた。しかし日医中川常務理事は，混乱が生じていることについて厚労省を批判したが，地方医師会の反対決議については慎重な対応を求めた[57]。野党4党は5月に後期高齢者医療制度廃止法案を参議院に共同提出し，野党の賛成多数で可決して衆院に送った。政府・与党は6月新たな保険料軽減措置など高齢者医療制度の見直し策を決定した。麻生首相は9月の所信表明で，後期高齢者医療制度について1年をめどに見直すと述べた[58]。その後見直し作業が行われ，2009年4月与党プロジェクトチームが基本的考え方をまとめる

が，制度の枠組みについては，10年にわたる議論を経て制度化したものを廃
止すれば現場も混乱するとしていた[59]。

伊藤雅治（2009）は，2006年医療制度改革が官邸主導のトップダウンで行
われ，後期高齢者医療制度については患者の参加がなかったのがその後の混乱
の原因だったと指摘する。イギリスのような患者団体の疾病横断的な組織が必
要だとして，各患者団体を横断的にまとめる組織の代表者を政策決定のプロセ
スに参加させる機能を持つべきだとしている[60]。

ここで高齢者医療制度廃止をマニフェストに掲げていた民主党に政権交代す
る。しかし長妻厚労相は11月衆院予算委・厚労委で，高齢者医療制度を廃止
して旧制度に戻すには2年かかるため直接新制度へ移すこととし，廃止までの
間は現行制度の改善に取り組むと発言する[61]。2010年12月高齢者医療制度改
革会議で厚労省が新制度の骨格について最終とりまとめ案を提示し了承され
た。しかし，2011年1月高齢者医療課長は新制度の施行時期が先送りになる
ことを示唆する[62]。都道府県が反対していること，社会保障と税の一体改革
で社会保障制度の改革案がまだまとまっていないこと，与党内で負担増に反対
があること，野党は廃止反対であることなど問題が山積していた。後期高齢者
医療制度廃止はその後，2012年8月社会保障と税の一体改革に関わる3党合意
によって社会保障制度改革国民会議の議論に委ねるとして先送りされ，自・公
政権の復帰に伴い見直しだけで終わることとなる。

1-2-4　社会保障と税の一体改革法（2012年）

2011年1月政府・与党社会保障改革検討本部は「社会保障改革に関する集
中検討会議」（議長菅首相）を設置し，6月に「社会保障と税の一体改革案」
をまとめる。急性期医療への医療資源の集中投入，病院・病床機能の分化・連
携や在宅医療に公費を投入し，平均在院日数の短縮や外来受診の適正化を図る
としていた[63]。これを受けて7月に，社保審と中医協において医療・介護の改
革について検討が始まった。急性期医療にマンパワーを充実させる一方で平均
在院日数の短縮を進める方向だった。一般病床を高度急性期・一般急性期・亜

急性期に区分しそれぞれの平均在院日数短縮の目標値を示し，長期療養や精神病床も在院日数を1割程度減らし施設から在宅への流れを重視していた[64]。12月に政府は一体改革案の社会保障部分を決定する。

　2012年1月野田改造内閣が発足し，5月社会保障と税の一体改革関連7法案が衆院で審議を開始する。6月民主・自民・公明3党の実務者協議で，法案を自民党案をベースに修正することで合意に至る。後期高齢者医療制度廃止は「社会保障制度改革国民会議で議論し結論を得る」とし判断を先送りした。法案は民・自・公の修正協議により，「社会保障制度改革推進法案」が加わって8法案として衆院本会議で可決された。野田首相は参院で国民会議委員の人選も含め3党の意見を踏まえて対応すると答弁し，7月には法案が成立すれば後期高齢者医療制度廃止を断念するとまで発言する[65]。8月社会保障と税の一体改革関連8法案は参院本会議で可決・成立した。社会保障の安定財源確保のため消費税を引き上げ，高齢者医療制度は国民会議で議論することになる。消費税引き上げ法案では，現行税率分も含め消費税は全て社会保障に使うことを明確化した[66]。11月社会保障制度改革国民会議の委員15名が発表された。有識者として社会保障審議会各部会長等が選出されたが団体代表は含まれていなかった。医師は2名のみ[67]で日医はメンバーに入っていなかった。社会保障制度改革国民会議は12月に初会合を開き医療など4分野について社保審各部会長から検討状況と今後の課題を聴取した。

　第2回以降の会議は自・公政権が復帰した後に継続し，2013年8月最終報告書が安倍首相に提出され，その後改革の骨子が閣議決定されている。

1-2-5　規制緩和─営利企業参入と混合診療解禁問題

　この時期規制緩和に関する動きも加速しており，営利企業の参入と混合診療解禁が俎上にあがっていた。八代尚宏（2003）は，医療に関する規制緩和の論点を以下のように説明した。株式会社の参入に関しては，非営利は剰余金処分が禁止されているが，資本調達の手段としての株式配当と借入金の利子負担とに実質的差はない。事業からの安易な撤退という論理には矛盾があり，公益

事業である電力・輸送は株式会社である。また出来高払いの診療報酬体系の下
で，医師数や病床数を抑制するという生産調整が実施されているが，病床規制
は医療機関の新陳代謝を損ねる。混合診療の禁止は民間保険の対象が拡大すれ
ば利用者の選択肢が拡大するなどと指摘していた[68]。

　営利企業参入問題は既に2000年12月規制改革委員会の規制緩和3ヶ年計画
に盛り込まれていた。以下でその動きを追ってみる。

　2001年6月経済財政諮問会議の骨太方針，7月総合規制改革会議中間報告な
どで医療に関する規制緩和が提案された。厚労省，日医，与党内部には反対意
見が根強かった。9月経済財政諮問会議は小泉首相の指示で工程表中間まとめ
に，混合診療の拡大，医療経営の規制見直しの先行実施を盛り込んだ[69]。厚
労省は諮問会議や規制改革会議への対抗案を検討するため10月に「これから
の医業経営のあり方に関する検討会」（田中滋座長）を設置し[70]，2002年3月
中間報告をまとめる[71]。2002年7月総合規制改革会議は規制改革推進第二次
答申の中間取りまとめで，株式会社の参入，高度先端医療を推進する規制改革
特区の2点を盛り込んだ。株式会社参入問題が最大の山場となってくる。厚労
省，日医，四病協は断固反対だった[72]。

　構造改革特区構想による規制緩和も動き出す。厚労省は特区における株式会
社の医業経営参入，混合診療の活用，地域医療計画の適用除外などは認めない
考えだったが，特区推進本部は2002年9月に厚労省に可能な事項を探るよう要
請する。日医も警戒感を強める[73]。政府は構造改革特区を突破口にする考え
だったが，坂口厚労相が株式会社の参入だけは絶対譲れないとし見送られた[74]。

　しかし2003年2月末に構造改革特区推進本部は株式会社の医業経営参入に
ついて自由診療に限定して特区で認めることで決着する。坂口厚労相は総理の
政治決断なので従うと述べる。日医坪井会長は決定前に山崎幹事長とともに小
泉首相と会談し，特区，自由診療，先端的医療に限定することを確認した上
で，日医としては反対であると伝えたという[75]。6月に厚労省は特区における
株式会社の医療経営参入の取り扱いについて正式決定する[76]。2004年5月構
造改革特別区域法改正案は成立した。

2003年3月医業経営在り方検討会は最終報告書をまとめる。非営利性・公益性を徹底し特別医療法人・特定医療法人の普及を図ること，社団医療法人の非営利性を担保するため「持ち分の定めのない法人」へ移行すること，病院会計準則の見直しや情報公開などを提案した。積極的に株式会社の参入を認めるべきとの論拠はないとし，出資額限度法人の検討をするとしていた[77]。厚労省は，現行の医療法人が実質的な配当を行っているとの批判に対抗するため，10月に「医業経営の非営利性等に関する検討会」（田中滋座長）を設置し，出資額限度法人の制度化と非営利性徹底に向けて走り出す。同検討会は2004年6月に報告書「出資額限度法人の普及・定着に向けて」をまとめ[78]，12月には新たな公益性の高い法人創設に向けて議論を開始する。2005年3月厚労省は，医療計画の記載事項をもとに大臣告示で公益性の高い医療を定める方向を示す。医療機関の設置主体や採算性にかかわらず提供する医療の内容によって公益性を判断する新たな考え方だった[79]。閣議決定された規制改革・民間開放推進3ヶ年計画改定にも新たな医療法人の創設を2006年度医療制度改革で行うことが盛り込まれた。4月の医業経営非営利性検討会で厚労省はさらに踏み込んで，医療法人の非営利性を徹底するため持ち分のある社団医療法人を廃止する方向を示した[80]。

医療法人制度改革が第五次医療法改正のテーマに浮上してきた背景には公益法人制度改革の動きもあった。行政改革推進本部に置かれた「公益法人制度改革に関する有識者会議」が2004年11月に報告書をまとめ，新たな非営利法人制度の創設と公益性についての考え方を示していた[81]。新たな公益的医療法人として「社会医療法人」が，非営利を徹底させた一般医療法人（出資額限度法人）とともに第五次医療法改正案に盛り込まれ2006年6月成立する。社会医療法人の創設は医療の非営利性・公益性を徹底させることにあり，規制改革・民間開放推進会議の株式会社参入論に対抗するためだった[82]。2007年12月の与党税制改正大綱で，社会医療法人の医療保健業に関する法人税は非課税，収益事業は22%の軽減税率と決まり，2008年1月閣議で決定された。非課税措置は関係団体の強力な働きかけによるものだった[83]。自治体病院の経

営見直しが迫られており，公益性の高い社会医療法人が代わって地域医療の中核を担うことが期待された[84]。

　この間に公的病院の改革も行われていた。社会保険病院等に関しては，2005年10月に「独立行政法人年金・健康保険福祉施設整理機構（RFO)」が設立され，5年間で地方自治体や民間に譲渡したあと解散することになっていた[85]。2007年11月に総務省は公立病院改革懇談会（長隆座長）が経営指標の数値目標や再編を盛り込んだ報告書をまとめたのを受け，12月に財政支援措置や地方財政措置の見直しを追加した「公立病院改革ガイドライン」を都道府県に通知している[86]。

　一方で混合診療解禁問題に対しては厚生省は対案を用意することができた。2004年8月規制改革・民間開放推進会議は中間報告で，混合診療の解禁を取り上げた。日医と四病協は反対し，厚労省も特定療養費制度で対応する方針だった[87]。9月小泉首相は経済財政諮問会議で，混合診療解禁の方向で年内に結論を出すよう金子一義規制改革担当相，宮内義彦規制改革・民間開放推進会議議長に指示する[88]。経済財政諮問会議でも11月に混合診療をテーマに議論が行われ[89]，12月に尾辻厚労相と村上誠一郎規制改革担当相は混合診療問題で合意する。特定療養費制度は廃止し，保険導入検討医療・患者選択同意医療（仮称）の2類型に再構成し，未承認薬の治験との併用，先進的医療や回数を超える医療行為との併用を認め，2006年提出予定の医療制度改革関連法案で法整備を行うこととなった[90]。

　2007年11月東京地裁が，混合診療禁止に法的根拠はないとする判決を示し，厚労省は控訴する[91]。桝添厚労相と岸田文雄規制改革担当相は，未承認の先進的技術について保険診療との併用を認めることで合意し，12月末に閣議決定された「規制改革推進のための第二次答申」に混合診療の見直しに関する合意事項が明記された[92]。日医は反対を表明する。

1-2-6　医療専門職の供給政策

地方における医師不足や診療科による偏在が社会問題化し，地域医療の崩壊

が叫ばれる事態となってくる。2004年4月から医師の卒後研修制度が必修化されたが，大学病院が指導医や常勤医を確保するため地方や民間病院の医師を引き上げたたことが引き金となって急激な医師不足が発生する。北海道や東北地方では自治体病院における医師の名義貸し問題が明らかとなる。急遽関係省庁連絡会議（厚労・総務・文科省）で，都道府県毎に「医療対策協議会」を設置し自治体病院の再編，大学の医師紹介システムの公正化，医療機関の機能分化・重点化をはかることを決定する[93]。しかし行政や大学が地域における診療科毎の集約化・重点化行うことなど不可能で，臨床研修を終えて大学へ戻る医師が2006年には51%と急減し，大学離れ，地域格差・診療科間格差などが明らかとなる[94]。大学病院はますます系列病院の選別に走り出すことになった。2006年8月末にも関係省庁連絡会議は，小児・産科の集約化・重点化計画を都道府県に立案させようとする[95]。

　2007年5月医師確保に関する政府・与党協議会（主宰塩崎官房長官）が発足した。厚労省は医師不足の背景として，大学医学部の医師派遣機能の低下，病院勤務医の過重労働，女性医師の増加，医療紛争の増加などと説明した[96]。政府・与党協議会は5月末に緊急医師確保対策をまとめている[97]。2007年8月奈良県で妊婦たらい回し事件が起きる。病院勤務医の減少は特に産科・小児科などで著しく，診療科の閉鎖も各地で発生していた。医政局に「安心と希望の医療確保ビジョン委員会」を設置したが，医政局は医師が余っているとの立場で医師不足を明記することを認めなかった[98]。2008年度診療報酬改定では，病院勤務医の負担軽減のため1,500億円の財源を充てた[99]。勤務医対策を利用し急性期病院をさらに集約しようとする狙いも隠されていた。

　2008年6月に桝添厚労相は医師数抑制政策を転換すると発言する。安心医療ビジョンで医師養成数の増加方針が明記され閣議決定された。福田首相は必要な費用については道路特定財源の見直しによって確保すると述べた。文科省は8月に医学部定員を過去最大の8,280人程度まで認める通知を出した。2009年度予算では，地域医療の機能強化に関する予算として，厚労省428億円，総務省7,400億円，文科省210億円が計上された。

第5章　医療体系化政策の政策過程（ケースⅤ）　*303*

　2009年5月経済財政諮問会議は「安心実現集中審議」を行い，桝添厚労相が2010年度診療報酬改定で救急・産科などの体制強化を提案している[100]。7月地域医療の強化に関する関係閣僚会議で，2010年度医学部入学定員を369人増員し8,855人と決定した。

　また臨床研修制度に関しても，3月に医道審議会・医師臨床研修部会は，研修医募集定員1,700人削減と都道府県別の上限などの見直し案を了承している[101]。臨床研修指定病院に対する新たな参入規制だった。

　一方で看護師不足問題も新たな局面を迎えていた。看護師・介護士についても従来から慢性的不足が指摘されていたが，2006年4月の診療報酬改定で「7対1看護」が導入されると，急性期・大規模病院を中心に看護師争奪戦が起きてしまう。東大病院などが地方で大量の看護師募集をしていると日医も問題視している[102]。四病協も11月に国公立病院や大学病院が大規模な募集を行っていると厚労省に対策を求めた。中小病院で看護師が確保できなくなって地域医療の崩壊を招く危険もあった。民間病院の人件費負担を上昇させ経営を圧迫していた[103]。12月の中医協でも診療側が7対1看護の導入で地域医療に混乱が生じていると指摘し支払い側も理解を示して，7対1看護に要件を付ける方向となる[104]。

　2007年1月中医協は次期診療報酬改定で看護必要度の基準を導入することを決定した。日医の調査では，300床以上の病院で6割以上が7対1にすると予測されていた[105]。厚労省が2007年7月に中医協へ報告した7対1の届け出状況は，前年10月の544病院から787病院に急増していた。厚労省は重症度や看護必要度などの要件を検討することを求めた[106]。この結果2008年診療報酬改定で，7対1入院基本料には看護必要度の要件が付けられた。

　一方看護協会や厚労省の反対にもかかわらず外国人看護師・介護士の受け入れも始まっている。すでに2004年には経団連から外国人受け入れを求める提言が出されていた。2008年7月にインドネシアとの経済協力協定（EPA）にもとづき，看護師・介護福祉士候補者の第一陣が来日している。フィリピンとのEPAも2009年から実施された。

2 第五次医療法改正案の内容

2-1 改正案の概要

　第五次医療法改正案の基本的考え方のもとになったのは政府・与党が2005年12月にまとめた「医療制度改革大綱」である。国民の医療に対する安心・信頼を確保し質の高い医療サービスを適切に受けられることを狙いとして，医療情報の提供，医療計画制度を見直し医療機能の分化・連携の推進，地域や診療科による医師不足問題等に対応しようとするものだった。

　改正案のポイントは以下の6点である[107]。

1　患者への医療情報の提供

　患者が医療に関する情報を充分に得られ，適切な医療を選択できるよう支援する。

　　(1) 都道府県が医療機関の情報を集約しわかりやすく住民に情報提供する仕組みを制度化する（情報提供制度）。

　　(2) 入院時における治療計画を文書により説明する。

　　(3) 広告事項の緩和

2　医療計画制度の見直しによる医療機能の分化・連携

　医療機能の分化・連携を推進し切れ目のない医療を提供するとともに在宅医療の充実を図る。

　　(1) 医療計画に脳卒中，がん，小児救急医療など事業別の具体的な医療連携体制を位置づける。

　　(2) 医療計画にわかりやすい指標と数値目標を明示し，事後評価できる仕組みとする。

　　(3) 退院時調整など在宅医療推進のための規定を整備する。

3　地域や診療科による医師不足問題への対応

　僻地などの特定地域，小児科・産科などの特定の診療科の医師不足の深刻化に対応し医師・医療従事者の確保策を強化する。

（1）都道府県の「医療対策協議会」を制度化し，関係者による対策を推進
する。

（2）医療従事者の地域医療確保への協力を義務づける。

4 医療安全の確保

（1）医療安全支援センターを制度化，医療安全体制確保を義務づける。

（2）行政処分を受けた医師等の再教育を義務化し行政処分の類型を見直す。

5 医療法人制度改革

医業経営の透明性や効率性をめざすとともに，新たな医療法人類型を創設す
る。

（1）解散時の残余財産の帰属先の制限など医療法人の非営利性を徹底する。

（2）医療計画に位置づけられた僻地医療や小児救急医療を担う新たな医療
法人（社会医療法人）を創設する。

6 その他

（1）施設規制法の性格が強い現行医療法を，患者の視点に立ったものとな
るよう目的規定と全体的な構造を見直す。

（2）有床診療所に対する規制を見直す。

具体的内容は以下のようなものだった。

① 医療機能に関する一定の情報について都道府県への報告を義務づけ，こ
れを都道府県が集約して患者・住民にわかりやすく提供する。一定の情
報とは，診療日・時間，安全管理体制，医師の略歴，他の機関との連携，
在宅医療の実施，手術件数，セカンドオピニオン，クリティカルパスの
実施など。入退院時の文書による説明と入院から退院までに提供される
医療の計画書を作成・交付し説明することを義務づけている。

② 都道府県の医療計画を通じて脳卒中，がん，小児救急医療など事業別に
地域の医療連携体制を構築する。医療連携体制は事業ごとに具体的に医
療計画に位置づけ，住民・患者に連携の状況を明示する。医療機能調査
を行い，住民，医療関係者，介護事業者と協議して医療連携体制を構築
する。事業別にわかりやすい指標と数値目標を住民・患者に明示し事後

評価できるようにする。在宅医療を推進するために，医療計画の必要記載事項に在宅医療を明記し数値目標を設定すること，退院時の在宅医療機関との連携や支援を努力義務とする。

③ 地域の医療関係者による医療対策協議会を制度化し医療機関の協力を義務づける。医療対策協議会は県の医政担当部長，保健所長，医師会長，医科大学長，病院代表，市町村長，住民代表で構成する。公的医療機関には僻地・救急医療の医師確保への協力を義務づける。

④ 医療安全支援センターの制度化と医療機関の医療安全確保の義務づけ，行政処分を受けた医師の再教育を義務化する。

⑤ 持ち分のある社団医療法人は出資限度額法人への移行を進める。また公益性の高い「社会医療法人制度」を創設し，地域医療の担い手とする。

⑥ 有床診療所の48時間の入院期間制限を廃止し，医療計画の基準病床数制度の対象とする。

2-2 国会審議の経過

医療制度改革関連法案（健康保険法等改正案と医療法等改正案）は2006年1月国会に提出され，4月6日衆院本会議で趣旨説明が行われ審議入りする。健保等改正案には後期高齢者医療制度の創設と介護保険法改正による介護療養型病床の2012年廃止が盛り込まれていた。5月18日衆院本会議で自・公の賛成多数で可決し，6月14日参院で可決・成立した。参院では21項目にわたる付帯決議が採択されている。水田保険局長は政省令が440項目に及ぶと発言しており詳細は省令に委ねられた[108]。法案は国会提出後わずか5ヶ月で，無修正で成立した。施行期日は2007年4月1日。

3 医療体系化政策の形成・決定・実施過程

3-1 類型化・機能分化政策（ケースⅣ）の実施過程

3-1-1 類型化政策―特定機能病院・地域医療支援病院の要件見直し

特定機能病院，地域医療支援病院については，診療報酬上のメリットがあったためその後新たな問題が浮上し，要件の見直しが必要となってくる。

地域医療支援病院に関しては患者紹介率の条件をクリアーするために外来分離の動きが出てくる。2005年7月厚労省は「公道等を隔てた医療機関における施設の一体性について」を通知し，安全性などの要件を満たせば渡り廊下の設置は必要ないことを示した[109]。医療機関から要望が強いためとされたが，大規模病院が地域医療支援病院や急性期加算を取得するため隣接地に外来を分離する動きを阻止する狙いもあった。

特定機能病院に関しても大学以外から申請が出てくる。日医内の7月の社保審・医療部会報告で，大阪府立成人病センターの承認審査が保留となったことが問題視される。特定機能病院を作る時に高度医療としたら日本中から手が上がりすぎて大学病院本院に限った。しかしその後循環器センターが入ったため大阪府成人病センターも申請したという。申請の理由は経営上の理由だと植松会長は指摘している[110]。

2006年7月厚労省に「医療施設体系の在り方に関する検討会」が置かれ，類型化政策の見直しが行われる。検討会の経過が日医理事会議事録に詳細に記載されている。日医は地域医療支援病院が紹介率をクリアするための門前診療所を問題視していた[111]。9月の第2回検討会で，地域医療支援病院を全ての二次医療圏350に作る予定が80しかできていないと報告され，地域医療支援病院の位置づけが曖昧だとの議論になった。日医は医師会病院があるので微妙な立場で，理事会でも医師会病院が建て替えの時期に来ており大変だとの意見が出ている[112]。2007年4月第6回検討会で，第五次医療法改正に向けて意見約化の議論が始まる。理事会では結論ありきで不満のはけ口として利用されてい

るではないかとの意見も出される[113]。第9回で最終とりまとめを行った。理事会では地域医療支援病院，特定機能病院は診療報酬上の特典があるということに意味があったと今村聡常任理事が発言し，もともと地域医療支援病院は医師会病院の救済策だったと内田常任理事も明言する[114]。

　地域医療支援病院の要件である患者紹介率の計算方法も問題となる。2011年7月の日医常任理事会で，各県で紹介率が原因で問題が起きていると横倉副会長が発言した。三上理事より紹介率の考え方が3～4種類あること，救急患者が多いとクリアしてしまうこと，医師会立病院は救急ではなくて紹介中心なのでイメージが異なるなどの指摘がされた[115]。

　特定機能病院についてはその後も申請が続く。2011年9月第30回社保審・医療分科会で，がん研有明病院の特定機能病院審査が行われた。日医は特定機能病院の要件見直しが終わるまで保留すべきと主張したが，事務局は見直し検討中だからと拒否すれば訴訟で負けると説明し，やむを得ず承認となった。日医としては地域医療支援病院，社会医療法人の要件についても見直しを求めることとした[116]。2012年2月には静岡県立がんセンターから特定機能病院の申請が出る。これからも駆け込みで申請が出そうだが静岡と国立国際医療センターは承認せざるを得ないと厚労省は説明したという[117]。

　2012年3月厚労省は「特定機能病院と地域医療支援病院のあり方検討会」を設置し承認要件の見直しをすることを決める。特定機能病院は，大学病院80，国立2，自治体立1，その他1の合計84で，静岡県立がんセンターが継続審議となっていた。また都道府県が指定する地域医療支援病院は，二次医療圏に1施設程度のはずが複数ある地域や存在しない地域もあった[118]。4月第2回検討会では，地域医療支援病院の診療報酬上のインセンティブが大きいことが問題視された[119]。厚生省は地域医療支援病院のデータを持っておらず，日医は早急にデータを集めるよう求めた。その後国際医療センターと静岡県立がんセンターは特定機能病院の承認を受けている。

　特定機能病院・地域医療支援病院のあり方検討会はその後も継続され，2014年1月に中間とりまとめが報告されているが，特定機能病院86，地域医

第5章 医療体系化政策の政策過程（ケースⅤ）　*309*

療支援病院439となっていた。

3-1-2　病床機能分化政策—機能別病床規制

　2003年9月厚労省が一般病床と療養病床の届け出結果を発表したが，一般病床は92万床（73%），療養病床は34万床（27%）で一般病床が圧倒的に多い結果となった[120]。機能分化政策として期待した効果が得られずさらなる政策が必要となってしまう。厚労省は8月1日に「医療計画の見直しに関する検討会」（黒川清[121]座長）を立ち上げ必要病床数算定方法など医療計画の見直しをするためワーキンググループを作って作業に着手していた。

　2004年10月ワーキングルグープの報告書を待って第2回医療計画見直し検討会が開催された。日医は，報告書の新たな病床区分が定着したので算定式を作成するという部分を問題視する[122]。第3回医療計画見直し検討会でも基準病床数の算定式が最も重要なテーマで，新たな病床区分が定着したかどうかが議論された。日医・全日病・医法協の委員からはまだ病床区分が定着したとはいえないとの反対意見も出された[123]。日医内では，厚労省が営利企業の参入を阻止するために病床規制に使いたいとしているので早急に内部で検討しなければと植松会長が発言している[124]。12月第4回医療計画見直し検討会で，厚労省は病床区分が定着したと説明したが，土屋（日医）・鮫島（日精協）・豊田（医法協）委員らは時期尚早と反対し，土屋委員はどうしても区分した算定式にするなら一般と療養を行き来できることが必要だと述べた[125]。日医でも，一般と療養病床の新たな算定式が規制改革・民間開放推進会議の病床規制撤廃への反論となるため，早急に対応を考える必要があるとの意見が出され，病床不足地域をたくさん作れば営利企業が参入できると改革会議は考えているふしがあると植松会長も発言している[126]。

　2005年1月第5回医療計画見直し検討会は基準病床数の算定式に関して一般病床と療養病床に分ける方向で合意し，第五次医療法改正を視野にいれた医療計画の見直しの前に対応することとなった[127]。日医内では，事前に会内で議論した上で，前日に厚労省担当課長以下に日医会館に来てもらい意見交換をし

たうえで出席したと報告されている。病床区分が定着したとは考えていないこと，一般病床は急性期病床ではないことを前提に算定式の検討に入ったという。最終報告書案が突然出されたが，厚労省は規制改革・民間開放推進会議に相当気を遣って文言を取り入れている。第五次医療法改正の作業に入りたいので第四次改正の積み残しを早く片付けたいというのが本音のようだと土屋理事が説明している[128]。2月の第6回医療計画見直し検討会は，一般病床・療養病床それぞれの算定式を決めた[129]。

この段階までは医系技官と医師会の間にはまだなんとか共同体的な絆が残っていた。日医と厚労省とは事前打ち合わせを行っているが，規制改革派への対抗と第五次改正を急ぎたい厚労省の意向で日医もしかたなく同意している。機能分化政策としての一般病床・療養病床の区分は，その後一般病床のさらなる細分化とふるい落としに向かっていく。

3-2 病床規制（ケースⅢ）の実施過程

3-2-1 病床規制制度の見直し（規制の継続）

病床規制制度の見直しに関しては，2002年3月規制改革3ヶ年計画（改定），2003年3月同計画（再改定）の中でも，許可病床が既得権益化しているとして見直しを求められていた。規制改革・民間開放推進会議などにおける撤廃の議論と厚労省の医療計画見直し検討会における議論が同時並行で進んでいく。

2004年10月医療計画見直し検討会ワーキング・グループの報告書では諸外国の病床規制の状況，病床規制を廃止または維持する場合の論点整理が示された。病床規制は諸外国でも実施され一定の役割を果たしたが，その後量的規制から質的規制に重点が移りフランス・ドイツ・オランダは量的規制をなくす方向だった[130]。病床規制を廃止する場合に必要な条件として，①入院治療の必要性を検証できる仕組み，②入院が必要なくなった場合退院を促す仕組み，③医療機関の診療内容等の情報が公開され患者の選択・質の向上と効率化が図られる仕組み，④救急・僻地医療等政策的に必要な医療の提供に対し補助金や

第5章　医療体系化政策の政策過程（ケースＶ）　*311*

診療報酬上の評価により提供が保障される仕組みをあげた[131]。見直し検討会は11月から2005年1月までは一般病床・療養病床の算定式の議論に終始した。

　規制改革・民間開放推進会議の官製市場民間開放委員会は10月末に厚労省と公開討論を行った。病床規制はその意義が薄れつつあり許可病床が既得権化し，新規参入による競争を阻害しているとして一般病床の規制を速やかに撤廃すべきと主張され，厚労省は防戦一方だった[132]。規制改革・民間開放推進会議は11月に答申に向けた基本方針をまとめるが，一般病床の病床規制は速やかに撤廃し，療養病床は廃止または削減の方向としていた[133]。しかし12月末の規制改革・民間開放3ヶ年計画の改定に向けた第一次答申では，病床規制の見直しは課題を挙げるにとどまった[134]。

　2005年2月第6回医療計画見直し検討会は，医療計画制度の見直しについて議論を開始する。都道府県の裁量幅を拡大し，必要な場合には二次医療圏における流入患者数を実数より多く設定できるようにし，都道府県全体としては合計数を超えないこととしていた[135]。社保審・医療部会でも，2006年医療制度改革に向けた論点整理を行い，医療計画の見直し，地域医療連携の具体的仕組み，特定機能病院や地域医療支援病院の要件，有床診のあり方などが出された[136]。その後介護療養病床廃止，有床診の病床規制なども浮上してくる[137]。

　5月末の医療計画見直し検討会は病床規制制度の現状評価と2006年度医療制度改革に向けた医療計画見直しの方向性について議論した。規制改革会議が病床規制撤廃に必要な条件を2006年度医療制度改革で措置するよう求めていた。規制廃止に必要な要件として同検討会のワーキンググループが前年まとめた報告書で4条件が示されていたが，厚労省は4つの条件のうち①～③はまだ整っていないとし，④は地域で必要な医療を把握した上で都道府県が実効性のある医療計画を立案すると説明した。委員からは特に異論もなく，規制廃止の環境が整っていないとの判断から存続方針を決める[138]。病床規制制度の議論はこの後は介護療養病床の廃止が焦点となっていく。

　池上直已（2006）が医療計画の政策評価を行っている。①病床数の抑制効

312

果は駆け込み増床により相殺されており医療圏ごとの過不足の基本的状況は変わっていない，②病床過剰が医療保険の効率的運営を妨げるとしてもその責めを新規参入者に負わせることは職業選択の自由を制限する，③二次医療圏は必ずしも生活圏に対応できておらず二次医療圏における責任と権限が不明確であるとしている[139]。

3-2-2 療養病床再編（介護療養病床廃止）

3-2-2-1 療養病床再編政策の形成・決定過程

2005年12月の社会保障審議会・介護給付費分科会で療養病床のあり方について議論が行われた。医療療養病床と介護療養病床の入院患者があまり違わないとの調査結果が出たことから，廃止を含めて議論すべきとの意見が委員から出される。初の診療報酬と介護報酬の同時改定となる2006年には医療と介護の機能分化がテーマとなってくる[140]。

12月21日厚労省医療構造改革推進本部[141]は唐突に，38万床ある療養病床[142]を2012年度までに介護型を廃止し医療保険型15万床に再編するを方針「療養病床の将来像について」（案）を決めた。医療療養病床は医療必要度の高い患者を対象とし医療保険で対応し，介護療養病床はケアハウスや老人ホーム，老健などへの転換を図るとしていた。療養病床の将来像については社保審・介護給付費部会から考え方を示すよう求められていたものだった[143]。

2006年1月老健局は自民党介護委員会（鴨下一郎委員長）で，介護保険法を改正し介護療養病床は2011年末に廃止する方針と説明する。四病協と日本療養病床協会は，療養病床を他に転換するためには多額の費用が必要だと非難する[144]。社保審・医療部会で佐々委員（全日病）は他の施設への転換は困難と主張し，豊田委員も机上の空論と反対したが，逆に松井委員（経団連）は前倒し実施を主張した[145]。

2月10日医療制度改革関連2法案は国会に提出された。医療費を目標どおりに抑制できるかがポイントで，平均在院日数短縮については療養病床削減が焦点となる。自民党内でも反対意見が相次ぎ議論は紛糾した。厚労部会幹部が医

療費適正化のためには療養病床の見直しは不可避との判断で部会・政調・総務会で了承を取り付けた。厚労省は自民党厚労部会・医療委員会，介護委員会の合同部会で，病床転換を円滑に進めるため基準を緩和した経過型施設や交付金の説明をする。しかし反対派は収まらず，大村秀章厚労部会長は予算関連法案提出の期限ぎりぎりまで議論を続けた。社会保障制度調査会の丹羽会長はじめ厚労関係の執行部は医療費適正化の議論は諮問会議などと何とか折り合いを付けてきた経過があり解決できなければ再び総額管理の話が出てきてしまうと理解を求めた。2月7日合同部会は反対派の一部が納得せず，怒号が飛び交う中で大村部会長が了承を宣言，続く政調・総務会でも了承を得た[146]。

医療関係者も老健局が医療費適正化対策のために療養病床再編を強引に進めようとしているとして反発する。日医と四病協は共同記者会見で，療養病床廃止は医療が必要な患者を介護施設に追い出すことになると批判した[147]。4月に厚労省は「療養病床に関する説明会」を開き経過措置を検討していると説明した。診療報酬改定により7月から医療療養病棟に医療区分・ADL区分に基づく患者分類を用いた評価も導入されることとなっていた。老健局総務課長は，療養病床を転換するために老健施設や在宅における受け皿整備を同時に進め，6年間の長期スケジュールで行うと説明した[148]。

日医には四病協・療養病床協から緊急要望が出されており，5月に介療養病床再編に関わる日医の基本的考え方をまとめた。介護療養型の改築がやっと終わったところで制度が廃止されることの矛盾や，数年後には都道府県単位で医療費削減計画・地域医療計画・高齢者医療制度など全てで圧力がかかってくると問題視していた[149]。東京都病院協会・慢性期医療委員会（桑名斉委員長）と東京都療養型病院研究会（安藤高朗会長）も危惧を表明する。7月から実施される医療区分1の診療報酬は老健施設より低く必要な医療が提供できなくなること，借入金の返済も困難になり経営破綻する危険があること，終末期ケアが重要な機能となっており老健施設では提供が困難なことなどを訴えた[150]。日医の竹嶋副会長は医療関係者と相談もなく唐突に決まった療養病床再編は絶対に容認できないと述べ，四病協もこのままでは経営困難となり療養病床の介

護施設への移行は不可能と主張した[151]。

　しかし厚労省辻哲夫審議官は講演で，療養病床23万床の老健施設への転換
は保障すると述べ，患者が病院から追い出されるとの懸念や不安に答えた。ま
た療養病床再編において老健への転換は一過程であって今後住宅政策と介護政
策をリンクさせていくと説明し，今後は在宅医療に社会的資源をシフトさせる
べきと主張した[152]。

　2006年6月に療養病床再編（介護保険法改正）を含む医療制度改革関連法
案は成立する。ここに至って医系技官と医師会の政策共同体は完全に崩壊し
た。

3-2-2-2　療養病床再編の実施過程

　9月に老健局地域ケア・療養病床転換推進室長は，医療計画・医療費適正化
計画・介護保険事業支援計画を作成するに当たり「地域ケア整備構想」を策定
して整合性を図ると説明した。モデルプランを作成するため全国8地域で試行
的に取り組んでおり，2007年3月に地域ケア整備指針案を公表する。都道府
県で「療養病床アンケート調査」を実施し整備構想を策定する際の基礎資料に
するなどと述べた[153]。8月の日医理事会では，療養病床の転換についていず
れ見直しがあるので急がない方が良いとの意見も出ている[154]。11月の参院厚
労委員会で自民党西島英利議員（医系）が，4割の患者が退院できずに「介護
難民」になると懸念を示したが，水田保険局長は推移を見守っていきたいと答
えるに止めた[155]。

　2007年3月厚労省は「療養病床アンケート調査」の結果を公表した。療養
病床全体のうち医療療養病床の継続または介護療養病床から医療療養病床への
転換を目指すのが5割（16万8千床）を占め，老健に転換する意向を示したの
は1割（2万9千床）にとどまっていた。3割（10万2千床）は未定だった[156]。
厚労省は3月末に自民党介護委員会に療養病床の転換支援の追加措置を示した。
老健に転換する場合の施設基準，医療機関と老健を併設する場合の施設基準等
の緩和については社保審介護給付費分科会で了承され5月から実施された[157]。

第5章 医療体系化政策の政策過程（ケースV）　*315*

　5月に日医は都道府県医師会医療問題担当理事連絡協議会を開き，厚労省の療養病床再編や病診の機能連携に対する日医の考え方を説明した。都道府県の地域ケア整備構想の中で療養病床転換推進計画を作成しそれを集計して全国の目標数に設定する方針なので，地域の事情を踏まえて人口動態・高齢者の増加に伴い医療必要度も高くなることを考慮するよう要請した[158]。療養病床再編の実施過程において都道府県医師会が地域ケア構想の主役となって反転攻勢をかけるというのが日医の基本方針だった。厚労省とは全面対決の姿勢に転換していた。

　この後厚労省は「地域ケア体制の整備に関する基本指針」をまとめる。各都道府県は基本方針を踏まえ，地域ケア体制整備構想を作成し年内に公表することになる。具体的には医療療養病床は個々の施設の転換意向を盛り込んで転換数が年度ごとに段階的に増加するよう設定する。介護療養病床は，2011年度末廃止を前提とし，医療療養病床への転換分については12年度末の療養病床の目標数を前提とする。転換推進計画を作成するため都道府県は医療機関の転換意向を把握するとともに入院患者の医療区分の状況を調査する。地域ケア体制整備構想は療養病床再編を含め老人福祉圏域を単位に数値目標を設定して整備していくなどとなっていた[159]。

　9月に日本療養病床協会全国研究会で木下毅会長は，医療療養病床は医療に重点を置く病床に変わってきていると述べ，リハビリを必要とする患者も増加するのであわてて老健施設に転換することのないよう訴えた。シンポジウムで，急性期病院の平均在院日数が短くなり重症者がどんどん出されているとして，療養病床削減による医療難民・介護難民を防ぐには医療療養病床が20万床以上必要との試算も出された[160]。規制対象となる業界からの異議申し立てだった。これでは今まで産業政策で一般的だった業界自主規制も望めないし，行政指導も効果が期待できなくなってしまう。産業政策としては完全な失敗だった。

　2008年8月自民党社会保障制度調査会医療委員会（大村秀章座長）は，2012年度の療養病床数を約21万床とする厚労省案を了承した。厚労省は都道

府県の集計結果から15万床の削減目標を諦める。病床転換の動きが鈍い上に，療養病床を今後増床する必要があると見込む自治体も出るなど方針転換を迫られる形となった。医療費適正化計画でも療養病床の病床数を21万床に上方修正した[161]。日医の作戦勝ちだった。

2009年民主党政権に交代すると，11月衆院予算委で長妻厚労相は療養病床削減については凍結すると発言する[162]。さらに2010年9月長妻厚労相は衆院厚労委で介護療養病床廃止は困難として法改正に言及する。4月の転換意向調査で介護療養病床の6割が転換先を未定と回答していた[163]。

この後，介護療養病床廃止は2017年度まで6年間延期され，自・公政権が復活すると廃止方針が再々度見直されることになる。

3-2-3　その他の病床削減政策（精神病床，公的病床）

精神病床についても厚労省は2004年8月に「精神病床等に関する検討会」から病床削減を行うべきだとする報告書を受け，精神保健福祉対策本部（本部長坂口厚労相）で9月に「精神保健医療福祉の改革ビジョン」をまとめた。入院中心から在宅重視に転換し，社会的入院の数に相当する7万床を10年間で削減する方針を打ち出した。医療計画に新たな精神病床の基準病床数の算定式を導入し，都道府県ごとに各数値目標を医療計画に反映させることとしていた[164]。2012年6月にも厚労省の「精神科入院医療の機能分化と質の向上等に関する検討会」（武藤正樹座長）が，早期退院を目指し機能分化を進め精神病床を減少させる意見書をまとめている[165]。しかし2004年からの10年間で約1万床の減少にとどまっていた。療養病床再編と同様に産業政策としては完全な失敗だった。

自治体病院の病床削減策も進行していた。2005年1月総務省は自治体病院に対する地方財政措置を見直し，自治体病院が病床数を削減した場合に普通交付税の算定を削減前の病床数で行う仕組みを創設した[166]。自治体病院の再編・相互連携・機能分化・病床の合理化等を財政面からバックアップするものだった。総務省も自治体病院の経営悪化で困り果てていた。

第5章　医療体系化政策の政策過程（ケースⅤ）　*317*

3-3　医療体系化政策（ケースⅤ）の形成・決定・実施過程

3-3-1　医療体系化政策の形成過程

3-3-1-1　新たな医療体系化政策―4疾病5事業

　新たな医療供給体制の体系化政策は，厚労省の「医療計画の見直し等に関する検討会」と社会保障審議会医療部会で政策形成が行われていく。

　2003年8月から厚労省は医療計画見直し検討会を設置しその下でワーキンググループが準備作業をしており，2004年10月第2回検討委員会から議論を開始する。9月には社会保障審議会に医療部会を設置した。前年4月に策定した「医療供給体制の改革のビジョン」に沿って検討し，2006年度医療制度改革関連法案に医療供給体制の改革も盛り込む予定だった[167]。医療計画の見直しに沿って医療体制整備の補助金を交付金化し，都道府県の裁量幅を拡大する方針だった[168]。

　2005年1月全国厚労関係部局長会議で，岩尾總一郎[169]医政局長は改革案の方向性について医療機能の分化・連携を推進し急性期から回復期を経て在宅医療までの流れが二次医療圏で完結する体制とし，数値目標と政策評価によって実効性の高い計画にしていくと説明した。また小児救急・へき地医療などの危機的状況に関して地域協議会，補助金制度などを活用して欲しいと述べる[170]。まだこの段階では二次医療圏における急性期→回復期→かかりつけ医・在宅という流れを整理することだけしか考えていなかった。しかしこの後地域医療の崩壊がマスメディアで取り上げられ社会問題化すると，新たな疾患別の体系化政策が浮上してくる。危機的状況をバネに新たな機会が生まれた。医系技官達の夢である医療供給体制の計画的・体系的整備の総仕上げに入っていく。

　2月の第6回医療計画見直し検討会で，事務局より数値目標を医療計画に明示することが提案され，例としてがん・脳卒中・小児・災害などの診療ネットワークの整備が上げられた[171]。新たな体系化政策の提案だった。日医内では，国が方向性をつけ都道府県単位の医療提供体制を構築し国の方針に沿ったものには補助金を出すというのでは官僚統制につながるとの危惧や，都道府県が自

主性・裁量性を失うことになるなどと批判が噴出した[172]。続く第7回検討会報告でも日医内では，一般病床を専門分野に特化できるものだけにしていく意図が見え危険だとの意見が出される[173]。

日医内の社保審・医療部会（4月13日）報告で，疾病別のネットワークについては救急・小児救急・周産期医療・がん・急性心筋梗塞・脳卒中・糖尿病が例示されたが確固とした考えではないようだと報告された。桜井理事から，規制改革・民間開放推進会議からの圧力に対して，厚労省がむしろ支配力を増やせるようなものにすり替えようとしているのではないかとの意見も出された。有床診が生き残れるようにすべきと九州地区理事から意見が出される。愛知県大輪理事は，県で医療計画見直しの真っ最中だが，県立4病院を循環器・呼吸器センター，がんセンター，精神病院に特化すると言い出して困っているとの発言もあった[174]。自治体病院も危機に乗じて生き残り策を模索しようとしていた。

4月22日の医療計画見直し検討会で，厚労省は医療計画に盛り込む主要な疾病・事業の指標を提示した。日病は，広域医療連携センターの設置が必要だとして，医療機関別に提供できる医療内容を認識できること，医療機関のできることを積み上げて，がん・脳卒中・急性心筋梗塞・糖尿病等のネットワークを構築する必要があると主張した。全日病は，各施設の専門とする主要疾患に関し行政が実態把握し公表すること，主要疾患のネットワーク化は生活習慣病だけでなく骨粗鬆症・認知症・小児・周産期医療・救急医療も考慮すること，医療情報の効率的収集のために国は予算でIT化を進めることなどを指摘した。医法協は，診療ネットワーク構築には都道府県が医療機関の医療機能を把握し情報開示できる支援体制を整備すること，地方の裁量を生かすため交付金・補助金などの自由度を認めることなどを挙げた。健保連は，診療ネットワークの核となる「かかりつけ医」の機能を詳細に検討すること，ネットワーク協議会には住民・患者・保険者も参加することを主張した。看護協会は，医療計画立案には人材養成確保・医療安全対策も含めたものとし事業評価には患者会等の参加も検討する必要があるとしていた[175]。日医内でも数値目標に

よって住民・患者にわかりやすい医療計画制度をすすめ医療の質の向上につなげようとしていると報告されている[176]。数値目標により計画・管理する方式は，経済財政諮問会議を意識してうまく流れに乗ろうとする厚労官僚の作戦だった。

5月30日の第9回医療計画見直し検討会で厚労省は見直しの方向を以下のように説明した。①がんなどの主要疾病や救急医療に対し都道府県の対策を医療計画に明示し医療提供者と住民が情報を共有できるようにし，都道府県が数値目標を計画に明示し改善プロセスを住民に公表する。②全国共通の指標は疾病ごとの検診受診率，有病者の受診割合，社会復帰率，死亡率などとし予防から在宅・ターミナルケアまでを一連の流れで考える。③診療ネットワークは地域の核となる医療機関を定め各医療機関の医療機能を患者に情報提供する，ネットワーク全体で切れ目のない医療サービスの提供に向け調整する，医療従事者の研修などに取り組むなどだった[177]。しかし日医内の第9回医療計画見直し検討会報告では，医療計画の見直しの狙いは地域に各疾患の専門病院を置いて集中させることではないかと植松会長・土屋理事が発言し，医療資源の無駄を省くという観点で手術料の施設基準を作った時からそこに狙いがあったのではとの批判が出てくる[178]。日医内の第10回医療計画見直し検討会（6月20日）報告でも，議論のまとめがたたき台として提出されたと説明され，拠点病院，集約化，医療連携体制，地域の調整組織などがその内容で，日医としては医療機関の系列化につながると反対したと報告されている[179]。日医は医療の体系化は官僚統制につながると反対の立場だったが，医系技官主導で審議はどんどん進んでいく。病院団体は補助金に賛成の意向だった。日医内の社保審・医療部会（6月29日）報告では，中間まとめについて議論したが医療連携体制，地域医療支援病院，有床診等が議論になったと説明された。8つの検討会が関係しているが中身がまとまっていない段階から先取りでこの中に盛り込むのは結論ありきになってしまうと指摘したと報告されている[180]。7月11日第11回医療計画見直し検討会で論点のまとめができあがる。

社保審・医療部会は7月29日に中間まとめを了承した。医療計画の見直し

では，①がんなどの主要な事業ごとの数値目標を都道府県が設定すること，②医療機関の機能分化・連携を推進する「医療連携体制」の構築，③医療連携体制構築に向け調整組織の設置などを重点としている。主要な事業（がん，脳卒中，急性心筋梗塞，糖尿病，小児救急を含む小児医療，周産期医療，救急，災害医療，僻地医療）ごとの施策を医療計画に明示する。国は全国規模の医療機能調査を行いデータの公表や主要事業ごとの指標を示し補助金・診療報酬などで支援する。医療計画策定主体の都道府県は，主要な事業ごとに必要とされる医療機能を明らかにするために医療機能調査を実施，調査データを公表，数値目標を医療計画に明示，政策評価を行うなどとなっていた。主要な疾病ごとに拠点となる医療機関を「指定する」というネットワーク構想は，委員から自然発生的なネットワークを生かすべきだとの反論があり，切れ目のないサービスを提供できるように医療連携体制を構築すると改めた。連携体制を構築する調整組織は，医療機能に関する情報提供の調整，切れ目のないサービスの提供に向けての調整，医療従事者の研修に取り組むこととしていた。調整組織のメンバーは医師・看護師など医療提供者，保健事業実施者，市町村，医育機関代表者などとなっていた[181]。

　8月に就任した松谷有希雄[182]医政局長は，第五次医療法改正のポイントは患者・国民の視点で，患者は自分で情報を得て選択する時代になったと述べた。医療計画は今まで量的な病床規制の側面がクローズアップされてきたが，がん・脳卒中など事業ごとに地域の連携体制を作っていくための目標を示す。規制改革会議は病床規制は撤廃すればよいとの議論だったが，規制が有効に働いてきた面もありほかに方策はないので残すと語った[183]。医政局原勝則総務課長は講演で，機能分化と連携を進めるために医療計画制度を有効に活用すると述べる。がんや糖尿病など主要な事業ごとに国が数値目標の指標を設定し，県は地域の医療機能を調査した上で数値目標を設定し，それを踏まえて具体的な連携体制を立てて医療計画に書き込んでもらう。医療計画には病床規制と任意的記載事項があったが，残念ながら病床規制のほうに重点があって任意的記載事項は作文に終わっていた。今回は後者を改善するための実施計画としてい

第5章　医療体系化政策の政策過程（ケースⅤ）　*321*

くと強調した[184]。

　9月厚労省は医療計画制度の見直しについて都道府県の意見を聞くため，「新しい医療計画の策定に向けた都道府県と国との懇談会」を開いた。懇談会に参加したのは秋田，東京，静岡，石川，大阪，広島，高知，福岡，熊本県の9県で，インターネットで医療情報の開示に取り組んでいる静岡県や大阪府，クリティカルパスによる医療連携が進む熊本県の事例が報告された。基準病床について都道府県の裁量の拡大を求める意見のほか，医療機関の情報開示についても「医師会の協力がないと進められない。国の主導で進める気はないのか」など国の関与を求める意見もあった。病床規制について「使っていない病床を返してもらうことが喫緊の課題」との意見もあった。地域医療にとって必要な機能を強化したいと思っても許可病床が既得権化している状況では制約が多い。病床をどのように配分するかを含め都道府県の権限強化が課題の一つになりそうだとの見方もあった[185]。10月の都道府県との懇談会で厚労省は，がん対策など9事業に関する数値目標の設定を盛り込んだ新しい医療計画を2008年度から全国一斉に施行する考えを示した。都道府県はまず医療機能調査・患者の疾病動向調査を実施，医療サービスの供給状況と需要行動を把握し，9事業について医療連携体制の構築を医療計画に明示する。計画に盛り込む指標などの具体例も示した。脳卒中患者の総入院数10％削減などの数値目標を設定し，達成に要する期間，関係者の役割分担と責任，達成までの方策を計画上に明示，達成状況の評価と改善方策の検討を行うという流れだった。連携の体制は従来の二次医療圏ではなく事業ごとにフレキシブルに考えていくと医政局谷口指導課長は述べ，辻審議官は「医療計画のあるべき方向は見えている。それにドライブをかけるために診療報酬にメリハリを付ける」と述べた[186]。

　第12回医療計画見直し検討会（10月28日）で厚労省は新しい医療計画のポイントについて説明し，数値目標の具体案を提示した。厚労省は年末までに新しい医療計画のモデルを作成し都道府県に周知する方針で，新医療計画は2008年から全国一斉にスタートさせるとしていた[187]。日医内の第12回検討会報告ではもう特段の議論は無くほぼ収束へ向かいつつあった[188]。第13回医

療計画見直し検討会（11月30日）で厚労省は公立病院の使用していない病床を見直し，小児救急医療など地域で必要な医療サービスを提供する医療機関に病床を割り当てるなど弾力的な運用を行う方針を示し，第14回検討会（12月9日）で厚労省の方針は了承される。病床過剰地域では公立病院の病床が固定化し医療ニーズに合わせた新規病院の開設や増床などが認められない現状が指摘されていた。都道府県は年間平均病床利用率が50%を下回る公立病院には許可病床数の見直しを行い，削減された病床を小児救急・周産期医療などを提供する病院の増床・新規参入に当てることができるようになる[189]。

　2005年12月2日社保審・医療部会はとりまとめの議論を行い「医療提供体制に関する意見」を了承した。これを受けて厚労省は関係法の改正案を次期通常国会に提出することとなった。医療計画制度の見直しでは，①計画の記載事項に主要9事業の連携体制について追加する，②連携体制構築に当たり住民・医療関係者などの協議に関する規定を新設する，③主要9事業などの数値目標や指標を設定する等で，基準病床制度は今後とも検討していくとしている。有床診の48時間規制を撤廃し基準病床数制度の対象とすること，医療法人の非営利性に関する規定の整備なども含まれていた[190]。

3-3-2　医療体系化政策の決定過程

　2006年4月12日衆院厚労委員会は医療制度改革関連法案（健保改正・高齢者医療制度創設，介護保険改正・療養病床再編，医療法改正）の審議に入ったが，がん対策法案の取り扱いをめぐって与野党の調整がつかず，与党のみで質疑が行われた。民主党はがん対策基本法案を国会に提出しており，与党案がまとまり次第民主党案とともに審議入りすることで合意し正常化した。民主党委員からは僻地・小児・産科の医師不足，勤務医の過剰労働問題，医療事故など医療供給体制の質問が目立った。川崎二郎厚労相は医療費適正化が課題であること，医師不足問題に対しては偏在の解決が必要と説明した。医師偏在の解決策については松谷医政局長が，医療対策協議会で話し合ってもらうほか診療報酬上でも重点評価したと答えている[191]。参考人質疑では，日医が都道府県の

医療費適正化策による地域格差の拡大や療養病床削減に伴う介護難民の発生などを指摘し慎重な対応を求めた[192]。4月28日の議論では医療費推計の妥当性で議論があった[193]。医師不足問題にのみ関心が集まっていた。民主党は，医師不足や偏在解消にはインセンティブによる誘導以外に何らかの強制力も必要だと考えていた[194]。しかし医療体系化政策に関わる議論はほとんど行われなかった。衆院本会議は5月18日に採決を行い自・公の賛成多数で可決し参院に送付した。日医は5月16日緊急会見を開き，充分な議論を求め不備な点については付帯決議などの対応を要請した[195]。

医療制度改革関連法案は5月22日に参院審議入りする。与党のがん対策基本法案も国会に提出され，民主党法案とともに審議されることとなった。医師確保対策など医療提供体制の議論が中心だった衆院に比べ，参院の審議は後期高齢者医療制度の制度設計や新たな診療報酬体系，今後の保険者の再編のあり方，生活習慣病予防対策の健診・保健指導の体制など法案の根幹に関わる論点により多くの時間が割かれていた[196]。6月14日参院本会議で法案は自・公の賛成多数で可決された。前日の参院厚労委員会では自民・民主・公明の3党共同提案による21項目の付帯決議が採択されていた。日医が懸念した混合診療につながる保険外併用療養費について無制限な拡大をしないこと，後期高齢者医療制度の広域連合設置に対する支援や保険者協議会の活用，健保連が要請していた後期高齢者支援金や前期高齢者納付金等について負担の高くなる保険者への配慮の検討なども含まれていた。療養病床の転換については確実に老健施設へ転換できるように構造設備基準や経過的な療養病床の人員配置基準で適切な対応をすることなども決議した[197]。

3-3-3　医療体系化政策の実施過程

医療制度改革関連法の成立により，2008年4月から新医療計画がスタートするため厚労省，都道府県は準備に入っていく。

2006年7月厚労省の医療制度改革関連法に関する都道府県説明会で辻審議官が具体的な政策展開について説明した。医療構造改革推進本部の下に事務局

を設け医療費適正化計画の実施，地域ケア・療養病床の再編成，医師・看護師不足対策に当たるとした。老健局は療養病床の再編を踏まえて国による「地域ケア整備指針」，都道府県による「地域ケア構想」作成について説明した。医政局は三省庁による新しい医師確保総合対策について説明し，小児・産科などの集約化・重点化計画策定は年内にも同省へ報告するよう要請した[198]。11月にも都道府県会議，全国医政関係主管課長会議を開催し，「医療提供体制の確保に関する基本方針案」を示した[199]。

　2007年2月全国医政関係主管課長会議で，松谷医政局長は医療計画制度は従来の病床規制に加えて計画的整備を行うという意味で20年ぶりの大きな制度見直しだと強調した。4疾病5事業について地域連携の仕組みを医療計画に示し具体的な数値目標を設定，実施・評価・見直しまで一連の流れができたと評価した。また社会医療法人制度は医療計画に記載される救急医療等確保事業が認定要件となると説明している[200]。日医も6月に都道府県医師会地域医療担当理事連絡協議会を開催する。医政局総務課長が，医療計画の作成指針を7月上旬には示すので年度内に各都道府県で医療計画を策定してもらいたいと述べている[201]。この後厚労省の作成指針が出され，都道府県で作業が進んでいく。

　2008年1月全国厚労関係部局長会議で厚労省は4月からスタートする新医療計画について，計画作成段階で患者・住民の参加が少ないこと，4疾病5事業の連携体制について具体的な医療機関名を記載し患者が選択する際に役立つものとすることが重要だと説明した。外口崇[202]医政局長も医療計画に記載されることが医療法や診療報酬における認定要件となる場合があると注意を喚起した[203]。こうして新医療計画は2008年4月からスタートした。

　2009年2月厚労省は社保審・医療部会で新医療計画の報告を行う。医療計画は奈良県を除く46都道府県で策定済みとなっていた。なお日医委員から急性期の基幹病院だけに財源を投入することは有床診や中小医療機関の切り捨てだと批判が出る[204]。日医内では，医療計画に記載されることが社会医療法人の条件となっているが都道府県によって温度差がありすぎ問題だとの意見が出

る[205]。3月の全国医政関係主管課長会議で外口医政局長も，医療計画について医療機関の名称を記載することになっているがばらつきがあると指摘し，社会医療法人の認定要件に関わるため重ねて注意を促した[206]。

3-3-4　がん診療連携拠点病院

　医療計画の見直しに絡んでがん診療拠点病院制度の見直しも始まっていた。地域がん診療拠点病院の指定は2002年3月から開始され全国に135カ所あったが，指定要件が不明確で，特定機能病院が抜けていることや診療機能のばらつきなど課題が指摘されていた。

　2005年7月厚労省は「地域がん診療拠点病院のあり方に関する検討会」（座長垣添忠生国立がんセンター総長）を設置する。見直しの方向性として，①がん治療認定医（仮称）の配置など指定要件を数値化する，②指導的役割が期待できる特定機能病院を対象に含める，③がん拠点病院を地域拠点病院と都道府県がん拠点病院に二層化しネットワークを構築する，④拠点病院内に相談支援センターを設置しセカンドオピニオン医師の紹介や診療ガイドラインの公表を行う，⑤拠点病院に対する補助金・診療報酬加算などのインセンティブを作る，⑥2年ごとの現況報告や4年ごとの更新制を導入することなどが示された[207]。

　日医内の第1回がん診療拠点病院検討会の報告では，「がん診療連携拠点病院」に名称変更するよう申し入れたという。県に1つ，二次医療圏に1つ置いてピラミッド型のヒエラルキーを作るというのは管理医療そのものだと批判も出る。静岡でも県立がんセンター1つだけとなると地域で今まで医師会も協力してやってきた3カ所の拠点病院はどうなるのかと疑問が出される[208]。8月の第2回地域がん診療拠点病院検討会は指針見直しについて了承した[209]。日医内の報告では，都道府県の事情によっては複数あっても構わないと委員の意見もあり厚労省も了承したという。都道府県がん診療拠点病院と地域がん診療拠点病院で2層化し，前者が後者を指導するとあり，ランク付けだと批判が出ている[210]。

　2006年6月がん対策基本法案は，与党案と民主党案を一本化して可決され，

2007年度から施行された。都道府県ごとにがん診療連携体制が整備され，都道府県がん診療連携拠点病院と地域がん診療連携拠点病院とになった。

2007年1月日医内の第2回がん診療連携拠点病院の指定に関する検討会報告で，要件を満たしていない医療機関が多数推薦されていると問題になっていた。病院のランク付けにつながるとの危惧の声も出ている[211]。二次医療圏において複数の医療機関が推薦される場合は地域医療計画との整合性を図ることとなっており，都道府県拠点病院が32，地域連携拠点病院が254病院となった。

その後，地域拠点病院は二次医療圏に1つを目指して整備が進められていたが，2012年4月現在で397施設，病院間の格差も大きく未だに113医療圏では整備されていなかった。また都道府県指定の拠点病院が36都道府県272施設あり患者にはわかりにくかった。2012年12月厚労省はがん診療連携拠点病院の指定要件見直しなどを検討する「がん診療提供体制のあり方に関する検討会」を新たに設置している[212]。

3-4　政権交代と実施過程

3-4-1　体系化政策の見直し─精神疾患と在宅医療の追加

民主党への政権交代後，2010年10月社保審・医療部会で医政局は，2013年度からの医療計画の策定準備に向け検討会を設置し，部会の議論と平行して検討すると説明した。

12月厚労省は新たな「医療計画の見直し等に関する検討会」（武藤正樹[213]座長）を設置する。日医内の第1回医療計画見直し検討会報告で，中小病院や有床診，診療所も含めた在宅医療や介護等の連携まで踏まえた計画が必要なこと，地域においては都道府県医師会が中心となれるよう委員配分について指摘したという[214]。社保審・医療部会では医療計画制度や救急医療・在宅医療などについて意見交換した。相澤委員（日病）が二次医療圏を見直すべきと指摘した。日精協山崎会長は，4疾病5事業に精神疾患を入れるよう要望した[215]。

第5章　医療体系化政策の政策過程（ケースV）　*327*

2月の第2回医療計画見直し検討会で精神医療・在宅医療などを追加する方向となる[216]。第3回医療計画見直し検討会では，二次医療圏の設定の仕方に問題ありとの意見が出された[217]。

　7月の社保審・医療部会は4疾病に精神疾患を追加することを了承した[218]。以下日医雑誌に，社保審・医療部会，医療計画見直し検討会の報告が載っている。第5回検討会で，在宅医療を一つの事業として4疾病5事業に加えた位置づけとし，指標も定めるべきとの意見が出た。社保審・医療部会でも同様の内容だった[219]。10月第6回検討会で，厚労省は二次医療圏の格差があるので人口20万人を目安にすると説明した[220]。第7回検討会で日医は，在宅医療の方向性について有床診や中小病院を活用すべきこと，医療圏は二次医療圏よりは小さくと主張した[221]。11月第8回検討会で，精神疾患の医療計画について協議し，障害保健福祉圏域や老人福祉圏域を考慮した圏域で作成することなどが了承された[222]。12月第9回検討会は医療計画策定指針の見直し案について協議し，人口規模が20万人未満の二次医療圏について設定変更を検討することを盛り込んだ。二次医療圏349カ所でうち151カ所が人口20万人未満となっていた[223]。日医は，二次医療圏見直し案に対して，地域の実情に応じて決めるべきで国が方針や数値目標を決めて都道府県に強制するのには反対した。地域医療支援センターを15県でやると厚労省が説明し，日病や全日病は賛成しているが，日医としては地域医療支援センターに大学病院や県立中央病院がなればよいが民間の大病院がなるのは危険だと主張したという[224]。12月第10回検討会で社保審・医療部会に報告するためのまとめに入る。新たな医療計画作成指針について，二次医療圏の設定の見直し，新たに加わる精神疾患と在宅医療の体制構築，疾病・事業ごとのPDCAサイクルの推進などを決めた[225]。

　2012年3月厚労省は2013年度から実施する新たな医療計画のための作成指針を各都道府県に通知した[226]。

3-4-2　機能分化政策の見直し─病床機能報告制度

これらの動きとは別に一般病床のさらなる機能分化の方針が厚労省より出さ

れてくる。2011年2月社保審・医療部会では一般病床をどう区分するかが論点となる。厚労省は社会保障制度改革国民会議の中間とりまとめの内容について説明し，一般病床を急性期・亜急性期・回復期病床に機能分化し，急性期病床については人的・物的資源の集中投下による重点化・機能強化を図りたいと説明した。日医中川副会長はしっかり議論すべきと反発し，全日病西澤会長は地域一般病棟を提唱し地域の中小病院を念頭に柔軟な病床運営を行える病院が必要と主張した。全自病邉見会長も同調し，日医横倉副会長も制度であまりがちがちに決めすぎると医療現場が混乱すると慎重対応を求めた[227]。ところが11月に厚労省から機能分化の新たな提案が突如出てくる。

　11月17日社保審・医療部会で，厚労省は機能分化推進策として一般病床における「急性期病床群認定制度」の創設を提案した。医療法に位置づけ都道府県による認定とする。現行の許可と違い認定がなくても急性期入院を受け入れることは可能となるとし，要件には人員配置や構造基準だけでなく患者の疾病・病態や処置内容などの機能も加えると説明した。全日病西澤委員は機能分化には賛成だが法で縛ると現場は動きにくいと指摘し，日医中川委員は提案があまりにも拙速であり，許可がなくても入院が可能というのはおかしいと反論した。厚労省は従来の医療法にはないためわかりにくいが今回の仕掛けは規制ではなく機能分化を進めるための推進措置だと説明した[228]。日医内では，急性期病床群を知事の認可制にするとの提案に対してわざわざ別途法制化する必要はないと反対したと報告された。臨床研修中核病院の整備を進めたいとの提案もあったが反対した。診療報酬改定の基本方針案が出されたが，急性期病床群を医療法上に位置づけ知事が認定することとして在院日数を短縮するというので反対したなどと報告されている[229]。

　12月1日第24回社保審・医療部会で，急性期病床群の創設について保険者側は賛成したが，医療提供側は慎重な検討を求めた。大谷泰夫[230]医政局長は社会保障・税一体改革のスケジュールの中で動いているので年末までには大枠を固めたいと述べる[231]。12月8日社保審・医療部会で厚労省は急性期病床群について別途検討会を設けて翌年の早い時期に部会に報告させると提案して了

承された。

　厚労省は12月22日「急性期医療に関する作業グループ」の初会合を開いた。委員は医療部会メンバーから9名で座長は部会長代理である田中滋慶大教授となっていた。2012年1月6日作業グループ第2回会合が開かれた。論点として，①一般病床が担う医療の内容と急性期医療の内容，②急性期病床群（仮称）を医療法に位置づける必要性および認定の考え方，③急性期病床群の認定要件の考え方，④急性期病床群を支える後方支援・連携の考え方などが示された[232]。日医は医療法に位置づけることに疑問を感じること，地域で作りやすい体系を作ればよいので国は規制するなと主張した[233]。

　厚労省は社保審・医療部会がまとめた「医療提供体制改革に関する意見」を公表した。論点として，病院・病床機能の明確化では，病床区分や特定機能病院，地域医療支援病院のあり方，臨床研修中核病院（仮称）の創設などを挙げた。病床区分については，一般病床の機能分化を進め，急性期に資源を重点配分する。医療機関が自ら担う機能を選択した上で患者にわかりやすくする。医療計画の見直しでは，二次医療圏で格差が見られるため二次医療圏設定の考え方を具体的に明示する。在宅医療の提供体制も医療計画に盛り込むなどを挙げていた。また1月11日民主党の厚労部門会議で通常国会に医療法改正案の提出を検討していると説明した[234]。

　日医内の第3回作業グループ（1月26日）報告では，一般病床の現状についてのデータが出され議論したと報告された。平均在院日数短縮，医療費削減がねらいだが理解できないとして，医療法は大まかな区分で診療報酬で対応すれば充分ではないかと主張したという[235]。第4回作業グループ会合後に，日医としては議論が進展しないようにする方針を決める。認定制度なので認定を取り消されても急性期医療はできるが低い点数になるとの厚労省の説明に対して納得していなかった[236]。日医内の第5回作業グループ報告で，急性期病床群の医療法への位置づけ，認定要件などが提案され，非常に急いでいる印象だと担当理事が説明した。総務課長はでき次第翌年度の国会に出したいと発言したという。一体改革大綱で一般急性期・高度急性期に医療資源を重点的に投入す

るとしており理事会では問題視する。日医としては診療報酬で区分すればいいことで医療法で定める必要はないと主張していた[237]。

　4月厚労省は第6回作業グループに変更案として「急性期病床群登録制度」を提案した。医療関係者の反対が強いことから認定制に代え，医療機関が医療機能を自主的に選択する登録制とした。医療側の要望を入れ機能は急性期に限定せず，基本的枠組みは法律で定め医療機能の類型や基準については省令等で定めるとしていた[238]。日医内では，登録でも変わらないと指摘したと報告される。急いで進める背景に一体改革の一環として医政局が法案を提出したいのだろうと分析し，翌日に四病協との会議で登録も反対という方向でまとめる予定だと中川副会長が発言する。健保連・連合は賛成しているが，国民会議に医師会が入っていないのが問題だとの意見も出た。急性期医療に特化してくると内科・外科の中小病院が亜急性期か慢性期医療に追いやられてしまうという危惧が生まれていた[239]。5月第7回作業グループで，日医は対案として現行の医療機能情報提供制度を活用する「病床機能報告制度」を提案した。病床の機能分化を進めることには同意した上で，第五次医療法改正により設けられた医療機能情報提供制度（第6条）の報告項目に病床機能に関する情報を追加する案だった[240]。各医療機関が急性期，亜急性期，回復期，長期療養，外来，在宅医療などの医療機能及び病床機能について，現行の医療機能情報提供制度を活用し都道府県に報告するとし報告内容は別途検討するとした。日医内では，医政局長も一定の理解を示したと報告されている[241]。

　6月15日第8回作業グループは，一般病床の機能分化の推進に向けて，急性期・亜急性期・回復期などの病床機能について医療機関が都道府県に報告する仕組みを追加する提案をまとめ，社保審・医療部会に報告することとした。厚労省が前回の日医案をそのまま受け入れた。都道府県は医療機関からの報告を受け地域の医療機能の現状を把握する。それに基づき医療機能の分化と連携を推進するための「地域医療のビジョン」を次々回の医療計画において策定する。急性期病床群を医療法に位置づけるのではなく報告の仕組みを医療法に明記すると厚労省は説明した[242]。

6月28日社保審・医療部会は，医療法を改正し一般病床の医療機能報告制度を追加することを了承した。新たな制度では各医療機関が医療機能を自主的に選択し，その病棟単位の医療機能を人的な体制・構造設備なども含めて都道府県に定期的に報告する。報告の仕組みは医療機能情報提供制度を活用して作られる。報告すべき機能区分と内容については医療部会の下に新設する検討会で議論する。都道府県は現状を把握し住民にわかりやすい形で公表する。報告された情報と地域の将来的な医療ニーズの見通しをあわせて都道府県は2018年度から実施する次々回の医療計画において地域医療のビジョンを策定するとなっていた[243]。

11月厚労省に「病床機能情報の報告・提供の具体的なあり方に関する検討会」（遠藤久夫座長）が設置された。その後12月，自・公が政権に復帰して，医療計画に精神疾患と在宅を追加し，医療機能情報提供制度に病床機能報告制度を追加する医療法改正が2014年に行われている。

4　アクターとアクター間関係

4-1　政府・厚労省

4-1-1　医療制度改革関連法案成立に向けて

2003年3月政府は，坂口厚労相私案，自民党医療基本問題調査会中間まとめ，厚労省医療制度改革推進本部試案などに関する議論を踏まえ，医療保険制度および診療報酬体系に関する基本方針を閣議決定した。後期高齢者医療制度の創設と前期高齢者の制度間財政調整，保険者を都道府県単位に再編統合することなどをあげ，診療報酬体系については厚労省試案から大きな変更はなかった。

2003年10月の総選挙では自民党が安定多数を確保するが，自由党と合流した新民主党も躍進した。2004年1月辻哲夫保険局長は医療費適正化を医療保険制度改革，高齢者医療制度などによって行うと述べた。4月に国会議員の年

金未納・未加入問題が発覚し，福田康夫官房長官，民主党菅代表が辞任し，小泉首相も国会答弁で「いろいろ発言」をする。9月に発足した第二次小泉改造内閣で厚労大臣に就任した尾辻秀久[244]は，小泉首相から混合診療の解禁など医療・介護分野の規制改革に取り組むよう具体的な指示を受けていた[245]。

2005年2月郵政民営化法案とともに介護保険法改正案が国会に提出された。今回は社会保障審議会，内閣官房長官の私的諮問機関「社会保障の在り方に関する懇談会」，「経済財政諮問会議」と3つの審議機関があった。また社会保険庁についても解体的出直しをするとして「社会保険庁の在り方に関する有識者会議」が置かれていた[246]。

8月郵政解散が行われ，自民党が圧勝する。第三次小泉内閣の厚労相に川崎二郎[247]が任命される。10月に厚労省は「医療制度構造改革試案」をまとめた。諮問会議が求めていたマクロ経済指標は採用せず，中長期と短期の医療費適正化策を組み合わせ医療費の抑制を目指した。また省内に川崎厚労大臣を本部長とする「医療構造改革推進本部」を設置し，全省挙げて取り組む姿勢を示す。11月に政府・与党改革協が「医療制度改革大綱」をまとめた。

2006年1月医療制度改革関連法案の準備が整っていた。法案は医療保険だけでなく医療提供体制，診療報酬，介護保険，健康増進などの対策を一体的に推進するものだった。厚労省案がベースになったとはいえ政府・与党を巻き込んで官邸主導で進められてきた。2月に健保法・医療法改正の2法案が提出され，予算関連法案として一括審議されることになる。厚労省は医療制度改革案の参考資料を積極的に作成し公表した。保険局・医政局・老健局・健康局が一丸となって資料を作り改革内容をPRしていた[248]。法案は4月に国会審議に入り，6月に無修正で成立する。

8月から厚労省内では医療制度改革関連法案の実施準備が本格化する。医療費適正化については保険局に「医療費適正化対策推進室」が設置され，療養病床の再編については老健局で「地域ケア・療養病床転換推進室」が地域ケア体制整備指針を検討中だった。医政局でも新たな医師確保総合対策，小児・産科の医師不足対策に取り組んでいた。9月安倍内閣の厚労大臣に柳沢伯夫[249]が

就任する。

2007年1月辻哲夫次官は，これからは医療費適正化計画・後期高齢者医療制度の運営などで都道府県の役割が重要になると述べた。2007年厚労白書のテーマは「医療構造改革の目指すもの」だった。後期高齢者医療制度，医療費適正化計画など構造改革の方向と都道府県の役割を強調していた。「第4章　今後の進むべき方向」は辻次官が中心となって4月にまとめた「医療政策の経緯・現状および今後の課題」をベースにしたものだった[250]。

8月末柳澤厚労相は人事で，厚労次官に江利川毅[251]と社会保険庁長官に坂野泰治[252]の民間人を起用する。厚労行政は年金記録漏れ問題をきっかけに批判の的となっており，外部から登用せざるを得なくなっていた[253]。参院選後の内閣改造で厚労大臣に桝添要一[254]が任命された。桝添は参議院比例区でトップ当選し，国民目線のわかりやすい説明で支持を得ていた。しかし9月に福田内閣が発足し再任された桝添厚労相は記者会見で，社会保障費のシーリング2,200億円圧縮は限界に達しており翌年度以降見直す必要があると述べる[255]。

4-1-2　高齢者医療制度の見直し

2008年4月に高齢者医療制度が施行されると周知徹底の不足などで大混乱となる。福田首相は「長寿医療制度実施本部」を設置し見直しを指示する。7月人事で，総務省に出向して公立病院改革ガイドラインをまとめた榮畑潤が医療保険・医政担当審議官として戻った。8月福田改造内閣が発足し桝添厚労相は留任する。厚労副大臣には鴨下一郎[256]，渡辺孝男[257]が任命された[258]。10月に鴨下副大臣が自民党社会保障制度調査会医療委員長に就任したため，後任に大村秀章[259]が就任した[260]。

8月に「厚生労働行政のあり方に関する懇談会」の初会合が首相官邸で開かれた。厚労行政に対する国民の信頼を回復するため，町村官房長官と桝添厚労相の下で厚労行政全般を検討することになっていた。福田首相は社会保障に対する不安と厚労省への批判が出ているので信頼できる組織体制を構築すると述べ，町村官房長官は問題の重要性に鑑み幅広い観点から検討するため官邸に設

置すると述べた。桝添厚労相は具体的な検討事項に技官人事をあげた[261]。厚労行政のあり方懇談会は2009年3月末に最終報告書をとりまとめ，補佐スタッフを強化し大臣の意思決定を迅速に進める政策推進会議や少子化対策統括本部の設置などを提言した[262]。

　2009年6月桝添厚労相は異例の人事を発表する。水田邦雄保険局長が次官に，保険局長に外口崇医政局長（技官），医政局長に阿曽沼慎司[263]社会・援護局長（事務官）が任命された[264]。厚・労たすき掛け人事が壊れ，厚労審議官（労働出身）を飛び越え保険局長が次官になった。また保険局長に医系技官が，医政局長に事務官が就任した。桝添は，医政局長のポストを明け渡した外口に保険局長のポストを用意したところがミソだったという。2008年人事でも医政局長に外部から登用しようとしたが失敗していた[265]。しかし過去にも次官就任を条件に医政局長のポストを事務官に渡す打診が3回あったと言われており，いずれも医政局長ポストの引き渡しが条件だったため固辞されたという。保険局長ポストが魅力的だったからではない。それほど医政局長のポストは医系技官にとっては聖域だった。医政局長が事務官となったことで医政局と医療業界の距離関係もさらに広がってしまう。なお年金局長には榮畑潤[266]が就任している。

4-1-3　政権交代

　2009年8月末総選挙で民主党に政権交代する。社会保障政策に重要な役割を果たしてきた元厚相・社会保障制度調査会長の丹羽雄哉は落選した。

　9月民主・社民・国民新党の連立政権がスタートした。鳩山首相は厚労大臣に年金問題で舌鋒鋭く追求した長妻昭[267]を任命する。長妻厚労相は厚労省職員に対して，厚労行政の信頼を取り戻すため現状把握や行政の無駄の排除を指示し，またマニフェストは国民との契約書だとして熟読するよう求めた[268]。長妻は記者会見で，後期高齢者医療制度を廃止と同時に新たな制度に移行させると方針転換する。初の政務三役会議は厚労省秘書官も交えず協議し，医療政策は長浜博行副大臣（衆院当選4回），足立信也政務官（参院・医師）が担当

と決まる[269]。長妻は「ミスター年金」として国民の人気も高く，「脱官僚依存」を掲げる内閣の目玉だったが，医療・介護分野では手腕を発揮できなかった。厚労行政は幅広く課題も山積しており，2009年度補正予算の執行停止と2010年度予算編成の見直しを控えて政務三役は多忙を極めた。長妻の発言には検討中との言葉が多く使われるようになっていく[270]。

与党における政策決定システムとして「厚労省政策会議」が副大臣主催で開かれた。予算概算要求の見直しがメインの初会合に，120人の議員と100人の秘書が参加したが，時間は1時間しかなかった。政策会議は非公開でしかも決定機関ではなく意見を聞き議論する場で，あくまで政策は政務三役で決める方針だった[271]。

中医協委員の人選で長妻は政治的配慮を行うと発言し医師会委員は排除された。長妻は次期診療報酬改定についてネットでプラスにしたいと発言するが，野田財務相は引き上げではなく配分の見直しを求めた[272]。OECD並みの医療費というマニフェスト通りとはならず小幅な引き上げしかできなかった。

2010年6月菅内閣の発足に伴い長妻厚労相，長浜副大臣，足立政務官は再任された。長妻は7月人事で，次官に阿曽沼慎司医政局長，医政局長に大谷泰夫官房長（事務官），健康局長に外山千也防衛省衛生監（技官）を任命した。この頃省内若手プロジェクトチームが初の全職員アンケート調査をまとめたが，政務三役に対する不満など衝撃的な結果だった[273]。7月の参院選で与党が惨敗し衆参で再びねじれが生ずる。10月の菅改造内閣では雇用・労働問題に精通した細川律夫[274]前副大臣が厚労大臣に任命された。細川も医療・介護政策については経験不足で，副大臣に藤村修，政務官に岡本充功（医師）を起用するが，政務三役会議には事務方も出席させることとした[275]。

4-1-4 社会保障と税の一体改革，病床機能報告制度にむけて

2011年1月菅第二次改造内閣が発足し，細川厚労相は留任する。社会保障と税の一体改革を兼務する経済財政担当大臣に与謝野馨[276]を任命する。厚労省は一般病床の機能分化をさらに進めようと考えていた。2月社保審・医療部

会で社会保障制度改革国民会議の中間とりまとめを受けて，一般病床を急性期・亜急性期・回復期病床に区分したいと説明した。3月東日本大震災が発生する。厚労省は直ちに災害対策本部を設置，DMAT派遣を決定し，医療関係団体も支援活動を開始している。菅内閣はその後原発事故の対応に追われることとなってしまう。5月厚労省は社会保障改革に関する集中検討会議に医療・介護分野の改革案を提出する。一般病床の機能分化をさらに進め，医療・介護の連携強化に取り組む考えを示した[277]。

　11月に野田内閣が発足すると，税と社会保障の一体改革は加速する。厚労大臣には小宮山洋子が就任した。社保審・医療部会で，厚労省は一般病床における「急性期病床群認定制度」を提案した。大谷泰夫医政局長は社会保障と税の一体改革スケジュールの中で動いているとして急いでいた。12月厚労省は社保審・医療部会の下に作業グループを設ける。2012年1月作業グループで議論が始まるが，日医は依然として法制化には反対だった。4月厚労省は作業グループに変更案として，「医療機能登録制度」を提案する。日医も四病協も反対し，作業グループでは日医の提案通り医療機能情報提供制度に病床機能に関する情報を追加することでまとまる。厚労省も譲歩し病床機能報告制度を医療法に明記することとなった。

　6月社保審・医療部会は，医療法改正について医療計画見直しで二次医療圏の見直しと精神・在宅医療を加えること，一般病床の医療機能報告制度を追加することを了承した。報告された情報と地域の将来的な医療ニーズの見通しをあわせて都道府県は2018年度から実施する医療計画において「地域医療ビジョン」を策定することとなった。

　9月の厚労省人事では，次官に金子順一（旧労働省），厚労審議官に大谷医政局長，医政局長に原徳壽[278] 防衛省衛生監（医系），健康局長矢島鉄也技術総括審議官（医系），医薬食品局長に栄畑潤年金局長が就任した。従来通りの厚労たすき掛け人事と技官配置に戻っていた[279]。10月野田第三次改造内閣が発足し，厚労大臣には三井辨雄（衆院当選4回，薬剤師），副大臣に桜井充（参院当選3回，医師），政務官に梅村聡（参院当選1回，医師）が就任した。11

月厚労省は「病床機能情報の報告・提供の具体的なあり方に関する検討会」を設置し，報告制度導入のための準備を始めた。

その後2014年に医療法改正が行われ，医療計画に精神疾患と在宅を追加し，病床機能報告制度により一般病床を区分することとなる。

田中秀明（2012）は，この間の民主党政権について脱官僚や政務三役主導では政府が機能しなかったと説明する。政務三役は官僚のしていた仕事に忙殺され，政策立案の透明性にも欠けた。国家戦略室も機能せず内閣は調整機能を果たせなかった。野田政権で事務次官会議や与党の事前審査制などが実質的に復活した。民主党政権は政治主導の名の下に官僚の自律性や専門性の低下をもたらし，政策過程を劣化させたとする[280]。

山口二郎（2012）は，民主党政権の政治主導の挫折は内閣の側に人材が不足していたことが原因だったとする。民主党は政治主導の具体的手段として，政府与党の一元化，各省における政務三役による意思決定，内閣の中枢管理機能の強化および省庁横断的な政策形成，政策評価を打ち出した。しかし政調会と事前審査制の廃止は政府と与党の接続を破壊した。政務三役は多忙を極め，その他の政治家は暇をもてあまし，部門会議は単なるガス抜きの場だった。政務三役と官僚との関係も制約され官僚は政策形成に積極的に関与することを避けるようになる。内閣が決定の主体となれず，事務次官会議の廃止により期限内に物事を決めることにも四苦八苦した。政治主導の障害は官僚ではなく内閣だったと指摘する[281]。

4-2　医療供給側

4-2-1　医療制度改革関連法案成立へ向けて

2002年度診療報酬マイナス改定は医療供給側に大きな影響を与えた。2003年3月には株式会社の病院経営が特区で限定的ながら認められた。日医は徹底抗戦の構えで，四師会で反対の共同声明を発表していた。日医坪井会長は，あくまでも反対だが4条件の縛りをつけたと述べる。しかし日医理事会内部でも

容認ととられると批判が出される。3月末の代議員会で坪井体制に対する不満が相次ぎ，坪井は続投を宣言するものの，10月の代議員会で任期途中の退陣表明に追い込まれる[282]。

日病はこの年，「卒後臨床研修についての意見書」をまとめた。また救急医療体制の調査を行い，救急搬送の過半を軽症者が占め救急医療機関の疲弊破綻につながっていると指摘した。また医療制度抜本改革の考え方を視野に入れた「これからの社会保障制度のあり方についての提言」も策定している[283]。

2004年4月の日医会長選挙で大阪府医会長植松治雄[284]が新会長に選出される。植松は国民皆保険の堅持を基本に小泉首相と対話を進めると強調した。しかし5月に財政制度等審議会が社会保障給付の抑制を打ち出すと日医は，財政審・規制改革民間開放推進会議などの議論が医療関係者抜きで財政主導と民間開放のロジックで進められていると批判した。総額抑制，混合診療や保険免責制の導入は国民皆保険制度への挑戦であり，診療報酬包括化の推進は医療の質が犠牲になると主張した[285]。

7月に植松会長と病院5団体のトップとが日病学会シンポジウムに出席し，国民皆保険を堅持し混合診療の解禁に反対する立場で一致し，隔月で日医と病院団体の協議を行うこととなる[286]。「日本医師会・四病院団体協議会懇談会」が設置され，日医から病院・勤務医担当副会長と常任理事二名，四病協から各団体の会長・副会長が参加した。初会合には植松も出席し，規制改革・民間開放推進会議の提案，構造改革特区，卒後臨床研修制度必修化，介護保険制度改革への対応などについて意見交換した。植松は国民皆保険を守るために国民運動を展開する必要があると強調するようになる[287]。日医の呼びかけで四師会や病院団体など医療関係団体で構成する「国民医療推進協議会」が10月に発足し，混合診療解禁に反対する署名運動を全国で展開することを決める。植松は小泉内閣が進める医療改革を医療制度の崩壊につながると批判し，関係団体が団結して対抗することが重要だと述べた[288]。

日病では，山本修三会長（済生会神奈川県病院長）に交代し，12月に混合診療に反対する声明を出している[289]。

第5章　医療体系化政策の政策過程（ケースV）　*339*

　2005年3月の日医代議員会で植松は，混合診療の全面解禁を阻止したこと，医師免許更新制を阻止したことなど1年間の成果を強調した。また課題として諮問会議・規制改革会議の医療費伸び率管理を阻止する活動が必要だと述べた[290]。2006年度予算で医療費の伸び率管理が最大の焦点となり，厚労省は都道府県単位で医療費適正化計画に取り組まざるを得なくなってしまう。医療関係38団体からなる国民医療推進協議会は，医療費の患者負担増や総枠管理などに反対した。

　9月の郵政解散・総選挙で自民党が圧勝したのを受けて，植松は全日病学会の講演で，経済財政諮問会議や規制改革・民間開放推進会議の主張する財政主導・市場経済原理の医療改革に対し国民皆保険を堅持する立場から反対する考えを表明する[291]。日医代議員会で植松は，今後医療費抑制を狙った医療改革が加速するとして，代議員からの要望に応え次期続投を表明した。自民大勝を受け諮問会議・規制改革会議の民間議員の発言が一層激しくなっていた[292]。

　10月に厚労省が「医療制度構造改革試案」を公表すると，日医は患者の自己負担引き上げなど適正化策に反対し，都道府県の医療費適正化計画も総額管理につながると懸念を表明する。2006年度診療報酬改定はマイナス1.36％となり，3％以上の引き上げを求めていた植松会長は記者会見で，社保審・医療保険部会でも自民党内でも議論されず官邸主導の決定だったと批判した。日医理事会でも，小泉首相に逆らう人が誰もいないので官邸主導・首相決断で全て決まってしまい，カトレア会も厚労族議員も役に立たなかったと嘆いた[293]。日医の完敗だった。

　2006年1月東京都医の政策勉強会で唐澤祥人[294]会長が，4月の日医会長選に出馬を表明した。唐澤は断固阻止を叫ぶだけでは「抵抗勢力」と見なされてしまうと危惧していた[295]。4月の日医会長選挙に東京都医唐澤会長が立候補し，自民党との良好な関係を強調して会長に選出された。都医師会は2年前には植松を支持し，執行部に都医出身の副会長・常任理事らが3人もいたが今回は植松追い落としに回った[296]。2006年度の事業計画・予算は前執行部のものをそのまま提案，承認された[297]。5月の新役員就任披露パーティには，国会

中にもかかわらず小泉首相はじめ閣僚・国会議員，厚労省幹部ら多数が出席した。小泉は，自分は医師会の抵抗勢力ではないと述べ自民党への理解を求め，武部幹事長も唐澤体制との協力関係を訴えた[298]。

　一方で診療報酬マイナス改定とその後の中医協の見直し問題で病院団体の連携も加速していた。2005年3月の日病総会で山本修三会長は，中医協へ参加するには病院団体の大同団結が重要課題だと述べた。四病協では私立大学病院協議会や全国自治体病院協議会が加わっていないので，これらの病院団体がゆるやかな連携でまとまることを提案した[299]。4月に保険局が病院7団体に窓口を一本化するよう求めたのがきっかけで，「日本病院団体協議会」(日病協)が発足する[300]。診療報酬改定のための病院団体の緩やかな連絡・協議の場として活動するとしていた。日病，全日病，医法協，日精協，全国公私病院連盟，全自病，日本私立医科大学協会の7団体が参加した。9月には日本療養病床協会，独法国立病院機構，国立大学病院長会議も参加し11団体で日本の病床の8割以上をカバーすることになる。病院関係者の永年にわたる夢が実現した歓喜の瞬間だったと山本日病会長は述べている[301]。5月の日病総会で山本会長は病院医療が破壊されようとしていると危機感を表明し，日医と連携して活動することを強調した。全自病総会でも小山田恵会長が自治体病院の経営の厳しさを指摘，組織を上げて取り組むと述べた[302]。

　7月に中医協の在り方有識者会議は委員構成について，病院を代表する委員を2名に増やすことで一致した。日病協は8月に代表者会議を開き運営要綱を決定し，医法協豊田堯会長を議長に公私病院連盟副会長の星和夫を副議長に選出した。また2006年度診療報酬改定の要望事項についてまとめた。厚労大臣から推薦依頼が来た場合には日病協代表として委員を選出すること，委員をサポートするためのチームを設置することで一致していた[303]。こうして2005年9月から病院団体は正式に中医協に参加することとなった。2006年度診療報酬改定は病院団体が統一行動をとった初めての改定だった。結果はマイナス3.16％の引き下げで病院にとっても厳しい内容だった。しかし病・診の初診料の統一，複数科受診の初診料1/2算定など病院団体の要望の一部が実現してい

る[304]。

　2006年6月医療制度改革関連法案が成立した。日医は，後期高齢者医療制度の創設と乳幼児2割負担の範囲拡大を評価し，患者負担引き上げや保険外併用療養費の導入・介護療養型医療施設の廃止を問題点としてあげ運用面での修正を求めていた。日医竹嶋康弘副会長は，療養病床入院基本料「医療区分1」が低すぎるので修正を求めると述べ，療養病床再編は医療関係者との意見交換もなく唐突に決まったと批判した。しかし日病山本修三会長は，日病協として中医協に参加し決まった入院基本料の見直しを今すぐ是正することは無理で，療養病床再編は修正を求めていくと述べる。9月，日医は安倍新内閣に対して，骨太方針2006で社会保障予算を5年間かけて1.1兆円削減するとしていることから社会保障抑制・財政優先の路線は変わっていないと批判した[305]。

　2007年4月定例代議員会で唐澤会長は，今後の医療制度の方向性を打ち出した「グランドデザイン2007」の各論をまとめロビー活動を展開すると述べた。質疑で，療養病床の再編に伴う転換措置が不充分なこと，7対1入院基本料導入で大病院が看護師を大量に採用して民間中小病院が採用困難な状況にあるなどの意見が出された[306]。8月の参院選で日医推薦の武見議員が落選した。まだ日医会長選のしこりが残っており，近畿圏の得票が大幅に減少していた。10月の日医代議員会で唐澤会長は，医療費抑制政策によって医療の崩壊が始まっていると訴え，抑制政策の転換が必要だと強調した。産科の無過失補償制度や小児科の診療報酬アップが必要とし，長期療養病床は26万床必要と述べた[307]。

　2008年度診療報酬改定に向けて，5月には医療関係40団体が参加する国民医療推進協議会が「国民医療を守る全国大会」を開催し，高齢者施設の削減反対や医師・看護師不足の解消など6項目を決議した。財政制度等審議会の建議書や経済財政諮問会議の「骨太方針2007」の公表に先立ち圧力を掛ける意図だった[308]。12月にも2,000人の医療関係者を集め決起大会を開催し，医療費の確保など5項目の決議を採択した。多数の与党議員も駆けつけ診療報酬プラス改定に向けともに戦うと述べた[309]。

2007年10月末に厚労省が2008年度診療報酬改定に向けて勤務医の負担軽減，産科・小児科への重点評価など改定の基本方針を示すと，日医は勤務医の負担軽減策として初再診料や入院料での対応に異議を唱え，医法協は病院経営が赤字なので診療報酬引き上げを求めた[310]。11月の社保審・医療部会で，日医は地域医療で医療崩壊のぎりぎりの現象が起こっていると問題提起していた[311]。日医は5.7%引き上げを求める要望書を桝添厚労相に提出し，桝添厚労相も理解を示したが，2008年診療報酬改定率は本体0.38%引き上げ，全体で0.82%のマイナスとなった。日医唐澤会長は8年ぶりの本体プラスの改定を評価した。再診料の病・診格差是正は診療所据え置き・病院引き上げで11点に縮まった。

4-2-2　高齢者医療制度の見直し

2008年4月定例代議員会で唐澤会長が圧倒的支持を得て再選され，骨太方針に社会保障費削減を盛り込ませないように働きかけると述べた。しかし高齢者医療制度の施行に伴い茨城県など各地の医師会で後期高齢者診療料の算定を自粛する動きが相次いでいた。5月時点で算定しないよう呼びかけている都道府県医師会11，郡市医師会61だった[312]。日医は地方医師会が反対決議等をすることについては慎重姿勢だった。

6月に日病協は，社会保障の伸びを毎年2,200億円削減する政府方針に反対する。また四病協で医療紛争処理のあり方を報告書にまとめている[313]。7月医療関係40団体で構成する国民医療推進協議会は総決起大会を開き，社会保障費自然増削減の撤廃を求める決議を採択した。地域医療の崩壊が現実のものとなっていた。

2009年2月，日医は医療制度のあるべき姿を描いた「グランドデザイン2009」を発表した。臨床研修制度の改革案を提言し，医療保険財源として消費税を充てることを打ち出した[314]。3月末の定例代議員会で唐澤会長は，グランドデザイン2009が今後の医療政策立案に役立つと強調した。竹嶋副会長は社会保障費2,200億円抑制の撤廃が課題だと訴え，次期診療報酬改定で中小医療機関の財源確保に努めると述べる[315]。この年日病は緊急経済対策で麻生

内閣に病院の耐震政策，医師の補助員の導入と過重労働の軽減，再生医療の研究投資を提案している。また厚労省から「病院勤務医環境改善事業」の調査研究を委託された[316]。

4-2-3　政権交代

2009年8月の総選挙では医療供給側も揺れる。日医は自民党を支持したが，一部の都道府県医師会は民主党支持に回った。厚労族丹羽の地元茨城県では医師会長原中も，丹羽の後援会長である石岡市医師会長も元厚労官僚で丹羽厚相の下で課長だった大泉博子を支援した。政権交代が現実になった後の記者会見で唐澤は今後の支持政党に関する発言を避け，中川常務理事は民主党のマニフェストに盛り込まれた後期高齢者医療制度廃止について混乱しないよう配慮を求めた[317]。

10月の日医代議員会で執行部に対する責任追求とともに日医の政治力低下に対する懸念が示された。退陣を求める声に唐澤会長は2大政党の政権交代で医師会執行部が総退陣した国はないと反論した。茨城県医原中会長は民主党のマニフェスト作成に参加したと述べ，京都府医安達副会長は政治的中立を提案するなど，政党支持をめぐって議論されている[318]。医師連盟執行委員会では自民党支持の白紙撤回を決め，自民党西島英利氏の支援は続けるが，今後は他党議員を推薦することもあり得るとした[319]。中医協委員に日医執行部はゼロとなってしまい，日医は人選プロセスについて抗議するが，診療報酬引き上げを表明している民主党政権には期待した。

2010年4月の日医会長選には唐澤，原中，京都府医森洋一会長が立候補した。原中は与党とのパイプを強調し政策実現力の強さを訴える。唐澤は，民主党とは是々非々で政策を主張していくと述べ，キャビネット制はやめると発言する[320]。原中勝征[321]が会長に選出されたが，得票率は4割に満たなかった。従来のキャビネット制をとらなかったため，副会長に唐澤・森陣営が押した中川俊男・横倉義武のほか羽生田駿が決まった[322]。常勤役員が総理官邸で首相と会い民主党と日医とで懸案の問題に関して協議会を作ることになった[323]。

344

6月菅首相の就任について原中会長は日医の方向性と一致すると歓迎したが，パイプが太いとされた小沢幹事長の辞任については何も述べなかった[324]。

　病院団体では，2010年3月，日病は新会長に堺常雄（聖隷浜松病院長）を選出し，日病協の新議長には邊見公雄全自病会長を選出している[325]。夏の参院選で全日病副会長安藤高朗が民主党比例代表として立候補を表明し，医法協，全日病，日病，慢性期病院協会などが推薦を決定した。参院選に向けて民主党などへ医師の増員，診療報酬体系の見直し，医療崩壊を回避する医療制度改革などの要望書を提出した[326]。医師連盟も5月に安藤の推薦を決め，自民党現職の西島とみんなの党の清水鴻一郎を支援することも決めた[327]。しかし7月の参院選挙では民主党が敗北し，医系候補は3人とも落選してしまう。

4-2-4　病床機能報告制度，社会保障と税の一体改革に向けて

　2011年2月社保審・医療部会で一般病床の機能分化の議論が始まると，医療側委員は慎重対応を求めた。5月，日医は，細川厚労相に2012年度診療報酬・介護報酬同時改定の延期と医療経済実態調査等の中止を申し入れた。日医内で急性期医療に重点配分することに不満が噴出していたからだった。しかし病院団体は同調しなかった。

　11月厚労省が社保審・医療部会に「急性期病床群認定制度」を提案すると医療側は一斉に反対した。2012年1月急性期医療に関する作業グループで高度急性期・一般急性期・亜急性期という区分が提示されるが，日医としては医療法に位置づけることに反対した。その後も日医は作業グループの場で，医療法は大まかな区分で診療報酬で対応するよう主張している。

　2012年1月四病協は初めて合同で賀詞交換会を開き病院団体の結束ぶりをアピールした[328]。4月の日医会長選挙は，原中会長，横倉副会長，森洋一（京都府医会長）の3人が出馬する。民主党支持の原中に対し，横倉はもう少し柔軟に対応すべきとの立場で，新会長には横倉義武[329]が選出される。横倉は政治との距離について，基本的には政権与党が大事だが，参院がねじれになっており野党（自・公）にも政策を理解してもらわないと法案が通らないと述べ

た。新医療計画では地域医師会が主導権を持って策定しなければならないこと、医療機能分化は地域の実情に応じ適切に対応していくべきと述べた[330]。

4月に厚労省は急性期病床の認定制に代え登録制を提示するが、日医・四病協ともに登録制にも反対する。5月に日医は、対案として医療機能情報提供制度を活用する報告制度を提案した。6月社保審・医療部会は、医療法を改正し、病床機能報告制度を入れることで了承した。

9月消費税引き上げに関して、日医は引き上げを評価し国民会議への参加を要望している[331]。10月、日医代議員会で横倉会長は、地域医療計画策定にあたり地域医師会が積極的に関わるよう要請した。質疑応答で医療関係者・団体をまとめる責務があると問われて、日本医学界とは定期的に協議し、四病協とは毎月会合を設け、全国医学部長病院長会議とも懇談会を開催していると答えた。中医協は医科5名だが3人の推薦権があり、方向性を日医が決めそれに沿って発言してもらうことを確約していると述べ、診療側の代表に鈴木常任理事を据え医療側の打ち合わせを日医会館内で行っていると答えた[332]。日医は医療団体の調整やとりまとめを以前より積極的に行うように変化していた。

11月医師連盟は衆院選で特定の政党を支持せず、政策を協定した個別の候補者を推薦する方針を明らかにした[333]。12月、自・公政権が復帰すると日医横倉会長は、新政権に期待を示し、安倍首相が経済財政諮問会議を復活させることに対して、かつてのような新自由主義が強いものとならないようしっかり主張していきたいと述べた[334]。

11月厚労省に病床機能報告検討会が設置されると、日医は急性期・慢性期という区分には慎重で、急性期から慢性期まで全て見るような地域一般病棟が必要と主張している[335]。中小病院が多いことから一つの病棟で急性期から療養まで見ることのできる医療機関が必要だと日医は考えていた[336]。

その後2014年に医療法改正が行われ、病床機能報告制度が医療法に明記された。

4-3 健保連・政党・その他のアクター

4-3-1 医療制度改革関連法案成立へ向けて

2002年の健保法改正は被用者本人の3割負担，総報酬制，高齢者定率1割負担など負担の見直しを主とする改正だった。健保連は3割負担について容認したものの，これが限界だとして抜本的改革を訴えた。附則に給付率は将来にわたり7割を維持すること，政府は医療保険制度の抜本改革に向けて，2002年度中に基本方針を策定することなどが盛り込まれた[337]。5月日本経団連の発足にあたって，経団連と日経連は政策協議を行い高齢者医療制度に関して日医と同じ独立保険方式に一本化した。12月厚労省医療制度改革推進本部の高齢者医療制度試案は，リスク構造調整方式と独立方式を併記し保険者の統合・再編などを内容とするもので，保険者の財政調整に健保連，日本経団連，連合は反対する。全国市長会・全国町村会・国保中央会は独立保険方式に反対した[338]。

2003年2月に野党4党は3割負担凍結法案を提出する。4野党主催の会合には日医幹部も出席し，地方議会で3割負担凍結を決議するよう働きかけ，統一地方選では各地の医師会は是々非々で投票すると発言する。自民党厚労族議員や党幹部も反対の意向だった。しかし小泉首相は一歩も引かず，統一地方選では大きな波乱は起きなかった。3月政府が独立型後期高齢者医療制度と前期高齢者の財政調整による分離方式を打ち出すと，健保連は，高齢者を前期・後期に分けること，前期高齢者の財政調整，医療費適正化など問題点を列挙した上でなお改革の早期実施を求めた[339]。全国市長会・全国町村会・国保中央会の国保3団体は，給付の平等・負担の公平化・保険制度の一元化・都道府県単位の保険運営については評価し，国保や後期高齢者医療への財政負担に懸念を示した。連合は，国保と高齢者医療制度の責任主体が不明確なことや実施時期が2008年度以降になったことに不満を表明した[340]。6月に健保連はワーキンググループでの検討結果から，拠出金制度は憲法違反の疑いが強いとの結論を得たが，行政訴訟は慎重にすべきとの結論に至る[341]。

2004年度診療報酬改定で支払い側はデフレ経済下での引き下げを求めた。

支払い側が求めたDPCは大学病院のほか国公立や民間病院へ拡大することとされた[342]。3月には経済同友会の医療改革委員会（委員長竹川節男・医療法人社団健育会理事長）が，病床規制廃止や混合診療・営利法人の医業参入の解禁を提案した[343]。5月民主党の医療問題プロジェクトチーム（五島正規[344]座長）も，救急医療や急性期の病床規制廃止を打ち出す。ターミナルケアについても包括払い方式を進めるべきとし，国保を都道府県規模で財政一元化・財政調整し，政管健保は都道府県単位に分割して財政調整は全国単位で行うとしていた[345]。

2004年4月中医協汚職事件で健保連，連合もダメージを受ける。健保連下村副会長は，4期9年以上にわたって中医協委員として支払い側のキャップをつとめ診療側委員と渡り合った。また連合・経団連・健保連の3者共闘を推進した[346]。健保連は調査委員会を設置したが，中医協議事録，健保連内部の会議録等に不自然な点は見られず個人的容疑と結論づけた。また行動指針を明文化し役職員に徹底をはかった[347]。

健保連は7月に高齢者医療制度，介護保険制度の見直しについてワーキンググループの中間とりまとめをして社保審・介護保険部会に提出し報告書に盛り込まれた。介護保険の運営に医療保険者が関与できない仕組みとなっていることを指摘していた。また医療提供体制についても地域における医師確保等について中間報告を取りまとめた。保険者の再編統合に関しては保険者機能の重要性を指摘した[348]。9月から第五次医療法改正の審議が社保審・医療部会で始まる。健保連は医療提供体制の改革についてもワーキンググループで検討を行って中間報告をまとめていた。

2005年1月健保連は日本経団連・連合と3団体連名で意見書「医療提供体制の改革の論点整理に向けて」を取りまとめ鴨下医療部会長に提出した。基本的考え方として患者の視点の尊重，質の高い効率的な医療提供体制の構築，医療人材の確保と資質の向上をあげ，広告規制の緩和，医師・歯科医師の免許更新制，カルテ・レセプトのIT化など具体的検討課題も挙げた[349]。社保審・医療部会は2005年8月中間まとめを行ったが，住民にわかりやすい指標による数

値目標を導入し，評価可能な計画にすることが盛り込まれた。3月健保連は
ワーキンググループで検討した結果を医療制度改革に向けての提言として発表
した。社会保険方式の堅持，保険者機能の発揮，IT化の推進，さらに65歳以
上の高齢者の医療制度は別建てとする，高齢者負担を2割とする，保険者機能
を強化するなどの新たな高齢者医療制度を提示した。制度の一本化に通じる財
政調整には絶対反対の立場だった。高齢者医療制度はこれまで健保連が主張し
てきた突き抜け方式を転換する提言だったため事前に7月の総会で正式決定し
ていた[350]。

　8月に郵政解散が行われた。自民党はマニフェストで郵政民営化を最大の争
点としていたが，医療保険制度に関しては，高齢者医療保険制度の創設と医療
費適正化，医療計画制度の見直し，小児救急体制などの確保をあげていた。社
会保障財源については2007年度をメドに消費税を含む税の抜本改革を実現す
ると明記した。民主党は三年間で10兆円の歳出削減を謳い，医療政策につい
ては医療情報の開示，説明と同意の原則の徹底，リビングウィルの尊重とセカ
ンドオピニオンのルール作り，高齢者医療制度の創設とがん対策をあげてい
た[351]。しかし郵政民営化のみが争点化し，社会保障関係にはほとんど関心が
向けられなかった。

　10月厚労省の医療制度構造改革試案に対して，健保連は容認できないとし
て，日本経団連・連合と連携し関係国会議員への要請活動を強化する[352]。12
月政府・与党改革協が医療制度改革大綱を決定する。健保連は拠出金制度の存
続，退職者医療の存続，高齢者医療費を19歳以下も負担すること，健保組合
のみが大幅な負担増となることなどを批判した[353]。

　2006年度診療報酬改定は中医協改革後に行われ，3.16%マイナスという史
上最大の下げ幅で，介護保険もマイナス改定となる。健保連は引き下げを評価
しつつも中長期的にはさらなる引き下げを行うよう求めた。改定内容では健保
連が主張してきた慢性期入院医療での包括評価が導入された。

　2月厚労省が医療制度改革関連法案を国会に提出する。4月民主党も医療制
度改革に関する考えをまとめ「医療改革大綱」として発表した。医療費適正化

については高齢者の患者負担引き上げや療養病床の居住費・食費の自己負担化は行わない，療養病床削減は11万床減に止めるとし，後期高齢者医療制度創設に対しては反対していた[354]。

6月に医療制度改革関連法案が成立する。健保連・日本経団連・連合が求めた高齢者医療制度の見直し規定や負担金の緩和措置なども盛り込まれ，21項目の付帯決議が採択された。健保連は，医療計画が病床規制中心から医療機能分化と連携体制の構築を規定したこと，患者の視点に立った医療基本法としての性格が明確になったこと，療養病床再編・平均在院日数の短縮など医療提供体制と医療保険制度とを関連づけながら医療費適正化計画が策定されることなどを評価した[355]。また政管健保の公法人化は強力なライバルと捉え，保健指導などを積極的に行う考えだった。国保中央会は，高齢者医療制度の創設，保険者の都道府県単位の再編統合，生活習慣病予防対策などに賛成だった。全国市長会も，高齢者医療制度の創設や国保財政の都道府県単位の統合，生活習慣病予防策などを評価した。高齢者医療制度は医療保険制度の一元化と新たな診療報酬体系の構築など次の改革への突破口になると考えていた[356]。

4-3-2　高齢者医療制度の見直し

2008年度予算をめぐって政管健保への国庫負担の肩代わり問題が提起された。社会保障関係費2,200億円の削減を，政管健保への国庫負担を健保や共済組合に負担させ削減するもので，健保連は被用者保険間の財政調整に断固反対した[357]。2008年度診療報酬改定で健保連は，引き上げの環境にはないこと，ムダを是正して産科・小児・救急などに重点配分すべきと主張した[358]。改定率はマイナス0.82％で決定した。

4月高齢者医療制度はスタートからつまづいた。5月野党4党は共同で後期高齢者医療制度を廃止し老健制度に戻す法案を参議院に提出した。しかし健保連・全国市長会・全国町村会は野党法案には反対の立場だった。6月全国市長会は総会で後期高齢者医療制度の見直しに伴う負担を国に求める決議を採択し，医師確保策と療養病床の削減に伴い必要な措置を求めた[359]。9月健保連

では，後期高齢者医療制度の実施に伴う負担増のために決算見込みが悪化していた。赤字組合は全体の45%を占めており，13組合が解散しマスメディアでも報道された。11月健保連は「健保組合存亡の危機突破総決起大会」を開き，前期高齢者医療制度に対する公費投入，制度間の財政調整断固阻止，税財政改革による社会保障財源の確保などを決議する[360]。健保組合には高齢者医療の納付金・支援金が過重な負担となっており，リーマンショックで保険料収入の減少という危機的状況だった。10月に政管健保が公法人化され全国健康保険協会（協会けんぽ）が設立された。国内最大の保険者となる。

4-3-3 政権交代

2009年8月政権交代により鳩山政権が発足する。民主党マニュフェストには被用者保険と国保の段階的統合などが含まれていた。健保連は，持続可能な社会保障制度を再構築するための具体的な政策と財源を明らかし，高齢者医療制度廃止後の姿を明確に示すよう求めた。社保審・医療保険部会が高齢者医療支援金の負担を加入者割りから総報酬割りに改める財政対策を提案すると健保連は断じて受け入れできないと表明する。この時期医療保険財政は「危険水準」となっていた[361]。

2010年度予算編成にあたって政府は高齢者医療制度支援金の1/3を総報酬制とする特例措置，診療報酬を0.19%引き上げることなどを決める。12月に民主党「適切な医療費を考える議員連盟」（桜井充会長）は3%以上引き上げるべきとの決議をした。与党3党も診療報酬引き上げを申し入れた。小沢幹事長が翌年度予算の重点項目を要望した中にも診療報酬「本体の引き上げが必要」と明記されていた[362]。2010年度診療報酬改定は民主党政権下で中医協委員の交代後に行われた。中医協での交渉は決裂して10年ぶりの答申無しとなる。健保連は引き上げとなったことは残念としながら，入院医療への重点配分，再診料統一などは評価した[363]。

2月に国庫負担肩代わりを盛り込んだ国保法改正案が国会に提出された。健保連は断固反対し，5大都市で41年ぶりとなる街頭活動を展開した[364]。5月

法案は原案どおり成立した。

4-3-4　社会保障と税の一体改革

2010年7月参院選挙で民主党は大敗，国会はねじれ状態となる。10月菅首相は，社会保障と税の一体改革に関して超党派で議論する会議を設置しようとしたが野党は拒否する。

2011年1月社会保障改革に関する集中検討会議が設置された。健保連は，前期高齢者の公費拡充，消費税引き上げによる安定財源確保，医療費適正化などの要望をとりまとめ細川厚労大臣に提出する。6月政府・与党改革検討本部は一体改革案を決定するが，健保連は再度の肩代わり案に断固反対する立場を鮮明にする[365]。

2012年度診療報酬改定で，健保連も，協会けんぽも診療報酬引き上げには反対していた。支払い側は連名で引き上げ反対の要請を行った。中医協では診療側と支払い側が真っ向から対立し，予算折衝でかろうじて0.004%のプラス改定となった。1月健保連は，一体改革案について消費税引き上げとその時期が明記されたことは評価しつつも，高齢者医療制度への公費拡充や現役世代の負担軽減に踏み込んでいないことを指摘する。健保連白川修二専務理事は，高齢者医療に対する拠出は限界に来ており公費の投入は不可欠だとして，医療制度についても急性期病床の区分や療養病床の削減を進めるべきだと述べた[366]。2月政府は社会保障・税一体改革関連7法案を国会に提出する。

8月一体改革法案は民主・自民・公明3党の修正協議を経て関連8法案として可決された。健保連は社会保障制度改革国民会議が持続可能な制度確立に取り組むことを期待するとともに，改めて現役世代の負担軽減，高齢者医療制度への公費負担導入の早期実現を求めた[367]。

補論　再度の政権交代（自・公連立）と医療供給政策

　2012年12月衆院選挙で民主党は惨敗する。民主党政権下で厚労大臣を担ってきた議員は長妻を除いて軒並み落選し，また丹羽雄哉など自民党厚労族議員が返り咲く。総選挙後に自・公連立政権が発足し第二次安倍内閣がスタートする。一体改革について安倍首相は自・公・民3党合意に基づき改革を継続すると明言した[368]。

　2013年1月社会保障制度改革国民会議は安倍政権下でも委員を代えずに議論を継続する。安倍首相は衆院の所信表明で，社会保障制度改革についてはこれまでの枠組みを踏襲する方針を重ねて表明する[369]。2月の全国厚労関係部局長会議及び3月の全国医政関係主管課長会議で，原医政局長が病院・病床の機能分化・強化，在宅医療の推進など国民会議の議論を踏まえて取り組むと述べた。指導課長は4月から新たな医療計画が始まるので5疾病5事業と在宅医療の目標，医療連携体制及び情報提供を推進すること，二次医療圏の見直し結果を報告してもらうと述べた[370]。

　8月に国民会議の報告書がまとまる。社会保障制度改革の全体像を示した上で，少子化・医療・介護・年金の4分野について改革の方向性を打ち出した。国民皆保険・皆年金を持続させるために税と社会保険の役割分担や課題を整理した上で，医療・介護分野の方向性を示した。急性期中心，病院完結型から急性期・亜急性期・慢性期までふさわしい医療が受けられるよう，急性期医療への資源投入と地域病床や在宅医療・在宅介護を充実させる地域完結型をめざす。病床機能報告制度の導入と地域医療ビジョンの策定を行う。医療と介護の連携と地域包括ケアシステムを構築するなどとなっていた。

　この報告書を踏まえ12月5日には社会保障・税一体改革の全体像と進め方を規定した「持続可能な社会保障制度の確立を図るための改革の推進に関する法律」（プログラム法）が成立した。改革の内容と法案の提出時期を明記，新たに社会保障制度改革推進本部と社会保障制度改革推進会議の設置を決めた。消費税を10％にまで引き上げるのと一体で医療・介護の給付の効率化が求め

られ，2014年通常国会に医療法改正案が提出される予定となった。

厚労省は「地域医療構想策定ガイドライン等検討会」に病床機能報告制度の集計速報を提示する。一般病床94万床のうち急性期病床が44万床，慢性期26万床，高度急性期15万床となっていた[371]。2014年度診療報酬改定は本体プラス0.1%，実質マイナス1.26%と決まった。

2014年4月には消費税が5%から8%に引き上げられ，6月に社会保障制度改革推進会議が発足した。

6月医療介護総合確保推進法が成立した。医療・介護資源の適切な配分に向けた改革を中心に19本の法改正を一括したものだった。第六次医療法改正として，医療計画に精神疾患と在宅を追加し，病床機能報告制度により一般病床を区分するなどの改正が行われている。第六次医療法改正の具体的内容は以下の通りだった。

1 病床機能報告制度： 一般病床の機能を高度急性期・急性期・回復期・慢性期に区分して都道府県に報告させる。2014年10月から運用する。

2 地域医療構想（ビジョン）の策定： 病床機能報告制度に基づき都道府県は2025年の需要を見込んでビジョンを策定する。ガイドラインを国が策定する。2015年度より実施。

- 関係者が参加する協議の場が設けられ地域医療ビジョンを協議し地域ニーズに添った病床機能転換を図る。合意事項に協力する努力義務も盛り込まれた。

3 都道府県知事には，開設許可の際不足している機能を担うよう要請（公的病院には指示）ができる。稼働していない病床の削減を要請できる（公的病院には既に削減を命令できることとなっていた）。

ここに至って，地域医療計画は病床規制のさらなる強化，病床機能の分化政策の完成，地域医療ビジョンの策定など制度的にはほぼ完成の域に達することとなった。

（注）

1) 第六次改正の政策形成過程は第五次改正の実施過程で記述している。

2) 『社会保険旬報』No.2113，2001.10.11，24-25頁。同，No.2114，2001.10.21，4頁。

3) 同上，No.2259，2005.10.21，6-13頁。試案は資料45-53頁。2015年度までに，①生活習慣病患者・予備軍を25%減少させる，②平均在院日数の全国平均を30日程度に短縮する。目標を達成するため都道府県は5年間の医療費適正化計画を定め平均在院日数短縮の実施主体となり，保険者は予防対策の実施主体となって計画終了時には実績評価を行うこととなる。

4) 同上，No.2260，2005.11.1，50-52頁。同，No.2261，2005.11.11，35頁。

5) 1971年東大法学部卒，保険局企画課長，大臣官房政策課長を経て現職。その後年金局長，官房長，保険局長，厚労審議官，次官。

6) 『社会保険旬報』No.2260，2005.11.1，6-9頁。43頁。

7) 二木立「厚生労働省『医療制度構造改革試案』を読む―『医療費適正化』部分を中心に」同上，No.2261，2005.11.11，12-19頁。著者には「自律性を守るための必死の選択」だったように思える。

8) 政府側から安倍官房長官と関係大臣，与党側は自民・公明の党三役のほか自民党丹羽社会保障制度調査会長，公明党坂口社会保障制度調査会長が参加した。

9) 『社会保険旬報』No.2262，2005.11.21，33頁。

10) 厚労省・日医・自民党厚労族で事前に方向を決め，あとはセレモニーという政策過程が変わりそうだとの観測もあった。議論が分かれると両論併記するような審議会に任せておけないとの見方もあった。

11) 『社会保険旬報』No.2287，2006.8.1，3，4，26頁。川崎厚労相は慎重になっていた。2004年年金制度改正，2005年度介護保険制度改正，2006年度医療保険制度改正を経てしばらくは改革の影響を注視する時期だと述べている。

12) 同上，No.2318，2007.6.11，34-35頁。勤務医の負担軽減や産科・小児科・救急などの課題に対して財源が必要だとの認識だった。同，No.2336，2007.12.11，4頁。

13) 同上，No.2336，2007.12.11，5頁。同，No.2338，2008.1.1，4-8頁。4月から始まる高齢者医療制度の激変緩和措置や医師確保対策として勤務医の待遇改善・女性医師の支援・訴訟リスクの軽減などが必要と述べた。

14) 同上，No.2349，2008.4.21，50頁。

15) 同上，No.2355，2008.6.21，35頁。

16) 同上，No.2375，2009.1.11，6-11頁。大学病院関連は文科省予算として別に計上されている。

17) 同上，No.2400，2009.9.21，30頁。当時日本はGDP比8.1%だった。

18) 確定している44都道府県の目標数の集計に3県の目標数を加えたもので，厚生省の予測15万床からはトーンダウンしていた。同上，No.2362，2008.9.1，4頁。

19) 一体改革案の試算では地域一般病床は全国24万床を想定し，平均在院日数は19～20日程度となっていた。高度急性期・一般急性期で在院日数短縮の目標も加わった。同上，No.2475，2011.11.11，28-29頁。同No.2477，2011.11.11，32-33頁。

第5章　医療体系化政策の政策過程（ケースⅤ）　*355*

20）同上，No.2500，2012.7.1，42頁。同，No.2504，2012.8.11，27頁。

21）法人病院は1.8%，個人診療所は9.7%の減少で，診療所のダメージが大きかった。

22）『社会保険旬報』No.2190，2003.11.21，5頁。同，No.2191，2003.12.1，3頁，4頁。診療側は過去に改定率が抑えられてきたと反論した。

23）同上，No.2199，2004.2.21，6-11頁。

24）保険局医療課長の発言。同上，No.2203，2004.4.1，6-9頁。

25）2002年歯科診療報酬改定にあたって，日歯側が中医協での有利な発言を求め支払側の健保連下村副会長・連合加藤勝敏副会長に働きかけを行ったとされた。下村は中医協政治部長と呼ばれていたという。水野肇『誰も書かなかった厚生省』草思社，2005年，103-127頁。

26）『社会保険旬報』No.2230，2005.1.1，43頁。同，No.2236，2005.3.1，26頁。

27）同上，No.2244，2005.5.21，31頁。いわゆる「箇所付け」作業のみとなった。

28）同上，No.2249，2005.7.11，28頁。中医協の在り方有識者会議7/5資料は，同，No.2250，2005.7.21，37-39頁。

29）日病協豊田議長は日医との関係について，医療界が分断されることのないよう大局を見て譲るところは譲ると述べている。同上，No.2257，2005.10.1，22-23頁。

30）『社会保険旬報』No.2245，2005.6.1，30頁。日病，全日病，医法協，日精協，全国公私病院連盟，全自病，日本私立医科大学協会の7団体に加えて，日本療養病床協会，独法国立病院機構，国立大学病院長会議も参加の意向だった。

31）同上，No.2254，2005.9.1，4頁。

32）同上，No.2266，2006.1.1，3頁，34頁。

33）背景には門前クリニックの問題があり日医が批判を強めていたためだった。

34）保険局医療課長の発言『社会保険旬報』No.2273，2006.3.11，6-9頁。

35）同上，No.2333，2007.11.11，60頁。

36）同上，No.2342，2008.2.11，40-41頁。同，No.2343，2008.2.21，6-11頁。

37）同上，No.2375，2009.1.11，22-25頁。

38）同上，No.2403，2009.10.21，3頁。

39）長妻厚労相は日医への報復人事ではないと述べた。同上，No.2404，2009.11.1，34頁。足立政務官が委員の人選について，都市と地方，病院と診療所のバランス等を考慮して自分が原案を作ったと説明した。同，No.2405，2009.11.11，34頁。

40）同上，No.2408，2009.12.11，5頁。同議連は衆院115人，参院44人の賛同を得ていた。しかし議連の申し入れは幹事長室で預かりとなっている。

41）同上，No.2411，2010.1.11，6-11頁。改定率の決定に際し配分方法にまで踏み込んでいる。

42）同上，No.2415，2010.2.21，6-13頁。とりまとめに当たり公益委員の裁定案に診療側安達・鈴木委員は退席した。

43）同上，No.2416，2010.3.1，24-26頁。

44）同上，No.2461，2011.6.1，4頁，44頁。

45）2011.9.27常任理事会議事録『日本医師会雑誌』第140巻第11号，2012.2，2406-2407

頁。2011.11.1常任理事会議事録『日本医師会雑誌』第140巻第12号，2012.2，2680-2682頁。

46) 『社会保険旬報』No.2439，2011.6.11，39頁。

47) 同上，No.2487，2012.2.21，6-12頁。

48) 同上，No.2149，2002.10.1，16-17頁。

49) 同上，No.2155，2002.12.1，35頁。同，No.2156，2002.12.11，6-9頁。資料46-51頁

50) 同上，No.2157，2002.12.21，6-9頁。資料40-45頁。高齢者医療制度について健保連・経団連・連合は財政調整方式に反対し，全国市長会・全国町村会・国保中央会は独立保険方式に反対で，日医は公費を投入する制度を主張した。同，No.2161，2003.2.1，5頁。

51) 同上，No.2167，2003.4.1，6-9頁。

52) 同上，No.2168，2003.4.11，32-33頁。

53) 同上，No.2215，2004.8.1，20頁。

54) 同上，No.2263，2005.12.1，6-7頁。資料48-50頁。

55) 同上，No.2269，2006.2.1，42-43頁。医療制度改革関連法案の概要は，同，No.2273，2006.3.11，20-23頁。同，No.2274，2006.3.21，22-25頁。

56) 同上，No.2348，2008.4.11，28-29頁。同，No.2349，2008.4.21，3頁。

57) 同上，No.2351，2008.5.11，3頁。同，No.2350，2008.5.1，53頁。

58) 同上，No.2366，2008.10.11，40頁。

59) 同上，No.2384，2009.4.11，36-37頁。

60) 伊藤雅治「我が国の医療政策の歴史的変遷と今後の方向」東京大学医療政策人材養成講座編『医療政策入門―医療を動かすための13講』医学書院，2009年，77-86頁。伊藤は，医政局長として第四次医療法改正を担当し退官後は全社連理事長。

61) 『社会保険旬報』No.2405，2009.11.11，39頁。同，No.2406，2009.11.21，4頁。

62) 全国厚労関係部局長会議での発言。同上，No.2449，2011.2.1，33頁。

63) 同上，No.2463，2011.6.21，12-15頁。28頁。

64) 一般急性期では，平均在院日数を13〜14日から9日程度に短縮する計画となっていた。

65) 『社会保険旬報』No.2502，2012.7.21，17頁。同，No.2503，2012.8.1，36頁。

66) 同上，No.2506，2012.9.1，6-9頁。

67) 大島伸一国立長寿医療研究センター総長，永井良三自治医科大学長の2名だった。

68) 八代尚宏『規制改革と「法と経済学」からの提言』有斐閣，2003年，49-74頁。131-155頁。

69) 『社会保険旬報』No.2112，2001.10.1，30-31頁。

70) 同上，No.2117，2001.11.21，4頁。経産省でも医療問題研究会（川渕孝一座長）で営利法人の病院経営参入や混合診療の拡大を盛り込んだ報告書をまとめており，対抗するための理論武装が必要だった。同，No.2120，2001.12.21，4頁。

71) 同上，No.2130，2002.4.1，26-27頁。

72) 同上，No.2140，2002.7.11，4頁。同，No.2142，2002.8.1，6-9頁。

73) 既に鴨川市や川崎市から申請が出されており県も日医も把握していなかった。

2002.9.17理事会議事録『日本医師会雑誌』第129巻第6号，2003.3.15，815-818頁。神戸市では特区として医療産業都市構想を練り上げようとしたが、神戸市医師会が混合診療の容認や株式会社による医療機関経営などの規制緩和要件を削除させていた。『社会保険旬報』No.2153，2002.11.11，28-35頁。

74）『社会保険旬報』No.2152，2002.11.1，32頁。しかし12月の規制改革3カ年計画見直しでは株式会社の参入問題を諦めたわけではなく長期戦の構えとなっていた。同，No.2157，2002.12.21，30-31頁。

75）保険診療への株式会社参入は見送られたものの，諮問会議や規制改革会議は2年以内の実現を目指すと意気込みは強かった。同上，No.2164，2003.3.1，4頁。

76）現実には参入が不可能な案だった。同上，No.2175，2003.6.21，31頁。

77）同上，No.2168，2003.4.11，3頁，34-35頁。

78）同上，No.2213，2004.7.11，30-31頁。

79）同上，No.2237，2005.3.11，32頁。

80）同上，No.2242，2005.5.1，21頁。しかしその後，医療法人協会豊田会長が持ち分あり社団の存続を要望し反対したため，厚労省は一定の経過措置を設けることとした。

81）2006年5月に公益法人制度改革関連三法案が成立している。民法の法人に関わる部分の大改正だった。

82）「医療法人制度改革の基本的な方向性について（今後の議論のたたき台）」4月15日医業経営の非営利性検討会資料，同上，No.2244，2005.5.21，38-41頁。同，No.2247，2005.6.21，6-9頁。

83）特定・特別医療法人の団体がロビー活動を展開した。加納繁照「社会医療法人誕生とこれからの課題―社会医療法人非課税への道」『病院経営』2008.4，22-26頁。

84）『社会保険旬報』No.2338，2008.1.1，38-39頁。全国厚労関係部局長会議で外口医政局長は，社会医療法人が12月現在で26法人が認定されたと報告した。同，No.2377，2009.2.1，6-13頁。

85）しかしその後2011年に地域医療機能推進機構（JCHO）として改組され存続している。

86）『社会保険旬報』No.2334，2007.11.21，17頁。同，No.2339，2008.1.11，40-41頁。厚生省から総務省審議官に栄畑潤が出向して作業を取りまとめた。

87）同上，No.2016，2004.8.11，29頁。

88）規制改革・民間開放推進会議は年末の答申に向けて，混合診療解禁などを重点事項と決めた。『社会保険旬報』No.2220，2004.9.21，27頁。

89）しかし厚労省は検討中だとして議論は進まなかった。同上，No.2226，2004.11.21，36頁。

90）同上，No.2229，2004.12.21，37頁。正式には評価療養と選定療養として保険外療養費が認められた。

91）同上，No.2334，2007.11.21，5頁。2009年9月東京高裁の控訴審判決では，混合診療の原則禁止は適法とし国側の逆転勝訴となっている。同，No.2402，2009.10.11，4頁。

92）厚労相は混合診療の原則自由化はないとしたが，岸田担当相は全面解禁に向け今後も議論を続けていくと述べた。同上，No.2338，2008.1.1，42頁。同，No.2339，2008.1.11，

358

38-39頁。

93) 同上，No.2205，2004.4.21，32-33頁。

94) 同上，No.2281，2006.6.1，5頁。

95) 新医師確保総合対策として，医学部の定員増，小児・産科医療を担う拠点病院づくり，女性医師の就業支援などを緊急対策としてあげていた。同，No.2291，2006.9.11，19頁。

96) 同上，No.2317，2007.6.1，26頁。しかし臨床研修制度にはもともと大学医局制度を破壊する意図が隠されており，予想された結果だった。

97) 国の緊急臨時的医師派遣システム，勤務医の労働環境整備，臨床研修病院の定員の見直し，医療リスクに対する支援などを挙げている。同上，No.2318，2007.6.11，32-33頁。

98) 大臣に就任したばかりの桝添は，ここで医療改革とは医系技官改革だとの思いを強くしたという。後の異例とも言える技官人事につながる。舛添要一『桝添メモ—厚労官僚との闘い752日』小学館，2009年，63頁。

99) 『社会保険旬報』No.2350，2008.5.1，3頁，6-26頁。

100) 同上，No.2389，2009.6.1，38頁。

101) 同上，No.2381，2009.3.11，28頁。

102) 2006.8.22理事会議事録『日本医師会雑誌』第135巻第10号，2007.1，2260-2263頁。

103) 日医鈴木委員は，国立大学法人の給与水準が民間の1.4倍だとして，民間病院も対抗して人件費負担が増え経営が苦しい状況にあると指摘していた。同上，No.2322，2007.7.21，34頁。

104) 『社会保険旬報』No.2302，2007.1.1，52-55頁。

105) 同上，No.2304，2007.1.21，24-25頁，27頁。

106) 届け出状況は5月1日現在のもの。同上，No.2322，2007.7.21，3頁。

107) 同上，No.2276，2006.4.11，26-29頁。

108) 同上，No.2283，2006.6.21，3頁。

109) 同上，o.2249，2005.7.11，31頁。通知は医政総発第0701001号，34頁。

110) 2005.7.12常任理事会議事録『日本医師会雑誌』第134巻第11号，2006.2，2257-2259頁。

111) 2006.7.18理事会議事録，同上，第135巻第8号，2006.11，1889-1889頁。

112) 2006.9.26常任理事会議事録，同上，第135巻第12号，2007.3，2606-2608頁。

113) 2007.4.24理事会議事録，同上，第136巻第7号，2007.10，1413-1415頁。

114) 2007.7.24常任理事会議事録，同上，第136巻第10号，2008.1，2072-2075頁。

115) 2011.7.12常任理事会議事録，同上，第140巻第8号，2011.11，1788-1790頁。

116) 2011.9.20理事会議事録，同上，第140巻第11号，2012.2，2935-2936頁。

117) 2012.3.6常任理事会議事録，同上，第141巻第4号，2012.7，934頁。

118) 『社会保険旬報』No.2491，2012.4.1，42頁。地域医療支援病院の指定状況については都道府県任せで厚労省は把握していなかった。

119) 同上，No.2495，2012.5.11，34頁。

120) 同上，No.2185，2003.10.1，16頁。

第5章　医療体系化政策の政策過程（ケースⅤ）　*359*

121）1962年東大医学部卒，UCLA教授，東大教授を経て東海大学医学部長。

122）2004.10.12常任理事会議事録『日本医師会雑誌』第134巻第3号，2005.6，495-498頁。

123）『社会保険旬報』No.2228，2004.12.11，42-43頁。

124）2004.11.30常任理事会議事録『日本医師会雑誌』第134巻第4号，2005.7，725-726頁。

125）『社会保険旬報』No.2231，2005.1.11，23頁。

126）2004.12.28常任理事会議事録『日本医師会雑誌』第134巻第5号，2005.8，931-934頁。

127）『社会保険旬報』No.2233，2005.2.1，42頁。

128）2005.1.25常任理事会議事録『日本医師会雑誌』第134巻第6号，2005.9，1115-1121頁。

129）『社会保険旬報』No.2235，2005.2.21，28-29頁。

130）フランスの地域医療計画については以下を参照。松田晋哉「フランスにおける地域医療計画の動向」同上，No.2197，2004.2.1，22-27頁。1970年病院改革法で導入された「医療地図」は病床および高額医療機器を医療区ごとに国の指標に従って整備するシステムだったが，既存のものには規制が及ばず問題が生じていた。1991年病院改革法で各地方に医療サービス体系化と質の保証を目的とする「地域医療計画」の制定が義務づけられた。地域医療計画は地域内の医療施設の機能分化を図るための「設計図」としての性格を強めたという。

131）尾形裕也「医療計画制度改革の展望—ワーキンググループ報告書を踏まえて」『社会保険旬報』No.2230，2005.1.1，17-21頁。

132）同上，No.2225，2004.11.11，32頁。

133）同上，No.2227，2004.12.1，32頁。

134）同上，No.2231，2005.1.11，11頁。

135）同上，No.2235，2005.2.21，28-29頁。

136）同上，No.2234，2005.2.11，34頁。

137）2005.5.17理事会議事録『日本医師会雑誌』第134巻第9号，2005.12，1827-1830頁。

138）『社会保険旬報』No.2246，2005.6.11，23頁。

139）池上直己「第2章　地域医療計画の課題と新たな展開」田中滋・二木立編著『講座　医療経済・政策学　第3巻　保健・医療提供制度』勁草書房，2006年，23-45頁。

140）『社会保険旬報』No.2264，2005.12.11，3頁。

141）2005年骨太方針に基づき10月厚労省内に設置された。厚労大臣が本部長となり，医療費適正化に全省を挙げて取り組む姿勢だった。

142）内訳は医療療養病床25万床，介護療養病床13万床。

143）『社会保険旬報』No.2266，2006.1.1，38-39頁。介護給付費部会審議報告54-57頁。

144）同上，No.2268，2006.1.21，28-29頁。

145）同上，No.2269，2006.2.1，48頁。

146）同上，No.2270，2006.2.11，6-9頁。

147）同上，No.2270，2006.2.11，3頁，4頁。

148）同上，No.2277，2006.4.21，6-9頁。

149）2006.5.9常任理事会議事録『日本医師会雑誌』第135巻第7号，2006.10，1643-1646

頁。

150）『社会保険旬報』No.2282，2006.6.11，5頁。

151）同上，No.2282，2006.6.11，46頁。

152）在宅ケアを支える診療所・市民全国ネットワーク東京プレ大会での講演で。同上，No.2283，2006.6.21，4頁。

153）同上No.2292，2006.9.21，14-15頁。

154）2006.8.22理事会議事録『日本医師会雑誌』第135巻第10号，2007.1，2260-2263頁。

155）『社会保険旬報』No.2297，2006.11.11，40-41頁。ネーミングが良かったためマスメディアもセンセーショナルに取り上げている。

156）同上，No.2310，2007.3.21，22-23頁。

157）同上，No.2312，2007.4.11，26-27頁。

158）同上，No.2316，2007.5.21，11頁。

159）同上，No.2323，2007.8.1，3頁。

160）第15回全国研究会で。同上，No.2329，2007.10.1，22-23頁。

161）同上，No.2361，2008.8.21，38頁。同，No.2362，2008.9.1，4頁。

162）同上，No.2405，2009.11.11，39頁。

163）同上，No.2436，2010.9.21，3頁。

164）同上，No.2217，2004.8.21，4頁。同，No.2219，2004.9.11，15頁。35万床のうち2割に相当する。

165）同上，No.2501，2012.7.11，30頁。

166）同上，No.2233，2005.2.1，4頁。病床数を削減してから5年程度は従前の病床数をベースとして普通交付税を交付することにしていた。

167）岩尾医政局長は医療保険制度と医療供給体制は車の両輪なので，2006年提出予定の医療制度改革関連法案に部会の提言を盛り込みたいと意気込みを述べた。同上，No.2220，2004.9.21，26頁。

168）医政局総務課長の発言にある。同上，No.2223，2004.10.21，34-35頁。

169）1973慶大医学部卒，産業医大助教授，1985年厚生省入省，エイズ結核感染症課長，環境省環境保健部長などを経て現職。

170）『社会保険旬報』No.2233，2005.2.1，6-10頁。

171）同上，No.2235，2005.2.21，28-29頁。

172）2005.2.15理事会議事録『日本医師会雑誌』第134巻第6号，2005.9，1164-1168頁。

173）2005.3.29常任理事会議事録，同上，第134巻第8号，2005.11，1590-1594頁。

174）2005.4.19理事会議事録，同上，第134巻第8号，2005.11，1634-1639頁。

175）『社会保険旬報』No.2242，2005.5.1，31頁。

176）2005.4.26常任理事会議事録『日本医師会雑誌』第134巻第9号，2005.12，1791-1792頁。

177）『社会保険旬報』No.2246，2005.6.11，23頁。

178）2005.6.7常任理事会議事録『日本医師会雑誌』第134巻第10号，2006.1，2023-2025頁。

第5章　医療体系化政策の政策過程（ケースⅤ）　*361*

179）2005.6.21理事会議事録，同上，第134巻第11号，2006.2，2201-2203頁。

180）2005.7.5常任理事会議事録，同上，第134巻第11号，2006.2，2237-2238頁。

181）『社会保険旬報』No.2252，2005.8.11，6-9頁。

182）1975年北大医学部卒，1981年厚生省入省，健政局医事課長，老人保健課長，保険局医療課長，技術総括審議官などを経て現職。

183）『社会保険旬報』No.2256，2005.9.21，14-17頁。

184）9月7日医療経済フォーラムジャパン主催の講演会で。同上，No.2259，2005.10.21，14-21頁。

185）同上，No.2256，2005.9.21，3頁，4頁。

186）同上，No.2260，2005.11.1，40-41頁。

187）同上，No.2261，2005.11.11，38-39頁。

188）2005.11.29常任理事会議事録『日本医師会雑誌』第135巻第3号，2006.6，658頁。

189）『社会保険旬報』No.2264，2005.12.11，28-29頁。

190）同上，No.2264，2005.12.11，6-7頁。資料，38-41頁。

191）同上，No.2277，2006.4.21，29頁，32-33頁。

192）同上，No.2278，2006.5.1，28-29頁。

193）同上，No.2279，2006.5.11，27頁。医療費適正化の前提となっている厚労省の将来推計値が過大ではないかとの指摘が日医から出ていた。

194）同上，No.2282，2006.6.11，6-11頁。

195）同上，No.2280，2006.5.21，39-41頁。

196）同上，No.2282，2006.6.11，35頁。

197）同上，No.2283，2006.6.21，6-9頁。同，No.2283，2006.6.21，36頁。

198）同上，No.2286，2006.7.21，6-12頁。

199）同上，No.2299，2006.12.1，24-25頁。基本方針案は2007年1月に公表されている。

200）同上，No.2309，2007.3.11，6-9頁。

201）同上，No.2320，2007.7.1，32頁。

202）1981慶大医学部院修了，1983年厚生省入省，老人保健課長，健康局長を経て現職。

203）『社会保険旬報』No.2341，2008.2.1，3頁。

204）同上，No.2381，2009.3.11，28頁。

205）2009.3.3常任理事会議事録『日本医師会雑誌』第138巻第5号，2009.8，994-997頁。

206）『社会保険旬報』No.2382，2009.3.21，6-9頁。

207）同上，No.2251，2005.8.1，5頁。

208）2005.7.19理事会議事録『日本医師会雑誌』第134巻第12号，2006.3，2439-2444頁。

209）『社会保険旬報』No.2254，2005.9.1，24頁。

210）2005.8.23理事会議事録『日本医師会雑誌』第135巻第1号，2006.4，116-119頁。

211）2007.1.9常任理事会議事録『日本医師会雑誌』第136巻第3号，2007.6，602-603頁。

212）『社会保険旬報』No.2518，2013.1.1，44頁。

213）1978年新潟大大学院医学研究科修了，病院管理研究所医療政策研究部長，国際医療福祉大大学院教授。

362

214）2010.12.21理事会議事録『日本医師会雑誌』第140巻第2号，2011.5，443-444頁。

215）『社会保険旬報』No.2447，2011.1.11，27頁。2010.12.28常任理事会議事録『日本医師会雑誌』第140巻第3号，621-623頁。

216）『社会保険旬報』No.2452，2011.3.1，64頁。2011.2.22常任理事会議事録『日本医師会雑誌』第140巻第5号，2011.8，1068-1069頁。

217）2011.3.1常任理事会議事録『日本医師会雑誌』第140巻第5号，2011.8，1086-1088頁。

218）『社会保険旬報』No.2466，2011.7.21，40頁。

219）2011.7.19理事会議事録『日本医師会雑誌』第140巻第9号，2011.12，1937-1938頁。

220）2011.10.11常任理事会議事録，同上，第140巻第12号，2012.3，2635-2638頁。

221）2011.11.1常任理事会議事録，同上，第140巻第12号，2012.2，2688-2689頁。

222）『社会保険旬報』No.2479，2011.12.1，41頁。

223）同上，No.2481，2011.12.21，27頁。

224）2011.12.20理事会議事録『日本医師会雑誌』第141巻第2号，2012.5，428-430頁。

225）『社会保険旬報』No.2482，2012.1.1，44頁。

226）同上，No.2493，2012.4.21，4頁。

227）同上，No.2454，2011.3.21，18-19頁。

228）同上，No.2479，2011.12.1，30頁。

229）2011.11.22常任理事会議事録『日本医師会雑誌』第141巻第1号，2012.4，168-169頁。

230）阿曽沼につぐ事務官の医政局長である。1976年東大法学部卒，雇用均等・児童家庭局長，官房長を経て現職。

231）『社会保険旬報』No.2480，2011.12.11，48頁。2011.12.6常任理事会議事録『日本医師会雑誌』第141巻第2号，2012.5，396-398頁。

232）『社会保険旬報』No.2483，2012.1.11，34頁。

233）2012.1.10常任理事会議事録『日本医師会雑誌』第141巻第2号，2012.5，465-467頁。

234）『社会保険旬報』No.2484，2012.1.21，12-13頁。

235）2012.1.31常任理事会議事録『日本医師会雑誌』第141巻第3号，2012.6，669-671頁。

236）2012.2.28常任理事会議事録，同上，第141巻第4号，2012.7，910-912頁。

237）2012.3.13常任理事会議事録，同上，第141巻第4号，2012.7，943-947頁。

238）『社会保険旬報』No.2494，2012.5.1，39頁。

239）2012.4.24常任理事会議事録『日本医師会雑誌』第141巻第5号，2012.8，1138-1140頁。

240）『社会保険旬報』No.2498，2012.6.11，30頁。

241）2012.6.5常任理事会議事録『日本医師会雑誌』第141巻第6号，2012.9，1374-1376頁。

242）『社会保険旬報』No.2500，2012.7.1，47頁。

243）同上，No.2501，2012.7.11，19頁。

244）参院・橋本派，鹿児島県選出。実は新自由主義的改革には批判的だった。

245）『社会保険旬報』No.2021，2004.10.1，5頁。同，No.2221，2004.10.1，26頁。同，No.2222，2004.10.11，22頁。42頁。

246）同上，No.2246，2005.6.11，6-9頁。

247) 運輸大臣，北海道開発庁長官を務めた。谷垣派，三重県。

248) 『社会保険旬報』No.2272，2006.3.1，46頁。

249) 大蔵省出身，国土庁長官，金融担当大臣，自民党税制調査会長。宏池会，静岡県。

250) 『社会保険旬報』No.2328，2007.9.21，3頁。辻前次官の卒業論文だったと評価されている。

251) 1970年東大法学部卒，薬務局経済課長，保険局企画課長，審議官を経て内閣府主席参事官，内閣府官房長，次官を経て退官。日興フィナンシャルインテリジェンス（株）理事長。江利川は外部といっても厚労省OBで官邸寄りの保険官僚だった。

252) 京大法学部卒，行管庁入庁，後藤田総務庁長官秘書官，総務庁行政管理局長を経て退官。行政情報システム研究所理事長，日本放送協会監事。行政改革のプロだった。

253) 『社会保険旬報』No.2326，2007.9.1，30頁。

254) 東大助教授から参院当選2回，参院自民党政審会長，外交防衛委員長を務めた。

255) 『社会保険旬報』No.2330，2007.10.11，21頁。

256) 医師，厚労副大臣，厚労委員長，環境大臣を務めた。

257) 医師，参院公明党，厚労部会長を務めた。

258) 大臣経験者が副大臣になるのは異例で，しかも2人とも医師だった。

259) 自民党厚労部会長，社会保障制度調査会医療委員長などを務めた。

260) 『社会保険旬報』No.2366，2008.10.11，43頁。

261) 同上，No.2361，2008.8.21，36頁。同，No.2361，2008.8.21，6-9頁。

262) 同上，No.2384，2009.4.11，30頁。しかし，わざわざ官邸に設置した会議にしては内容で注目すべきものは何もなかった。

263) 1974年京大経済学部卒，厚生省入省，薬務局経済課長，健政局総務課長，官房長，老健局長を経て現職。のち次官となる。

264) 桝添は医系の局長ポストが固定されて聖域になっていたが厚労省の歴史始まって以来打ち破ることになったと述べている。『社会保険旬報』No.2393，2009.7.11，29頁。

265) 舛添要一『桝添メモ―厚労官僚との闘い752日』小学館，2009年，156頁。舛添要一『厚生労働省戦記―日本政治改革原論』中央公論新社，2010年，79-133頁。

266) 1978年京大法学部卒，厚生省入省，医政局総務課長，保険局総務課長，2006年医療保険制度改革に携わり，総務省大臣官房審議官を経て現職。その後医薬食品局長，厚労審議官。

267) 民主党，菅グループ，東京都。サラリーマン出身で，外交・安全保障分野だった。

268) 『社会保険旬報』No.2401，2009.10.1，4頁。

269) 三役会議から事務官僚が排除されたため，マスメディアへの説明も充分行われなくなってしまう。長浜には厚労委の経験すらなかった。同上，No.2401，2009.10.1，31頁。

270) 同上，No.2402，2009.10.11，58頁。

271) 同上，No.2403，2009.10.21，50頁。自民党の部会のように議論が紛糾し了承しないと前に進めないというのではなかった。

272) 同上，No.2407，2009.12.1，41頁。

273) 政務三役に対して「驕りを感じる48%，厚労行政に対する思いやビジョンが伝わって

くる15%，事実関係や政策的整合性の観点から納得のいく指示が示される3%，対応が急がれる際速やかに相談することができる1%，現実的なスケジュール感の観点から納得のいく指示が示される1%」などとなっていた。『社会保険旬報』No.2432，2010.8.11，70頁。

274）弁護士，社会党を経て民主党，高知県選出。

275）『社会保険旬報』No.2437，2010.10.1，3頁。

276）自民党で文部・通産・金融財政担当大臣，官房長官，経済財政担当，財務大臣などを歴任，東京都一区。自民党を離党し「立ち上がれ日本」を結成していた。民主党から連立の打診を受けるが賛成が得られず，一人だけ離党して民主党政権に参加。財政再建をしたいがためだった。

277）『社会保険旬報』No.2461，2011.6.1，3頁，18頁。

278）1981年自治医大卒，1990年厚生省入省，環境省・文科省・防衛庁を経て保険局医療課長，環境省環境保健部長。

279）事務次官は金子の後，村木厚子と2代労働省出身が続き，2015年二川一男（旧厚生省，事務官）が次官となる。二川は2014年医政局長に就任していた。

280）田中秀明「政策過程と政官関係―三つのモデルの比較と検証」日本行政学会編年報行政研究47『政権交代と官僚制』2012年。

281）山口二郎「政権交代と政官関係の変容/連続―政治主導はなぜ失敗したか」日本行政学会編年報行政研究47『政権交代と官僚制』2012年。

282）『社会保険旬報』No.2187，2003.10.21，6-15頁，33-34頁。

283）『日本病院会60年史』2011年，41-42頁。

284）1955年阪大医学部卒，堺市医師会会長，大阪府医会長。

285）『社会保険旬報』No.2209，2004.6.1，24-25頁。

286）同上，No.2213，2004.7.11，3頁。同，No.2214，2004.7.21，25頁。

287）同上，No.2216，2004.8.11，4頁。同，No.2219，2004.9.11，16-24頁。

288）同上，No.2224，2004.11.1，4頁。

289）『日本病院会60年史』2011年，43-46頁。

290）『社会保険旬報』No.2240，2005.4.11，6-15頁。

291）同上，No.2257，2005.10.1，4頁。

292）同上，No.2258，2005.10.11，6-12頁。総選挙の翌日には諮問会議の吉川洋議員（東大経済学部教授）がGDPの伸びに連動した医療費の抑制が必要だと発言していた。

293）2005.12.20理事会議事録『日本医師会雑誌』第135巻第4号，2006.7，901-905頁。

294）1968年千葉大医学部卒，墨田区医師会会長，東京都医会長。

295）『社会保険旬報』No.2268，2006.1.21，66頁。

296）福岡・神奈川・愛知の各県医師会は候補者を一本にまとめなかった。同上，No.2276，2006.4.11，3頁。

297）唐澤新会長は，提出議案は新会長・副会長も議案決定に参加していたと説明した。同上，No.2276，2006.4.11，6-13頁。

298）同上，No.2280，2006.5.21，4頁。

第5章　医療体系化政策の政策過程（ケースⅤ）　*365*

299）同上，No.2239，2005.4.1，36-37頁。

300）官庁が業界団体を組織化する典型的手法だった。

301）『日本病院会60年史』2011年，28-30頁。山本は副会長時代に合同構想で失敗した経験があった。

302）『社会保険旬報』No.2245，2005.6.1，30-31頁。

303）同上，No.2253，2005.8.21，22-23頁。

304）同上，No.2274，2006.3.21，3頁。

305）同上，No.2293，2006.10.1，38-39頁。

306）同上，No.2312，2007.4.11，6-13頁。

307）同上，No.2333，2007.11.11，6-13頁。「編集室」66頁。

308）同上，No.2317，2007.6.1，6-9頁。

309）同上，No.2337，2007.12.21，6-9頁。「視点」3頁。

310）同上，No.2333，2007.11.11，56-57頁。

311）2007.11.27常任理事会議事録『日本医師会雑誌』第137巻第1号，2008.4，165頁。

312）『社会保険旬報』No.2352，2008.5.21，36頁。

313）『日本病院会60年史』2011年，43-46頁。

314）『社会保険旬報』No.2380，2009.3.1，4頁。

315）同上，No.2384，2009.4.11，6-11頁。

316）『日本病院会60年史』2011年，28-30頁。

317）『社会保険旬報』No.2399，2009.9.11，37頁。

318）同上，No.2404，2009.11.1，4頁。同，No.2405，2009.11.11，6-12頁。

319）同上，No.2404，2009.11.1，35頁，36頁。

320）同上，No.2413，2010.2.1，30頁。同，No.2416，2010.3.1，30-31頁。

321）1966日大医学部卒，茨城県医師会長。

322）『社会保険旬報』No.2420，2010.4.11，6-9頁。

323）2010.4.20理事会議事録『日本医師会雑誌』第139巻第6号，2010.9，1327-1328頁。

324）『社会保険旬報』No.2427，2010.6.21，30頁。

325）同上，No.2420，2010.4.11，42-43頁。任期は1年で交代する。

326）『日本病院会60年史』2011年，47-48頁。

327）『社会保険旬報』No.2424，2010.5.21，32頁。

328）同上，No.2484，2012.1.21，4頁。

329）1969年久留米医大卒，福岡県医師会長，植松時代からの日医副会長。

330）『社会保険旬報』No.2492，2012.4.11，6-9頁。同，No.2493，2012.4.21，3頁。

331）同上，No.2506，2012.9.1，40頁。

332）同上，No.2513，2012.11.11，6-10頁。

333）同上，No.2515，2012.12.1，68頁。

334）同上，No.2518，2013.1.1，44頁。

335）2012.11.20常任理事会議事録『日本医師会雑誌』第141巻第12号，2013.3，2751-2752頁。

336) 2012.12.18理事会議事録『日本医師会雑誌』第142巻第2号，2013.5，393-395頁。

337)『健保連70年の歩み』健康保険組合連合会，2014年，29-30頁。

338)『健保連六十年の歩み』健康保険組合連合会，2003年，186-190頁。『社会保険旬報』No.2161，2003.2.1，5頁。

339)『健保連六十年の歩み』健康保険組合連合会，2003年，190-195頁。

340)『社会保険旬報』No.2168，2003.4.11，32-33頁。

341)『健保連70年の歩み』健康保険組合連合会，2014年，30-32頁。

342) 同上，健康保険組合連合会，2014年，62-65頁。健保連も医療保険政策，医療供給政策に関して今まで以上に踏み込んだ検討を行い提案しようとしていた。

343)『社会保険旬報』No.2204，2004.4.11，4頁。

344) 1966年岡山大医学部卒，社会党，社民党を経て民主党厚生部会長。与党福祉プロジェクトチームの座長を務めた。

345) 同上，No.2208，2004.5.21，36頁。

346) 同上，No.2280，2006.5.21，54頁。下村は厚生省時代には，1984年健保法改正を吉村仁保険局長・下村医療保険担当審議官・多田宏保険局企画課長でやり遂げた実績があった。

347)『健保連70年の歩み』健康保険組合連合会，2014年，65-66頁。

348) 同上，健康保険組合連合会，2014年，33-36頁。

349) 同上，健康保険組合連合会，2014年，86-87頁。医療供給政策に関しても提案をしている。

350) 同上，健康保険組合連合会，2014年，36-37頁

351)『社会保険旬報』No.2254，2005.9.1，21頁。

352)『健保連70年の歩み』健康保険組合連合会，2014年，37-40頁。

353) 同上，健康保険組合連合会，2014年，40-41頁。

354)『社会保険旬報』No.2277，2006.4.21，4頁。

355)『健保連70年の歩み』健康保険組合連合会，2014年，91-94頁。

356)『社会保険旬報』No.2285，2006.7.11，6-9頁。

357)『健保連70年の歩み』健康保険組合連合会，2014年，14-16頁。

358) 同上，健康保険組合連合会，2014年，70-72頁。

359)『社会保険旬報』No.2354，2008.6.11，5頁。

360)『健保連70年の歩み』健康保険組合連合会，2014年，16-18頁。

361)『社会保険旬報』No.2407，2009.12.1，3頁。

362) 同上，No.2410，2010.1.1，54頁。

363)『健保連70年の歩み』健康保険組合連合会，2014年，72-75頁。

364) 同上，健康保険組合連合会，2014年，18-20頁。

365) 同上，健康保険組合連合会，2014年，181-185頁。

366)『社会保険旬報』No.2482，2012.1.1，20-26頁。

367)『健保連70年の歩み』健康保険組合連合会，2014年，186-191頁。

368)『社会保険旬報』No.2519，2013.1.11，6-8頁。

369）同上，No.2523，2013.2.21，31頁。
370）同上，No.2524，2013.3.1，6-10頁。『社会保険旬報』No.2526，2013.3.21，6-9頁。
371）『メディファックス』6988号，2014年12月26日，3頁。

第**6**章

政策の変容

　第4章及び第5章で，第二次医療法改正から第五次医療法改正までの政策形成・決定・実施過程を記述した。本章では，地域医療計画に関わるこれらの政策過程を比較することによって，政策の変容を分析する。本章での問題関心は，

① 医療計画の政策内容は，なぜ，どのように変容したのか？

② 政策変容はどのような過程をたどって形成・決定・実施されたのか？

③ 政策アクターはどのように関わったのか？

④ 地域医療計画による病床規制は，なぜその後も継続したのか？

　最後に，ケースⅠからケースⅤまでの比較政策過程分析の総括を行うことによって，医療供給政策における政策過程研究への示唆を得たい。

1　政策の変容

1-1　政策内容の変容

　政策は実施過程に持ち込まれると一定期間を経て評価が行われ，廃止・維持・変更などにつながる。同時進行で新たな政策の形成・決定過程も重なってくる。

　ケースⅢの第一次医療法改正は第3章の分析によれば，公私の病床規制に加えて，医療体制の計画的整備を謳ったものだった。しかし実施過程では病床規制のみが前面に出てしまい，市場では駆け込み増床など過剰な反応が生まれた。さらに駆け込みを防止するために病床規制のみを急いで実施するという悪

循環になってしまう。

ケースⅣでは，医療供給体制の類型化・機能分化を長期的スパンで実施していくこと，合意のできたものから順次実施していくことなどが日医と厚生省の間でコンセンサスとなっていた。第二次改正では，類型化の第一弾として特定機能病院と療養型病床群が区分され，中間の一般病院については時間をかけて行うこととなった。第二次医療法改正以降の目的は，さらに施設類型化・機能分化を行いながらふるい落としをすることだったが，医師会（主に中小病院）の反対で思うようには進まなかった。病管研報告がうまく使われて，マイルドで現実的提案が厚生省からなされ実現していく。第三次改正は地域の中核的病院の類型化を行う予定であったが，医師会の要請により医師会立病院の救済を目的とするものになってしまった。地域医療支援病院の類型化，療養型病床群の診療所への拡大と整備目標（数値目標）が設定される。2次医療圏ごとに整備目標を定めるという数値化が新たな視点として加わってくる。療養病床の診療所への拡大に伴い診療所の病床規制も視野に入ってくる。この時期には病院経営が厳しい状況に置かれており，民間病院でも療養型へ転換した場合には施設整備補助金が出るようになる。補助金はその後老朽化した建物の改築など施設近代化のためにも使われるようになる。産業政策における転業補助金や農業政策における減反補助金と同じ手法だった[1]。第四次改正では病床を一般病床と療養病床に区分し自主的に届け出ることとなる。規制緩和3ヶ年計画に病床機能の区分が盛り込まれていた。当初は急性期・慢性期に区分し，必要病床数も別の算定方式とする案だったが，日医が反対したため一般病床・療養病床に変更し算定式も定着してからとし，看護や施設基準も従来通りで収まった。病床規制に関しては，必要病床数が基準病床数に変更され，入院受療率の統一により地域格差縮小と平均在院日数短縮が行われた。国保法等改正により保険医療機関指定拒否も可能となった。病床規制から15年かかってようやく病床機能の区分へ一歩踏み出したものの，結果は一般病床が92万床も残ってしまい，さらなるふるい落としが必要となった。

ケースⅤの第五次医療法改正はそれまでとは全く異なる医療機能の体系化政

策だった。医療計画に4疾病5事業について提供体制と数値目標を明示することとなる。また医療費適正化計画に関連して介護療養病床の廃止が決まる。また規制改革会議から病床規制は見直しが必要と指摘されていたが，結局病床規制政策は維持された。体系化政策は当初から成案があったわけではなく，その後第六次医療法改正で精神疾患，在宅が追加修正された。またさらなる機能分化政策として病床機能報告制度により急性期・亜急性期・回復期等に区分することとなった。介護療養病床廃止は政権交代もあって凍結され延期されることとなる。

このように医療計画の政策内容は病床規制から，施設類型化・機能分化，そして体系化政策へと変容していく。しかし当初からの病床規制政策はずっと継続され，規制改革会議などの圧力にもかかわらず，厚労省・医療関係団体が必死に防戦したため廃止とはならなかった。病床規制には産業保護的側面（参入規制）と医療費抑制（供給量規制）の両面がある。医系技官は産業保護政策として考えていたが，保険官僚や大蔵省（財務省）は医療費抑制政策と見なしていた。

機能分化政策はケースⅣの第四次改正で急性期の区分が不十分で，しかも療養病床への転換が進まなかったためさらなる機能分化をケースⅤの第六次改正で第五次改正の医療情報提供制度にオンする形で行った。

政策内容の変容を図6-1-1で示した。

図6-1-1　政策内容の変容

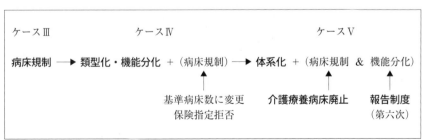

*太字は新たな政策で，（　）内は実施過程である。

1-2　政策類型の変容

1-2-1　政策の4類型─産業政策の変容

　第3章で政策の3類型として産業政策，計画行政，医療費抑制を示したが，産業政策に関しては本章では修正が必要となる。産業政策は，産業保護（市場規制）と産業構造改革（効率化・近代化）にさらに区分しなければならない[2]。第Ⅰ部のケースⅠからケースⅢまででは見えなかった視点である。一般に産業政策では，初期には弱小産業の保護育成政策だったものが，供給市場の成熟とともに変化し産業構造改革へ向かっていく。一般産業では国際競争力の観点から近代化・効率化が求められた。医療供給市場でも市場競争を促し効率化させることが医療保険財政から求められ，また保険料を折半している企業も国際競争上から要求していた。産業構造改革には誘導とふるい落としの両面があった。

　地域医療計画の実施過程において医療法改正が第二次から第六次まであったが，なぜ本書ではケースⅣ，ケースⅤの2つに区分したのかという理由がここで説明が可能となる。それは産業政策としての視点が全く異なっていたからである。ケースⅠからケースⅢまでは産業保護政策だったのに対し，ケースⅣの第二次，第三次，第四次改正は類型化・機能分化政策であり産業構造改革としての政策だった。業界内をデパート，スーパー，専門店，小売店，コンビニなど業態別に整理して産業としての効率化を図るものだった。業態転換のための補助金も用意されていた。しかし，ケースⅤの第五次改正は体系化政策で，全く次元が異なっている。消費者が使いやすいように，扱う商品やサービス別に整理する政策である。電機メーカーにたとえれば，総合電機メーカー，重電専門，家電専門，音響専門，情報機器専門などの系列に整理して消費者の便宜を図るものだった。飲食店にたとえれば，中華，和食，寿司，イタリアン，フレンチなど料理の種別に分類したうえで，町の洋食屋さん，一流レストランで修業したオーナーシェフの専門レストラン，三つ星レストランやホテルのレストランなどレベル別に示すグルメマップ（官製マップ）だった。他産業ではこの

ようなマッピングを政府がする必要はない。グルメマップなら民間でも無料で発行されているので，消費者が勝手に選べばよい。しかし医療サービスの場合には，消費者が自分ではどのような商品やサービスをどこで購入したらいいのか判断できない（情報の非対称性）。専門的サービスの市場特性である。一般の産業政策にはない政策であり，産業政策ではなく公共政策であって，計画行政的要素が中心課題だった。医療費抑制的側面についても消費者の無駄遣いを減らすという間接的効果しかない。なお第六次改正は第五次改正の追加と第四次改正の完成型という性格を持つものだった。

ケースⅢは第3章で示したように産業保護政策，行政計画，医療費抑制の統合政策だったはずが，実施過程では病床規制のみが前面に出てしまった。病床規制には参入規制という産業保護政策と供給量規制という医療費抑制政策の二面性があった。同時期に社会的入院を減らすため老健施設も創設され，医師数の抑制政策も実施されている。

ケースⅣは医療供給市場の産業構造改革が主たる目的だった。通産省，建設省，大蔵省など多くの省庁が産業政策を主管しており，市場における中小業者の保護育成から産業近代化のための構造改革へと変化していくのと全く同じ経過をたどった。医療供給市場での医療施設類型化・病床機能分化のために診療報酬による後押しをしながら誘導とふるい落としを行った。第二次改正では，まず高機能の大学病院と低機能の療養型病床群とに区分した。診療報酬による誘導も行われた。第三次改正では，当初地域中核病院を区分する予定だったが日医の同意が得られず，とりあえず医師会病院の救済も兼ねて地域医療支援病院（紹介型中核病院）として区分した。一方充分な機能を果たせなくなった総合病院制度を廃止している。診療所に療養型病床群を認めることは中小医療機関のための対策だった。また国保法等改正により医療計画による勧告に従わない場合は保険医療機関指定拒否が可能となった。第四次改正では，当初は短期・急性期と長期・慢性期に区分する案だったが，日医の反対で療養病床を区分するだけで残りは一般病床となってしまう。日医は医療法でこれ以上細かく規制することには反対だった。一方診療報酬では急性期加算が行われている。

医療費抑制のために，患者の窓口負担も被用者本人3割，老人1割に上げられた。

ケースVの第五次改正では，いよいよ体系的整備という医系技官達の夢だった政策が実現する。医療費適正化のために療養病床の再編も決定されている。看護基準7対1の導入は急性期病床のふるい落としだった。公立病院の再編統合，公益性の強い社会医療法人制度も創設された。がん対策法によりがん診療施設の体系化も行われた。地域ケア体制整備構想により計画行政はさらに精緻化されていく。また市場競争を促し，市民のチェックができるよう情報開示が加えられている。第六次改正では病床機能をさらに分化させることになる。医師不足による医療崩壊のために医師数抑制政策は転換されている。

医療計画の政策内容が変容していく原因は，当初は医療供給市場からの要求が大きく，産業保護政策の性格が強いからであった。しかし次第に市場外部からの要求も強まってくると産業構造改革が前面に出てくる。また医系技官たちの医療体制整備構想という政策目標が叶う機会も出現する。計画行政としての医療計画は，ケースⅢの包括的医療体制の整備（実施過程で失敗する）から，医療施設類型化，病床機能の分化，体系化などの具体的な政策に変容していく。

医療供給政策に通底していたのは医療供給市場の計画的整備（計画行政）であった。地域医療計画の政策内容は変容していくもののその本質は変わっていない。政府によるある程度の市場統制を前提としている。保険財政の制約の下で，病床規制・適正配置・機能分化・体系化など業界や保険者の要請，消費者のニーズに応えようとするもので，数値目標が設定されるようになる。またケースⅣ，ケースVでは官僚統制とならないように医療機関が自主的に選択する方式であったが，一方選択にあたって施設基準をクリアーする必要もあった（ふるい落とし）。計画行政は医療計画以降に，医療・保健・福祉政策に関わる多くの場面で登場することになった。老人保健福祉計画，医療費適正化計画，健康増進計画，介護保険事業支援計画，地域ケア整備構想などである。

一方医療保険政策に通底するものは医療費抑制と保険財政の安定的運営だっ

た。医療供給政策の背後に医療費抑制があり，ケースⅢ以降一貫して変わらず巧妙に政策案にビルトインされていた。ケースⅢの病床規制は総量規制としての意味があった。ケースⅣでは類型化・機能分化に対応した診療報酬の設定（ふるい落とし）が行われた。また急性期病院への診療報酬の傾斜配分も行われている。診療報酬引き下げも実施されている。ケースⅤの体系化政策には医療費抑制の直接的な機能は含まれていなかった。これは別に医療費適正化計画が検討されていたからである。医療費適正化計画は厚労省が医療費総枠管理から医療供給市場を守るための防波堤として必死に考え出したものだった。長期にわたる医療費抑制は地域医療崩壊という結果を導き出してしまう。

　以上を他の医療保険政策，診療報酬なども含めて整理すると表6-1-1のようになる。

　飯間敏弘（2012）は，医療政策の変遷を整理して，特に注目される政策は2006年改正の4疾病5事業の連携体制だったと説明している。政策変遷の理由として，国家財政の悪化が医療政策の全体構造を規定し，医療をめぐる政治状況の変化（日医の政治力低下）も影響を与えたとする[3]。多くの論者が医療政策を社会保障政策，医療保険政策として捉えあるいは政治的側面から分析しており，本書のような産業政策の視点は弱いように思われる。医療供給政策は社会保障政策ではあるが，同時に産業政策でもある。しかも供給市場は経済政策と同様に民間主体の自由な市場競争で成り立っている。

　一方で変わらない政策があった。ケースⅢで導入された民間病床規制は規制緩和の流れに逆らって継続された。病床規制は業界から見れば既得権保護のための参入規制であり，保険官僚から見れば供給量規制（医療費抑制）であった。一旦できた規制はさらなる規制（行政通知，国保法等改正による保健医療機関の指定拒否）と，精緻化・細分化（病床区分別病床規制，病床機能報告制度）が加わって継続する。ケースⅤで規制改革会議からの病床規制撤廃要求に対しては，厚労省と医療団体が一致して反対した。病床規制が継続された理由は業界保護と医療費抑制のためだった。しかし，療養病床再編（療養病床削減）という荒療治（既得権の引きはがし）まで出現すると厚労省と医療団体と

第6章　政策の変容　375

表6-1-1　政策類型の変容

		産業保護（A1）	産業構造改革（A2）	計画行政（B）	医療費抑制（C）
ケースⅢ		・**参入規制** ・医師数抑制政策	・老健施設	・実施過程で機能せず	・供給量規制 ・診療報酬に長期入院逓減制 ・医師数抑制政策
ケースⅣ	第二次	・行政指導 ・入院率	・**高機能と低機能（療養型病床群）の区分** ・特3類看護	・老人保健福祉計画	・特3類看護 ・長期入院逓減制の強化
	第三次	・国保等改正	・**紹介型中核病院** ・**診療所へ療養型病床群拡大**	・数値目標	・インフォームドコンセント
	第四次	・基準病床数 ・区分別病床規制	・**一般と療養病床の区分** ・診療報酬で急性期加算 ・診療報酬で亜急性期を区分	・数値目標	・急性期加算 ・本人負担3割，老人負担1割 ・中医協改革 ・精神病床削減
ケースⅤ	第五次	・病床規制撤廃要求に対抗 ・医師数抑制政策の転換	・療養病床再編 ・看護基準7対1 ・公立病院改革ガイドライン ・社会医療法人制度	・**4疾病5事業の体系化** ・がん診療連携拠点病院 ・地域ケア体制整備構想	・医療費適正化計画，療養病床再編 ・看護基準7対1
	第六次	・療養病床再編延期	・**医療機能報告制度**	・**精神と在宅を追加**	

* 第三次改正の地域医療支援病院を紹介型中核病院として一般化した。太字部分が地域医療計画の主たる内容である。網掛け部分が医療供給政策としての主要な政策類型である。

は激しく対立するようになる。

1-2-2　政策類型とアクター間関係

　政策類型とアクター間関係を整理すると表6-1-2のようになる。産業構造改革，計画行政で厚労省と医師会の関係が対立的になっていくのは方法論を巡ってである。医療供給側は常に官僚統制を警戒した。

表6-1-2 政策類型とアクター間関係の変容

政策類型	目　的	厚労省と医師会の関係
（A1）産業保護政策 　　　（ケースⅠ～Ⅲまで）	中小医療機関保護	医師会が行政に依存する関係
（A2）産業構造改革 　　　（ケースⅣ）	市場の効率化	協調・参加関係 → 対立（行政が譲歩）
（B）計画行政 　　　（ケースⅢ～Ⅴ）	市場の計画的整備	協調・参加関係 → 対立（行政が譲歩）
（C）医療費抑制 　　　（ケースⅢ～ケースⅤ）	供給量規制	医師会の抵抗と妥協 → 激しい対立

（A1）は医師会のニーズ，（A2）は市場外部からの要求，（B）は医系技官の目標，
（C）は市場外部と保険官僚の目標である。→は関係の変化を表している。

　産業保護政策は医療供給市場内部からの要求に基づくものだったため，業界は行政に一方的に依存していた。しかし産業構造改革は主にサービスの需要側，保険者や政府など外部からの市場効率化や集約化・重点化・体制整備などの要求である。また計画行政は医系技官たちの目標であった。産業構造改革や計画行政に対しては医師会や病院団体は外圧や官僚統制を嫌って次第に対立的関係となっていく。厚生省原案は業界の抵抗に遭って要求を呑んで譲歩せざるを得なくなる。医療費抑制政策は保険者，経済界や財務省の要求であり保険官僚の目標であったが，長期にわたる医療費抑制と小泉改革における急激な医療費削減が地域医療の崩壊を招き，さらに療養病床削減で激しい対立構図を生み出した。

2　アクターとアクター間関係の変容

2-1　政府・官邸―官邸主導を目指して

　ケースⅢの中曽根政権以降には首相や官邸のリーダーシップが問われるようになるが，橋本や小泉以外には強いパワーを発揮した者はいなかった。しかも医療供給政策に関しては小泉政権以外には影響力を行使したものもなかった。

ケースⅢの中曽根政権では第二臨調・行革により，自由主義的改革が展開された。しかしその多くは医療保険政策に関するもので，医療供給政策に関してはあまり踏み込めなかった。ケースⅣでは政党の離合集散や非自民政権の誕生などで揺れた。橋本政権は介護保険制度，消費税など医療保険や財政改革でリーダーシップを発揮した。

ケースⅤの小泉政権時代には医療供給政策に関しても官邸が政策決定のイニシアティブをとって踏み込んでくる。小泉首相は財政構造改革を目指す財務省と規制改革を進めようとする経産省をバックに，経済財政諮問会議を指揮して医療費抑制を可能にするような改革や規制緩和・市場開放を求めた。厚労大臣任命にあたり医療制度改革の具体的な指示さえ与えている。2006年には医療保険抜本改革が関係団体の反対を押し切って断行された。しかし官邸のリーダーシップといっても，株式会社の医療経営参入も特区における自由診療に限定されたし，混合診療の解禁は特定療養費制度の見直しに止まった。病床規制撤廃など医療供給政策の根幹に踏み込めなかったばかりか，逆に社会医療法人制度創設などは厚労省と医療供給側のポイントとなっている。矢野聰（2009）は，経済財政諮問会議・総合規制改革会議が設置されると厚労官僚主導の政策過程から新自由主義的な新政策集団主導の政策過程に変容したとする[4]。しかし医療供給政策における実相は異なっていた。しかも小泉以降では首相や官邸のリーダーシップが発揮される機会はなかった。

政府・官邸が医療供給政策に影響力を及ぼすことができたのはケースⅤの小泉政権だけで，しかも厚労省や医療供給側の抵抗で限定的なものに終わっている。

2-2 厚労省への外圧と抵抗

厚生労働省のアクターとしての分析は，保険官僚，医系技官，厚生省組織に分けて分析する。この時代は高齢化社会に向けての社会保障政策の転換期にあたり，老人保健制度，介護保険制度，高齢者医療制度など多くの課題が登場す

る。また経済状況もバブル経済の崩壊とその後の低迷，国際競争の激化などで財務省・経産省・経済界などから多くの外圧がかかってくる。

2-2-1　保険官僚

　ケースⅢは，吉村をはじめとする保険官僚が政党や政治家に働きかけて健保改正をやり遂げたという政治的官僚としての印象が強い。老健法でも，財政調整への道を切り開いたのに加えて，老健施設という医療供給政策にからむ領域にまで踏み込もうとした。いずれは医療供給体制の改革に踏み込む必要があると彼らは考えていた。

　ケースⅣでは，第二次から第四次までの3回の医療法改正の間に介護保険制度創設という大事業があった。幸田次官が国民医療総合対策本部でまとめた中間報告が，その後の診療報酬改定や医療供給政策における類型化・機能分化の議論へとつながっていく。第三次改正で厚生省は医療審議会に医療計画部会と基本問題検討委員会を設置し議論を主導しようとする。介護保険制度は岡光次官が長く取り組んできた課題で省内に若手グループを育成していた。岡光は国民医療総合政策会議，社会保障構造改革推進本部を置き，また社会保障関係8審議会会長会議を開催して意見のとりまとめを行おうとした。介護保険制度は関係者の利害が錯綜し審議会での議論のとりまとめが難航し，与党政治家の力を借りることになる。岡光事件では厚生省は計り知れない大きなダメージを受ける。

　ケースⅤでは，官邸，財務省，経産省，経済財政諮問会議などから財政構造改革・規制改革に関わる問題提起がなされ，厚労省は防戦一方となる。医療保険では医療費の総額管理に対して保険官僚は医療費適正化計画で抵抗する。厚労大臣を本部長とする医療制度構造改革推進本部で医療制度構造改革試案をまとめた。高齢者医療制度が創設されたが実施過程で問題が噴出する。厚生省のあり方が問題とされ，また年金問題が原因で，次官，社保庁長官を外部から登用せざるを得なくなる。保険官僚の政治力低下やマネジメント能力が問われた時期だった。中医協改革では，診療報酬の改定率や基本方針の決定権が奪わ

れ，中医協はいわゆる「箇所付け」を行うだけになってしまった[5]。

2-2-2　医系技官

　医療保険政策ではケースⅢの保険官僚ばかりが注目されたが，医療供給政策では既にケースⅡで厚生省医系技官が一皮むけ政策官僚として台頭していた。日医と政策のすり合わせを行い医療計画構想を固めていた。廃案後に滝沢医務局長が実験的事業として医療計画実施を指示した。ケースⅢは医系技官が政治の流れを好機として決定過程に持ち込んだものだった。

　ケースⅣでは，病管研の委託研究報告書を受けて仲村健政局長が医療計画推進本部を設置し，類型化政策が始まる。病床機能分化に関しては谷健政局長が私的検討会として入院医療のあり方検討会，必要病床に関する検討会を設置して早くから作業を進めた。小林健政局長は強引に進めようとして日医と断絶状態になってしまうが，結果的に日医寄りの変更を加えて病床機能分化政策は届出制度として成立する。この時期HIV薬害事件が起きて技官一人だけが犠牲になっている。

　ケースⅤでは，地方における医師不足や診療科の偏在問題が浮上した。これを好機として医療体系化政策が浮上する。医療体系化政策は医系技官達の究極目標だった。また規制改革会議からの病床規制の撤廃要求に対しても理論武装を行っている。株式会社の参入問題に対しては医療法人の非営利化を徹底させ，さらに新たな社会医療法人制度の創設へと走る。医師不足対策で医政局長は桝添厚労大臣の不信を買い，2009年には医政局長のポストを事務官に渡さざるを得なくなる。民主党政権に交代後は，社会保障制度改革国民会議の議論を受けてさらなる病床機能分化政策に取り組むことになった。

　第Ⅱ部ではHIVや肝炎訴訟なども起こり，医系技官の役割や資質が問われるようになった。医系技官に関する論考も多く出ている。新藤宗幸（2002）は，医系技官が専門的知識にも欠け外部の専門家に頼らざるを得ず，また医療関連企業には保険官僚OBが天下るなどコントロールシステムがなかったと組織構造を批判した[6]。西川伸一（2002）も医系技官の専門性については限界

があり，外部の専門家が大学の先輩などの場合にはその判断に反対はできないと指摘した[7]。藤田由紀子（2008，2012）は，医系技官の人事制度には専門性のキャリアを積む機会がないこと，また厚労省の政治的危機の際に政治的正統性を補完し逆に組織の拡充を可能とする改革の大義名分として専門性が利用されやすいと指摘した[8]。新川敏光（2005）も，政府とアクターによる政策共同体のフロンティアとして専門家が利用されていると説明した[9]。

　多くの論者が医系技官に対して行政能力と最先端の医学・医療の専門家としての能力の双方を求めているように思われる。しかし現実には不可能である。本書でも指摘したように行政官僚としての医系技官は育ってきており医療供給政策における中心的役割を担ってきた。さらに必要なのは専門領域の知見をどのような方法で取り入れるかである。これには外部の専門家を集める会議は不可欠であるし，回転ドア方式の人事システムも加える必要がある。医師としてキャリアを積んだ上で入省し，一定期間後にまた医師として医療現場へ戻る方式である。もっとも医系技官の増員と事務官のサポートや技監のような強力なコントローラーがいなければ成り立たないシステムではある。

2-2-3　厚労省組織

　ケースⅢでは，医系技官達が政策官僚として認知され，厚生省の組織変更によって医務局は健政局となった。健政局計画課が医療計画を担当することになる。

　ケースⅣでは，橋本行革による中央省庁改革で厚生労働省が発足する。巨大官庁の誕生だった。また多くの審議会が整理統合されている。組織の巨大化と同時に事件も発生する。吉村の育てた保険官僚達が医療制度改革に積極的な姿勢を示すようになってくる。老健制度，介護保険，高齢者医療制度は組織を挙げて取り組んだ一大プロジェクトだった。

　増田雅暢（2001）は，介護保険制度の政策過程では官僚の行動を権限の拡大や予算規模増大という意欲で説明するものが多いが皮相的すぎるとして，多大な時間と労力を必要とするものであり，厚生省の組織的利益と担当官僚の社

会的利益というインセンティブが融合して法案成立に至ったと説明する[10]。

ケースⅤでは，新自由主義的改革を主張する官邸，経済財政諮問会議・規制改革会議，財務省，通産相などの連合軍に対し，厚労省は一丸となって抵抗せざるを得ない事態だった。医療制度改革関連法案は，医療保険だけでなく医療提供体制，診療報酬，介護保険，健康増進などの対策を一体的に推進するものだった。省内では保険局・医政局・老健局・健康局が一丸となって対応した。

この時代厚労省を巡っては事件も発生した。エイズ事件では医系技官1人が起訴されたのみでしかも技官の不作為が罪とされた。技官の不満が高まったが逆にその結果，技官の権限強化あるいは聖域化も進んだ。一方岡光事件では大量の優秀な幹部保険官僚が処分を受けることとなり，組織弱体化につながった。ダメージは保険官僚の方が大きかった。また中医協改革で厚労省は診療報酬改定率の決定に関与できなくなってしまう。さらに高齢者医療制度の実施過程でも混乱が生じ厚生省はさらに批判にさらされた。厚労行政のあり方懇談会が官房長官が共催者となって官邸に設置される有様だった。中医協事件で診療報酬改定率の決定権を政府に奪われてしまった結果，この後医療費抑制政策が急速に進行し地域医療の崩壊現象まで現れることになった。

一方厚生大臣の位置づけは社会保障制度の重要性から格上げされ，橋本龍太郎，小泉純一郎，津島雄二，丹羽雄哉，菅直人，坂口力など，厚生大臣を2回経験する者や後に首相となる者，厚労族の重鎮となる者などが輩出するようになってくる。厚生行政に関する幅広い知識や経験がなくては大臣が務まらなくなってくる。

民主党に政権交代すると政務3役が機能不全となり，また高齢者医療制度の廃止，税と社会保障の一体改革問題などで厚労省組織は翻弄された。

2-3　医療供給側─医師会の政治力低下と病院団体の大同団結

ケースⅡが武見医師会長の絶頂期だった。しかし保険医総辞退は国民の反発を買い，健保連やマスメディアも医師会に対する攻勢を強めてくる。武見退陣

前後には医系技官と連携する政策過程が出現する。ケースⅢとその後の実施過程では花岡，羽田会長らは厚生省と協調的な姿勢だった。地域医療計画の決定過程では都道府県医療審議会における医師会の位置づけの明記や一人医療法人制度なども追加されていた。病床規制の結果各地で駆け込み増床が発生し，地方医師会では紛争が起きてしまう。日医は新規参入者に対してもはや統制能力を持たなかった。

　ケースⅣの第二次医療法改正では，医療施設の類型化を時間をかけて行っていくというコンセンサスが日医と厚生省とで共有されていた。その第一弾が特定機能病院と療養型病床群の類型化だった。日医と健政局は充分な打ち合わせをしており，吉原次官と日医村瀬会長とは完全に意見が一致していた。日病では諸橋芳夫が1983年から1999年まで16年間会長を務めて発言権を強めてくる。都道府県医療審議会には病院代表が参加するようになった。大規模病院vs中小医療機関という対立構図が明確となってくるが，日病は民間中小病院へもウイングを拡げていた。第三次改正の時期には，日医は従来の厚生省との協調路線と一線を画す坪井体制となっていた。坪井は日医総研を創設し医療政策の形成過程でも主導的立場に立とうとする。厚生省岡光路線にも警戒感を強めていた。また医療経営が危機的状況となっており，病院団体に連携の動きが生まれる。日医の反対で統合はならなかったが，結果的に民間病院団体協議会（民病協）と全国病院団体連合（病団連）が発足する。日医は類型化・機能分化には賛成だったが，法制化については官僚統制につながると反対の立場だった。日医は医師会病院救済のために地域特定病院を提案する。全日病は日医と異なり地域医療支援病院に反対表明する。第四次改正の時期には，坪井会長は二期連続で無投票当選し世界医師会長にも選ばれて，武見時代を彷彿とさせる絶頂期だった。一方で徳洲会の勧告無視や療養型病床群の急増に日医は危機感を抱いていた。坪井は反厚生省の旗色をさらに鮮明にし，医療政策決定過程を改革すると宣言する。医療法改正案も日医寄りに変更されている。病院団体では日病中山会長の呼びかけで7年ぶりに四病協が発足する。小泉政権の官邸主導政治が始まると日医は反発する。厚労省の医療制度改革試案に対し日医

は日歯，日看と国民医療を守る総決起大会を開催し反対した。2002年度診療報酬マイナス改定で坪井の4選目は僅差だった。坪井は与党と距離を置くと言明する。

水巻中正（2003）は診療報酬マイナス改定，医療費負担増と株式会社参入で医師会の聖域が崩壊したとする。足下では病院団体の離反，薬剤師，看護師団体も次第に独自の主張をするようになる[11]。

ケースVの第五次改正では，日医は植松会長に代わっている。植松は当初は国民皆保険堅持を基本に小泉政権と話し合い路線を取ろうとする。しかし途中から四病協と協調し国民医療推進協議会を設立して混合診療，患者負担増，総枠管理などに反対する。厚労省医療制度構造改革試案に対しても患者負担増や医療費適正化に反対する。医療費適正化計画で介護療養病床の廃止が事前の相談もなく厚労省側から提案されると医療関係団体は総反発する。植松の後は唐澤会長となり，当初はやはり小泉政権との良好な関係を目指したが医療費抑制政策の進行で対立姿勢を取らざるを得なくなる。一方病院団体は，診療報酬マイナス改定と中医協見直しの後で，保険局からの働きかけで日本病院団体協議会（日病協）を発足させた。11団体で全病床の8割以上をカバーすることになって発言力を拡大する[12]。2006年度診療報酬改定で病院団体の要望も一部実現している。植松・唐澤は坪井と逆に与党・厚生省との良好な関係構築を当初は訴えるものの，その後の医療費抑制政策をめぐって政権との関係がギクシャクする。地域医療崩壊が病院団体の大同団結を促し発言権を強めてくる。

診療報酬によって日医会長選も病院団体の動きも完全に操作可能であることが明白となった。さらに政権交代でも揺れることになる。2009年総選挙で高齢者医療制度に反対だった茨城県医師会などは民主党支持に回る。民主党への政権交代で，中医協の日医委員はゼロになって，2010年度診療報酬改定では日医会長選をにらみ政治的配慮が行われた。4月民主党支持の原中が日医会長に選出される。

2011年に一般病床のさらなる機能分化の議論が始まると厚労省案の急性期病床群認定制度に医療供給側は一斉に反発する。2012年横倉が日医会長とな

る。日医はさらなる病床の細分化を医療法に書き込むことに反対し，医療機関の自由度を確保することを重視していた。日医は対案として医療情報提供制度による運用を提案し，医政局も受け入れて決定した。第五次・六次改正の政策形成段階では厚労省と日医は事前打ち合わせを行うことなく，公式な医療計画見直し検討会の場で厚労省原案の変更が行われている。

　医師会の政治的影響力が相対的に低下し，病院団体の発言権が増してくる時代だった。もはや日医は医療側を代表する団体としての正統性を失っていた。

2-4　健保連・政党・その他

　ケースⅡで，保険医総辞退に対し野党三党は医療社会化構想を訴え健保連・労組なども同調していた。しかしケースⅢでは，民社党，経済界と大企業労組は医療社会化構想からは離反する。老健法には財政調整の手法が含まれておりその後の健保組合の赤字化につながる。連合が発足し労働運動も転機を迎えていた。自民党では田中派が最大派閥として影響力を発揮し，健保・年金・第一次医療法改正などにつながった。

　ケースⅣの第二次改正時には，老健拠出金のために健保組合財政は危機的状況になっていた。健保連，日経連，連合の二者で老健制度改正を求めている。市町村が老健法改正で老人保健福祉計画策定を義務づけられ，老健施設整備も市町村がコントロールすることになって，アクターとして参加してくる。第三次改正時に，健保連は健保財政が破綻の瀬戸際に立っているとして老健拠出金の解決を要請している。介護保険法案に対しては各アクターの主張は四分五裂でまとまらず対抗勢力とはなれなかった。第四次改正時には，国保法等改正に対して健保連は病床規制強化には賛成だが被用者保険の負担強化に反対した。日経連・連合も反対だった。健保連など3団体は抜本改革の2000年実施を求めた。1999年健保連は老健拠出金の延納という実力行使を行い，ほとんどの健保組合が参加した。赤字組合は85％となっており，医療保険改革促進決起大会を開く。健保連など3団体の結束が固まっており，2000年健保改正の付

帯決議に抜本改革を2002年実施と入れさせた。高齢者医療制度の方式についても各論あり四分五裂状態だった。日経連，連合をまとめていたのは健保連下村副会長だった。健保連の反対にもかかわらず次第に実質的な財政調整が進み，しかも制度間の負担・給付ともに格差がなくなっていく。また老健施設整備，介護保険の運営主体として全国市長会・全国町村会なども発言権を持ってくる。

　新たな政党も生まれ，政党が離合集散を繰り返す時期だった。しかし，介護保険法の政策過程では，自・社・さ3党のプロジェクトチームが立法過程から重要な役割を果たした。社・さが与党を離れても自民党は協調体制をとった。

　ケースVの第五次改正時では，健保連は医療保険抜本改正で賛成したものの，3割負担・総報酬制などもう限界だった。高齢者医療制度で経団連と日経連は独立方式にすることで合意する。全国市長会は独立方式に反対し，健保連は前期高齢者の財政調整に反対だった。2003年野党4党が3割負担凍結法案を提出し，会合には日医幹部も出席し檄を飛ばす事態となっている。

　それまで経済界は保険制度改革が関心事だったが，この時代には経済財政諮問会議・規制改革会議などを通じて医療供給体制にも切り込もうとする。厚労省の医療制度構造改革試案に対して，健保連は日本経団連・連合と提携して反対運動を起こす。政府・与党改革協の医療制度改革大綱にも反対した。健保連はワーキングチームを作り医療保険制度だけでなく医療供給政策に関しても検討を進め政策提案ができるようになっていた。2005年1月健保連は日本経団連・連合と3団体連名で意見書「医療提供体制の改革の論点整理に向けて」を取りまとめ自民党医療部会長に提出している。

　2006年民主党も後期高齢者医療制度に反対して医療改革大綱を発表する。高齢者医療制度実施後には野党4党が制度廃止・老健制度へ戻す法案を参議院に提出する。しかし全国市長会，健保連などは反対した。制度実施に伴い健保連の財政状況も悪化，解散する組合も増えていた。健保連は組合存亡の危機突破総決起大会を開く。高齢者医療制度の納付金・支援金の負担，リーマンショックによる保険料収入の減少などが重なり危機的状況だった。

民主党政権では健保連・日本経団連・連合の3団体は持続可能な社会保障制度のための財源や高齢者医療制度廃止後の姿を明確にすることを求め，診療報酬引き上げに反対した。中医協は健保連の反対で答申できなかった。2010年国保法改正では健保連は国庫負担肩代わりに反対して5大都市で41年ぶりの街頭運動を展開した。

ケースⅡ以降はその他のアクターが大連合を組んで影響力を行使することはなかった。ケースⅣ以降は関係団体の意見が争点毎に食い違い審議会も調整機能を失ってしまった。医療保険政策について各アクターの利害が輻輳し保険官僚が意図したとおりの政策過程になっていた。さらに医療供給政策では健保連が政策提案を行えるまでになったものの，政策内容が具体化・細分化され専門性も高まって非専門職の参加は現実的には困難となってくる。

2-5　新たなアクターの登場

それぞれのケースで医療政策のアリーナに新たなアクターも登場してくる。ケースⅡの時代には，革新自治体が福祉政策を積極的に推進し老人医療費無料化などが行われた。ケースⅢでは第二臨調・行革が政策推進機能を果たし，マスメディア（政治面）が強力な応援団だった。

ケースⅣでは，介護保険の政策過程で関係団体の意見は四分五裂となり，審議会は両論併記で機能しなくなってしまう。とりまとめを行ったのは与党福祉プロジェクトチームと与党協だった。この時期に新たなアクターとして市民団体，全国市長会，福祉自治体ユニットなどが参加してくると介護保険の議論はトップアリーナに浮上した。

ケースⅤでは，経済財政諮問会議・規制改革会議が政策推進機能を果たし，経済界，新自由主義的学者などが影響を与えた。政府・与党改革協が医療制度抜本改革のとりまとめを行った。マスメディア（社会面やテレビのワイドショー番組）が焦点を決めてしまった。

矢野（2009）は日医の政治力低下，厚生官僚の権威失墜などを好機として，

新自由主義的政策集団が台頭したと説明した。しかし医療供給政策の根幹にまでは踏み込めなかった。天野拓（2006）は1990年代以降アメリカの医療政策が「専門家重視政策」から転換点に直面し，患者団体，民間保険団体など新たな利益団体が登場したとする[13]。しかし我が国では社会保険制度のために民間保険団体は力を持たず，患者団体も専門職の支援なしには存在できない状況でそのような動きはなかった。インフォームドコンセントは医療訴訟対策として導入されている。

市町村も国保の運営を通じてアクターとしての地位を確保してくる。北山俊哉（2011）は高齢者医療制度の成立過程を分析し，老人保健法による財政調整，介護保険制度の導入，高齢者医療保険制度など市町村を基盤に制度転用や制度併設によって公的保険制度が発展してきたとその重要性を指摘する[14]。

しかしこれらの新たなアクターも，医療供給政策のアリーナでは影響力を行使することはできなかった。

一方でアクターとしてアリーナに登場することのない未組織高齢者層がいた。彼らの利益の代弁者が日医と政治家だった。タルコット（2001）は1990年代後半の高齢者医療政策を分析して，直接利害表明のチャネルを持たない高齢者が政治家と日医の支援により政治的利益を得ていると説明している[15]。

2-6　アクター間関係の変容─医系技官・医師会政策共同体の崩壊

ケースⅡで，厚生省内で医系技官が台頭し政策官僚として認知されるようになる。医療社会化構想が逆バネとなって医系技官と医師会からなる専門職政策コミュニティが形成された。ケースⅢでは専門職政策コミュニティが主導する地域医療計画に保険官僚や大蔵省が支援に入る。医療供給市場では大規模病院vs中小医療機関という対抗関係も生まれていた。病院団体も発言権を持つようになる。武見時代は日医と自民党首脳や派閥などによる政策過程だったが，武見退陣後は保険官僚が巻き返し吉村らの臨調・行革路線が主導的となっていく。しかし医療供給政策では医系技官がパイプ役となって厚生省と日医の間に

は協調関係が生まれていた。

　ケースⅣの第二次改正では，厚生省（保険官僚も含めて）と日医の間には今後20年くらいのスパンで医療体系を作っていくという共通認識があった。保険官僚も医療供給面に踏み込むつもりだった。日医も医療政策会議で「国民医療構想」をまとめている。第二次改正にあたって，日医と健政局が内輪の勉強会を11回も行って充分なすり合わせをしており，その後の方針についても一致していた。第三次改正では，健政局には最初から確たるアイデアはなく，あくまでも医療関係者と相談の上進める方向だった。地域医療支援病院は医療側の地域中核病院，地域特定病院などの提案から政策が形成された。この時期は介護保険関連の作業も同時に行われており，和田（2007）によれば厚生省保険局は日医とも20回にも及ぶ協議を行っていたという[16]。この結果介護現場は医療の支配下に置かれることになっていく。介護保険法の政策過程では与党プロジェクトチームと与党協が政策推進機能を果たしている。この時期，保険官僚は介護保険の創設に奔走しており，医療供給政策に関しては関与することはなく省内の長期方針に基づいて進める方向だった。医療供給政策のアリーナは専門職政策コミュニティだけだった。第四次改正は病床機能分化政策として短期・急性期と長期・慢性期に区分する案だった。谷健政局長の主導で政策案が固まっていくが，日医は次第に警戒感を強める。その後日医は小林健政局長を出入り禁止にしている。結果的に急性期病院の明確な区分はできず，政策案は日医寄りに変更される。日医では坪井体制が確立し，官僚統制を警戒して医系技官との関係も次第にギクシャクしてくる。技官・医師会共同体には修復不能な亀裂が入っており崩壊寸前だった。

　日医は坪井体制で政治的パワーを一時的に回復したものの，小泉政権の官邸主導を前にして再び苦戦を強いられることになる。長期にわたる医療費抑制と診療報酬による誘導やふるい落としが行われていた。急性期病院は生き残りをかけた競争を強いられており，病院団体は日医とは分離行動をとるようになる。健保連は老健制度，介護保険と一層負担が重くなり保険官僚と対立する場面が多くなっている。介護保険では市町村や市民団体など新たな政策アクター

も登場する。

ケースⅤでは，小泉首相による経済財政諮問会議を使った官邸主導型政治が始まる。医療政策に関しても「聖域なき構造改革」を行うとして医療費抑制を求めた。以前なら審議会で議論し，厚生省案が出され与党と調整をするという政策過程だったが，小泉首相は経済財政諮問会議・規制改革会議を使って官僚・関係団体・与党を絡ませない戦術だった。2つの会議には医療政策の専門家は一人もおらず，専門職政策コミュニティ外しだった。経済界は健保連を通じてだけでなく，経済財政諮問会議・規制改革会議を通じて医療費総枠管理，医療計画の見直し，医業経営への株式会社参入，混合診療解禁など医療供給政策に揺さぶりをかけてくる。健保連もワーキングチームを作って政策案を提案できるようになっていた。厚労省内は一致して規制緩和に反対で医療団体と協調して対抗しようとした。

2005年1月頃の病床機能分化政策の実施過程（病床区分別の基準病床数算定）までは医系技官と医師会の間には共同体的な絆がわずかに残されていた。規制改革派に対抗しようとする医政局に医師会も協力しようとしていた。日医は最終段階で医政局と事前打ち合わせをして検討会に臨んでいる。しかし，2月の医療体系化政策に関わる政策案では，医政局から日医へ事前の根回しもなく，公式検討会の場へ直接提案され議論が行われるようになる。その後10月に厚労省は諮問会議や財務省のマクロ医療費管理案に対抗して，医療費適正化計画を立案する。しかし医療団体は厚労省の適正化計画には反対だった。12月厚労省が医療費適正化対策として療養病床再編（介護療養病床廃止）を突如打ち出すと，医系技官と医師会との共同体的な絆は完全に千切れてしまう。保険官僚と医系技官が連携した介護療養病床廃止案に対して日医も病院団体も一致して反対した。自民党厚労部会における激論を厚労部会幹部が押し切って決定過程に持ち込んでいる。2006年6月に療養病床再編（介護保険法改正）を含む医療制度改革関連法案が成立する頃には医系技官と医師会の政策共同体は完全に崩壊していた。さらに桝添厚労相の人事により医政局長が事務官ポストとなることで医政局と医療業界とはますます距離が離れてしまう。

第六次医療法改正では，当初医政局が提案した急性期病床群認定制度はそれまでの医師会の基本的立場を全く考慮に入れていないような稚拙な政策案だった。結果的に日医や病院団体の主張を受け入れ変更することでかろうじて決定された。ここでも医政局から医療団体への事前の根回しはなく公式検討会の場で議論されている。政策アリーナにいたのは医療専門職だけだった。

　医療専門職政策コミュニティに焦点を当ててみると，ケースⅡ以降は時にはコミュニティ内の論争はあったものの技官・医師会共同体が医療供給政策を主導してきた。ケースⅣ以降は医療供給政策のアリーナは医療専門職政策コミュニティに独占され，他のアクターが参加できなくなってくる。しかし医系技官・医師会共同体の結束も次第にすれ違いが生じ，ケースⅣの後半からケースⅤで共同体の亀裂は修復不可能となってついには崩壊する。医政局と医療団体は距離を取るようになる。医療供給側では保険局の支援により病院団体の統一が実現し日病協が発足していた。

　ではなぜ専門職政策コミュニティは崩壊したのだろうか？　この政策共同体は正確には医系技官・医師会共同体であった。医療供給市場が変化し病院の位置づけが重要性を増してくると，日医が医療業界を代表するという正統性が揺らいでくる。医系技官や保険官僚の側から見れば病院団体の意見を収集する必要が出てくる。日医側も長期の医療費抑制政策の下で病院団体の不満を抑えることはもはや不可能だった。厚労省も政治家も，日医の要求に従って中小医療機関への分配をするのではなく，大規模・急性期病院への傾斜配分が必要と考えるようになっていた。厚労省はマクロ経済指標による医療費総枠管理になんとしても対抗する必要があり，そのためには計画的管理と産業構造改革の一層の進展が必要だった。医系技官も全省一丸となって戦っている非常時の組織決定には逆らえなかった。ケースⅡ以降医系技官が厚生省内で政策官僚と認められたことは，逆に組織人としての責任も負わされるようになっていた。

　医系技官・医師会共同体が崩壊寸前だったため，厚労省は病院団体を一本化する必要があった。保険局が診療報酬の改定にあたって病院団体の要望をまとめるよう求めたのはそのためでもあった。医療供給側を日医と病院団体に分断

しコントロールしようとした。一方日医は国民皆保険制度の危機だと訴え医療団体の団結を図ろうとした。2012年日医代議員会で横倉会長も医療関係者・団体をまとめるため積極的に動いていると説明している。四病協とは毎月会合を設け，中医協でも診療側5人の代表に鈴木常任理事を据え日医会館内で打ち合わせを行っていると答えた。日医は医療団体の調整やとりまとめを以前より積極的に行うように変化していた。

ローズ・マーシュ（1992）は政策ネットワークが構造変化する外的要因として，経済的・市場的要因，イデオロギー的要因，知識的・技術的要因，制度的要因を挙げた[17]。医系技官・医師会共同体が形成されたのは市場的要因とイデオロギー的要因だったが，共同体が崩壊したのは制度的要因と経済的・市場的要因だった。

内山融（2007）は，小泉政権で経済財政諮問会議が中心的アリーナになったことによって族議員と官僚に独占されていた政策コミュニティが解放され，結果的にマクロ指標は削除されたものの，医療制度改革，診療報酬マイナス改定も行われたと説明した[18]。しかし諮問会議が主たる要因となって医系技官・医師会共同体が崩壊したわけではない。医療供給市場における要因と制度的要因（日医の代表性喪失）の方が大きかったと思われる。

村松岐夫（2010）は1990年代以降自民党の下野，冷戦の終了，グローバル化や経済不況のインパクトなどが政権党・官僚間の亀裂を作り出し「政官スクラム」が崩壊したと説明した。その原因は非自民政権の誕生，経済的不況，財政的リソースの減少などだったとする[19]。医療専門職政策コミュニティの場合には，医療費抑制の圧力，官僚統制への警戒，病院団体の影響力増大などで日医と医系技官の共同体は1990年代後半から2000年代初めの間に崩壊した。しかし政官スクラムの崩壊と専門職政策共同体の崩壊とでは決定的に異なる点がある。医系技官も日医もともに医師として共通の職業アイデンティティや共通言語を持っており，共同体は崩壊しても専門職社会の一員には変わりがない。共同体の崩壊により，以前よりも開かれた広い空間である「専門政策社会[20]」あるいは政策専門家ネットワーク[21]で政策形成が行われていくことになる。

これ以降は厚労省の提案は公式の検討会の場に直接提案されることとなって議論の透明化にもつながった。

　一般的には政策コミュニティは一端成立すると堅固な共同体を形成し協力関係を継続していくと想定されるが，本研究で取り上げた医系技官と医師会からなる専門職政策コミュニティは異なる事例だった。

　以上からアクター間関係の変容は図6-2-1のように整理できる。

図6-2-1　アクター間関係の変容

ケースⅢ		自民党＋大蔵省＋保険官僚＋健保連＋民社・公明党＋マスコミ ↓ <医系技官・医師会共同体> vs 社会党
ケースⅣ	二次	保険官僚 ↓ <医系技官・医師会共同体>
	三次	<医系技官・・・医師会共同体>
	四次	政府・規制緩和3ヶ年計画 ↓ 保険官僚 → <医系技官・・・・医師会>
ケースⅤ	五次	官邸・経済財政諮問会議・規制改革会議＋財務省＋経産省＋健保連＋マスコミ vs 保険官僚＋医系技官・・・・・日医＋病院団体 ↑ 与党厚労族
	六次	医系技官・・・・・・・日医＋病院団体

→は支援者，＋は協力関係，vsは対抗関係を表している。太字は主役である。ケースⅢからは主役の座を専門職政策コミュニティが独占していた。< >内は共同体を表す。・・・・はアクター間の距離関係を示している。医系技官と日医の共同体関係は政策案が官僚統制の要素を含んでくると次第に離れて，ケースⅤでついには共同体も崩壊する。ただし医療供給政策のアリーナにおけるプレーヤーは依然として医療専門職だけだった。

　医系技官・医師会共同体が完全に崩壊するきっかけとなった2005年12月の療養病床再編問題では，アクター間関係は図6-2-2のような三者の対立関係だった。

　諮問会議や財務省の医療費総枠管理に対抗して厚生省内は一丸となって医療

第6章 政策の変容 **393**

図6-2-2 療養病床再編に関わるアクター間関係

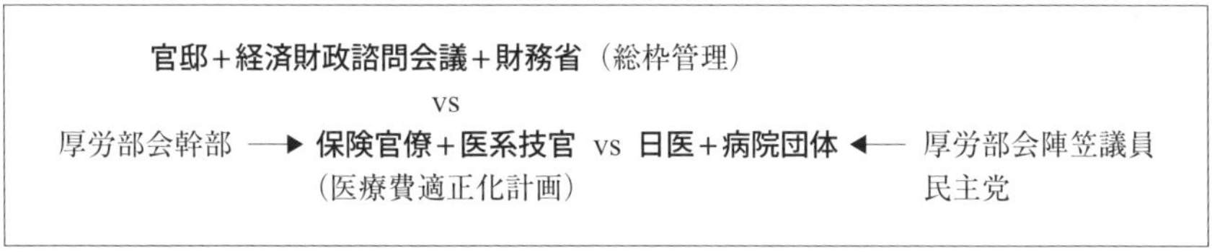

官邸＋経済財政諮問会議＋財務省（総枠管理）

vs

厚労部会幹部 ⟶ **保険官僚＋医系技官** vs **日医＋病院団体** ◀── 厚労部会陣笠議員
　　　　　　　（医療費適正化計画）　　　　　　　　　　　　　　民主党

＊太字が主役

費適正化計画を推進しようとする。厚労部会幹部は彼らを支援していた。これに対し医療関係団体は一致して反対する。それを厚労部会のメンバーや民主党が支援した。諮問会議，厚生省，医療団体という三者の対立関係だった。

　同じような三者関係の構図が，日米繊維交渉における外圧を受けた政府vs通産省vs繊維業界や，TPP交渉における政府・経済界vs農水省vs農業団体などでも見られそうである。

　その後の介護療養病床再編の実施過程では，医師会が反転攻勢に出ることとなり厚労省は削減目標を修正せざるを得なくなってしまう。さらに民主党への政権交代で政策は延期・凍結されることになる。

3　政策過程（狭義）の変容

　地域医療計画に関わる新たな政策案の政策形成・決定過程はその前の政策の実施過程と重なっていく。ケースⅢ，ケースⅣの第二次医療法改正及び第四次改正は，周到な準備が行われ，また診療報酬・補助金などを駆使して地ならしを済ませ政策形成に至るというものだった。しかしケースⅣの第三次医療法改正とケースⅤの第五次医療法改正は例外だった。第三次医療法改正は成り行き任せだったし，第五次医療法改正は決定機会が突如現れ，政策形成過程は泥縄式だった。

3-1 政策形成段階

3-1-1 ケースⅢの政策形成段階

　ケースⅢの政策案は既にケースⅡにおける医療基本法案で形成済みだった。しかも医療基本法案廃案後には医系技官達が実験的事業として実施しており，政策案は精緻化されていた。ケースⅡの法案形成過程で医系技官と日医からなる専門職政策コミュニティが形成されていた。その前提には戦後厚生省に入ってきた医系技官が政策官僚として自立してきたことと，野党の医療社会化構想が現実味を帯びてきていたことがあった。日医にとっては官僚統制を排除して専門職の自律性を確保することと中小医療機関の保護が使命だった。医系技官と保険官僚はそれぞれ病床規制に対して求める意味は違っていたものの協同歩調を取ることができた。医系技官にとっては病床規制は業界からの要望による産業保護政策であったし，保険官僚にとっては医療費抑制の手段だった。時代背景，アクター間の協調関係，医療供給市場の状況などがマッチしていた。

3-1-2 ケースⅣの政策形成段階

　第二次医療法改正では，政策形成段階で健政局長が日医会長に持ちかけ内密の勉強会を行ってすり合わせをしていた。厚生省も日医も漸進的な改革を進める方向だった。医療費抑制では保険局が主導権を握っており，医系技官が日医とのパイプ役を務めている。幸田次官の「国民医療総合対策本部」中間報告，病院管理研究所の委託研究報告，健政局の21世紀の医療供給体制などがたたき台となって政策案が形成されている。医師会も同調していた。

　第三次医療法改正案は介護保険法の立法過程と同時進行で進んでいく。政策内容は当初から明確だったわけでなく，関係者の議論の中から生まれてきた。この時期，健保法改正案，介護保険法案，医療法改正案，医療保険抜本改革案など政策案が入り乱れ，しかも保険制度関連の審議会は決定まで踏み込めず与党や政府に判断を委ねるしかないという政策過程の混迷状況が生まれていた。岡光次官の下で国民医療総合政策会議が中間報告をまとめ，橋本内閣がスター

トすると，与党福祉プロジェクトチームが精力的に活動し介護保険制度の細部まで検討が行われた。介護保険のアジェンダはトップアリーナに浮上し，利害関係団体だけでなく，高齢社会をよくする女性の会，介護の社会化を進める1万人市民の会，福祉自治体ユニットなど新たな団体も登場した。与党協が医療保険制度改革案をとりまとめ，関係団体の反対を沈静化させて与党案となっていく。保険局主導から与党プロジェクトチーム・与党協主導へと政策企業家のバトンタッチが行われた。しかし介護保険創設に議論が集中しすぎて，医療供給体制の改革はほとんど注視されることはなかった。関係者間で合意できたものからやっていくという姿勢で，医師会病院の経営難と総合病院の見直しなどが背景にあってとりあえず政策案が決定された。

　第四次医療法改正については，既に1996年国民医療総合政策会議中間報告の中に，必要病床数を急性期・慢性期病床に区分するほか，既存の過剰病床の削減にも取り組むべきと課題提示されていた。規制緩和3ヶ年計画にも病床機能分化案が盛り込まれていた。第三次医療法改正のメドが立つと，厚労省内に谷健政局長の私的検討会として入院医療の在り方検討会と必要病床検討会が設置された。入院医療の在り方検討会は，一般病床を急性期と慢性期に区分し，人員・設備基準を定める方針を示した。日医の反対により，急性期・慢性期の名称区分は一般病床・療養病床に変更された。厚労省は病床機能分化政策の第一歩を踏み出したい一心で譲歩している。日医はこの頃から官僚統制を警戒するようになっている。

3-1-3　ケースⅤの政策形成段階

　体系化政策の形成段階では，厚労省の医療計画見直し検討会と社会保障審議会医療部会で政策形成が行われていく。当初は二次医療圏における「急性期 → 回復期 → かかりつけ医・在宅」という流れだけだった。しかし地域医療の崩壊がマスメディアで取り上げられると，新たな医療体系化政策が浮上してくる。医療崩壊が社会問題化することによって，危機的状況が医系技官にとってはまたとない機会を提供し，彼らの夢であった医療供給体制の計画的整備の

総仕上げに入っていく。医療計画見直し検討会で事務局より新たな体系化政策の例としてがん・脳卒中・小児・災害などの診療ネットワークの整備が上げられた。日医内では官僚統制につながりかねないとの危惧が生まれてくる。その後かかりつけ医機能と主要な疾病ごとに診療ネットワークを構築する方向が示されたが，まだ確固たる考えではなかった。日医では，規制改革・民間開放推進会議からの圧力を利用して，厚労省が支配力を強めようとしていると警戒感が高まってくる。厚労省はその後の検討会で，主要な疾病・事業の指標を提示し，地域で核となる医療機関を指定し医療機能を患者に情報提供すると説明した。数値目標により計画・管理する手法は，経済財政諮問会議を意識していた。日医は医療機関の系列化は官僚統制につながると反対したが，医系技官主導で審議はどんどん進んでいく。病院団体は補助金に賛成の意向だった。社保審・医療部会はわずか6ヶ月で中間まとめを了承した。

　一方医療費適正化計画に絡んで介護療養病床削減が政策課題に上がってくると揉めることとなった。中小医療機関の病床のほとんどが療養病床だった。厚労省医療構造改革推進本部は，介護療養病床を廃止する方針を突然決める。四病協と日本療養病床協会は転換が困難だと抗議する。自民党内でも紛糾したが，厚労部会幹部が医療費適正化のために療養病床の見直しは不可避と判断して部会・政調・総務会で強引に了承を取り付けた。日医は医療関係者に相談もなく唐突に決まった療養病床再編を絶対に容認できなかった。四病協も療養病床の介護施設への移行は不可能と主張した。しかし2006年2月医療制度改革関連2法案は国会に提出された。

3-2　政策決定段階

　医療供給政策は専門領域に関わる政策であり専門職政策コミュニティ内で合意形成が行われると，政治の流れに翻弄されるとしてもいずれは決定機会を得ることができる。また政策内容が決定過程で修正されることはない。一方で医療保険政策は時にはトップアリーナに上がり，政治の流れにも翻弄され，決定

過程で重要な修正を迫られることも多かった。

ケースⅢの第一次医療法改正は，骨格となったケースⅡの医療基本法案が佐藤政権の末期にあたり決定できなかったのに対し，ケースⅢでは社会保障制度見直しの時代背景に押され健保・年金改正の後に一気に成立している。決定過程で，一人医療法人制度の追加修正が行われているが関係団体の事前了承済みだった。

ケースⅣの決定過程は，介護保険法，健保法改正などに翻弄された。第四次改正では健保法関連法案として抜本改革と絡んで翻弄され，医療・医療保険制度抜本改革を2002年度より実施することなどの付帯決議が行われている。

ケースⅤは医療制度改革関連法案として決定過程に持ち込まれる。地方における医療崩壊が社会問題となっており，僻地・小児・産科の医師不足，勤務医の過労問題などが議論されるが医療体系化に関わる議論はほとんど行われずに可決された。21項目の付帯決議が採択された。国会提出からわずか4ヶ月で成立した。

法案提出後の決定過程での修正はケースⅢを除いてはない。政策案合意後は決定過程に影響されず法案がそのまま決定されている。佐藤満（2014）が指摘するように，専門政策である医療供給政策では政策形成過程（政策の流れ）と決定過程（政治の流れ）は独立している[22]。またケースⅢとケースⅤは首相のリーダーシップが強い政治状況で決定された。しかしケースⅢの政策内容はかねてより充分練られており，実験的事業として既に行われていたものだった。一方ケースⅤでは政策案は周到な準備ののち提案されたものではなく，提示の仕方も唐突だった。決定過程の政治状況が同じでもケースⅢとケースⅤは政策形成過程が全く異なっていた。

3-3　政策実施段階

3-3-1　ケースⅢの実施段階

ケースⅢの実施段階では駆け込み増床が発生し，当初の計画行政的側面は放

棄され病床規制のみが前面に出てしまった。医療供給政策で初めての民間市場に対する供給規制は病院経営者の過剰反応を生み出してしまう。日医はもはや統制不能で，厚労省は行政指導を都道府県に要請し，また保険医療機関指定拒否の方針を打ち出す。1990年頃から増床傾向は落ち着いていくが，その原因はむしろ医療経営上の理由にあった。日本経済がバブル景気に沸いた時期にも医療費抑制政策が続けられ，医療経営は厳しい状況に置かれていく。さらに駆け込み増床に伴って，深刻な看護婦不足と賃金高騰が発生しており，病院の新築や増床などは現実的に不可能だった。

池上直巳（2006）は医療計画について病床数の抑制効果は駆け込み増床により相殺されており医療圏ごとの過不足の基本的状況は変わっていないこと，職業選択の自由を制限すること，二次医療圏が生活圏に対応できていないなど批判的な政策評価を行っている[23]。

3-3-2　ケースⅣの実施段階

ケースⅣの実施段階では今までの病床規制，類型化に関する問題点が噴出しその対応にも迫られた。

病床規制の見直しでは，地方ブロック毎の入院受療率を平均在院日数を用いて補正した入院率に変え，さらに必要病床数も地域間格差の是正と在院日数の短縮を反映した基準病床数に変更している。また国保法等改正で保険医療機関指定拒否を法律上明文化している。

病床規制撤廃に関する議論も規制改革・民間開放推進会議から出され，厚労省の医療計画見直し検討会における議論と同時並行で進んでいく。規制改革・民間開放推進会議は，一般病床の病床規制撤廃と，療養病床廃止の方針を出していた。政府の規制改革3ヶ年計画見直しの中でも病床規制の撤廃をあげていた。規制改革・民間開放推進会議の官製市場民間開放委員会は厚労省と病床規制に関する公開討論を行うが，厚労省は防戦一方だった。規制改革会議から規制撤廃に必要な条件提示を求められ，医療計画見直し検討会は4条件を提示し，規制廃止の環境が整っていないと結論づけた。この後厚労省は病床規制撤廃を

第6章　政策の変容　　*399*

回避することに成功する。一方精神病床については10年間で7万床を削減する方針が出ていたが，成功しなかった。病床規制撤廃も精神病床削減も既得権はがしの性格を持っており困難となる。

　類型化でも問題が発生する。特定機能病院，地域医療支援病院については，診療報酬上のメリットがあったためその後要件の見直しが行われる。特定機能病院に関しては大学以外から申請が出てくる。地域医療支援病院に関しては患者紹介率をクリアーするために外来分離の動きが出てくる。どちらも診療報酬上のメリットが大きかったからだった。また患者紹介率の計算方法が県によって異なり，救急患者が多いとクリアしてしまうことも問題となる。厚労省は地域医療支援病院の数さえ把握できていなかった。

　2003年9月一般病床と療養病床の届け出結果は，一般病床が92万床も残って新たなふるい落としが必要となってしまう。その後2008年医療計画から基準病床数の算定式が一般病床と療養病床に分けられた。

3-3-3　ケースⅤの実施段階

　ケースⅤの実施段階では，医療費適正化，地域ケア整備構想，健康増進計画，新医療計画，医師確保対策，高齢者医療制度などが同時に進められる。厚労省は計画作成段階で患者・住民の参加を求め，また4疾病5事業の連携体制について具体的な医療機関名を記載し患者が選択できるよう求めた。

　医療制度改革関連法案成立後に老健局に地域ケア・療養病床転換推進室が置かれた。医療計画，医療費適正化計画，介護保険事業支援計画の作成に当たり「地域ケア整備構想」によって整合性を図るためだった。日医は都道府県医師会に対して医療費適正化計画の作成に「積極的」に関与するよう指示する。反転攻勢の構えだった。結局厚労省は療養病床数の目標を都道府県の集計結果から約21万床と上方修正する。日医の作戦勝ちだった。

　民主党政権に交代すると，長妻厚労相は療養病床削減については凍結しその後廃案とすると発言する。体系化政策に関してはその後関係団体の要望により，精神医療・在宅医療などを追加せざるを得なくなる。政策形成段階で関係

団体と事前の根回しが不足していたため露呈した欠陥だった。

これらの動きとは別に一般病床のさらなる機能分化の方針が厚労省より出される。厚労省は社会保障制度改革国民会議の議論の流れに乗って，一般病床を急性期・亜急性期・回復期病床に機能分化し，急性期病床の重点化・機能強化を図る方針を打ち出した。第四次改正で不十分だった病床機能分化政策を充分な検討のないままに提案してくる。当初の厚労省案である急性期病床群認定制度は，日医や病院団体の反対に遭って急性期病床群登録制に変更され，最後は日医の提案通り情報提供制度を活用した病床機能報告制度となる。

その後，自・公が政権に復帰して，医療計画に精神疾患と在宅を追加し，病床機能報告制度を医療法に明記する改正が行われている。

3-3-4　実施過程のアリーナ―地方政府，地方医師会・地域医師会

ケースⅢの地方政府における実施過程については第2章でも取り上げた。ケースⅣ以降は，医療計画に関して勧告や行政指導以外に医療圏設定や必要病床数の算定基準の矛盾など様々な問題点が浮上して対応に迫られることとなった。ケースⅣでは類型化の問題点が，ケースⅤではそれらに加えて，機能分化の問題点も噴出する。地域医療支援病院の認定要件に関して紹介率の計算方法などが県によって異なっていたが，地方医師会の圧力によるものだった。病床不足地区での増床も，地域医師会が医療圏協議会で調整（配分）することとなり権限が強化された。

ケースⅣにおける介護保険制度や，ケースⅤにおける高齢者医療制度の政策過程では中央の決定過程へ全国市長会などが影響力を行使した。実施面で責任を持つ地方政府の代表が中央政府における決定過程に乗り込んでくる。単に保険制度の運営だけでなく，介護保険における介護認定などは医療供給政策としての側面もあり，高齢者医療制度の実施面でも同様だった。都道府県は医療計画の策定で，市町村は高齢者保健医療福祉計画で責任を分担することとなって中央のアリーナへ登場してくる。

北山俊哉（2011）は高齢者医療制度の成立過程を分析し，国民健康保険制

度の出発時から市町村が歴史的に重要な役割を果たし，その後の革新自治体が
先導した老人医療費無料化，老人保健法による財政調整，介護保険制度の導
入，高齢者医療保険制度などを実施してきたと説明する[24]。しかし，医療供
給政策で保健サービス以外に市町村が登場するのは，老健施設，介護認定など
高齢者福祉が医療に取り込まれた時期からだった。老人保健福祉計画の策定や
介護保険制度の実施過程では中央－地方関係に加えて保健・医療・福祉専門職
との関係が問題になってくる。藤村正之（1992）が指摘するように，自治体
は政策決定過程では中央政府の統制下におかれ，実施過程ではストリートレベ
ルの官僚制との板挟みとなる。しかも保健・医療の専門職団体に対し社会福祉
の関係者が対抗できるのかが問われることになる[25]。

3-4 政策企業家

　ケースⅢでは，健保改正で吉村，年金で山口が政策企業家として機能した。
しかし医療供給政策に関してはケースⅡの政策過程で日医武見会長と松尾医務
局長とで医療専門職政策コミュニティが形成され政策の骨格が決定されてい
た。その後滝沢医務局長によって廃案後に実験的事業として実施されており，
保険官僚の支持も得て決定された。ケースⅡで松尾，滝沢医務局長が重要な役
割を果たしていた。

　ケースⅣでは，第二次医療法改正時に幸田次官が主催した国民医療総合対策
本部が青写真を描いており，また第三次医療法改正時には介護保険で厚生省岡
光グループ，与党福祉プロジェクトチームがとりまとめを行っていた。谷健政
局長は第三次改正のめどが立った時点で第四次改正に向けた検討会を始動させ
ていた。第四次医療法改正では日医の坪井会長が影響力を強め拒否権プレー
ヤーとして存在した。ケースⅣでは幸田，岡光次官ら保険官僚と谷健政局長を
あげることができる。坪井会長も対抗勢力として存在した。

　ケースⅤでは，官邸主導で経済財政諮問会議・規制緩和会議からの揺さぶり
が大きかった。厚労省は保険局・健政局・老健局が一体となって対抗する。医

療制度改革や医療費抑制政策に対しては医療界全体も一丸となって反対した。病床規制撤廃圧力に対する抵抗，病床区分別病床規制，医療体系化政策などで医療計画見直し検討会（黒川清座長）の果たした役割も大きかった。

4 政策環境の変化とその影響

政策過程は社会的事件，政治・経済的背景，時代を支配した政治思潮・政権の強弱や政治装置，関連法案など政策環境の影響を受ける。政策形成の前段階で第3章でも分析したように供給市場の競争状況や市場のニーズによりアジェンダ化する。ケースⅢの第二臨調・行革やケースⅤの経済財政諮問会議などの政治装置も政策過程に影響を与えた。また決定過程では関連法案の動きに翻弄されている。

4-1 社会的事件

医療供給政策が社会的事件の影響を直接受けることは多くはなかった。しかし，社会的事件をきっかけにアクター達がそれぞれの望む政策を提案し形成・決定過程に持ち込もうとする。

ケースⅢでは，富士見産婦人科事件をきっかけに医療法人の監督強化が必要だとして医療法改正の検討が始まる。しかし現実には民間病床規制を行うことが中心課題となっていく。将来の高齢化社会を見据えて保険官僚の医療費抑制政策も相乗りしてくる。

ケースⅣでは病床規制後の駆け込み増床に伴う看護師不足が社会問題化し，都市部中小病院の経営難が発生した。1999年1月には横浜市大病院で患者取り違え事故が発生し医療安全が社会問題化する。医療安全が診療報酬上で措置される。エイズ薬害事件，岡光事件なども発生した。しかし医療法改正のきっかけとなった事件はない。

ケースⅤでは，医療計画の見直し作業を行っていたところへ，地域医療の崩

壊現象が出現し急遽医師不足対策や体系化・重点化へと政策が傾斜していった。きっかけは医師不足だったがその前提に長期の医療費抑制政策の影響があった。医療費抑制政策も方向転換せざるを得なくなる。また中医協は汚職事件をきっかけに診療報酬の改定率に関する権限を奪われてしまう。社会的事件が直接医療供給政策に影響を与えたのはケースⅤだけだった。

4-2　時代を支配した政治思潮と政権・政治装置

　特定の政治思潮が時代を支配し大きな影響を与えた時期があった。ケースⅢでは，前過程としてのケースⅡで革新自治体の増加や保革伯仲状況から野党の医療社会化構想が現実味を帯びてきていた。専門職政策コミュニティは自由主義的時代背景の下で保険官僚，大蔵省，大企業労使連合，与党，マスメディアなどを味方に取り込んで医療社会化構想と対峙した。ケースⅣでは55年体制が崩壊し，政治は流動的だった。ケースⅤでは，新自由主義的改革とその後の揺れ戻しによる政権交代などがあった。医療供給政策に影響を与えた政治思潮はケースⅡ，ケースⅢとケースⅤに見られたが，政策変容のきっかけとはなったものの政策内容にまでは及んでいなかった。

　政権の強弱も政策過程に関係すると言われている。しかし専門政策である医療供給政策の政策過程では，政権の強弱は決定のスピードにのみ影響を及ぼした。ケースⅢについては既にケースⅡ（佐藤政権末期）で政策の基本については合意ができていた。政権の強さよりもむしろ野党の医療社会化構想や，保革伯仲状況が逆バネとして働いた。中曽根政権の決定過程では自民党最大派閥である田中派の後押しでやっと成立した。

　ケースⅣでは政治状況は流動的で政党の離合集散の時代だった。バブル崩壊とその後の経済不安が背景にあった。第二次医療法改正後には非自民・非共産連立政権が誕生し，選挙制度と政治資金の改革が行われ政党制度も変容していく。第三次改正は社労族のボスで最大派閥だった橋本首相の下で行われたが，内容は地域医療支援病院の類型化と療養病床の診療所への拡大のみだった。し

かし保険政策では健保改正と介護保険法を成立させ，また消費税を5%にアップさせている。政権の影響は決定過程ではほとんど無く，むしろ関連法案に翻弄された。橋本行革はその後官邸機能の強化につながっていく。森内閣で経済財政諮問会議が動き出し，後任の小泉首相の強力な政治装置として機能することになる。2001年小泉政権に変わると新自由主義的改革を旗印に経済財政諮問会議を使って医療制度に揺さぶりをかけてくる。一方民主党も野党として政権をねらうまでに至る。2002年には先送りされてきた医療制度抜本改革（健保改正）が行われた。

ケースVでは，小泉首相が聖域なき構造改革を訴え官邸主導型政治を展開する。医療政策に関して経済財政諮問会議，財政制度審議会，経団連などが医療費抑制の方法論まで提案をするようになる。医療制度抜本改革，後期高齢者医療制度の創設なども行われ，混合診療解禁，営利企業の医療経営参入問題などで聖域に切り込んでくる。ケースVの体系化政策では強い政権が政策形成過程へも影響を与え，日医は反対していた技官の体系化構想に協力せざるを得なくなってしまう。

内山融（2007）は，小泉政権の経済財政諮問会議が中心的アリーナとなって，アジェンダ設定の主導権を官僚から取り上げ，政策コミュニティを解放し政策決定過程を透明化させたと説明する[26]。

民主党政権に交代して医療費は公約どおりには増えなかったものの，療養病床削減は先送りされた。日医は中医協から外されてしまう。菅首相は社会保障と税の一体改革を提唱し，後任の野田首相に引き継がれて成立する。民・自・公三党合意により消費税の引き上げが社会保障に充てられることになる。

医療供給政策に直接影響を与えた政権と政治装置としてはケースVの小泉政権と経済財政諮問会議・規制改革会議だけだった。ケースIVの選挙制度改革や政党助成制度などは直接医療政策に影響を与えたわけではないが，政府・政党のリーダーシップを強める役割を果たした。

第6章　政策の変容　*405*

4-3　関連法案との関係─健保改正・老健法・介護保険・高齢者医療制度

　ケースⅢでは老人保健法創設が優先され，その後健保・年金の改正が行われ，最後に医療法改正が行われた。医療法改正に関しては全会一致だった。

　ケースⅣでは，第二次医療法改正に先立って老健法改正が行われ，第三次医療法改正に先立って介護保険法が成立している。第四次改正では健保法改正が優先され，その後医療法改正が成立する。医療保険制度抜本改革は2002年に先送りされた。

　ケースⅤは医療・医療保険制度抜本改革と重なった。医療費総枠管理に対抗して厚労省は医療費適正化計画を提案し，経済財政諮問会議と医療関係団体の狭間で翻弄された。後期高齢者医療制度も創設されている。

　健保法関連の大きな改正時には，医療法改正案の国会上程時期と審議日程が関連法案の成り行きにより翻弄された。しかし，政策案の形成過程や実施過程では影響はなかった。法案上程から成立までの期間が影響を受けただけだった。

4-4　政策形成から決定までの期間

　政策過程を，（A）政策案検討開始から政策案決定まで（形成期間），（B）法案国会上程から成立までの期間（決定期間）に分けて比較すると以下のようになる。

　ケースⅢ（第一次医療法改正）の形成期間は，1980年9月[27]から1983年3月までの2年6ヶ月，決定期間は1983年3月から1985年12月までの2年9ヶ月である。なおケースⅡの形成過程1年，決定過程（廃案）1ヶ月だった。

　ケースⅣのうち，第二次医療法改正では，形成期間は，1987年6月から1990年4月までの2年10ヶ月，決定期間は1990年5月から1992年6月までの2年1ヶ月である。第三次医療法改正では形成期間は，1995年4月から1996年6月までの1年2ヶ月，決定機関は1996年11月から1997年12月までの1年1ヶ月である。第四次医療法改正では形成期間は，1997年9月から2000年2

月までの2年5ヶ月，決定期間は2000年3月から11月までの8ヶ月である。

ケースVの第五次医療法改正では形成期間は，2004年9月から2005年12月までの1年3ヶ月，決定期間は，2006年1月から6月までの5ヶ月である。第六次医療法改正では形成期間は，2010年10月から2012年6月までの1年8ヶ月，決定期間は，2014年2月から6月までの4ヶ月である。

政策形成は専門職政策コミュニティの内部で合意形成までに通常は2年以上の時間がかかっている。しかし第三次改正はとりあえずの改正，第五次改正は泥縄式だったためスピーディだった。一方決定過程は徐々に短くなり第四次改正，第五次改正，第六次改正などは重要な政策変更であるにも関わらず短期間となっている。これらは同時に上程された関連法案及び政府・与党のリーダーシップが影響している。ケースIIIは戦後一貫して続いた社会保障拡大の方向が

表6-4-1 政策環境の影響

	ケースIII	ケースIV	ケースV
事件・思潮・政権・装置	・富士見産婦人科事件 ・革新自治体と保革伯仲 ・小さな政府と規制緩和 (1) **第一次**：中曽根首相 　（田中派の後押し） ・第二臨調・行革	・55年体制崩壊，非自民政権 ・連立政権 (2) **第二次**：宮澤首相 ・小選挙区，政党助成金 (3) **第三次**：橋本首相 ・橋本行革：官邸機能強化 (4) **第四次**：小渕，森	・中医協汚職事件 ・地域医療崩壊 ・新自由主義改革 (5) **第五次**：小泉首相 ・官邸主導 ・経済財政諮問会議 ・政権交代 (6) **第六次**：野田，安倍首相 ・社会保障制度改革国民会議
関連法案	(1) 老人保健法 　健保法・年金法改正	(2) 老健法改正 (3) 介護保険法 (4) 健保改正（抜本改革は2002年に先送り）	(5) 後期高齢者医療制度医療費適正化計画 (6) 社会保障と税の一体改革
政策期間	(1)（A）2年6ヶ月 　（B）2年9ヶ月	(2)（A）2年10ヶ月 　（B）2年1ヶ月 (3)（A）1年2ヶ月 　（B）1年1ヶ月 (4)（A）2年5ヶ月 　（B）8ヶ月	(5)（A）1年3ヶ月 　（B）5ヶ月 (6)（A）1年8ヶ月 　（B）4ヶ月

政策期間の（A）は政策形成の期間，（B）は政策決定の期間

転換する時期で健保・年金法案が優先されたため医療法改正は後回しにされた。しかもケースⅡで基本政策の合意はあったものの官僚統制を警戒する日医との合意形成に最後まで医系技官達が動いた。ケースⅡから通算すれば15年以上かかっていた。ケースⅤの第五次改正は小泉政権の官邸主導の影響を受け，第六次改正は社会保障改革国民会議による合意が与野党にあったためスピーディだった。

政策環境との関連を表6-4-1に整理した。

5 総括

5-1 総括

最後に第Ⅰ部，第Ⅱ部の議論を総括し簡単にまとめた上で，本研究の意義と残された課題について考える。

5-1-1 政策の変容

地域医療計画の政策変容を政策類型に分けて分析すると表6-5-1のように整理できる。

表6-5-1　政策類型の変容

政策類型	ケースⅠ	ケースⅡ	ケースⅢ	ケースⅣ	ケースⅤ
（A1）産業保護	○	○	◎		
（A2）産業構造改革				◎	○
（B）計画行政		○	○	○	◎
（C）医療費抑制			○	○	○

◎印は核となる政策

ケースⅠは，公的病床規制で民間については業界自主規制を医師会が行うこととなっていた。地域の医療体制を民間主体で構築する方針に転換しようとするもので公的医療機関は補完機能を果たすこととされた。民間医療機関につい

ても適正配置や過当競争を防ぐために医師会が調整を行うこととなっていた。中小医療機関の保護・育成を内容としていた。

　ケースⅡでは，公的病床規制と民間自主規制に加えて医療計画の策定が内容となっている。医療計画は地域の実情に合わせてボトムアップで設定するものだった。しかし法案は廃案となってしまう。

　ケースⅢでは，民間についても病床規制を行うこととし，国のガイドラインに基づく地域医療計画の策定も登場する。病床数は既に欧米並みに増加したとして総量規制がかけられる。保険官僚の医療費抑制という視点も加わっていた。しかし実施過程では病床規制のみが前面に出てしまった。ケースⅢまでは産業政策としては中小医療機関の保護・育成政策が中心だった。

　ケースⅣは，医療供給市場の成熟化に伴い産業構造改革を長期的スパンで行っていくというものだった。計画行政や医療費抑制の要素も含まれている。施設類型や病床機能に応じた診療報酬の設定が行われる。産業構造改革は誘導とふるい落としによって，地域に必要な医療施設を整備することとなる。機能分化では，急性期病院を明確に区分することができずにさらなる機能分化政策（ふるい落とし）が必要となってしまう。急性期病院にとっては生き残りをかけた競争の時代だった。

　ケースⅤでは，地域医療の崩壊とも言える現象が出現し，産科・小児科・救急など医療体制の体系的整備を求められることとなった。地域に必要な医療体制を整備した病院は公益的性格を持つ社会医療法人への道も開かれた。ケースⅤの実施過程でさらなる機能分化政策である病床機能報告制度も導入された。

　産業政策としては，ケースⅢまでは中小医療機関の保護・育成だったものが，ケースⅣでは効率化を求める産業構造改革へと変容していった。計画行政は医系技官の台頭ともにケースⅡから登場する。ケースⅢから保険官僚が相乗りして医療費抑制政策も含まれるようになる。ケースⅢから地域医療計画は，産業政策，計画行政，医療費抑制という全ての面を併せ持つ総合的な政策となっていった。

　政策類型とアクター間関係の変容は表6-5-2のように整理できる。

第6章　政策の変容　*409*

表6-5-2　政策類型とアクター間関係の変容

政策類型	目　的	厚労省と医師会の関係
（A1）産業保護政策	中小医療機関保護	医師会が行政に依存する関係 （ケースⅠ・Ⅱ・Ⅲ）
（A2）産業構造改革	市場の効率化	協調・参加関係（ケースⅣ） →　対立し行政が譲歩（ケースⅣ・Ⅴ）
（B）計画行政	市場の計画的整備	対立（ケースⅠ） →　協調・参加関係（ケースⅡ・Ⅲ・Ⅳ） →　対立し行政が譲歩（ケースⅣ・Ⅴ）
（C）医療費抑制	供給量規制	対立（ケースⅠ・Ⅱ） →　医師会の抵抗と妥協（ケースⅢ） →　激しい対立（ケースⅣ・ケースⅤ）

（A1）は医師会のニーズ，（A2）（B）は市場外部と医系技官の目標，（C）は市場外部と保険
官僚の目標である。→は関係の変化を表している。

　産業保護政策は，中小医療機関の保護・育成を目的とし，医師会の要請に基
づいて行われたもので，医師会が行政に依存する関係だった。

　しかし産業構造改革では，需要側や保険者・政府，財界など外部からの市場
効率化の要求と厚労省の目標に基づくものであり，基準を設定し誘導とふるい
落としを行う手法は官僚統制につながるとして医師会は警戒するようになる。
産業構造改革には医系技官だけでなく保険官僚も踏み込んでくる。日医と厚生
省の間には当初は時間をかけてじっくり実施していくというコンセンサスがで
きていた。しかし，第四次医療法改正の病床機能分化政策あたりから方法論で
対立するようになり，官僚統制を嫌う日医は医系技官に対しても警戒感を抱く
ようになる。医系技官のバックには医療費抑制を目指す保険官僚もいた。

　計画行政はケースⅡから本格的に登場し，病床規制，類型化・機能分化，体
系化のそれぞれに数値目標が埋め込まれていた。ケースⅣの病床機能分化か
ら，ケースⅤの体系的整備，病床機能報告制度へとさらに細分化されていく。
特に急性期の区分，産科・小児科・救急などの集約化・重点化，医療機関の系
列化やヒエラルキー化など政府の統制は，医療供給側にとっては市場における
自由度を制約するものであり医師会と対立を深めていく。結果的には医系技官
が医師会の要望を受け入れて譲歩し政策案の変更を行わざるを得なかった。し

かし計画行政には強制力はなく市場に委ねるほかないため，地域医療支援病院の整備は遅れ，また療養病床への転換も進まなかった。ケースＩでは当初の公的医療機関中心の計画には医師会が反対した為，公的規制のみとなったが，ケースＩＩ，ケースＩＩＩとケースＩＶの類型化までは医師会も協調的に計画策定に参加してくる。しかしケースＩＶの機能分化政策あたりから両者の関係は離れていく。数値目標を伴う体系化政策は医系技官達の究極目標だったが官僚統制を嫌う日医とは大きな溝ができてしまった。

　医療費抑制については，ケースＩ・ケースＩＩまでは診療報酬によるもので保険官僚と日医が激しく対立した。ケースＩＩＩで病床規制が現れ医師会は抵抗と妥協の姿勢に変化する。武見医師会長の退陣に伴う日医の政治力低下が指摘された時期でもあった。ケースＩＶ，ケースＶでは長期にわたる医療費抑制政策に対して医療業界全体が反旗を翻す。ケースＩＶの半ばから急性期病院の生き残りをかけた競争が現実化し，療養型病院や老健も報酬の引き下げで経営難に陥った。過度の医療費抑制政策のために厚労省と医療業界とは対立関係となってしまう。医療供給側は医療の受け手の立場も代弁しており保険料アップや窓口負担増は国民皆保険制度の危機と受け取っていた。

　厚労省と医師会との関係は，産業保護政策では医療供給市場内部からの要求に基づくものだったため，業界は行政に一方的に依存していた。産業構造改革や計画行政に対しては医師会や病院団体は外圧や官僚統制を嫌って次第に対立的関係となっていく。厚生省原案は業界の抵抗に遭って譲歩し変更せざるを得なくなっていく。長期にわたる医療費抑制と小泉改革における急激な医療費削減が地域医療の崩壊を招き激しい対立構図を生み出した。

　一方でケースＩで導入された公的病床規制はケースＩＩＩから民間病床規制に拡大され，その後も規制緩和の流れにもかかわらず継続された。病床規制が継続された理由は，医療業界の既得権保護と保険官僚の要求である医療費抑制のためだった。しかも規制はさらなる規制を呼ぶというセオリー通りに強化・細分化されていった。ケースＶで規制改革会議からの病床規制撤廃要求に対しては厚労省も医療団体も一致して対抗した。

第6章　政策の変容　*411*

表6-5-3　アクターの変容

	ケースⅠ	ケースⅡ	ケースⅢ	ケースⅣ	ケースⅤ
政府・厚労省	・派閥領袖政治 ・国民皆保険制度で保険官僚主導に ・公的医療機関整備を放棄	・派閥 ・社労族議員 ・医系技官の台頭：医療社会化構想への対抗，医療基本法案廃案後の実験的事業	・中曽根政権：第二臨調・行革 ・保険官僚：医療保険制度の自立・裁量権確保，地域医療計画を支持 ・医系技官：地域医療計画	・連立政権 ・与党プロジェクトチーム ・橋本行革：厚労省に ・保険官僚，医系技官：長期的スパンで類型化・機能分化	・小泉改革：経済財政諮問会議 ・保険官僚：医療費適正化計画 ・医系技官：体系化構想 ・中医協改革 ・政権交代 ・税と社会保障の一体改革
医療供給側	・武見体制確立：反厚生省 ・民間自主規制 ・病院団体は分裂	・武見医師会：反保険官僚 ・保険医総辞退 ・医療社会化構想への対抗：医療基本法を提案，廃案後の実験的事業に協力	・大規模病院の進出，病床規制を要望 ・駆け込み増床 ・四病団発足 ・病院団体は都道府県医療審議会に参加 ・民病協と病団連発足	・日医：長期的スパンで類型化 ・機能分化では官僚統制反対 ・中小病院の経営難 ・坪井体制の確立：日医総研 ・四病協発足	・地方の医療崩壊 ・日医：体系化では官僚統制反対 ・日病協発足 ・国民医療推進協議会 ・原中医師会は民主党支持
保険者・政党	・保険財政赤字	・保険財政赤字 ・野党3党による医療社会化構想	・老健拠出金 ・民社，公明は医療社会化構想から離反 ・連合結成	・老健，介護保険負担 ・老健拠出金の延納	・健保の財政危機 ・政権交代 ・危機突破総決起大会，解散する組合も
政策共同体		・専門職政策共同体の形成	・専門職政策共同体に保険官僚の支援	・専門職共同体に当初はコンセンサスあり ・機能分化から亀裂が生ずる	・保険官僚と医系技官の連携 ・専門職共同体は崩壊

5-1-2　アクターとアクター間関係の変容

　ケースⅠからケースⅤまでの各アクターの変容を表6-5-3で整理した。

　政府・厚労省では，ケースⅠで国民皆保険が始まり保険官僚主導となり，ケースⅡで医系技官が台頭し野党の医療社会化構想に対峙して医療基本法案廃

案後は実験的事業を始めた。ケースⅢでは中曽根政権の第二臨調・行革で保険官僚が政治官僚化し老健法成立と健保・年金改革を行い地域医療計画を支持した。ケースⅣでは橋本行革で厚労省となり介護保険が成立した。ケースⅤでは小泉改政権で経済財政諮問会議からの総枠管理に厚生省が医療費適正化計画で対抗した。

　医療供給側では，ケースⅠで日医の武見体制が確立し病院団体は分裂する。ケースⅡは武見体制の全盛期で，反保険官僚の立場で診療報酬引き上げを要求し，保険医総辞退後には医療基本法を提案した。ケースⅢで大規模病院の進出を統制できなくなって病床規制を求めたが，市場ではさらに駆け込み増床が起きてしまう。ケースⅣで日医は厚生省と長期方針では考え方が一致していたが次第にすれ違いが出てくる。日医は坪井体制が確立し日医総研を使って政策提案するようになる。ケースⅤでは医療費適正化計画を迫られ反発する。地方では医療崩壊が発生し，医療業界は一致して医療費抑制政策の転換を迫るようになる。病院団体の大同団結も叶う。日医が政治力を発揮したのは武見会長の時代と坪井会長の時代だった。

　保険者や政党の状況は，ケースⅠで国民皆保険の実施と同時に保険財政の赤字対策に追われるようになり，ケースⅡで野党3党が医療社会化構想を打ち出す。ケースⅢでは野党は分断され大企業労組も袂を分かって行く。ケースⅣでは，老健拠出金，介護保険の負担金などで健保財政が危機的状況に陥って医療費抑制のための構造改革を強く求めるようになる。ケースⅤでは，経済財政諮問会議などの新自由主義的改革に保険者は協力的だった。一方野党も民主党が政権を窺う位置につけていた。政権交代後はかえって政権担当能力の不足を露呈してしまう。民主・自民・公明3党による税と社会保障の一体改革が決まったことは画期的だった。

　政策コミュニティに関しては，ケースⅡで医系技官の台頭とともに医系技官と日医からなる専門職政策コミュニティが形成された。ケースⅢで，保険局の積極的支持も得て第一次医療法改正が成立する。ケースⅣでは，当初は専門職政策コミュニティ内部には医療施設の類型化に関して基本的コンセンサスがあ

第6章　政策の変容　　*413*

図6-5-1　アクター間関係の変容

ケースⅠ		社会党 → **厚生省** vs **医師会** ← 自民党
ケースⅡ		自民党 → **＜医系技官・医師会共同体＞** vs **野党3党＋健保連**
ケースⅢ		自民党＋大蔵省＋保険官僚＋健保連＋民社・公明党＋マスコミ ↓ **＜医系技官・医師会共同体＞** vs 社会党
ケースⅣ	二次	保険官僚 ↓ **＜医系技官・医師会共同体＞**
	三次	**＜医系技官・・・医師会共同体＞**
	四次	政府・規制緩和3ヶ年計画 ↓ 保険官僚 → **＜医系技官・・・・医師会＞**
ケースⅤ	五次	官邸・経済財政諮問会議・規制改革会議＋財務省＋経産省＋健保連＋マスコミ vs 保険官僚＋**医系技官・・・・・日医**＋病院団体 ↑ 与党厚労族
	六次	**医系技官・・・・・・・日医＋病院団体**

→は支援者，＋は協力関係，vsは対抗関係を表している。太字は主役である。ケースⅢか
らは主役の座を専門職政策コミュニティが独占していた。＜　＞は共同体を表す。・・・はア
クター間の距離関係を示している。医系技官と日医の共同体関係は政策案が官僚統制の要
素を含んでくると次第に離れて，ケースⅤで共同体も崩壊する。ただし医療供給政策のア
リーナにおけるプレーヤーは依然として医療専門職だけだった。

り保険局も同調していた。しかし病床機能分化政策の頃から医系技官と日医と
の距離が離れ専門職共同体には亀裂が入る。ケースⅤでは，外部からの規制緩
和圧力に対し厚生省も医療業界も一致して対抗する。しかし厚生省の医療費適
正化計画に対しても医療団体は反対する。体系化政策では日医は官僚統制を警
戒するようになり，療養病床再編をきっかけとして専門職政策共同体は崩壊し
てしまう。

　ケースⅠからケースⅤまでのアクター間関係の変容は図6-5-1のように整理

できる。ケースIからケースIIIまでは既に第3章で取り上げた。ケースIIIからケースVまでは本章第1節で整理している。

ケースIIで医系技官と日医からなる専門職政策コミュニティが成立し，ケースIIIで地域医療計画による病床規制を成立させた。しかし堅固と思われた専門職政策コミュニティ内部に亀裂が発生してくる。ケースIVの半ばから医系技官と医師会とは徐々に距離を置くようになる。日医は官僚統制を警戒するようになっていた。日医坪井体制では医療政策に関して政策提言できるまでになった。ケースVでは外部からの医療費抑制，病床規制撤廃など規制緩和の圧力がかかって厚労省内は保険局・医政局・老健局など防戦一方となる。医療関係団体も医療費総枠抑制や営利企業の参入などは到底受け入れられるものではなかった。しかし厚生省の医療費適正化政策に対しても同意できなかった。医系技官と日医との関係は修復が困難で第五次，第六次改正ではコミュニティ内での政策案の事前調整もできず，公式の検討会の場で医師会寄りに政策案が変更される事態となってしまう。コミュニティは完全に崩壊していた。医系技官・医師会共同体の絆がかろうじて残っていたのは病床機能分化政策の実施過程までで，療養病床再編案が医療構造改革会議から提案された時に完全に崩壊した。

日医は病院団体との連携を深め医療側の調整機能を果たそうとするようになる。ケースVで植松日医会長は四病協と協調し国民医療推進協議会を設立して混合診療，患者負担増，総枠管理などに反対した。唐澤会長の時代には病院団体とも打ち合わせをして中医協へ臨んでいる。第六次改正にあたっても日医は四病協と協調体制を取っている。

一方桝添厚労相の人事で医系技官ポストに保険官僚が任命されると，医政局と医療業界の距離関係はさらに広がってしまう。第六次改正の厚労省原案は事務官である大谷医政局長の下で提案されたが，医療業界の今までの主張と全くかけ離れた政策案だった。

医系技官と日医からなる政策コミュニティが崩壊したことによって，これ以降は公式の検討会の場で政策案が議論されることとなって政策形成過程の透明

第6章　政策の変容　*415*

化につながった。共同体の崩壊により，以前よりも開かれた広い空間の「専門政策社会」で政策形成が行われていくことになる。

5-1-3　政策過程の変容

　ケースⅠからケースⅤまでの政策過程の変容は表6-5-4のように整理できる。

　政策形成過程では，ケースⅠは国民皆保険制度実施に伴い民間主体の医療体制整備に方針転換したが，都市部への医療機関集中などの弊害を防止するために病床規制が必要とされた。民間については医師会が業界自主規制を行うという前提で公的病床規制のみとなった。ケースⅡでは，野党の医療社会化構想が逆バネとなって医系技官と医師会が連携して政策が形成された。ケースⅢでは医系技官と医師会の医療計画に対して保険官僚がサポートに入る。第二臨調・行革で保険官僚は主導権を握って医療保険制度改革を行おうとしていた。ケースⅣでは，厚生省内で対策本部，推進本部などを設置して保険官僚も医療供給政策に踏み込んでくる。厚生省，日医ともに改革の方向や方法についてはコンセンサスができていた。しかし病床機能分化政策の頃から日医は官僚統制を警戒するようになる。ケースⅤでは，経済財政諮問会議や規制緩和会議からの圧力に対し厚生省は結束して抵抗した。医政局長の下に検討会が置かれ理論構築が行われて病床規制の存続に成功する。地方の医療崩壊に伴い泥縄式に体系化政策が浮上する。病床機能報告制度は機能分化政策が日医の反対で不完全だったための追加政策だったが，政策案は検討会の場で日医寄りに変更されている。

　政策決定過程では，ケースⅠは自・社両党の議員提案でスムーズに決定している。ケースⅡは佐藤政権末期で廃案となってしまう。ケースⅢでは健保・年金改正などがトップアリーナで大きな議論を巻き起こしたものの，医療法改正案は一気に成立した。日医の要望どおり1人医療法人制度の修正が国会で行われている。ケースⅣでは介護保険，健保改正案などに翻弄されるが原案どおり成立している。ケースⅤでは，医療制度改革関連法案として健保改正案とともに

表6-5-4 政策過程（狭義）の変容

	ケースⅠ	ケースⅡ	ケースⅢ	ケースⅣ	ケースⅤ
政策形成	・国民皆保険 ・医療供給政策の転換（民間市場育成）	・逆バネとなった野党の医療社会化構想 ・医務局と日医は綿密な打ち合わせ済み（専門職政策共同体の形成）	・医療基本法案がベース ・保険官僚がバックアップ ・第二臨調行革，マスメディア，世論の支援	・省内に「国民医療総合対策本部」「社会保障構造改革推進本部」などを設置 ・類型化では病管研の委託研究 ・健政局と日医の勉強会 ・谷健政局長の2つの検討会 ・規制緩和3ヶ年計画 ・機能分化に日医は反対，法案を日医よりに変更	・省内に「医療構造改革本部」 ・検討会で病床規制の理論武装 ・病床種別の病床規制 ・療養病床再編 ・体系化：最初から成案なく徐々に固まる。医師会とは事前打ち合わせなし。 ・病床機能報告制度では公式検討会の場で日医案に変更
政策決定	・自民，社会両党の議員提案	・佐藤政権末期で廃案に	・老健法 ・健保・年金改正後に決定（自・民・公） ・1人医療法人制度の修正	・介護保険法関連法案，健保関連法案として翻弄される（自・社・さ，自・公）	・医療制度改革関連法案 ・短期間で成立（自・公）
政策実施	・医療供給市場の成長 ・医療費増加と診療報酬をめぐる対立	・廃案後の実験的事業 ・医師会の自主規制が徐々に困難に	・駆け込み増床 ・保険医療機関指定拒否	・医療計画，類型化の問題点噴出 ・一般病床多くさらなる機能分化へ	・精神と在宅を追加 ・病床機能報告制度
政策企業家		・日医武見会長と松尾医務局長 ・滝沢医務局長が実験的事業を指示	・吉村次官	・幸田次官 ・岡光次官，与党福祉プロジェクトチーム ・谷健政局長 ・坪井会長と日医総研	・小泉首相 ・経済財政諮問会議 ・医療計画見直し検討会

に上程され異例の早さで決定された。

　政策実施過程では，ケースⅠでは皆保険制度に伴い医療供給市場も成長していく。同時に医療費も増加し，診療報酬引き上げをめぐって日医と健保連・厚生省との対立が激化する。ケースⅡでは法案は廃案になったものの，滝沢医務局長の指示で医療計画は実験的な事業として開始される。ケースⅢでは政策案形成段階から増床傾向に拍車がかかり決定後は駆け込み増床が発生してしまう。都道府県衛生部・地方医師会ともに対応に苦慮することになる。ケースⅣでは，それまでの医療圏設定，必要病床数，類型化などの問題点も出てくる。また病床区分の届け出では一般病床のさらなるふるい落としが必要となってしまう。ケースⅤでは医療体系化に精神と在宅が追加されその後，さらに病床機能報告制度も法制化される。

　政策企業家としては，ケースⅡで日医武見会長や松尾医務局長，実験的事業を指示した滝沢医務局長が挙げられる。ケースⅢでは，吉村次官が医療計画策定を応援する。ケースⅣでは同じく保険官僚の幸田・岡光次官が省内に検討組織を設置し医療供給政策にまで踏み込む検討を行っている。谷健政局長が2つの検討会を作って機能分化政策をリードする。日医では坪井会長が日医総研を作って対抗した。介護保険では与党福祉プロジェクトチームが大きな役割を果たしている。ケースⅤでは，小泉首相と経済財政諮問会議の影響が大きかった。

　政策過程で重要なのは医療専門職政策コミュニティによる政策形成段階と政策企業家の存在である。政策形成段階では厚生省内の対策本部・検討会や私的諮問機関などが原案を作成し，その後日医など医療関係団体と調整する。坪井日医は日医総研を使ってこの過程を変更しようとした。政策決定過程は政治の流れや関連法案が絡んでコントロール不可能である。実施過程では市場競争をコントロールする方法は中央政府にはない。都道府県や地域医師会レベルでの運用方法による操作のみ可能である。政策企業家としては日医や医系技官のほかに医療供給政策にも果敢に踏み込んでくる意欲的な保険官僚がいた。例外的ではあるが小泉政権での経済財政諮問会議も大きな影響を与えた。

5-1-4　政策環境の変容

　ケースⅠからケースⅤまでの政策環境の変容は表6-5-5のように整理できる。

　社会・経済の状況は，ケースⅠでは国民皆保険の実施とともに医療供給体制の整備拡充が求められた。ケースⅡの高度成長期には革新自治体による老人医療費無料化などの福祉拡充が行われ，後追いで国の制度も拡充された。救急車たらい回し事件が社会問題化した。ケースⅢでは，低成長期に入り社会保障の見直しが始まる。富士見産婦人科事件をきっかけに医療法改正へと進む。ケースⅣは，バブル崩壊後の長期経済不況下で医療費抑制や効率化のための構造改革が求められるようになる。ケースⅤは，低成長期で経済界は国際競争の下で医療の効率化を求めた。しかし長期の医療費抑制により医療崩壊が起きてい

表6-5-5　政策環境の変容

	ケースⅠ	ケースⅡ	ケースⅢ	ケースⅣ	ケースⅤ
経済・社会	・戦後復興期 ・国民皆保険に伴い医療体制整備	・高度成長期 ・老人医療無料化 ・救急医療問題 ・3K赤字	・低成長期 ・社会保障の見直し ・富士見産婦人科事件	・バブル崩壊，低迷期 ・医療の効率化 ・医療事故	・低成長期 ・産科・小児科問題 ・医療体制の体系的整備
供給市場	・民間市場の黎明期	・市場の成長	・市場の成熟化 ・大規模病院，チェーン病院の進出 ・駆け込み増床	・医療費抑制 ・病院経営の危機	・医師不足 ・地域医療崩壊
競争軸	・民間vs公的	・中小vs大規模	・中小vs大規模	・病院種別間の競争	・病院種別間の競争 ・医業vs営利企業
関連法案	・健保改正	・健保改正（廃案） ・老人福祉法改正	・老健法 ・健保，年金改正	・介護保険制度 ・健保改正	・高齢者医療制度 ・医療抜本改革
政治状況	・55年体制確立 ・60年安保	・佐藤政権末期 ・保革伯仲	・中曽根政権：第二臨調・行革	・55年体制崩壊 ・政党・政権の揺れ動き	・小泉政権：経済財政諮問会議 ・政権交代

る。

　医療供給市場に関しては，ケースⅠは民間医療機関の黎明期である。ケースⅡでは高度成長を背景に医療供給市場も急成長する。ケースⅢでは市場の成熟とともに規模による経営格差などが生まれてくる。大規模病院やチェーン病院の出現に中小医療機関は脅威を覚えるようになる。医師会による自主規制では市場の統制は不可能となっていた。ケースⅣでは医療費抑制により都市部の急性期病院が経営危機に陥っている。類型化・機能分化政策で医療供給市場の構造改革が進んでいく。ケースⅤでは，医療崩壊が発生し急性期病院へ診療報酬の傾斜配分が行われた。営利企業も参入機会を狙っていた。

　関連法案ではケースⅠで健保法改正，ケースⅡで老人福祉法改正が行われ，ケースⅢで，老健法，健保・年金改正が行われた。ケースⅣでは介護保険制度の政策過程に翻弄された。患者の負担増を求める健保改正も行われた。ケースⅤでは高齢者医療制度など医療抜本改革と同時だった。高齢者医療制度は実施過程で混乱が生じた。

　政治状況としては，ケースⅠは55年体制が確立し60年安保も収束後，ケースⅡは保革伯仲状況，ケースⅢは中曽根政権，ケースⅣでは55年体制が崩壊し政治の揺れ動く時代だった。そしてケースⅤでは，小泉政権による官邸主導の改革の後民主党への政権交代が起こる。

　政策が変容する原因は主に経済状況と医療供給市場の要因が大きな影響を与えており，政策形成の前過程（アジェンダ化）の段階が重要である。経済状況は医療費抑制や医療体制の効率化のための構造改革など医療供給市場外部からの要求となる。医療供給市場の要因は市場の競争環境の変化である。医療供給市場での競争軸は，ケースⅠは公的病院vs民間医療機関，ケースⅡとケースⅢは中小医療機関vs大規模病院，ケースⅣは病院種別間，ケースⅤは病院種別間に加えて医業vs営利企業であった。さらにケースⅣ・Ⅴでは医療供給側に対して需要側・保険者・政府・産業界などの圧力も大きくなってくる。また関連法案や政治状況は決定過程のスピードに影響を与えているだけで政策変容には何ら関係していなかった。

5-2 医療供給政策の政策過程モデルの検証

序章で提示した医療供給政策の政策過程モデル図0-4-3について地域医療計画に関わる5つのケースを当てはめて検証する。

政策過程の大きな流れについては特に問題なかった。政策の実施段階で次の政策形成過程も始まるというスパイラル状に展開していく。

政策課題が形成されるのは主に供給市場からのニーズと医系技官の計画行政指向，経済状況と保険官僚の抱える保険財政の課題などからだった。政治状況や社会的事件などはきっかけとはなっても主要な要因ではなかった。例外はケースⅤで外圧が医療供給政策にも影響を与えたが地域医療計画には関係していない。

政策形成過程は，医系技官と医師会からなる専門職政策コミュニティがケースⅡで確立するが，ケースⅣの後半になると亀裂が生まれ，ケースⅤでは完全に崩壊してしまう。おそらく新たな専門政策社会が形成されてくることになる。

政策決定過程は同時に上程される関連法案の流れに翻弄されるものの，最終的には決定に至っている。例外的にケースⅡは廃案となった。政治の影響を受けた唯一の事例だった。しかし保険官僚の支援がなかったことも関係している。政策内容についても影響はなかった。ケースⅢでは国会で一人医療法人制度を創設する修正が例外的に行われたが，日医も了解の上で政治日程上から国会修正を行うことにしたためだった。しかも厚生省内で医系技官がまだ地位を確立する途上にあった。しかし，医療専門職政策コミュニティが確立されてからは国会上程後の法案の修正はない。専門職共同体で形成された法案を国会の決定過程で修正することは不可能だった。

政策実施過程では，アリーナは地方政府に移り地方医師会の独壇場だった。医療施設の開設許可，必要病床数の設定，医療圏の設定，地域医療支援病院の要件，体系化構想と数値目標など地域によって差が出てくる。また数値目標は強制力がないため，診療報酬や補助金による誘導や基準を設定してふるい落と

すなど政策手段は限られている。医療供給市場の反応は予想に反する場合もあり厚労省の期待通りにはならなかった。ケースⅢの病床規制では過剰反応が見られ，ケースⅣの機能分化では一般病床に多くが残ってしまった。病床削減，介護療養病床廃止なども困難だった。地方政府における実施段階で療養病床再編のように政策を大幅に変更することさえ可能だった。

　政策評価段階では予想された結果と異なってしまい，さらなる規制強化や新たな補強が行われる場合が多かった。ケースⅢの病床規制はその後，行政指導や国保法等改正により規制強化（保険医療機関の指定拒否）が必要となった。ケースⅣの病床機能分化政策も政策意図が達成できずに，ケースⅤでさらなる医療機能報告制度が必要となった。但しその原因は，ケースⅢの病床規制の結果は官僚にとって全くの予想外だったのに対し，ケースⅣの病床機能分化は政策案が医師会の抵抗で変更されていたためだった。

　医療供給政策の政策過程モデルは，我々に政策過程への参加方法を示唆してくれる。政策形成までのアジェンダ化段階，専門政策社会への参加などが政策案へ関与できる機会であり，決定過程では決定に持ち込むか阻止するかという選択肢しかなく（変更や修正は不可能），実施段階では地方政府や地域医師会に対して施行・運用方法に関する働きかけが可能である。この医療供給政策の政策過程モデルは，専門政策に共通する政策過程モデルとして一般化できそうである。

5-3　まとめ—本研究で何が明らかになったのか

　本研究は1985年に成立した医療法改正で地域医療計画による病床規制が，なぜ，どのような過程をたどって形成・決定・実施されたのか，アクターはどのように行動したのかなどを明らかにしようとした。さらに地域医療計画の実施過程で施設類型化・病床機能分化，体系化などへ政策が変容して行く過程を同様に明らかにしようとした。また政策環境とアクターやアクター間関係がどのように政策過程に影響を与えたのか，規制緩和や規制見直しが行われた時代

になぜ規制政策が継続し，むしろ強化されたのかなども明らかにしようとした。

　第Ⅰ部では，地域医療計画に関わる医療供給政策の内容を産業政策，計画行政，医療費抑制政策（供給量規制）に類型化し，3つのケースの比較から政策内容の変容を明らかにした。さらにケースⅡで医系技官と日医からなる専門職政策コミュニティが成立したこと，廃案後に医系技官によって実験的事業として実施される過程があったことを明らかにした。ケースⅢにおける地域医療計画の決定はケースⅡの追認でしかなかった。医療供給政策における画期は，従来医療保険政策で言われたような1980年代中曽根政権の第二臨調・行革によるものではなく1970年代だったことが明らかとなった。医療供給政策については1970年代が画期だったとするのは，医系技官の台頭により専門職政策コミュニティが形成されたこと，野党や健保連の医療社会化構想の存在，それに対抗できる政策案（グランドデザイン）の提示，その後の実験的事業による政策形成過程などに着目したからである。

　第Ⅱ部では，地域医療計画の実施過程を追跡することによって，医療供給政策がなぜ施設類型化・病床機能分化政策を経て医療体系化政策へと政策が変容して行くのかを明らかにした。

　政策内容の変容に関する分析では，産業政策を産業保護政策と産業構造改革の2段階に修正する必要があった。第Ⅰ部のケースⅠからケースⅢまででは見えなかった視点である。産業保護政策は医療供給市場における中小医療機関からの要求に応じたものであり，業界が行政に一方的に依存していた。しかしケースⅣからの産業構造改革は医療供給市場に対して効率化を求める需要側や保険者・政府，産業界などからの要求と医系技官の目標でもあり，医師会は官僚統制につながると警戒するようになる。計画行政では，医系技官の描く医療供給体制の整備構想に対して医師会は官僚統制により自由度を奪われるとして警戒感を強める。最終的には医師会の要望を受け入れて政策案は変更されている。医療費抑制に関しては，ケースⅣの半ばから急性期病院の生き残りをかけた競争が激化し，療養型病院や老健も診療報酬の引き下げで経営難になってし

まう。過度の医療費抑制政策のために厚労省と医師会とは激しい対立関係となっていく。ケースVではついに地域医療の崩壊も出現し，医療費抑制政策の転換が行われた。

ケースI（公的病床規制）から始まる病床規制はケースIIIで民間病床規制に広がり，さらにケースIVで細分化され，国保法等改正によって保健医療機関の指定拒否という方法まで使って強化された。病床規制政策が一貫して継続したのは，専門職政策コミュニティの求める業界の既得権保護（安定的秩序）と保険官僚の求める医療費抑制がその理由だった。

アクターとアクター間関係の分析からは，ケースIIで成立した専門職政策コミュニティの内部も結束度合いは一様ではなく，また必ずしも堅固ではなかったことも明らかとなった。堅固と思われた専門職政策コミュニティ内部に次第に亀裂が発生してくる。ケースIVの半ばから日医は官僚統制を警戒し医系技官と距離を置くようになっていく。ケースVでは外部からの規制緩和圧力に対しては厚労省も医療団体も対抗しようとするが，一方厚労省の対抗案である医療費適正化政策には医療団体は同意できなかった。医系技官・医師会共同体も崩壊してしまった。第五次・第六次改正では政策コミュニティ内部での事前調整ができず，政策案は公式検討会の場で医師会寄りに変更されている。医療界と営利企業の対抗関係，政策コミュニティ内部の対立関係など複雑な構造を見ることができた。

医系技官と医師会からなる専門職政策コミュニティが崩壊した原因は以下の3つと考えられる。第一に医療供給市場が変化し日医の代表性が揺らいだことにある。病院団体は独自の主張をするようになり，しかも急性期病院や高齢者施設などの市場における重要性が増した。第二に財政的リソースの減少である。パイは限られており厚労省も政治家も，日医の要求に沿った中小医療機関への分配政策ではなく大規模・急性期病院への傾斜配分が必要と考えるようになった。第三に医師会側も類型化・機能分化・体系化と細分化し精緻化してガチガチに統制しようとする医系技官を信頼できなくなっていた。

今後は医系技官・医師会共同体に代わってより広い空間で多くの人々の参加

する専門政策社会が新たに形成されていくと考えられる。専門政策社会とは，専門的な政策について知識や経験を持つ人々から構成される開かれた社会である。医師だけで構成される専門職ネットワークとも異なる。構成員はそれぞれ政策に関する専門家でなければならない。そのため一定の参入障壁は存在する。例えば審議会の公益委員は何らかの分野の専門的知識や経験のある人々が任命されているが，彼らは委員を一定期間務めると当該領域の政策専門家として育ってくる。しかし審議会については官僚に操作されているとの批判が多く，官僚に都合の良い情報だけを仕入れた委員では逆に危険である。もっと多くの人々がこのような政策専門家になれば専門政策社会が構築される。審議会委員はこのような専門政策社会のメンバーから選出されれば理想である。また医系技官の人事システムに回転ドア方式も追加すれば医療政策の知識を持った医師が増加し専門職ネットワークを構築することも可能となる。地方政府においても同様である。アメリカにおける環境政策のネットワークはこの方式で構築された。

　政策過程（狭義）の変容に関する分析からは，政策過程で重要なのは専門政策社会における政策形成段階と政策推進機能を果たす政策企業家の存在であることが明らかとなった。政策決定過程は政治の流れや関連法案が絡んでコントロール不可能である。実施過程も市場競争をコントロールする方法は中央政府にはない。地方政府や地域医師会レベルでの運用に関わる調整である。政策企業家としては日医や医系技官のほかに，医療供給政策に果敢に踏み込んでくる意欲的な保険官僚・政治家もいた。

　政策環境の要因として，政策形成の前過程（アジェンダ化）の段階で経済状況と医療供給市場が大きな影響を与えていることが明らかとなった。関連法案や政治状況は決定のスピードに関係するものの政策の変容には影響を与えていなかった。

　最後に医療供給政策がどのように形成・決定・実施されていくのか，どのような要因が政策過程のどの段階で影響を与えるのかを明らかにする政策過程モデルを検証した。政策形成までのアジェンダ化段階，専門政策社会への参加な

どが政策案へ関与できる機会であり，決定過程では決定に持ち込むか阻止するかという選択肢しかなく，実施段階では地方政府や地域医師会での施行・運用方法に関する働きかけが可能だった。医療経営にとって，いつ，どこで，どのようにボタンを押せば政策の窓が開き，望ましい医療供給政策を導き出すことができるのかを明らかにするための第一歩となるであろう。また専門政策領域に共通する政策過程モデルとしての一般化の可能性を秘めている。

　本書は，政策領域，イシューや政策循環のステージによって，政策アリーナ，政策アクターやアクター間関係が異なることを地域医療計画に関わる政策過程を事例として明らかにしようとした。キングダンの示した政策の窓モデルは，問題の認知，政策案，政治過程の3つの独立した流れを想定していたが，本書で取り上げた事例では政策案が主役で，専門職政策コミュニティ内部で政策案が形成されるとその後は政治の流れに翻弄されながらもいずれは決定されるというものだった。また実施過程では政策意図と異なる結果も発生する。地域医療計画はまるで生命体であるかのように様々な状況変化の中で環境適応しながらさらに成長していくというイメージで描かれた。著者は第Ⅰ部の小活で，地域医療計画という「政策アイデア」が決定に至るまでの長い過程を追った結果，あたかも政策アイデア自身が意思を持って政策過程を動かし政策コミュニティを作り上げたかのような錯覚を感じたと述べた。第Ⅱ部で取り上げたその後の政策変容でも同様に，地域医療計画という「政策アイデア」自身が政策コミュニティを動かし成長し完成型を目指し，新たな専門政策社会を構築しようとしているような錯覚にとらわれた。

5-4　本研究の限界と残された課題

　本書はイシュー・アプローチによる比較政策過程研究である。取り上げたイシューは医療供給政策における「地域医療計画」という政策である。地域医療計画の形成・決定・実施過程とその後の政策の変容を1950年代から2010年代までの半世紀以上に渉って追い続けている。その過程で医療供給政策における

政策過程の構造や変容を明らかにしようとする試みだった。しかし，地域医療計画は医療供給政策の一部でしかなく，しかも医療供給市場に関する産業政策以外に，医療専門職政策，医学・生命科学研究政策，看護・医療技術政策など他に多くの政策領域を含んでいる。本研究では残念ながらまだ医療供給政策全体を俯瞰できたわけではない。本書で得られた知見は広範な医療政策の政策過程分析への示唆にすぎず，大嶽（1990）が指摘するようにさらに事例を積み重ね展開していく必要がある。

　政策過程で中心となったのは医系技官と医師会からなる専門職政策コミュニティであった。通常は政策コミュニティは一端成立すると堅固な共同体を形成し協力関係を継続していくと想定されるが，本研究で取り上げた医系技官・医師会共同体は相違していた。政策内容によって共同体内の結束度合いも弱くなったり，崩壊現象まで見られた。その原因は医療供給市場の構造変化が主たる要因であろうが，医療専門職団体の自律性も関係していると考えられる。専門職政策コミュニティの崩壊についてはさらなる分析が必要と思われる。その後おそらく形成されるであろう専門政策社会についても具体的な方法論の検討が必要である。また新たに形成される専門政策社会と医療サービスを受ける人々とのインターフェイスについても検討する必要がある。

　著者はかねてから医療供給政策の政策過程にはもっと多くの研究者や実務家が参加してさらに広い政治空間で議論する必要があると主張してきた。政治学・行政学は，経済学・経営学と同様に実践の学問である。そのためには専門政策社会に参加可能な人や組織の育成と制度の構築が必要である。キャンベル（2011）はアメリカと比較して日本には医療政策の専門家がいないと指摘したが著者も同感である。医師で医療政策を研究した者，医師以外で医療の現場がわかり医療政策を提案できる者が今後もっと育つ必要がある。その上で医療供給政策の政策過程へ専門職以外の多くの多彩なアウトサイダーである専門家が参加していく必要がある。

　専門性の高い政策領域では，専門職政策コミュニティが主導権をとって政策案を提案する必要があることには異論がない。しかし，2013年の東北大震災

第6章 政策の変容 **427**

に伴う原発事故をきっかけに，専門領域に対しても他の広範な領域の専門家の視点やチェックが必要なことを痛感させられた。科学的事実の解釈や選択肢の決定過程などの全てを専門職政策コミュニティに委ねてはならない。医療供給政策は典型的な専門政策であるが，人々の生命や生活に関わる重要な公共政策でもある。しかも医療供給政策は産業政策でもある。今までのように医療専門職だけでなく，政治・経済・経営・社会保障など社会科学系の研究者や，生命科学・遺伝子工学・情報科学・電子工学・災害対策など広範な専門家の参加が不可欠である。そしてそのようなアリーナが開かれつつある。そのための育成システムを提供する必要がある。

また地方政府レベルでも福祉の医療化に伴い，中央政府とは異なって医師会の政治的影響力はますます増大し，専門職政策コミュニティが政策実施過程を独占することとなった。地域レベルでも医師会主導による政策コミュニティだけに委ねることなく，もっと多くのアクターが政策過程に参加する制度を構築する必要がある。

最後に，我々が現在恵まれた医療サービスを享受できているのは，本書に登場した多くのアクター達が医療政策のアリーナで切磋琢磨してきた結果にほかならない。彼らに畏敬と感謝の念を込めて本研究を終える。

― 完 ―

(注)

1) 民間病院への補助金については，拙著，前掲書（第二版）2009年，414-416頁（初版2007年）。
2) 序章3の産業政策を参照。
3) 飯間敏弘「第12章 医療政策―医療費抑制政策の推進とその内容」森田朗・金井利之編著『政策変容と制度設計―政界・省庁再編前後の行政』ミネルヴァ書房，2012年。
4) 矢野聡『保健医療福祉政策の変容―官僚と新政策集団をめぐる攻防』ミネルヴァ書房，2009年。
5) 国土省や農水省で行われる工事予算の地方への配分を「箇所付け」と呼んでいる。
6) 新藤宗幸『技術官僚―その権力と病理』岩波新書，2002年，123-166頁。
7) 西川伸一『官僚技官』五月書房，2002年。
8) 藤田由紀子『公務員制度と専門性―技術系行政官の日英比較』専修大学出版局，2008

年。同「第6章 医薬品行政における専門性と政治過程—合意形成が困難な行政領域での役割」内山融・伊藤武・岡山裕『専門性の政治学—デモクラシーとの相克と和解』ミネルヴァ書房, 2012年, 173-206頁。

9) 新川敏光『日本型福祉レジームの発展と変容』ミネルヴァ書房, 2005年。
10) 増田雅暢「介護保険制度の政策形成過程の特徴と課題—官僚組織における政策形成過程の事例」『季刊・社会保障研究』Vol.37 No.1, 2001年, 44-58頁。
11) 水巻中正『ドキュメント日本医師会—崩落する聖域』中央公論社, 2003年。
12) 日病協はあくまでも診療報酬改定のための病院代表組織である。他の場合は四病協の活動が中心となっている。
13) 天野拓『現代アメリカの医療政策と専門家集団』慶應義塾大学出版会, 2006年。
14) 北山俊哉『福祉国家の制度的発展と地方政府—国民健康保険の政治学』有斐閣, 2011年。
15) ポール・デビッド・タルコット「圧力グループと日本の医療政策（1995～2000）」『季刊・社会保障研究』Vol.37 No.1, 2001年, 29-43頁。
16) 和田勝編著『介護保険制度の政策過程』東洋経済新報社, 2007年。
17) Rhodes, R. A. W. and D. Marsh, "Policy Networks in British Politics: A critique of Existing Approaches", in D. Marsh and R. A. W. Rhodes ed., *Policy Networks in British Government*. Oxford, Clarendon Press, 1992, pp.249-268.
18) 内山融『小泉政権—「パトスの首相」はなにを変えたのか』中央公論社, 2007年。
19) 村松岐夫『政官スクラム型リーダーシップの崩壊』東洋経済新報社, 2010年。
20) 専門政策に関わる多彩な領域のメンバーからなるオープンな社会を意味する。
21) 専門家ネットワークについては, Rhodes, R. A. W., *Beyond Westminster and Whitehall: The Sub-Central Governments of Britain*, Unwin Hyman, 1988, pp.235-366.
22) 佐藤満『厚生労働省の政策過程分析』慈学社, 2014年。
23) 池上直己「第2章 地域医療計画の課題と新たな展開」田中滋・二木立編著『講座 医療経済・政策学 第3巻 保健・医療提供制度』勁草書房, 2006年, 23-45頁。
24) 北山俊哉『福祉国家の制度的発展と地方政府—国民健康保険の政治学』有斐閣, 2011年。
25) 藤村正之「第11章 自治体福祉政策の実施構造」社会保障研究所編『福祉国家の政府間関係』東京大学出版会, 1992年。
26) 内山融『小泉政権—「パトスの首相」は何を変えたのか』, 中公新書2007年, 36-46頁。
27) 1979年2月に審議会答申があったが, 除外している。

【参考文献】

＜新聞・雑誌・機関誌・記念誌等＞

『社会保険旬報』

『メディファクス』

『日本医師会雑誌』

『厚生省50年史』中央法規出版社，1988年。

『厚生労働白書』

『日本医師会創立記念誌―戦後50年の歩み』日本医師会，1997年。

『日本病院会30年史』日本病院会，1984年。

『日本病院会50年史』2001年。

『日本病院会60年史』2011年。

『健保連五十年の歩み』健康保険組合連合会，1993年。

『健保連六十年の歩み』健康保険組合連合会，2003年。

『健保連70年の歩み』健康保険組合連合会，2014年。

全国自治体病院協議会『創立35年のあゆみ』1988年。

＜日本語文献＞

あ 行

愛知県『愛知県地域保健医療計画』1989年。

愛知県医師会『高齢化社会に向けての地域包括医療計画』1986年。

愛知県医師会『愛知県地域包括医療基本計画』1983年。

秋月謙吾「第5章　計画の策定」西尾勝・村松岐夫編『講座　行政学　第4巻　政策
　　と管理』有斐閣，1995年。

秋吉貴雄『公共政策の変容と政策科学―日米航空輸送産業における2つの規制改革』
　　有斐閣，2007年。

足立幸男『BAISIC公共政策学　第1巻　公共政策学とは何か』ミネルヴァ書房，
　　2009年。

天野拓『現代アメリカの医療政策と専門家集団』慶應義塾大学出版会，2006年。

有岡二郎「介護保険法案の国会提出をめぐる政治力学」『社会保険旬報』No.1913，
　　1996.6.11。

有岡二郎『戦後医療の50年―医療保険制度の舞台裏』日本医事新報社，1997年。

飯尾潤『民営化の政治過程―臨調型改革の成果と限界』東京大学出版会，1993年。

飯尾潤「第2部第4章　政治・政策形成クラスタ（1）政策と政策過程」政策分析ネッ

トワーク編『政策学入門―ポリシースクールの挑戦』東洋経済新報社，2003年。

飯間敏弘「第12章　医療政策―医療費抑制政策の推進とその内容」森田朗・金井利之編著『政策変容と制度設計―政界・省庁再編前後の行政』ミネルヴァ書房，2012年。

猪口孝・岩井奉信『族議員の研究―自民党政権を牛耳る主役たち』日本経済新聞社，1987年。

池上直巳『医療の政策選択』勁草書房，1992年。

池上直巳・J.Cキャンベル『日本の医療』中央公論社，1996年。

池上直己「第2章　地域医療計画の課題と新たな展開」田中滋・二木立編著『講座医療経済・政策学　第3巻　保健・医療提供制度』勁草書房，2006年。

石原武政『小売業における調整政策』千倉書房，1994年。

伊関友伸『自治体病院の歴史―住民医療の歩みとこれから』三輪書店，2014。

伊田四郎「行政における医学と法律」『社会保険旬報』No.964，1970.4.1。

井手秀樹「第2章　社会的規制の手段」植草益編著『社会的規制の経済学』NTT出版，1997年。

伊藤大一「行政裁量論への予備的考察」『年報行政研究18　日本の行政裁量―構造と機能』1984年。

伊藤大一「政府介入における形態の分化と交錯―経済規制の場合」『年報行政研究29　行政学と行政法学の対話』1994年。

伊藤大一「行革審最終答申の評価」『季刊・行政研究』No.65，1994年。

伊藤大一「規制行政をめぐる問題状況と規制研究」『季刊行政管理研究』No.70，1995年。

伊藤雅治「わが国の医療政策の歴史的変遷と今後の方向」東京大学医療政策人材養成講座編『医療政策入門―医療を動かすための13講』医学書院，2009年。

伊藤光利「第3章　連合と対立　―大企業労使体制」村松岐夫・伊藤光利・辻中豊著『戦後日本の圧力団体』東洋経済新報社，1986年。

伊藤光利「第6章　政策」村松岐夫・伊藤光利・辻中豊『日本の政治』有斐閣，1992年。

伊藤光利「第7章　利益団体」伊藤光利・田中愛治・真渕勝『政治過程論』有斐閣，2000年。

岩崎正洋編著『政策過程の理論分析』三和書籍，2012年。

岩淵豊『日本の医療政策―成り立ちと仕組みを学ぶ』中央法規出版，2013年。

岩本文史（多田宏，石倉寛治）「転機にたつ厚生行政」『社会保険旬報』No.961～969，1970.3.1～1970.5.21。

植草益『公的規制の経済学』筑摩書房，1991年。

参考文献　　*431*

植草益編著『社会的規制の経済学』NTT出版，1997年。

内山融『小泉政権―「パトスの首相」はなにを変えたのか』中央公論社，2007年。

内山融「第3章　日英の経済政策形成と専門性の役割―政府エコノミストを中心として」内山融・伊藤武・岡山裕『専門性の政治学―デモクラシーとの相克と和解』ミネルヴァ書房，2012年。

マルガリータ・エステベス「第1章　政治学から見た官僚制」城山英明・鈴木寛・細野助博編著『中央省庁の政策形成過程―日本官僚制の解剖』中央大学出版部，1999年。

枝根茂「第2章　物流行政―トラック運送業における許認可と業界―」行政管理研究センター調査研究部編『日本の公共政策』行政管理研究センター，1989年。

衛藤幹子『医療の政策過程と受益者』信山社出版，1993年。

衛藤幹子「福祉国家の『縮小・再編』と厚生行政」『レヴァイアサン』17，1995年。

衛藤幹子「80年代以降の保健医療政策の変化をめぐる考察―87年精神医療改革を素材として」『年報　行政学研究』30，1995年。

榎本健太郎・藤原朋子「第7章　厚生省の政策形成過程」城山英明・鈴木寛・細野助博編著『中央省庁の政策形成過程―日本官僚制の解剖』中央大学出版部，1999年。

大杉覚「第4章　医療行政の再編と健康政策局の組織対応」『社会環境と行政 Ⅲ』行政管理研究センター，1993年。

太田浩右，岩本光存欣，安藤三郎，黒岩卓夫，竹内三郎「地域医療計画をどう見るか」『病院』47巻第4号，1988年。

太田肇『プロフェッショナルと組織』同文舘，1993年。

大嶽秀夫『アデナウアーと吉田茂』中央公論社，1986年。

大嶽秀夫『政策過程』東京大学出版会，1990年。

大嶽秀夫『自由主義的改革の時代―1980年代前期の日本の政治』中央公論社1994年。

大嶽秀夫『現代日本の政治権力経済権力（増補新版）』三一書房，1996年。

大嶽秀夫『行革の発想』TBSブリタニカ，1997年。

大原治「医療行政考」『社会保険旬報』No.971，1970.6.11。

大道久「地域医療計画策定の進行状況と問題点」『病院』47巻第4号，1988年。

大道久「医療における病床数と医療施設体系」『季刊・社会保障研究』Vol.28 No.4，1993年。

大森彌「政策」『年報政治学　政治学の基礎概念』1981年。

大森彌「日本官僚制と裁量事象―着目点の整理」『年報行政研究18　日本の行政裁量―構造と機能』1984年。

大森彌「行政計画としての高齢者保健福祉」『地域開発』日本地域開発センター，
　　1991年。
大山耕輔「第2章　官僚機構　大型店紛争における通産省・商工会議所の「調整」行
　　動」中野実編著『日本型政策決定の変容』東洋経済新報社，1986年。
大山耕輔『行政指導の政治経済学』有斐閣，1996年。
尾形裕也「医療計画制度改革の展望―ワーキンググループ報告書を踏まえて」『社会
　　保険旬報』No.2230，2005.1.1。
小椋正立「第2章医療保険政策と年金保険政策」貝塚啓明ほか編『変貌する公共部門』
　　有斐閣，1990年。
小山路男「医療保険改正の基本構想」『社会保険旬報』No.828，1966.6.21。

か　行

笠原英彦『日本の医療行政―その歴史と課題』慶應義塾大学出版会，1999年。
加藤淳子「政策決定過程研究の理論と実証―公的年金改革と医療保険制度改革のケー
　　スをめぐって」『レヴァイアサン』8号，木鐸社，1991年。
加藤淳子『税制改革と官僚制』東京大学出版会，1997年。
金井利之「終章　政策再編への制度設計」森田朗・金井利之編著『政策変容と制度設
　　計―政界・省庁再編前後の行政』ミネルヴァ書房，2012年。
北山俊哉『福祉国家の制度的発展と地方政府―国民健康保険の政治学』有斐閣，
　　2011年。
ジョン.C.キャンベル・増山幹高（高木安雄訳）「日本における診療報酬政策の展開」
　　『季刊・社会保障研究』Vol.29 No.4，1994年。
久保文明『現代アメリカ政治と公共利益―環境保護をめぐる政治過程』東京大学出版
　　会，1997年。
久米郁男「第1章　政治経済環境の変化と行政システム」西尾勝・村松岐夫編『講座
　　行政学　第3巻　政策と行政』有斐閣，1994年。
久米郁男「第12章　利益団体政治の変容」村松岐夫・久米郁男編著『日本政治　変
　　動の30年』東洋経済新報社，2006年。
倉田正一「70年代の病院―病院立地問題」『社会保険旬報』No.955，1970.1.1。
倉田正一・林喜男『地域医療計画』篠原出版，1977年。
郡司篤晃『医療システム研究ノート』丸善プラネット，1998年。
郡司篤晃「地域福祉と医療計画―医療計画の基本問題」『季刊・社会保障研究』
　　Vol.26,No.4，1991年。
小池治「第1章　産業政策―通産行政の変容」行政管理研究センター調査研究部編
　　『日本の公共政策』行政管理研究センター，1989年。

厚生省健康政策局計画課「医療計画―その後」『病院』49巻13号，1990年。

厚生省老人保健福祉部老人保健課「老人保健福祉計画と医療計画」『病院』49巻13号，1990年。

小島廣光『政策形成とNPO法―問題，政策，そして政治』有斐閣，2003年。

小林良彰『政権交代―民主党政権とは何であったのか』中央公論社，2012年。

小宮隆太郎「序章」小宮隆太郎・奥野正寛・鈴村興太郎編『日本の産業政策』東京大学出版会，1984年。

さ 行

佐口卓「第5章　日本の医療保険と医療制度」東京大学社会科学研究所編『福祉国家5　日本の経済と福祉』東京大学出版会，1985年。

佐高信『新・日本官僚白書』光文社，1997年。

佐藤誠三郎・松崎哲久『自民党政権』中央公論社，1986年。

佐藤満『厚生労働省の政策過程分析』慈学社，2014年。

潮見重毅「地域医療計画作成の狙いと概要」『病院』47巻第4号，1988年。

島崎謙治『日本の医療　制度と政策』東京大学出版会，2011年。

白川一郎『規制緩和の経済学』ダイヤモンド社，1996年。

城山英明「第3章　行政学における中央省庁の意思決定」城山英明・鈴木寛・細野助博編著『中央省庁の政策形成過程―日本官僚制の解剖』中央大学出版部，1999年。

新川敏光「政策ネットワーク論の射程」『季刊行政管理研究』No.59，1992年。

新川敏光『日本型福祉レジームの発展と変容』ミネルヴァ書房，2005年。

新藤宗幸『行政指導―官庁と業界の間』岩波新書，1992年。

新藤宗幸「規制緩和と「管理された市場」の政治行政―新保守主義下の規制緩和をめぐって」『年報行政研究28　新保守主義下の行政』1993年。

新藤宗幸『福祉行政と官僚制』岩波書店，1996年。

新藤宗幸『技術官僚―その権力と病理』岩波新書，2002年。

進藤雄三『医療の社会学』世界思想社，1990年。

菅谷章『日本医療制度史』原書房，1976年。

菅谷章『日本医療政策史』日本評論社，1977年。

杉山章子『占領期の医療改革』勁草書房，1995年。

宗前清貞「医療供給をめぐるガバナンスの政策過程」日本政治学会編『年報政治学2008―Ⅱ　政府間ガバナンスの変容』木鐸社，2008年。

宗前清貞「第5章　医療政策における専門知の形成と機能」久米郁男編『専門知と政治』早稲田大学出版部，2009年。

宗前清貞「自民党政権下における医療政策―保守政党の社会政策と利益団体」『年報
　政治学 2012―1 自民党と政権交代』日本政治学会，2012年。

曽我謙悟「第8章　中央省庁の政策形成スタイル」村松岐夫・久米郁男編著『日本政
　治　変動の30年』東洋経済新報社，2006年。

た 行

田尾雅夫『組織の心理学』有斐閣，1991年。

高木安雄「医療計画における医療供給体制の変化と問題点―病床過剰医療圏の変容と
　一般病院の新規参入に関する研究」『季刊・社会保障研究』Vol.31 No.4，1996
　年。

高橋秀行「8章　圧力団体　日本医師会の政治行動と意思決定」中野実編著『日本型
　政策決定の変容』東洋経済新報社，1986年。

高橋秀行「医療政策の形成をめぐる政治家・官僚・圧力団体―1986年老人保健法改
　正を事例として」『明治大学大学院紀要　政治経済学編』第25集（3）1988年。

高橋秀行「政策形成と行政」行政管理研究センター調査研究部編『政策研究のフロン
　ティア』行政管理研究センター，1988年。

高橋秀行「日本における政策過程研究（上）」『季刊行政管理研究』No.45，1989年。

高橋秀行「日本における政策過程研究（下）」『季刊行政管理研究』No.46，1989年。

高橋秀行「医療保健―政策変容と政治過程」行政管理研究センター調査研究部編『日
　本の公共政策』行政管理研究センター，1989年。

竹内実，石田貞治，手束昭胤「地域医療計画―民間病院の対応」『病院』48巻12号，
　1989年。

田口富久治・十枝内良憲「圧力団体としての医師会」『中央公論』1959年4月号。

竹中治堅『首相支配―日本政治の変貌』中央公論社，2006年。

建林正彦「第3章　産業政策と行政」西尾勝・村松岐夫編『講座　行政学　第3巻
　政策と行政』有斐閣，1994年。

田中秀明「政策過程と政官関係―三つのモデルの比較と検証」日本行政学会編年報行
　政研究47『政権交代と官僚制』2012年。

田丸大「第4章　官僚機構と政策形成」早川純貴・内海麻利・田丸大・大山礼子『政
　策過程論―「政策科学への招待」』学陽書房，2004年。

ポール・デビッド・タルコット「圧力グループと日本の医療政策（1995～2000）」
　『季刊・社会保障研究』Vol.37 No.1，2001年。

知野哲朗「第7章　我が国医療機関の構造的特徴と行動」『日本の医療経済』東洋経
　済新報社，1995年。

辻中豊「第2章　団体の形成―そのサイクル」村松岐夫・伊藤光利・辻中豊『戦後日

本の圧力団体』東洋経済新報社，1986年。

辻中豊『利益集団』東京大学出版会，1988年。

辻中豊「第8章　制度と過程　5―10節」村松岐夫・伊藤光利・辻中豊『日本の政治』有斐閣，1992年。

坪井榮孝『我が医療革命論』東洋経済新報社，2001年。

鴇田忠彦「第6章　日本の医療サービス市場の諸問題」鴇田忠彦編『日本の医療経済』東洋経済新報社，1995年。

鴇田忠彦「第9章　日本医師会の行動」同上書，東洋経済新報社，1995年。

な 行

中島明彦「医療供給政策における政策過程の変容―厚生技官の台頭」名古屋大学大学院法学研究科修士論文，1999年。要旨が『高度専門人養成コース教育年報1998年度』名古屋大学大学院法学研究科，1999年，101―106頁。

中島明彦「医療供給政策における政策過程の変容―厚生技官の台頭と政策コミュニティの形成」『医療経済研究』Vol. 9，2001年。

中島明彦『ヘルスケア・マネジメント―医療福祉経営の基本的視座』同友館，2007年。

同上　（第二版）2009年。

中野実「序章　高度成長『以後』の政策過程」中野実編著『日本型政策決定の変容』東洋経済新報社，1986年。

中野実「我が国福祉政策形成の政治過程―主に昭和60年公的年金制度改正を事例として」『1988年度　年報政治学・転換期の福祉国家と政治学』岩波書店，1989年。

中野実『現代日本の政策過程』東京大学出版会，1992年。

中野実『日本の政治力学―誰が政策を決めるのか』NHKブックス日本放送出版協会1995年。

中村昭雄『日本政治の政策過程』芦書房，1996年。

二木立『90年代の医療と診療報酬』勁草書房，1992年。

二木立『「世界一」の医療費抑制政策を見直す時期』勁草書房，1994年。

二木立『21世紀初頭の医療と介護―幻想の「抜本改革」を超えて』勁草書房，2001年。

二木立「厚生労働省『医療制度構造改革試案』を読む―『医療費適正化』部分を中心に」『社会保険旬報』No.2261，2005.11.11.。

西尾勝「行政と計画―その問題状況の素描」日本行政学会編『行政計画の理論と実際』勁草書房，1972年。

西尾勝『行政学の基礎概念』東京大学出版会，1990年。

西尾勝「第2章　省庁の所掌事務と調査研究企画」西尾勝・村松岐夫編『講座　行政学　第4巻　政策と管理』有斐閣，1995年。

西岡晋「医療政策過程分析の枠組み」『早稲田政治公法研究』67号，2001年。

西岡晋「医療基本法案の政策過程」『早稲田政治公法研究』68号，2001年。

西岡晋「第一次医療法改正の政策過程（1）（2）」『早稲田政治公法研究』70，71，2002年。

西岡晋「医療供給制度改革の政策レジーム分析―供給抑制型政策への転換をめぐって」『公共政策研究』2003年。

西川伸一『官僚技官』五月書房，2002年。

西村周三『医療と福祉の経済システム』筑摩書房，1997年。

日医総研『介護保険導入の政策形成過程』日医総研，1997年。

野村拓『日本医師会』勁草書房，1976年。

は 行

橋本廸生「保健医療の側面からの高齢者保健福祉計画の課題」『地域開発』日本地域開発センター，1991年。

長谷川敏彦「地域医療計画の効果と課題」『季刊・社会保障研究』Vol.33 No.4，1998年。

早川純貴・山口裕司・田付晃司「21世紀の医療保険は展望できたか―健康保険法改正をめぐる政治過程」『阪大法学』140，1986年。

早川純貴「福祉国家をめぐる政治過程―84年健康保険法改正過程の事例研究」『法学論集　駒澤大学』第43号，『政治学論集　駒澤大学』第33号，1991年。

早川純貴「序」早川純貴・内海麻利・田丸大・大山礼子『政策過程論―「政策科学への招待」』学陽書房，2004年。

早川純貴「第1章　前決定過程」早川純貴・内海麻利・田丸大・大山礼子『政策過程論―「政策科学への招待」』学陽書房，2004年。

早川純貴「第7章　日本政治分析の現状と視座」早川純貴・内海麻利・田丸大・大山礼子『政策過程論―「政策科学への招待」』学陽書房，2004年。

久塚純一「『地域医療計画』と『地方老人保健福祉計画』―トップダウンとボトムアップの錯綜」『週刊社会保障』No.1690<'92.5.25>，1992年。

広井良典『アメリカの医療政策と日本―科学・文化・経済のインターフェイス』勁草書房，1992年。

広井良典『医療の経済学』日本経済新聞社，1994年。

藤田由紀子「昭和50年代以降の医療政策における行政の管理手法」『季刊・社会保障

研究』Vol.30, No.3, 1994年。

藤田由紀子『昭和50年代以降の医療政策の変容』東大都市行政研究会, 1995年。

藤田由紀子『公務員制度と専門性―技術系行政官の日英比較』専修大学出版局, 2008年。

藤田由紀子「第6章 医薬品行政における専門性と政治過程―合意形成が困難な行政領域での役割」内山融・伊藤武・岡山裕『専門性の政治学―デモクラシーとの相克と和解』ミネルヴァ書房, 2012年。

藤村正之「第11章 自治体福祉政策の実施構造」社会保障研究所編『福祉国家の政府間関係』東京大学出版会, 1992年。

ま 行

舛添要一『舛添メモ―厚労官僚との闘い752日』小学館, 2009年。

舛添要一『厚生労働省戦記―日本政治改革原論』中央公論新社, 2010年。

増田雅暢「介護保険制度の政策形成過程の特徴と課題―官僚組織における政策形成過程の事例」『季刊・社会保障研究』Vol.37 No.1, 2001年。

松田晋哉「フランスにおける地域医療計画の動向」『社会保険旬報』No.2197, 2004.2.1。

松田憲忠「第2章 キングダンの政策の窓」岩崎正洋編著『政策過程の理論分析』三和書籍, 2012年。

真渕勝『大蔵省統制の政治経済学』中央公論社, 1994年。

水野肇「厚生官僚の実力と無力」『文芸春秋』1970年3月号。

水野肇『誰も書かなかった日本医師会』草思社, 2003年。

水野肇『誰も書かなかった厚生省』草思社, 2005年。

水巻中正『ドキュメント日本医師会―崩落する聖域』中央公論社, 2003年。

宮川公男『政策科学入門（第2版）』東洋経済新報社, 2002年。

三輪芳朗『規制緩和は悪夢ですか』東洋経済新報社, 1997年。

村上泰亮『反古典の経済学 上・下』中央公論社, 1992年。

村松岐夫『戦後日本の官僚制』東洋経済新報社, 1981年。

村松岐夫・伊藤光利・辻中豊『戦後日本の圧力団体』東洋経済新報社, 1986年。

村松岐夫「中曽根政権の政策と政治」『レヴァイアサン』1号, 1987年。

村松岐夫「民営化・規制緩和と再規制の構造―電気通信政策の変化」『レヴァイアサン』2号, 1988年。

村松岐夫『日本の行政―活動型官僚制の変貌』中央公論社, 1994年。

村松岐夫『日本の行政 第5版』中公新書, 1997年。

村松岐夫「圧力団体の政治行動―政党か行政か」『レヴァイアサン』臨時増刊, 1998

年，7-21頁。

村松岐夫『現代行政の政治分析　行政学教科書』有斐閣，1999年。

村松岐夫「第1章　戦後政治過程における政策アクターの立体構造」村松岐夫・久米郁男編著『日本政治　変動の30年』東洋経済新報社，2006年。

村松岐夫『政官スクラム型リーダーシップの崩壊』東洋経済新報社，2010年。

森田朗『許認可行政と官僚制』岩波書店，1988年。

森脇俊雅『BASIC公共政策学　第5巻　政策過程』ミネルヴァ書房，2010年。

や〜わ行

八代尚宏『規制改革と「法と経済学」からの提言』有斐閣，2003年。

矢野聡『保健医療福祉政策の変容―官僚と新政策集団をめぐる攻防』ミネルヴァ書房，2009年。

山口二郎『大蔵官僚支配の終焉』岩波書店，1987年。

山口二郎「政権交代と政官関係の変容/連続―政治主導はなぜ失敗したか」日本行政学会編『年報行政研究47 政権交代と官僚制』2012年。

横倉尚「第19章　中小企業」小宮隆太郎・奥野正寛・鈴村興太郎編『日本の産業政策』東京大学出版会，1984年。

横山和彦「『福祉元年』以後の社会保障」東京大学社会科学研究所編『転換期の福祉国家（下）』東京大学出版会，1988年。

吉原健二・和田勝『日本医療保険制度史』東洋経済新報社，1999年。

吉村仁「医療費をめぐる情勢と対応に関する私の考え方」『社会保険旬報』No.1424, 1983.3.11。

吉村仁追悼集刊行会編『吉村仁さん』ぎょうせい，1988年。

笠京子「第3章　省庁の外郭団体・業界団体・諮問機関」西尾勝・村松岐夫編『講座行政学　第4巻　政策と管理』有斐閣，1995年。

竜聖人「1980年代以降の医療供給制度改革の展開―政策学習論の視座から」『年報政治学2015―Ⅰ　政治理論と実証研究の対話』木鐸社，2015年。

竜聖人「第1次医療法改正の政策過程―政策学習の視点から」『筑波法政』64, 2015, 139-162頁。

和田勝編著『介護保険制度の政策過程』東洋経済新報社，2007年。

＜英語文献＞

Allison, G. and P. Zelikow, *Essence of Decision: Explaining the Cuban Missile Crisis*, 2nd ed., New York, Longman, 1999. (Allison, G.T., *Essence of Decision: Explaining the Cuban Missile Crisis*, Boston, Brown and Company, 1971.) アリソンG.T.,

宮里政玄訳『決定の本質』中央公論社，1977年。

Cambell, J.C., *How Policies Change: The Japanese Government and the Aging Society*, Princeton University Press, 1992. ジョン.C.キャンベル，三浦文夫・坂田周一監訳『日本政府と高齢化社会—政策転換の理論と検証』中央法規，1995年。

Cohen, M.D., J.G. March and J.P. Olsen, "Gabage Can Model of Organizational Choice", *Administarative Science Quarterly*, Vol.17, No.1, 1972, pp.1-25. 土屋守章・遠田雄志訳『あいまいマネジメント』日刊工業新聞社，1992年。

Dahl, R.A., *Who Governs?: Democracy and Power in an American Gity*, 2nd ed., Yale University Press, 2005 (1961). ロバート.A.ダール，河村望・高橋和宏訳『統治するのは誰か—アメリカの一都市における民主主義と権力』行人社，2006年（1988年）。

Dunsire, A., *Implementation in a Bureacrasy*, New York, St. Martin's Press, 1978.

Freidson, E., *Professional Dominance: The Social Structure of Medical Care*, New York, Atherton Press, 1970. エリオット・フリードソン，進藤雄三・宝月誠訳『医療と専門家支配』恒星社厚生閣，1992年。

Hall, P., *Governing the Economy: The Politics of State Intervention in Britain and France*, New York, Oxford University Press, 1986.

Heclo, H., "Issue Networks and the Executive Establishment," in D.C. McCool eds., *Public Policy Theories, Models, and Concepts*, New Jersey, Prentice Hall, 1995. (in *The American Political System*, eds. by Anthony King, Washington D.C., American Enterprize Institute,1978.)

Jordan, A.G. and J.J. Richardson, *Government and Pressure Groups in Britain*, Oxford, Clarendon Press,1987.

Kingdon, J.W., *Agendas, Alternatives, and Public Policies.* 2nd ed., New York, Harper-Collins College Publishers, 1995 (1st ed. 1984).

Krasner, S.D. eds., *International Regimes*, Cornell University Press, 1983.

Lasswell, H.D., *The Decision Process: Seven Categories of Functional Analysis*, University of Maryland Press, 1956.

Lipsky, M., *Street-level Bureaucracy: Dilenmas of Individual in Public Services*, New York, Russell Sage Foundation, 1980. リプスキー，田尾雅夫・北大路信郷訳『行政サービスのディレンマ—ストリートレベルの官僚制』木鐸社，1986年。

Lowi, T.J., *The End of Liberalism: Ideology, Policy, and the Crisis of Public Authority*, New York, W.W. No.rton, 1969.

Lowi, T.J., *The End of Liberalism: The Second Republic of the United States.* 2nd ed., New York, W.W. No.rton, 1979. セオドア・ロウィ，村松岐夫監訳『自由主義の

終焉―現代政府の問題性』木鐸社，1981年。

March J.G. and J.P. Olsen, *Ambiguity and Choice in Organizations,* Bergen, Universitetsfortlaget, 1976. 遠田雄志，アリソンユング抄訳『組織におけるあいまいさと決定』有斐閣，1986年。

March, J.G. and J.P. Olsen, *Rediscovering Institutios: The organizational Basis of Politics,* New York, The Free Press, 1989. 遠田雄志訳『やわらかな制度―あいまい理論からの提言』日刊工業新聞社，1994年。

Parsons, T., *Social Structure and Personality,* The Free Press, 1964 (1951.) 竹田良三監訳『社会構造とパーソナリティ』新泉社，1985年。

Pierson, P., *Politics in Time: History, Institutions, and Social Analysis,* Princeton University Press, 2004.

Pressman, J.L. and A. Wildavsky, *Implementation: How Great Expectations in Washington are Dashed in Oakland,* 3rd ed., University of California Press, 1984. (1st ed., 1973.)

Rhodes, R.A.W., *Beyond Westminster and Whitehall: The Sub-Central Governments of Britain,* London, Routledge, 1992. (Unwin Hyman, 1988)

Rhodes, R.A.W. and D. Marsh, "Policy Networks in British Politics: A critique of Existing Approaches", in David Marsh and R. A. W. Rhodes ed., *Policy Networks in British Government,* Oxford, Clarendon Press, 1992.

Richardson, J.J. and A.G. Jordan, *Governing under Pressure:The policy Process in a Post-Parliamentary Democracy,* Oxford, Martin Robertson, 1979.

Saimon, H.A., "On the Concept of Organization Goal", *Administrative Science Quarterly,* Vol.9, 1964. サイモンH.，松田武彦ほか訳『経営行動』ダイヤモンド社，1965年。

Samueles, R.J., *The Business of the Japanese State: Energy Markets in Comparative and Historical Perspective,* Cornell University Press, 1987.

Wildavsky, A., *The Politics of The Budgetary Process,* Boston, Little Brown and Company, 3rd ed., 1979 (1st ed., 1964.) A. ウィルダフスキー，小島昭訳『予算編成の政治学』勁草書房，1972年。

【索　引】

あ行

愛知県地域医療計画　138

暁の団交　96

アクター分析　4

アジェンダ設定　3, 19, 404

安心医療ビジョン　302

安心実現集中審議　303

医業経営のあり方に関する検討会　299

医業経営の非営利性等に関する検討会　300

医系技官　5, 44, 100, 168, 251, 288, 370

医系技官・医師会共同体　44, 105, 168, 390

意思決定論　3

イシュー・ネットワーク　4, 60

医師会病院　53, 97, 307, 372

医師確保に関する政府・与党協議会　302

医師数抑制政策の転換　375

医師優遇税制　75, 86, 184

医制　87

医政局　81, 220, 261, 302, 381

一県一医大構想　103

一党優位体制　4, 77

一般病床・療養病床の区分　310

医務局　43, 87, 172, 380

医療介護総合確保推進法　353

医療費総枠管理　374

医療機関整備計画　46, 88

医療機関整備審議会　90

医療機能情報提供制度　330

医療基本法案　2, 84, 168, 394

医療基本問題調査会　66, 102, 247, 295

医療金融公庫　49, 86, 180

医療計画策定指針　242, 327

医療計画の見直し等に関する検討会　257, 317

医療計画部会　239, 378

医療圏　43, 182, 227, 307, 369

医療国営化　47, 97

医療社会化構想　44, 110, 168, 384

医療審議会　57, 90, 193, 225, 378

医療制度改革大綱　224, 296, 385

医療制度構造改革試案　290, 378

医療構造改革推進本部　290

医療施設体系の在り方に関する検討会　307

医療制度調査会　57, 84, 186

医療専門職の特性　68

医療体系化政策　3, 288, 379

医療対策協議会　302

医療費適正化計画　290, 370

医療費抑制政策　42, 50, 150, 173, 218, 288, 370

医療法人協会　48, 156, 357

医療法人制度　49, 86, 180, 238, 300, 373

医療保険抜本改革試案　102

医療保障委員会（5人委員会）　90

医療費通知・不正請求告発運動　124

医療崩壊　342, 373

医療費亡国論　150

医薬分業　75, 86

インターン制度　102

植松治雄，植松会長　338, 383

梅本純正　95
エイズ事件　71, 381
大村秀章　313
岡光序治，岡光保険局長，岡光次官
　258, 378
岡光事件　378
大谷泰夫　328

か行

外国人看護師・介護士の受け入れ　303
介護難民　314
介護の社会化を進める1万人市民の会
　395
介護保険法　58, 221, 306, 384
介護療養病床の廃止　292, 383
開放型病院　114
外来分離　307, 399
高齢者医療制度　400, 404
厚労省政策会議　335
厚労族　9, 285, 339, 381
国民皆保険制度を守る国民運動　291
国民医療推進協議会　338, 383
国民医療総合政策会議　244, 378
国民医療総合対策本部　205, 228, 378,
　394
国民医療対策大綱　114
国民医療費適正化総合対策推進本部
　52, 150
小林秀資，小林健政局長　252, 379
ゴミ缶モデル　3, 137
混合診療，混合診療解禁　50, 298, 377

さ行

財政制度等審議会　223, 290
財政調整　54, 108, 272, 295, 378
斉藤昇，斉藤厚相　122

再分配政策　14
坂口力，坂口厚労相　223, 295
佐藤首相　116
サブアリーナ　58
佐分利輝彦，佐分利医務局長　111, 207
産業構造改革　25, 216, 371
産業政策　3, 46, 101, 172, 216, 288, 369
産業保護政策　44, 129, 180, 370,
3割負担凍結法案　346, 385
仕切られた多元主義　4
自・公連立政権　352
市場原理　9, 131
市場の失敗　26, 192
施設整備補助金　238, 369
施設類型化　3, 214, 216, 288, 369
事前審査付許可申請　193
実験的事業　44, 110, 174, 379
下村健　59, 257, 293
社会医療法人　300, 373
社会計画　57, 197
社会的規制　26, 180
社会保障委員会（7人委員会）　90
社会保障改革に関する集中検討会議
　297, 336, 351
社会保障関係8審議会会長会議　378
社会保障構造改革推進本部　259, 378
社会保障審議会医療部会　317, 395
社会保障政策大綱　99
社会保障制度改革国民会議　297, 379
社会保障制度調査会　71, 313
社労族　8, 56, 129, 169, 285, 403
自由開業医制　43, 86, 172
自由主義的改革の時代　42, 47, 130
出資額限度法人　300
受診抑制　46, 186
循環スパイラル　30

紹介型中核病院　372

商業活動調整協議会（商調協）　24

準拠集団　69, 176

職業アイデンティティ　391

職権告示　86, 276

新自由主義　5, 50, 130, 289, 377

新制度論　3

新全国総合開発計画　102

新保守主義　38, 52, 129, 210

診療の自由　47

鈴木善幸，鈴木厚相，鈴木首相　83, 95

政官スクラム型リーダーシップ　11, 428

政管健保の公法人化　349

政権交代　10, 51, 185, 288, 370

政策アイデア　9, 56, 208, 425

政策アプローチ　3

政策官庁　26, 169, 170

政策官僚　47, 100, 170, 379, 380

政策企業家　21, 53, 173, 395

政策受益団体　6

政策循環　3, 425

政策ネットワーク　3, 391

政策の窓モデル　2, 52, 425

政策領域　3, 79, 199, 425

政策類型　3, 51, 180, 371

精神病院協会　48, 140

精神病床等に関する検討会　316

精神保健医療福祉の改革ビジョン　316

政治資金規正法　11

政治思潮　402

政治装置　182, 402

政治的官僚　4, 378

政党助成制度　404

政党優位　3

政府の失敗　26

政府・与党改革協　223, 290, 385

セクター団体　6

選挙制度改革　9, 404

前決定過程　21, 436

全国市長会　273, 346, 385

全国自治体病院協議会　75, 97, 231, 340, 429

全国病院団体連合（病団連）　265, 382

漸増主義モデル　19

全日本病院協会　48, 97

専門職社会　68, 176, 391

専門職政策コミュニティ　13, 44, 105, 168, 387

専門職政策コミュニティの崩壊　426

専門政策社会　14, 391

専門家ネットワーク　13, 391

総合規制改革会議　38, 299, 377

相互了承 reciprocal consent　15

総報酬制　223, 346, 385

族議員　4, 48, 128, 169, 223, 391

た行

大規模急性期病院　139

大規模小売店舗法（大店法）　23

第五次医療法改正　288, 368

第三次医療法改正　216, 393

第二次医療法改正　216, 368

第二臨調・行革　17, 43, 123, 173, 377

第四次医療法改正　216, 356, 401

第六次医療法改正　288, 370

滝沢正，滝沢医務局長　105, 173, 379

竹中浩治，竹中健政局長　137, 170

武見太郎，武見医師会長　48, 96, 381

多元主義　3, 77

田中明夫，田中医務局長　113

谷修一，谷健政局長　239, 379

地域医療計画　1, 43, 84, 168, 216, 299, 368
地域医療崩壊　374
地域医療支援病院　216, 307, 369
地域がん診療拠点病院　325
地域ケア整備構想　314, 373
地域中核病院　108, 242, 372
地域包括医療体制　173
地域保健調査会　57, 93
チェーン病院　47, 120, 181, 418
地方医師会　31, 116, 173, 246, 296, 382
地方政府　5, 81, 137, 400
中医協改革　293, 375
中医協歯科汚職事件　293
中央省庁改革　380
中小企業政策　22, 190
辻哲夫，辻審議官，辻次官　290, 333
津島雄二，津島厚相　258, 381
坪井栄孝，坪井副会長，坪井会長　241, 299, 382
DPC　202, 216, 347
出来高払い制度　50, 184
適切な医療費を考える議員連盟　294
鉄の三角形　4, 58
寺松尚，寺松健政局長　237, 238
転業補助金　369
党高官低　8
特殊疾患対策　184
外口崇，外口医政局長　324
特定療養費　218, 301, 377
戸沢政方，戸沢次官　96, 110, 156
トップアリーナ　32, 62, 183, 386

な行

中曽根康弘，中曽根首相　8, 52, 130, 406

長妻昭，長妻厚労相　334, 399
仲村英一，仲村健政局長　141, 229
難病対策　54, 201
日本型参照価格制度　275
日本型福祉社会　130
日本病院会　48, 120, 263
日本病院協会　48, 97
日本病院団体協議会（日病協）　293, 383
日本療養病床協会　312, 396
入院医療の在り方検討会　260, 395
入院受療率　142, 227, 369
丹羽雄哉，丹羽厚相　60, 259, 334, 381
任意的記載事項　133, 170, 227, 320
妊婦たらい回し事件　302
野田首相　289, 404

は行

橋本龍太郎，橋本厚相，橋本首相　8, 59, 102, 217, 403
橋本行革　18, 217, 380
花岡堅而，花岡医師会長　153
羽田春兎，羽田医師会長　263
派閥政治　8
バラマキ福祉　101
原中勝征，原中医師会長　343
パワーアプローチ　3
必要的記載事項　133, 185, 240
必要病床数　43, 90, 185, 222, 309, 369
必要病床に関する検討会　251, 379
一人医療法人制度　102, 382
病床規制政策　42, 233, 370
病床機能分化　3, 214, 216, 288, 372
病床機能報告制度　327, 370
福祉元年　45, 101, 438
福祉見直し論　101
富士見産婦人科事件　45, 132, 206, 402

プロフェッショナル・フリーダム　47,
　172
分配志向団体　6
分配政策　14, 423
分配抑制政策　15
保革伯仲　6, 45, 77, 101, 173, 403
保険官僚　29, 44, 96, 168, 243, 363, 370
保険医総辞退　45, 100, 178, 381
保険医療機関指定拒否　145, 181, 260,
　369
保健医療局　48, 151
保険外併用療養費　323, 341
保険局　43, 85, 169, 229, 293, 381
骨太方針　9, 262, 290

ま行

マクロ経済指標　290, 390
松尾政雄，松尾医務局長　105, 401
松浦十四郎　116
桝添要一，桝添厚労相　333, 389
松谷有希雄，松谷医政局長　320
民営化　17, 43, 130, 179, 217, 289
民間病院団体協議会（民病協）　382
民主党政権　292, 379
村瀬敏郎，村瀬会長　232, 382
森首相　262
諸橋芳夫　229, 382

や行

山口新一郎，山口年金局長　59, 152

優遇税制　75, 86, 180
郵政民営化　289
誘導計画　28, 197
横倉義武，横倉会長　344, 391
吉村仁，吉村保険局長，吉村次官　52,
　95, 170, 233, 366, 415
与党協　221, 302, 386
与党福祉プロジェクトチーム　221, 366,
　386，　4疾病5事業　317, 374
四病協　269, 299, 382
四病院団体協議会，四病団　140, 220,
　338, 411

ら行

リーマンショック　288, 385
利益団体　4, 60, 128, 174, 387
療養型病床群　216, 369
療養病床再編　292, 374
臨時医療報酬調査会法案　92
老健拠出金　250, 384
老人保健福祉計画　57, 173, 233, 373
老人保健法　47, 129, 188, 233, 387
老人保健法改正　59, 234, 434
老人医療費無料化　61, 101, 191, 386

わ行

若松栄一，若松医務局長　95
渡辺美智雄厚相　102

【著者紹介】

中島 明彦（なかじま あきひこ）

経済学修士（名古屋市立大学），法学修士（名古屋大学）。
1946年長野県生まれ，名古屋大学経済学部卒業（1969），八十二銀行勤務を経て1972年医療福祉業界に入り，医療法人新生会，医療法人名古屋記念財団を設立し事務局長・常務理事。社会福祉法人新生会を設立し事務局長・常務理事・理事長。その間，業務の必要に迫られて名古屋大学法学部卒業（1987），名古屋市立大学大学院経済学研究科修士課程修了（1993），名古屋大学大学院法学研究科博士前期課程修了（1999）。国際医療福祉大学医療福祉学部医療経営管理学科教授（1999～2003），イギリスにて在外研究（1999～2000）。日本福祉大学福祉経営学部医療・福祉マネジメント学科教授（2003～）。
著書に『医療・福祉経営管理入門』（共著，国際医療福祉大学出版会，2001年），『ヘルスケアマネジメント―医療福祉経営の基本的視座』（単著，同友館，2007年）。

2017年1月30日　第1刷発行

医療供給政策の政策過程
―地域医療計画の形成・決定・実施過程と政策の変容―

©著　者　中　島　明　彦

発行者　脇　坂　康　弘

発行所　株式会社 同友館

〒113-0033 東京都文京区本郷 3-38-1
TEL.03（3813）3966
FAX.03（3818）2774
http://www.doyukan.co.jp/

落丁・乱丁本はお取り替えいたします。

三美印刷／東京美術紙工
Printed in Japan

ISBN 978-4-496-05258-3

本書の内容を無断で複写・複製（コピー），引用することは，特定の場合を除き，著作者・出版者の権利侵害となります。